肌萎缩侧索硬化症中西医治疗

Traditional Chinese and Western Medicine for Amyotrophic Lateral Sclerosis

主　编　乐卫东

科学出版社

北京

内 容 简 介

本书是国内首部综合中西医体系阐述肌萎缩侧索硬化症的临床专著。全书从中医和西医不同角度详细阐述了肌萎缩侧索硬化症的研究史，流行病学特征、病因和发病机制、病理生理、临床分类、诊断，中医辨证论治，以及中药治疗、西药治疗、针灸治疗和非药物替代治疗等，较为完整地展示了当前肌萎缩侧索硬化症发病机制及治疗的全貌。本书在兼顾肌萎缩侧索硬化症中医和西医治疗的同时，涵盖了肌萎缩侧索硬化症现代研究主要内容，并关注了其未来的科研方向。

本书可供神经科、康复科及相关科室医疗工作者、医学生及患者阅读。

图书在版编目（CIP）数据

肌萎缩侧索硬化症中西医治疗 / 乐卫东主编. —北京：科学出版社，2023.5
ISBN 978-7-03-075482-0

Ⅰ. ①肌… Ⅱ. ①乐… Ⅲ. ①肌萎缩–中西医结合疗法 Ⅳ. ①R746.4

中国国家版本馆 CIP 数据核字（2023）第 077163 号

责任编辑：戚东桂 / 责任校对：张小霞
责任印制：肖 兴 / 封面设计：吴朝洪

科学出版社 出版
北京东黄城根北街 16 号
邮政编码：100717
http://www.sciencep.com

北京通州皇家印刷厂 印刷
科学出版社发行 各地新华书店经销
*
2023 年 5 月第 一 版 开本：787×1092 1/16
2023 年 5 月第一次印刷 印张：22 3/4
字数：519 000
定价：128.00 元
（如有印装质量问题，我社负责调换）

《肌萎缩侧索硬化症中西医治疗》编委会

序　一

　　肌萎缩侧索硬化症作为一种罕见的致死性神经退行性疾病，严重危害患者生命健康，影响其生活质量，引发社会和公众对该病的关注及重视。长期以来，关于肌萎缩侧索硬化症的发病机制及诊疗方法一直是神经科学的重要研究领域之一，而经过国内外相关学界的不懈努力，在诸多方面取得了一系列重要突破，形成了对该病病因、病理生理机制的基本认识，并在可能的诊疗手段上进行了深入探索。

　　然而，目前我们对肌萎缩侧索硬化症的认识仍不够全面和系统，临床上仍缺乏有效的诊疗手段对疾病进展加以控制。因此，我们有必要对当前已取得的进展进行回顾和审视，并对以往研究的脉络进行梳理及把握，理清该领域的研究思路，交流研究心得，为今后肌萎缩侧索硬化症相关的基础与临床研究提供启示。

　　由国家特聘专家乐卫东教授主编，国内20余位专家学者参编的《肌萎缩侧索硬化症中西医治疗》一书，对肌萎缩侧索硬化症研究的发展史和现状进行概括总结，特别是对中医药在肌萎缩侧索硬化症诊疗中的重要性进行了阐释。全书主要探讨了肌萎缩侧索硬化症的病理机制及临床诊疗，亦涉及研究历史及康复、理疗等疾病管理内容，以求加深读者对该病更综合的感悟与认识。同时该书兼顾中、西医不同的认识论与方法论，尤其详述了两方面的特色新兴疗法，深入浅出地阐述其各自在肌萎缩侧索硬化症中的应用优势。广大读者可由此一览肌萎缩侧索硬化症的全貌，既可以综合理解既往的基础认知及研究困境，也可以进一步掌握该病诊疗的前沿研究及潜在方向。

　　该书的编著团队不仅有多年奋斗在一线的临床工作者，亦有深耕基础研究领域的科研专家，注重理论研究与实践相结合，以期望该书的应用性更广、指导性更强。真心希望通过该书的出版，为临床医生、科研同道提供对该病多学科诊疗更系统化的知识，引导对该病研究往纵深发展。相信通过我们所有医务、科研工作者的努力，肌萎缩侧索硬化症领域将迎来更新的突破、更大的成果，让更多的患者受益。

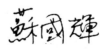

中国科学院院士

暨南大学粤港澳中枢神经再生研究院院长

序　二

　　肌萎缩侧索硬化症又称"渐冻症"，是一种罕见的主要累及运动系统的致死性神经退行性疾病，以上、下运动神经元受累导致的渐进性肢体无力、肌束颤动和骨骼肌萎缩为主要临床表现。患者会逐渐丧失行动能力，并出现交流、进食及呼吸功能的障碍，多数于确诊后 3～5 年死亡。我们团队和北京大学公共卫生学院詹思延教授团队最近的一项研究结果显示，我国的肌萎缩侧索硬化症发病率为 1.62/10 万，患病率为 2.97/10 万。2014 年，一场风靡全球的"冰桶挑战"将其带入了大众的视野，因其严重损害患者生命健康及生活质量，现肌萎缩侧索硬化症已作为罕见病的代表，引发社会和公众的广泛关注。

　　近年来，随着国内外政府、社会团体及公益组织对本病相关的科学研究和医疗、护理工作的重视程度不断加深及投入的增加，科学界和医学界的专家学者从多个维度对肌萎缩侧索硬化症进行了广泛而深入的探索及研究，在新药研发、新兴技术应用等方面取得了一系列重要的进展，极大地促进了高质量临床研究的发展，为疾病的早期诊断和综合治疗提供了重要依据。此外，随着国家大力发展中医药事业战略举措的逐步落实，肌萎缩侧索硬化症的中医药研究也逐渐开始受到人们的关注。

　　《肌萎缩侧索硬化症中西医治疗》一书，从中医、西医两个维度共同探讨肌萎缩侧索硬化症的研究历史、发病机制、临床诊疗及康复养生，还从中西医结合特色疗法、非药物替代治疗、物理疗法、康复治疗等方面进行了系统的论述，较为完整地展示了当前肌萎缩侧索硬化症发病机制、防治的全貌，有助于广大读者对肌萎缩侧索硬化症的发生发展和临床诊疗进展形成系统化的认识，并对当前研究的热点及发展趋势进行跟踪及把握。

　　该书作为国内首部综合中西医体系对肌萎缩侧索硬化症进行阐述的临床专著，是作者们集体智慧的结晶，也是科研工作者与临床工作者密切配合、共同协作的成果。该书注重将肌萎缩侧索硬化症研究的基础理论与临床诊疗实践相融合，对该病的机制和治疗提出了具有前沿性与前瞻性的见解，对从事肌萎缩侧索硬化症研究的科研及临床工作者具有重要指导价值。相信该书的出版将有助于进一步推动肌萎缩侧索硬化症基础研究和临床诊疗实践的发展，希望广大读者能够从中获益，并最终造福于患者。

北京大学第三医院神经内科主任

前　言

众所周知，肌萎缩侧索硬化症是一种致死性神经退行性疾病，严重影响患者的生活质量，给社会和家庭带来了沉重的负担。经过国内外专家学者长期不懈地对肌萎缩侧索硬化症进行基础及临床研究，我们对肌萎缩侧索硬化症发生发展中遗传和环境因素及其病理生理过程的认识取得了一定的进展，如发现神经胶质细胞功能异常、谷氨酸兴奋毒性、异常蛋白质聚集、氧化应激等可能与其发病相关，提升了肌萎缩侧索硬化症的临床诊疗水平，一定程度上改善了患者的生活质量。但是目前现代西医对肌萎缩侧索硬化症治疗有效的药物和手段依旧十分匮乏，经美国食品药品监督管理局（FDA）批准用于临床治疗的药物主要有利鲁唑和依达拉奉，然而这两种药物的疗效却十分有限，说明我们对肌萎缩侧索硬化症发生发展过程中的分子机制、细胞通路、治疗靶点仍知之甚少；同时我们对疾病缺乏精准的诊查手段，可能由此导致疾病误诊、漏诊发生甚至延误治疗。至今，肌萎缩侧索硬化症的发病机制仍不清楚，且临床表现异质性大，使得临床缺乏有效的诊疗手段，因此肌萎缩侧索硬化症的早期诊断和有效治疗是当今神经科学领域的研究热点，揭露肌萎缩侧索硬化症的全貌并研究出精准有效的诊疗策略还任重而道远。

与西医相比，中医历史悠久，承载着中国古代人民同疾病做斗争的经验和理论知识，凭借其独特的理论体系、辨证施治，在世界传统医学体系中独树一帜。肌萎缩侧索硬化症的临床特点和中医"痿证"极其相似。中医在肌萎缩侧索硬化症诊疗中的运用，尤其是传统的中药方剂配伍、针灸、物理疗法等手段对改善肌萎缩侧索硬化症临床症状、延缓病程进展具有独特的功效，逐渐引起人们的关注。从临床报道来看，中药加针灸、体育锻炼或采用综合疗法比单一疗法效果更好。因此，应用中医药治疗肌萎缩侧索硬化症值得进一步深入探讨，同时中西医结合的巨大潜力也展现出了诱人的前景。在此背景之下，我们组织编写了这一专著。

本书的撰写工作汇集了来自四川省医学科学院·四川省人民医院、上海中医药大学、四川大学华西医院、上海交通大学医学院附属瑞金医院、上海交通大学医学院附属第六人民医院、同济大学等单位的众多专家学者。这些专家学者在肌萎缩侧索硬化症的基础和临床研究领域具有多年的研究经验，其所撰写的内容反映了各自领域的前沿性和原创性研究成果，有助于读者从基础与临床多维度了解有关肌萎缩侧索硬化症发生发展和临床诊疗研究的最新进展，并牢牢把握相关领域研究的发展趋势。

本书内容共分十七章。开篇，本书着重梳理肌萎缩侧索硬化症的中西医研究历史，对于肌萎缩侧索硬化症的西医和中医研究进展，由远及近，由简入繁，逐步深入阐述，使广大读者能够重新审视肌萎缩侧索硬化症研究的历史进程及诊疗发展趋势，感受肌萎缩侧索硬化症研究的历史脉络，并从中获得研究的灵感与启示。

本书在回顾了肌萎缩侧索硬化症研究的历史进程之后，紧接着，从西医和中医不同的角度，基础研究与临床研究紧密结合，进一步系统地阐述了当前肌萎缩侧索硬化症研究领域的现状，不仅包含了肌萎缩侧索硬化症的流行病学、临床分类和诊断、病因和发病机制、病理及病理生理、西药治疗等内容，还包括了肌萎缩侧索硬化症的中医辨证论治、中药治疗、中西医结合治疗等内容。本书还着重介绍了以前少有关注的肌萎缩侧索硬化症非药物替代治疗及养生和营养在肌萎缩侧索硬化症预防和治疗中的意义。因此，本书对进一步推动中医药与现代医学融合用于肌萎缩侧索硬化症的诊疗，以及现代养生及营养措施在肌萎缩侧索硬化症中的临床实践，都具有重要的指导意义。

本书的编写也得到了国内外相关领域专家和权威学者的大力支持和帮助。此外，暨南大学粤港澳中枢神经再生研究院院长苏国辉教授和北京大学第三医院神经内科主任樊东升教授更是百忙之中为本书欣然作序，在此表示由衷的感谢！

在本书付梓之际，我们对相关专家、学者、同行及诸多参编人员的辛勤劳动表示感谢！衷心希望本书的出版能够为广大从事肌萎缩侧索硬化症基础与临床研究和实践工作的读者提供帮助，并有益于肌萎缩侧索硬化症的进一步研究和中医药事业的发展。

乐卫东

2022 年 10 月

目　　录

第一章 肌萎缩侧索硬化症的西医研究史

肌萎缩侧索硬化症（amyotrophic lateral sclerosis，ALS），俗称"渐冻症"，是一种主要累及脑皮质、脑干、脊髓上下运动神经元的快速进展性致死性神经退行性疾病，其主要临床表现为肢体无力、肌束颤动、骨骼肌萎缩等。ALS 通常进展迅速，发病后 3～5 年患者会因呼吸衰竭而死亡。ALS 在不同国家有着不同的名称，在法国称夏科（Charcot）病，是为纪念 1869 年首次描述这一疾病的 Jean Martin Charcot 医生而命名；在英国称运动神经元病（motor neuron disease，MND），其是强调该病归属的类别；而在美国称卢•格里克（Lou Gehrig）病，是因为著名棒球手 Lou Gehrig 曾患此病并引起公众关注，由此而命名；我国一般将"肌萎缩侧索硬化症"和"运动神经元病"混用。大多数 ALS 患者病因不明，为散发性肌萎缩侧索硬化症（sporadic amyotrophic lateral sclerosis，SALS）。约 10% 的患者具有家族遗传史，为家族性肌萎缩侧索硬化症（familial amyotrophic lateral sclerosis，FALS）。ALS 严重影响患者生活质量，并给社会和家庭带来了沉重的负担。ALS 的病因和主要发病机制尚不十分清楚，这使得目前 ALS 治疗有效的药物和手段依旧十分匮乏。本章着重梳理 ALS 的西医研究历史，包括疾病的发现和命名、致病基因和致病物质的发现、致病机制的探索、诊断标准的沿革、治疗进展、ALS 相关历史大事记追溯等内容，由远及近，逐步深入阐述。回顾 ALS 的西医研究历史，不仅有助于了解疾病演变的过程，更有利于深入探索 ALS 的病理根源和影响因素，为今后 ALS 的研究提供新方向。

第一节 肌萎缩侧索硬化症的发现和命名

一、肌萎缩侧索硬化症的首例患者和命名

1853 年去世的法国马戏团老板 Prosper Lecomte，似乎是文献记录最早的可以确定 ALS 诊断的患者，其临床表现为四肢、躯干肌肉萎缩和颤动。1848 年 9 月，30 岁的 Prosper Lecomte 在一个小镇上为表演做准备，他在露天且潮湿的环境中睡觉，第 2 天早晨醒来时他冻僵了，随后他在温暖环境中很快恢复了知觉。数周后，Prosper Lecomte 发现他的右手有些疲软无力，且症状慢慢地加重。随后，他的左手也开始出现疲软，致使 Prosper Lecomte 不得不放弃工作。1850 年 7 月，Prosper Lecomte 在法国解剖学家和病理学家 Jean Cruveilhier 教授的帮助下入院治疗。1850 年 7 月到 1853 年 2 月，Prosper Lecomte 的瘫痪症状和肌肉萎缩逐步加重。1853 年 1 月，在他去世前一个月，检查显示他的手臂严重萎缩，上肢几乎完全瘫痪，这与他下肢的肌肉形成了鲜明对比。最后 Prosper Lecomte 死于支气管肺炎。Jean Cruveilhier 教授对患者进行临床解剖学研究表明，患者运动麻痹是两种异常的结果，即脊神经腹侧根萎缩和肌肉萎缩。根据 Jean Cruveilhier 教授的意见，脊神经腹侧根病变被认为是原发病变。1860 年，法国神经解剖学家 Jules Bernard Luys 在显微镜下观察到了 ALS 患

者脊髓前角细胞萎缩和消失。

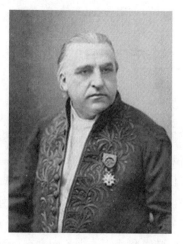

图 1-1　Jean Martin Charcot（1825—1893）

Jean Martin Charcot（图 1-1）是一位法国神经病学家，是现代神经病学的奠基人，被称为临床神经病学之父。在其所有的解剖学相关临床贡献中，最重要的是他对 ALS 的描述。Alix Joffroy 是 Jean Martin Charcot 的学生，也是一位法国神经病学家。1869 年，Charcot 和 Joffroy 对 ALS 患者进行尸检证实了脊髓前角细胞丢失和脊髓侧索变性，提出了 ALS 的症状与潜在神经问题之间的联系。对于 ALS，Charcot 为临床和解剖病理状态之间的直接关系的研究开辟了新的视野，并提出了一个革命性的概念。1874 年，Charcot 系统阐述了 ALS 的临床和病理学特征，第一次识别 ALS 是一种实体疾病，并开始使用"肌萎缩侧索硬化症"这一术语。因此为纪念 Charcot 医生，ALS 在法国又称为夏科（Charcot）病。

二、著名的肌萎缩侧索硬化症患者

（一）卢·格里克

卢·格里克（Lou Gehrig）是美国历史上传奇棒球运动员，有着棒球场"铁马"之称，于 1939 年 6 月 4 日确诊为 ALS，且因罹患 ALS 而退出赛场，后美国称该病为卢·格里克症或卢·格里克病。

（二）斯蒂芬·威廉·霍金

斯蒂芬·威廉·霍金（Stephen William Hawking）是英国剑桥大学应用数学与理论物理学系教授，被誉为继爱因斯坦之后最杰出的理论物理学家和当代最伟大的科学家。1963 年，年仅 21 岁的霍金被确诊为 ALS，全身瘫痪，不能言语，手部仅有 3 根手指可以活动，但他身残志坚，成为国际物理界的超新星，同时也创造了生命奇迹，他于 2018 年逝世，享年 76 岁。

（三）皮特·弗雷茨

皮特·弗雷茨（Pete Frates）是"冰桶挑战"发起人，曾为美国波士顿学院的棒球运动员，于 2012 年被诊断为 ALS，2014 年 7 月 29 日成为第一位冰桶挑战者，于 2019 年 12 月 9 日离世，享年 34 岁。

第二节　肌萎缩侧索硬化症的致病基因和致病物质

虽然 FALS 只占 ALS 的 10% 左右，但对其致病基因的研究却十分有利于 ALS 发病机制的进一步研究。此外，相当一部分（约 20%）SALS 病例携带有确诊或可能的致病突变。

目前，已在约 50 个基因中发现了与 FALS 相关的突变，其中超过 30 个被认为是致病基因。常见的突变基因包括超氧化物歧化酶-1（superoxide dismutase 1，SOD1）基因、泛素样蛋白 2（ubiquilin 2，UBQLN2）基因、9 号染色体开放阅读框 72（chromosome 9 open reading frame 72，C9orf72）基因、反式激活反应-DNA 结合蛋白 43（TAR DNA-binding protein，TDP-43）基因、肉瘤融合蛋白（fused in sarcoma，FUS）基因等。在此，我们介绍几种参与 ALS 发病的常见基因。

一、超氧化物歧化酶-1 基因

1993 年 Daniel R.Rosen 发现 SOD1 基因突变与 FALS 相关，即确认了第一个 ALS 致病基因——SOD1 基因。人类 SOD1 基因位于 21 号染色体长臂 2 区 2 带 1 亚带 1 次亚带（21q22.11），全长 11kb，共有 5 个外显子和 4 个内含子，编码含有 153 个氨基酸的 SOD1 蛋白单体，此蛋白是一种具有清除自由基和抗氧化作用的酶，可以保护细胞免受超氧自由基损害。约 20%的 FALS 和 1%的 SALS 与 SOD1 基因突变有关，包括点突变、缺失突变、插入突变、截断突变等。SOD1 基因中最常见的影响蛋白质活性的突变是 D90A、A4V 和 G93A。基因突变改变了 SOD1 蛋白的构型，在患者中，未折叠突变的 SOD1 蛋白在细胞质中形成毒性聚集物，致使大量高毒性氢氧自由基累积，导致线粒体功能障碍、RNA 代谢紊乱和 DNA 损伤等。

二、泛素样蛋白 2 基因

UBQLN2 基因是 2011 年被发现的 ALS 的另一个致病基因。UBQLN2 基因定位于 X 染色体短臂 1 区 1 带 2 亚带 1 次亚带（Xp11.21），编码泛素样蛋白 2。该蛋白 N 端的泛素样结构域可与蛋白酶体亚单位结合，C 端的泛素样结构域以共价键的形式与蛋白质结合并通过蛋白酶体途径使蛋白质降解。此外，UBQLN2 蛋白还有 4 个热休克蛋白结合结构域和 1 个富含脯氨酸的 PXX 重复结构域。与 ALS 相关的突变遍布其整个 DNA 序列，以 PXX 重复结构域附近居多，因此 PXX 重复结构域可能在发病机制中发挥重要作用。研究表明，由 UBQLN2 基因突变导致发病的 ALS 患者，其脊髓神经元中存在蛋白质异常聚集物，提示该基因突变致使蛋白质代谢异常，形成胞内不溶性聚集物，从而导致神经元凋亡。

三、9 号染色体开放阅读框 72 基因

据统计，约 34.2%的 ALS 患者携带 C9orf72 基因突变。C9orf72 基因位于 9 号染色体短臂 2 区 1 带（9p21），含有 12 个外显子和 11 个内含子，致病性重复扩增突变 GGGGCC（G4C2）位于其第一内含子区域。该基因编码的 C9orf72 蛋白与细胞自噬、内体运输和免疫功能等相关。可将 C9orf72 基因突变的致病原因分为以下 3 类：RNA 翻译后二肽重复毒蛋白产物在胞质内聚集；C9orf72 蛋白表达量下降或缺失；G4C2 长重复的有毒的 RNA 转录本。

四、反式激活反应-DNA 结合蛋白 43 基因

TDP-43 基因位于 1 号染色体短臂 3 区 6 带 2 亚带 2 次亚带（1p36.22），编码 TDP-43 蛋白。约 4%的 FALS 和 1%的 SALS 存在 *TDP-43* 基因突变。2006 年，ALS 相关研究发现 TDP-43 蛋白是 FALS 和 SALS 中常见的聚集物的主要成分。TDP-43 是一种 RNA 和 DNA 结合蛋白，参与转录、剪接、微小 RNA 成熟、RNA 运输等多个过程。根据其细胞核和细胞质功能，TDP-43 可以在细胞核和细胞质之间穿梭，但其定位主要是细胞核。其对细胞质的错误定位会导致 TDP-43 在细胞核中耗竭及在细胞质中形成聚集体。FALS 和 SALS 的特征都是必需 DNA 和 RNA 结合蛋白 TDP-43 的聚集，提示其在 ALS 的病因学中起着中心作用。

五、肉瘤融合蛋白基因

FUS 基因突变导致的 ALS 是常染色体显性遗传性 ALS，患者通常中年发病，目前是第二常见的 ALS 类型，约占 FALS 的 5%和 SALS 的 1%。*FUS* 基因定位于 16 号染色体短臂 1 区 1 带 2 亚带（16p11.2），共有 15 个外显子，目前已发现 60 多种与 ALS 相关的突变，其中大多数集中在对蛋白质 C 端进行编码的 15 号外显子。携带 *FUS* 基因突变的 ALS 患者表现出典型的 ALS 表型，但这些 ALS 病例的临床病程是多样的。大量的动物实验表明，*FUS* 基因缺失或发生与 ALS 相关的突变后，会导致运动神经缺失、神经肌肉接头处突触传递减少和线粒体等细胞器损伤。

第三节　肌萎缩侧索硬化症的致病机制

经过几十年的不懈研究，人们在 ALS 的发病机制方面取得了一定的突破，但目前 ALS 的发病机制仍不十分清楚。多项研究结果表明，ALS 的发病机制涉及多种分子途径，包括神经炎症、蛋白质异常聚集、氧化应激、内质网应激、核质转运体缺陷、RNA 代谢异常、线粒体功能障碍、免疫异常轴突运输缺陷、兴奋性氨基酸毒性等。有趣的是，许多与 ALS 相关的基因似乎聚集在以下关键通路上：蛋白质质量控制和降解、RNA 代谢、细胞骨架和轴突运输（图 1-2）。

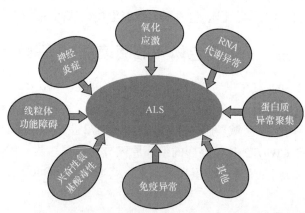

图 1-2　ALS 的发病机制

一、RNA 代谢异常

大量的RNA结合蛋白参与了ALS的发病机制。通过对两种相关RNA结合蛋白TDP-43和FUS基因突变的鉴定，揭示了ALS的RNA代谢异常机制。其他RNA结合蛋白如血管生成素、异质核糖核蛋白A1等的突变进一步支持了RNA代谢异常可能在ALS中起重要作用。在正常情况下，这些蛋白主要存在于细胞核中，在转录、剪接、非编码RNA代谢和微小RNA生物发生中起着重要的作用。因此，核耗竭可能是有害的，并诱导明显的转录组异常。对聚集的细胞质的错误定位也可能诱导毒性。

二、神 经 炎 症

神经炎症以小胶质细胞和星形胶质细胞激活、T淋巴细胞浸润和炎性细胞因子过量产生为特征，已被证明与动物和人类组织中的神经元丢失有关，在ALS症状前阶段也是如此。从在ALS死者大脑运动皮质及脊髓中发现免疫炎症反应相关细胞异常聚集，到认识到免疫炎症反应与ALS发病有关，经历了漫长的过程。最早，Charcot在ALS死者的脊髓侧索中发现由星形胶质细胞增生形成的神经胶质瘢痕。之后在对ALS死者进行尸检时，也发现皮质脊髓束及脊髓灰质的很多部位存在大量星形胶质细胞。

三、氧 化 应 激

氧化应激是指机体内氧化/抗氧化失衡，导致细胞和组织损伤。此过程会产生自由基或活性氧（reactive oxygen species，ROS）。越来越多的证据强调了氧化应激在ALS发病机制中的重要性。轻度的氧化应激可保护细胞和组织免受感染和损伤。然而，严重的氧化应激会引起慢性炎症，两者共同形成一个恶性循环。由于神经元细胞膜耗氧量高，且其所含抗氧化物相对不足，因此氧化应激易造成中枢神经系统损伤。有研究在对ALS死者进行尸检时，发现患者脊髓和大脑运动皮质标本中羰基衍生物水平升高，而这类物质的产生与某些氨基酸的直接氧化有关。也有文献报道，在ALS患者血浆及脑脊液中还检测到蛋白质、核酸及脂质的氧化标志物水平升高。这些研究结果表明，ALS存在由氧化应激引起的组织损伤及细胞生物学功能改变。

四、蛋白质异常聚集

与其他神经退行性疾病一样，ALS重要的病理特征之一是蛋白质错误定位及在运动神经元和周围细胞细胞质中异常聚集。蛋白质是细胞内的动态分子，经历合成、折叠和组装，并在行使功能后及时降解。分子伴侣可以帮助错误折叠的蛋白质重新折叠，但当细胞中错误折叠的蛋白质过多时，它们将通过泛素-蛋白酶体系统在泛素化后被降解。蛋白质聚集体或更可能的是它们的寡聚复合物前体干扰正常的蛋白质稳态并诱导细胞应激。至今，已发现多种ALS致病基因突变，包括*SOD1*、*UBQLN2*和*C9orf72*等，这些基因突变后，导致神经元中会形成相应突变蛋白质的聚集物。ALS患者的脊髓、小脑、额颞叶等组织的病变神经元和胶质细胞中可以观察到不溶性蛋白质聚集。这些蛋白质失去原有的构象，错误折叠，在胞质内形成不溶性蛋白聚集物。

五、线粒体功能障碍

线粒体是一种独特的细胞器，除了通过氧化磷酸化作为三磷酸腺苷（ATP）的生产者这一众所周知的作用外，其在包括钙稳态、脂质生物合成和细胞凋亡在内的多种细胞过程中至关重要。线粒体在神经元中尤为重要。神经元有很高的代谢需求，虽然大脑的质量只占身体质量的 2%，但大脑消耗身体静止时产生的 ATP 总量的 20%。此外，线粒体是神经元中重要的钙缓冲细胞器，调节局部钙动态。线粒体功能障碍是许多神经退行性疾病的普遍特征，包括 ALS。来自体内外疾病模型和患者研究的证据强烈表明，线粒体功能障碍是 ALS 的核心组成部分。在 ALS 患者和模型中，线粒体结构、动力学、生物能学和钙缓冲的破坏已被广泛报道，并被认为直接参与疾病的发病机制。一些与线粒体结构和功能相关的基因也被证实是 ALS 的致病基因。

六、兴奋性氨基酸毒性

谷氨酸是中枢神经系统中主要的兴奋性递质，正常情况下其与突触后膜相应受体结合，引起突触后膜兴奋，但其过度兴奋会对突触后神经元及周围组织产生兴奋毒性作用。较早期研究发现，ALS 患者血浆中谷氨酸水平较正常升高。随后的研究观察到 ALS 患者脑脊液中谷氨酸与天冬氨酸水平都较正常人群升高。在 ALS 转基因小鼠模型发病前期的脊髓中发现，谷氨酸基础释放水平及刺激释放水平均升高。

七、免 疫 异 常

免疫系统紊乱是引起 ALS 的重要原因之一。ALS 的发病机制与免疫细胞群、细胞因子及一系列免疫炎症标志物密切相关。越来越多的证据表明，除了小胶质细胞外，其他一些先天性免疫系统的细胞包括巨噬细胞、单核细胞、树突状细胞、自然杀伤细胞、肥大细胞和中性粒细胞也参与 ALS 的发病。研究表明，SALS 患者血液中存在免疫细胞水平的变化，循环单核细胞和巨噬细胞水平均升高，且其激活程度与疾病进展直接相关。ALS 患者运动皮质和脊髓均可见活化的小胶质细胞，且小胶质细胞的活化强度与上运动神经元损伤和 T 淋巴细胞浸润的严重程度有关。这些激活的小胶质细胞可在中枢神经系统中高度表达补体受体和主要组织相容性复合体分子。与健康对照组相比，ALS 患者的全身性炎症标志物和免疫细胞群发生了变化。ALS 患者的中性粒细胞、CD4 和 CD8 阳性淋巴细胞水平也不同。C9orf72-ALS 患者免疫反应性小胶质细胞增多，周围炎症反应增加。*C9orf72* 扩增诱导的细胞内通路与先天性免疫系统炎症小体之间存在相互作用。先天性免疫系统炎症小体是一种细胞内受体，可诱导细胞应激反应中的炎症反应。

第四节　肌萎缩侧索硬化症的经典动物模型

为了更好地研究 ALS 的病因、发病机制和开发有效的治疗药物，已建立了多种研究 ALS 的动物模型，包括脊椎动物和无脊椎动物，如酵母、线虫、果蝇、斑马鱼、小鼠、大鼠、豚鼠、犬和非人灵长类动物等。虽然不同的模型存在不同的特性，但是它们均有助于运动神经元退行性变和 ALS 的病理机制研究，从而有助于开发新的有前景的诊治方法。现将目前常用于 ALS 研究的几种动物模型介绍如下。

一、线　　虫

线虫属线虫动物门，为假体腔动物。在线虫模型中，人类 SOD1 G85R 的神经元表达，可导致运动缺陷、细胞质聚集、轴突异常，如细胞突起数量和直径减少，细胞器（包括线粒体和囊泡）数量减少。表达人类 SOD1 H46R 或 SOD1 H48Q 的秀丽隐杆线虫也表现出运动缺陷。线虫生长速度快，实验周期短，适合用作模式生物。

二、SOD1 转基因小鼠

SOD1 基因是发现最早、最重要的与 ALS 相关的基因。SOD1 转基因突变动物模型有多种，其中 93 位甘氨酸（Gly）突变为丙氨酸（Ala）的 G93A 小鼠是目前研究 ALS 中使用较多的模型。SOD1 转基因纯合子小鼠在胚胎早期死亡，半合子小鼠可存活和繁育，其运动行为及病理变化与人类 ALS 极为相似，由于脊髓运动神经元丧失，可出现一个或多个肢体瘫痪。该模型是最经典的 ALS 小鼠模型，广泛应用于 ALS 疾病的发病机制和治疗研究。

三、TDP-43 转基因猪

由于转基因小动物模型通常缺乏细胞质 TDP-43，TDP-43 细胞质累积如何导致 ALS 尚不清楚。有研究团队建立了表达突变体 TDP-43（M337V）的转基因猪，该模型表现出严重的表型和早期死亡。在该转基因猪中，TDP-43、多聚嘧啶序列结合蛋白相关剪接因子（PTB-associated splicing factor，PSF）和神经元特异性核蛋白（neuronal nuclei，NeuN）的相互作用导致了 PSF 和 NeuN 的错定位。在 TDP-43 转基因猪中发现了异常的 PSF 相关神经元 RNA 剪接。而在 ALS 患者的大脑中也发现了类似的 PSF 和 NeuN 的细胞质定位及 PSF 相关的神经元 RNA 的异常剪接。

四、非人灵长类动物模型

非人灵长类动物模型是与人类在遗传、生理和行为等方面最接近的动物模型。如通过将基于腺病毒相关病毒载体的人类野生型 TDP-43 编码序列注射到与利手同侧的第 5～6 颈椎脊髓节段，创建出了过表达 TDP-43 的猕猴。注射 2～3 周后，猕猴表现出进行性运动无力和肌肉萎缩，发病后 2～5 周观察到其同侧手完全瘫痪。

第五节 肌萎缩侧索硬化症的相关联盟和组织

ALS 被世界卫生组织列为与艾滋病、癌症等并列的五大绝症之一。为了让更多人了解 ALS 这一罕见疾病，同时也达到帮助 ALS 患者获得治疗的目的，在世界多个国家成立了多个 ALS 相关的联盟和组织，积极开展关爱 ALS 患者的活动。

一、美国肌萎缩侧索硬化症协会

美国肌萎缩侧索硬化症协会（ALS Association）成立于 1985 年，是唯一一家美国全国性非营利组织。其通过美国各分会网络为 ALS 患者提供帮助，以及通过认证的临床护理中心协调多学科护理，旨在促进协会与政府的合作，积极寻找新疗法的同时希望提高患者的生活质量和发现新的治疗策略。作为卓越的 ALS 组织，该协会在研究、护理服务、公共教育和公共政策方面处于领先地位，为面临疾病的人们提供帮助和带来希望。该协会的美国各分会网络为 ALS 社区提供全面的患者服务和支持。该协会的使命是发现 ALS 的治疗方法和治愈方法，并服务、倡导受 ALS 影响的人们过上充实的生活。

二、加拿大肌萎缩侧索硬化症协会

加拿大肌萎缩侧索硬化症协会（ALS Society of Canada）成立于 1977 年，是一家注册慈善机构，不接受任何核心政府资助。该协会的目标是与 ALS 社区合作，通过支持、倡导和投资研究来改善受 ALS 影响的人们的生活，以实现没有 ALS 的未来。该协会正在努力提高人们关于患有 ALS 的认识，立足于加拿大 ALS 社区并为相关患者和家庭提供信息。该协会旨在促进利用新的科学发现支持提高临床转化能力，并积极倡导可负担的、获得验证的疗法。为普及 ALS 知识、意识和教育的需求，该协会利用加拿大的社区服务设施向人们宣传 ALS 的相关知识和信息，并有效倡导变革。

三、肌萎缩侧索硬化症希望基金会

肌萎缩侧索硬化症希望基金会（ALS Hope Foundation）是一家总部位于美国费城的独立基金会，致力为 ALS 患者带来改变。该基金会由 Terry Heiman-Patterson 博士和 Jeffrey Deitch 博士于 1999 年创立，致力为 ALS 的基础研究和临床研究项目提供支持。该基金会为天普大学刘易斯·卡茨医学院的 MDA/ALS 希望中心提供资金。该基金会还提供教育活动，让 ALS 患者和公众了解 ALS 的最新研究。肌萎缩侧索硬化症希望基金会通过资助当地和国际的医疗研究机构来努力寻找 ALS 的病因和治愈方法。该基金会的使命是为 ALS 患者提供护理和治疗的卓越临床中心，支持针对 ALS 患者及其护理人员的计划，以及促进诊断、治疗和护理教育的计划。

四、中国神经肌肉疾病协会

中国神经肌肉疾病协会（MDACHINA）成立于 2002 年，由朱常青女士在吕传真和任兆瑞教授的协助下创办。该协会旨在团结患者、家属和社会各界的力量，通过各项有利于ALS 患者身心健康的善举，帮助 ALS 患者树立勇敢直面命运的信心，提高其生活质量；同时推动中国在神经肌肉疾病的预防、诊断、治疗、研究、康复、护理、保障等方面的发展，最终攻克病魔。该协会的使命为全面救助中国神经肌肉疾病患者，提高患者生活质量、延长患者生存期；推动医学和科学的研究发展，最终克服疾病；呼吁社会关注，让更多的人来帮助 ALS 患者等弱势群体。

五、中国肌萎缩侧索硬化症协作组

中国肌萎缩侧索硬化症协作组成立于 2004 年 12 月 10 日，由中国医学科学院、北京协和医院神经科、北京大学第三医院神经科、中国人民解放军第三医院神经科、中国人民解放军总医院神经科、首都医科大学宣武医院神经科、复旦大学华山医院神经科、中山大学附属第一医院神经内科、四川大学华西医院神经内科共同组成。和国际接轨，其在 ALS 的科普宣传、慈善治疗、学科合作、医疗协作方面，正在为不幸患上 ALS 的中国患者，提供切实的服务。

第六节　肌萎缩侧索硬化症的类型与诊断标准的沿革

一、肌萎缩侧索硬化症的类型

ALS 主要影响上、下运动神经元，但也影响大脑额颞叶和其他区域。每个神经元群体受影响的程度在个体间是不同的。随后的疾病进展模式形成了诊断标准和表型分类系统的基础，但使用的临床术语有相当多的重叠，这种重叠会导致诊断和表型的混淆。正式的分类系统包括 El Escorial 诊断标准和国际疾病分类，但它们忽略了在临床管理中重要的特征，如进展速度、遗传基础或功能效应等。许多神经学家使用非正式的分类方法，如解剖学描述——甩臂综合征。因此，需要一种新的策略将系统分类方法与临床实践中使用的丰富多样的表型描述的优势相结合。

ALS 通常分为以下 4 种亚型：经典型 ALS、进行性延髓（球）麻痹、脊髓性肌萎缩和原发性侧索硬化。但这 4 种临床亚型难以准确概括所有的病情发展与损害分布特点。因此建议采用新的 ALS 分型，新的分型主要将 ALS 分为 8 种临床表型，不同临床表型在发病年龄、延迟诊断时间、合并额颞叶痴呆（frontotemporal dementia，FTD）比率等方面均有差异。新的 ALS 分型是建立在诊断时临床表现的基础上，但需要在随访中不断进行修订（表 1-1）。

表 1-1　肌萎缩侧索硬化症（ALS）临床分型

临床分型	所占比例（%）	发病年龄（岁）	临床分型	所占比例（%）	发病年龄（岁）
经典型 ALS	30.33	62.8	锥体束征型 ALS	9.01	58.3
延髓型 ALS	33.33	68.8	呼吸型 ALS	1.05	62.2
连枷臂综合征	5.56	62.6	纯下运动神经元综合征	2.85	56.2
连枷腿综合征	12.99	65.0	纯上运动神经元综合征	3.98	58.9

二、肌萎缩侧索硬化症诊断标准的沿革

ALS 无明确的诊断试验,诊断的确认是基于临床表现、肌电图结果和排除其他疾病。利用 El Escorial 诊断标准及其修订版进行分类是专家意见最一致的方法。国际疾病分类也通过医院编码系统广泛使用。

1994 年,世界神经病学联盟(World Federation of Neurology,WFN)在西班牙埃斯科里亚尔(El Escorial)举办研讨会,研讨会上首次提出了将 ALS 分为 4 个诊断等级的 El Escorial 诊断标准(表 1-2)。根据延髓、颈段、胸段和腰骶段有无上、下运动神经元损害的临床表现,将 ALS 分为 4 个诊断等级,即确诊、拟诊、可能、疑诊 ALS。但具体的临床实践发现,较多患者表现为进行性乏力、肌肉萎缩、反射活跃,或者球部症状,虽未能达到 El Escorial 诊断标准,但在临床实践中只能诊断为 ALS。

表 1-2　El Escorial 诊断标准(1994 年)

诊断确定性分级	临床表现
确诊 ALS	延髓与 2 个脊髓部位(颈髓、胸髓或腰骶髓),或 3 个脊髓部位上、下运动神经元损害体征
拟诊 ALS	2 个或更多部位上、下运动神经元损害体征,部位可以不同,但某些上运动神经元损害体征所在节段必须在下运动神经元损害体征所在节段之上
可能 ALS	仅 1 个部位上、下运动神经元损害体征,或在 2 个或更多部位仅有上运动神经元损害体征,或下运动神经元损害体征所在节段在上运动神经元损害体征所在节段之上
疑诊 ALS	至少 2 个部位下运动神经元损害体征

2000 年,世界神经病学联盟修订了 El Escorial 诊断标准,并将修订后的诊断标准命名为 Airlie House 诊断标准,引入了实验室支持拟诊 ALS 的概念,并将肌电图作为检测下运动神经元损害的重要手段(表 1-3)。

表 1-3　修订版 El Escorial 诊断标准(Airlie House 诊断标准,2000 年)

诊断等级	临床表现
确诊 ALS	在延髓支配区及至少 2 个脊髓节段(颈髓、胸髓或腰骶髓)或者 3 个脊髓支配区出现上、下运动神经元损害体征
拟诊 ALS	在至少 2 个节段出现上、下运动神经元损害体征,且部分上运动神经元损害体征所在节段必须在下运动神经元损害体征所在节段之上
实验室支持拟诊 ALS	仅 1 个节段出现上、下运动神经元损害体征或仅 1 个节段出现上运动神经元损害体征,而肌电图在至少 2 个节段发现下运动神经元损害体征,且已经通过神经影像学及实验室检查排除其他病因
可能 ALS	仅 1 个部位出现上、下运动神经元损害体征,或 2 个或者更多部位仅有上运动神经元损害体征,或下运动神经元损害体征所在节段在上运动神经元损害体征所在节段之上,应用神经电生理、神经生理学、神经影像学及实验室检查无法达到实验室支持拟诊的 ALS 标准时

2008 年，随着神经电生理检查的广泛应用，在 El Escorial 诊断标准和 Airlie House 诊断标准的基础上，提出了 Awaji-shima 诊断标准。Awaji-shima 诊断标准指出临床和肌电图表现在诊断下运动神经元损害方面具有同等重要的意义，重新将 ALS 诊断级别分为确诊、拟诊和可能 ALS，并认为在针电极肌电图出现慢性神经源性损害的前提下，束颤电位与纤颤电位和正锐波一样，均为肌肉失神经性改变的表现。

国际临床神经生理学联盟、世界神经病学联盟、肌萎缩侧索硬化症协会和运动神经元病协会认识到上述三种诊断标准的不足之处，如缺乏敏感性，且操作复杂，使用与病程无关的诊断级别等。因此，上述四个组织于 2019 年 9 月在澳大利亚黄金海岸发起会议，提出了一套更简单的"黄金海岸标准"，并于 2020 年 8 月发布了新的诊断标准——黄金海岸标准，以期提高 ALS 诊断标准的实用性及敏感性（表 1-4）。但新提出的诊断标准仅代表专家观点，还需进行进一步研究验证，以确定其效用。

表 1-4　黄金海岸标准

需同时满足以下 3 个标准
1. 进行性运动损害，通过病史或反复临床评估加以证实，此前的运动功能正常
2. 存在上下运动神经元功能障碍，累及至少一个身体区域（如果仅累及一个身体区域，则必须特别提到同一身体区域的上下运动神经元功能障碍）或至少两个身体区域的下运动神经元功能障碍
3. 通过各种检查排除了其他疾病过程

2012 年发布的《中国肌萎缩侧索硬化诊断和治疗指南》成为国内诊断和治疗 ALS 的标准。2012 年《中国肌萎缩侧索硬化诊断和治疗指南》在疾病诊断方面与之前的指南最大的区别在于提升了神经电生理检查的地位，其诊断 ALS 的必备条件与修订版 El Escorial 诊断标准相同，而在治疗方面则强调综合治疗的重要性。2022 年 6 月发布了《肌萎缩侧索硬化诊断和治疗中国专家共识 2022》，此共识是经中华医学会神经病学分会肌萎缩侧索硬化症协作组专家讨论而成稿，在 2012 年发布的《中国肌萎缩侧索硬化诊断和治疗指南》的基础上，结合近年来的诊断和治疗的新进展，进行了更新，内容涉及 ALS 临床表现、电生理、影像学、生物学标志物及治疗要点。

目前针对 ALS 的诊断、疾病进展评估或临床结局预测仍没有客观的标准。对治疗反应的评价采用了不同的评分系统，但西医使用的评分系统并不能充分反映中医对治疗反应的改善。上海中医药大学附属曙光医院潘卫东教授的研究团队开发了一套更适合于中医治疗 ALS 疗效评估的评估量表——肌萎缩侧索硬化症综合治疗症状评分（amyotrophic lateral sclerosis symptom score in integrative treatment，ALS-SSIT）。ALS-SSIT 融合了中西医结合的方法，邀请到了国内外的神经学家参与此评估量表的制定，该量表与肌萎缩侧索硬化症功能评定量表（amyotrophic lateral sclerosis functional rating scale，ALSFRS）不同，ALSFRS 仅基于日常生活活动的损害或功能障碍程度，而 ALS-SSIT 包括口咽功能、肌肉功能、非运动症状三部分，每个部分侧重于身体功能的不同方面。

第七节　肌萎缩侧索硬化症的治疗

在过去的几十年中，人们在 ALS 的发病机制和生物标志物方面的研究取得了突破。然而，针对 ALS 的治疗策略仍然十分有限。因此，寻找有效治疗 ALS 的方法是我们亟待解决的问题。近年来，根据 ALS 的遗传学、病理学和分子机制等方面的研究进展，开发出新的靶点和策略，作为新兴的 ALS 治疗干预手段。在此，我们简述 ALS 治疗的现状和机制，包括药物治疗、基因治疗、免疫治疗、干细胞外泌体治疗和中医中药治疗等。

一、药　物　治　疗

目前已上市的药物仅能延缓病情进展，还没有能够治愈 ALS 的药物。利鲁唑和依达拉奉获美国食品药品监督管理局（FDA）批准用于治疗 ALS。利鲁唑是唯一延长 ALS 患者生存期的药物。临床试验表明，利鲁唑可将 ALS 患者中位生存期从 11.8 个月提高到 14.8 个月。依达拉奉是一种抗氧化剂和自由基清除剂，能有效延缓 SOD1^{G93A} 转基因小鼠的症状进展、体重下降和运动神经元退变，减少 SOD1 蛋白沉积。然而，利鲁唑延长 ALS 患者的生存期有限，且相应副作用难以预测、价格高。依达拉奉多局限于对发病时间短、呼吸功能尚好的患者有效。

二、基　因　治　疗

（一）反义寡核苷酸

单剂量 *SOD1* 反义寡核苷酸可逆转 SOD1^{G93A} 转基因小鼠复合肌肉动作电位的初始损失。针对 *SOD1* 的反义寡核苷酸可以延长 SOD1 转基因小鼠和大鼠模型的存活时间，且这些反义寡核苷酸在非人灵长类动物中也有效。单剂量反义寡核苷酸选择性靶向含有重复序列的 RNA，可快速减少 RNA 病变和二肽重复（dipeptide repeat，DPR）蛋白，同时保持编码 *C9orf72* 的 mRNA 总体水平，继续缓解行为缺陷。研究表明，反义寡核苷酸策略已成功抑制 *C9orf72* 中 G4C2 重复扩增，从而抑制异常 RNA 病变对 RNA 结合蛋白（RNA-binding protein，RBP）的螯合作用。除了直接瞄准 ALS 相关基因外，其还可以瞄准一些导致 ALS 的 RNA 或蛋白质。

（二）CRISPR-Cas9 基因编辑技术

CRISPR（clustered regularly interspaced short palindromic repeat）称为成簇的规律间隔短回文重复序列，是细菌中的一种基因组。Cas9 是第一个被广泛应用的 CRISPR 核酸酶。CRISPR-Cas9 基因编辑技术是一种基因治疗方法，可以用于 *C9orf72* 重复扩增，验证患者源性诱导多能干细胞的病理表型，并确定基于基因的治疗方法。但基因组编辑技术仍然面临着许多挑战，需要通过进一步的体内和体外实验来验证其有效性。

三、免疫治疗

在临床试验中，免疫系统紊乱导致调节性 T 淋巴细胞功能异常，增加促炎巨噬细胞。因此，更好地理解导致这些免疫系统紊乱的生物学过程将有助于确定治疗策略。聚甘氨酸-丙氨酸疫苗在 C9orf72 小鼠模型中被证实是安全有效的。在模型小鼠出现症状前注射聚甘氨酸-丙氨酸疫苗可以减少包涵体，并极大地防止 TDP-43 错误定位、神经炎症、神经轴突损伤和运动缺陷。因此，在 C9orf72-ALS 发病早期接种疫苗是一种有前景的预防策略。同时可以在接种疫苗等主动免疫治疗的基础上，继续专注于被动免疫治疗，通过将纯化抗体直接注射到靶标生物达到治疗效果。

四、干细胞外泌体治疗

干细胞治疗是一种很有前景的治疗神经退行性疾病的方法，其中脂肪来源的干细胞可以大量获得，并可用于自体细胞移植。一项比较 $SOD1^{G93A}$ 转基因小鼠两种脂肪来源的干细胞外泌体给药途径的研究发现，ALS 小鼠的运动性能明显改善，胶质细胞活化降低。突变体 $SOD1^{G93A}$ 表达可诱导线粒体功能障碍，干扰复合体 I 介导的氧化磷酸化，降低偶联效率和线粒体膜电位。脂肪来源的干细胞外泌体可以逆转突变体 $SOD1^{G93A}$ 诱导的运动神经元样细胞系（NSC-34）的线粒体功能障碍。虽然干细胞治疗引起了巨大的期望，但有关其分子机制的信息仍然有限。

五、中医中药治疗

在中医中，ALS 被归为"虚弱综合征"（萎症）。部分中药具有抗氧化应激、兴奋性氨基酸毒性、神经炎症和钙的细胞毒性等作用，多项研究表明，ALS 患者可能受益于中医，如大蒜素可以改善氧化应激，保留抗氧化酶活性，并具有保护 ALS 神经元的作用。因此中医中药在治疗 ALS 方面具有较大的潜力。

第八节　肌萎缩侧索硬化症相关历史大事记追溯

一、肌萎缩侧索硬化症相关历史大事记

肌萎缩侧索硬化症相关历史大事记见图 1-3。

二、肌萎缩侧索硬化症冰桶挑战赛

2014 年，冰桶挑战赛由美国波士顿学院（Boston College）前棒球选手 Pete Frates 发起，冰桶挑战赛要求参与者在网络上发布自己被冰水浇遍全身的视频内容，然后该参与者便可以要求其他人来参与这一活动。活动规定，被邀请者要么在 24 小时内接受挑战，要么就选择为对抗"肌萎缩侧索硬化症"捐出 100 美元。各界成功人士纷纷"湿身"挑战，包括比尔·盖茨、蒂姆·库克等都积极参加。该活动旨在让更多人了解 ALS 这一罕见疾病，同时也达到募捐帮助治疗的目的。

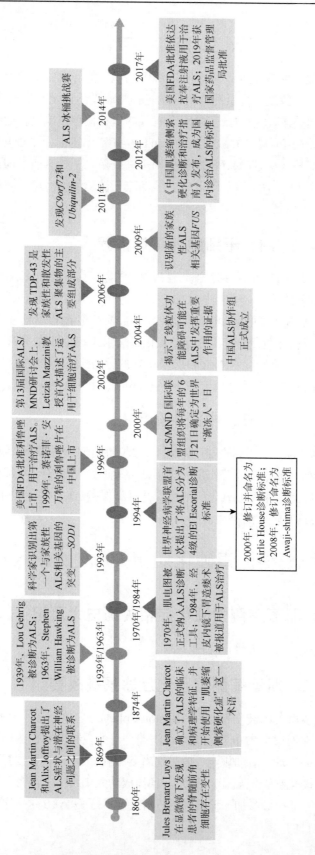

图1-3 肌萎缩侧索硬化症相关历史大事记

（乐卫东 杨 秋）

参 考 文 献

Al-Chalabi A，Hardiman O，Kiernan M C，et al，2016. Amyotrophic lateral sclerosis：moving towards a new classification system. Lancet Neurol，15（11）：1182-1194.

Bonifacino T，Zerbo R A，Balbi M，et al，2021. Nearly 30 years of animal models to study amyotrophic lateral sclerosis：a historical overview and euture perspectives. Int J Mol Sci，22（22）：12236.

Brooks B R，1994. El Escorial World Federation of Neurology criteria for the diagnosis of amyotrophic lateral sclerosis. Subcommittee on Motor Neuron Diseases/Amyotrophic Lateral Sclerosis of the World Federation of Neurology Research Group on Neuromuscular Diseases and the El Escorial "Clinical limits of amyotrophic lateral sclerosis" workshop contributors. J Neurol Sci，124（Suppl）：96-107.

Chio A，Calvo A，Moglia C，et al，2011. Phenotypic heterogeneity of amyotrophic lateral sclerosis：a population-based study. J Neurol Neurosurg Psychiatry，82（7）：740-746.

Davis M，Loukas M，Tubbs R S，2018. Jean Cruveilhier and his contributions to understanding childhood hydrocephalus，Chiari Ⅱ malformation，and spina bifida. Childs Nerv Syst，34（9）：1613-1615.

Goetz C G，2000. Amyotrophic lateral sclerosis：early contributions of Jean-Martin Charcot. Muscle Nerve，23（3）：336-343.

Johnsen B，2020. Diagnostic criteria for amyotrophic lateral sclerosis from El Escorial to Gold Coast. Clin Neurophysiol，131（8）：1962-1963.

Masrori P，Van Damme P，2020. Amyotrophic lateral sclerosis：a clinical review. Eur J Neurol，27（10）：1918-1929.

Neumann M，Sampathu D M，Kwong L K，et al，2006. Ubiquitinated TDP-43 in frontotemporal lobar degeneration and amyotrophic lateral sclerosis. Science，314（5796）：130-133.

Park H R，Yang E J，2021. Oxidative Stress as a Therapeutic Target in Amyotrophic Lateral Sclerosis：Opportunities and Limitations. Diagnostics（Basel），11（9）：1546.

Renton A E，Majounie E，Waite A，et al，2011. A hexanucleotide repeat expansion in C9ORF72 is the cause of chromosome 9p21-linked ALS-FTD. Neuron，72（2）：257-268.

Rosen D R，Siddique T，Patterson D，et al，1993. Mutations in Cu/Zn superoxide dismutase gene are associated with familial amyotrophic lateral sclerosis. Nature，362（6415）：59-62.

Smith E F，Shaw P J，De Vos K J，2019. The role of mitochondria in amyotrophic lateral sclerosis. Neurosci Lett，710：132933.

Veltema A N，1975. The case of the saltimbanque Prosper Lecomte. A contribution to the study of the history of progressive muscular atrophy（Aran-Duchenne）and amyotrophic lateral sclerosis（Charcot）. Clin Neurol Neurosurg，78（3）：204-029.

Wang G，Yang H，Yan S，et al，2015. Cytoplasmic mislocalization of RNA splicing factors and aberrant neuronal gene splicing in TDP-43 transgenic pig brain. Mol Neurodegener，10：42.

Williams K L，Warraich S T，Yang S，et al，2012. UBQLN2/ubiquilin 2 mutation and pathology in familial amyotrophic lateral sclerosis. Neurobiol Aging，33（10）：2527. e3-e10.

Yang X，Ji Y，Wang W，et al，2021. Amyotrophic Lateral Sclerosis：Molecular Mechanisms，Biomarkers，and Therapeutic Strategies. Antioxidants（Basel），10（7）：1012.

Zheng X，Schröder J，Sima D，et al，2022. Amyotrophic Lateral Sclerosis Symptom Score in Integrative Treatments（ALS-SSIT）for Evaluating Therapeutic Effect of Traditional Chinese Medicine：A Prospective Study. Comput Math Methods Med，2022：7594481.

第二章　肌萎缩侧索硬化症的中医研究史

　　古代中医无针对肌萎缩侧索硬化症的概念，但对"肌肉萎缩"、"肌肉无力"和"痿病"的认识历史悠久。根据肌萎缩侧索硬化症发病特征与症状特点，可归属中医学"痿病"范畴。秦汉时期至明清时期的医籍中均有记载，内容也涉及病名、症状、病因病机和治疗预后等多个方面。《黄帝内经》有许多篇章对痿病进行讨论，《素问·痿论》还对痿病进行了专门的论述。在病因病机方面，中医主张"肺热叶焦"，筋脉失润；"湿热不攘"，筋脉弛缓。在病证分类方面，根据五脏与五体的关系，提出了"痿躄"、"脉痿"、"筋痿"、"肉痿"和"骨痿"的分类方法。在治疗方面，提出了"治痿者独取阳明"和"各补其荥而通其俞，调其虚实，和其逆顺"的针灸治痿原则。《黄帝内经》丰富的论述为后世认识痿病奠定了理论基础。隋唐时期，将痿病列入风、痹、厥、虚劳等中，较少进行专题讨论。宋代《三因极一病证方论·五痿叙论》指出情志、劳逸等因素致"内藏精血虚耗，荣卫失度……故致痿"，"痿躄则属内，藏气不足之所为也"。金元时期，张子和对"风、痹、痿、厥"予以鉴别，《儒门事亲·指风痹痿厥近世差玄说》指出："夫四末之疾，动而或劲者，为风；不仁或痛者，为痹；弱而不用者，为痿；逆而寒热者，为厥；此其状未尝同也。故其本源，又复大异"。《丹溪治法心要·痿》不但立专篇论述痿病，而且指出病因"有热、湿痰、血虚、气虚"，明确提出痿病"不可作风治"，从而与张子和一起纠正"风痿混同"之弊，还通过阐述脏腑生克补泻，说明"泻南方、补北方"的治痿法则。明代《景岳全书·痿病》强调"非尽为火证……而败伤元气者亦有之"，并强调精血亏虚致痿："元气败伤，则精虚不能灌溉，血虚不能营养者亦不少矣"。清代《临证指南医案·痿》指出本病为"肝肾肺胃四经之病"。本章借总结归纳从古至今中医对痿病的认识，以期为痿病的现代研究提供帮助。

第一节　痿病的病名沿革

　　《中医内科学》（第7版）对痿病的定义为：痿病系指外感或内伤，使精血受损，肌肉筋脉失养以致肢体弛缓、软弱无力，甚至日久不用，引起肌肉萎缩或瘫痪的一种病证。"痿"在中医学的含义非常广泛，可主要分为广义和狭义两个方面。其中广义的"痿"与"萎"、"痿厥"和"痿痹"等相通。因此，广义的痿病通常用来指代以五脏六腑的病变继发相应的形体官窍等的枯萎、萎缩或功能衰退，甚至萎废不用为主要表现的疾病。狭义的"痿"重点描述以肢体软弱无力、经脉弛缓，甚则肌肉萎缩或瘫痪为主要表现的肢体病证。痿者，萎也，枯萎之义，即指肢体痿弱，肌肉萎缩。凡手足或其他部位的肌肉痿弱无力，弛缓不收者均归属"痿病"范畴。因多发生在下肢，故又有"痿躄"之称。

　　肌萎缩侧索硬化症在古代中医中并无完全对应的病名，但《黄帝内经·素问》最早用独立篇章论"痿"，由此开始查阅历代中医古籍，若肌无力、肌萎缩大多归属中医学"痿病"范畴；若肌肉、筋骨、关节等部位的酸痛或麻木、重着、屈伸不利，大多归属中医学

"痹病"范畴；若进行性延髓麻痹、声音嘶哑、言语不清，大多归属中医学"失语"、"风痱"或"暗痱"范畴。根据肌萎缩侧索硬化症患者的发病特征及不同临床症状表现，肌萎缩侧索硬化症尚可归属中医学"痿痹并病"或"痿痱并病"。不必拘泥于中西医的称谓，而将"运动神经元病"作为中医的一个独立的研究对象，并按照国际化的诊断标准明确界定。

第二节　痿病的临床表现认识

一、先秦及秦汉时期

对于痿病的临床表现，最早可以追溯到《黄帝内经》（图2-1）。《素问·痿论》还做了专门论述。在病证分类方面，根据五脏与五体的关系，提出了"痿躄"、"脉痿"、"筋痿"、"肉痿"和"骨痿"的分类。其描述"五痿"的临床表现，如"肺主身之皮毛，心主身之血脉，肝主身之筋膜，脾主身之肌肉，肾主身之骨髓。故肺热叶焦，则皮毛虚弱，急薄，着则生痿躄也。心气热，则下脉厥而上，上则下脉虚，虚则生脉痿，枢折挈，胫纵而不任地也。肝气热，则胆泄口苦，筋膜干，筋膜干则筋急而挛，发为筋痿。脾气热，则胃干而渴，肌肉不仁，发为肉痿。肾气热，则腰脊不举，骨枯而髓减，发为骨痿"，

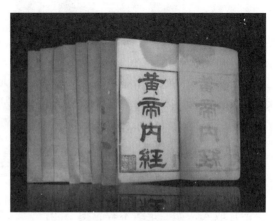

图2-1　《黄帝内经》

并提出五痿的鉴别方法，如"肺热者色白而毛败，心热者色赤而络脉溢，肝热者色苍而爪枯，脾热者色黄而肉蠕动，肾热者色黑而齿槁"。还首次提出痿病与奇经的联系，如"冲脉者，经脉之海，与阳明合于宗筋。阴阳总宗筋之会，会于气街，而阳明为之长，皆属于带脉，而络于督脉。阳明虚则宗筋纵，带脉不引，故足痿不用也"。

《难经》发展了痿病理论，尤其是骨痿和跷维脉的病证表现。如"五损损于骨，骨痿不能起于床……从上下者，骨痿不能起于床者死"，指出了痿病的预后表现。《难经·五十六难》曰："肾之积名曰贲豚，发于少腹，上至心下，若豚状，或上或下无时，久不已，令人喘逆，骨痿少气"，指出了贲豚病久不治可致骨痿。《难经·二十九难》曰："阴跷为病，阳缓而阴急，阳跷为病，阴缓而阳急……阴阳不能自相维，则怅然失态，溶溶不能自收持"，其所述之肢体拘挛筋急，弛缓不收，运动不协调等临床症状表现与痿病相似。

东汉张仲景所著《伤寒论》（图2-2）对痿病症状有相关描述，如"伤寒吐下后发汗，虚烦，脉甚微。八九日，心下痞硬，胁下痛，气上冲咽喉，眩冒。经脉动惕者，久而成痿"。由于此时中风病与痿病尚未明确分开，故许多痿病的论治可见于中风病的描述中。《金匮要略·中风历节病脉证并治》描述有"治中风痱，身体不能自收持，口不能言，冒昧不知痛处，或拘急不得转侧"。另外，《金匮要略·肺痿肺痈咳嗽上气病脉证治》中描述的肺

痿与痿病出现呼吸肌萎缩之运动神经元病等相似，如"肺痿吐涎沫而不咳者，其人不渴，必遗尿，小便数"，与《黄帝内经》痿躄论述有所不同，亦对其进行了补充。

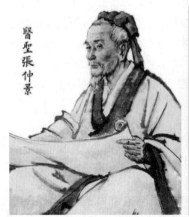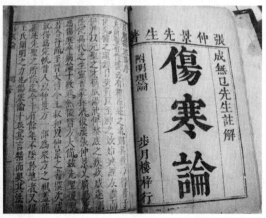

图 2-2　东汉张仲景与其著作《伤寒论》

　　秦汉医籍对痿病的记载少且零散，但却是后世认识痿病的理论基础和依据。痿病的临床表现以"肢体无力萎缩，筋脉弛纵不收"为主，此症状符合肌萎缩侧索硬化症的肌无力、肌萎缩的临床表现，而且大多数医家以"痿病"论治肌萎缩侧索硬化症收效颇丰。

二、魏晋至金元时期

　　晋代皇甫谧在《针灸甲乙经》列有专篇"热在五脏发痿"，根据痿病临床表现提出针灸治疗取穴，如"足缓不收，痿不能行，不能言语，手足痿躄不能行，地仓主之。痿不相知，太白主之。痿厥，身体不仁，手足偏小，先取京骨，后取中封、绝骨皆泻之。痿厥寒，足腕不收，躄，坐不能起，髀枢脚痛，丘墟主之。虚则痿躄，坐不能起，实则厥，胫热肘痛，身体不仁，手足偏小，善啮颊，光明主之"。

　　隋唐时期，将痿病多列入"风""痹""厥""虚劳"等其他篇章中，较少进行专题讨论。如《外台秘要》曰："虚劳痿痹四肢不收，不能俯仰，两肩中疼痛身重筋急，体如刀刺，身不能自任"。直到宋代窦材所著的《扁鹊心书》将"足痿"附于"痹病"门类下讨论，但仍痿痹不分，认为"凡腰以下肾气主之，肾虚则下部无力，筋骨不用，可服金液丹，再灸关元穴，则肾气复长，自然能行动矣"，却为后世留下"痿有寒证"的重要理论依据。但是宋代陈无择在《三因极一病证方论·五痿叙论》中曰："若随情妄用，喜怒不节，劳佚兼并，致内藏精血虚耗，荣卫失度，发为寒热，使皮血筋骨肌肉痿弱，无力以运动，故致痿躄。状与柔风脚弱皆相类，以脉证并所因别之，不可混滥"，是对痿病认识的转折，将痿病从"风""痹""厥""虚劳"等门类中独立出来。《三因极一病证方论·五痿证例》对"五痿"症状的描述为"病者肺热，皮虚弱薄著，足痿躄，其色白而毛败，名曰皮痿……病者心下热，膝腕枢纽如折去而不相提挈，胫筋纵缓，不能任其地，其色赤而络脉溢，名曰脉痿……病者肝热，口苦，筋膜干，筋急而挛，其色苍而爪枯，名曰筋痿……病者脾热，胃干而渴，肌肉不仁。其色黄而肉蠕动，名曰肉痿……病者肾热，腰脊不举，骨枯而髓减，其色黑而齿槁，名曰骨痿"。

金元时期，中医学术百家争鸣，是痿病理论极大丰富的时期。张子和首次对"风、痹、痿、厥"予以鉴别，《儒门事亲·指风痹痿厥近世差玄说》指出："夫四末之疾，动而或痉者为风，不仁或痛者为痹，弱而不用者为痿，逆而寒热者为厥，此其状未尝同也。故其本源又复大异"。朱丹溪在《丹溪治法心要·痿》（图 2-3）专篇与张子和一起纠正了

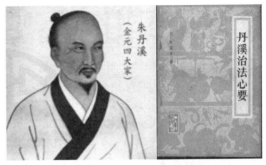

图 2-3 朱丹溪与《丹溪治法心要》

"风痿混同"的错误认识，并在《脉因证治》提到痿病的临床表现："面黄，身热，肌瘦，往来寒热，涎嗽喘满，面浮弱而不用者，为痿"，认为"柔风脚弱，病同而证各异"。

三、明清时期

明清医家在继承秦汉金元时期的医家理论基础上不断纠正完备，强调痿病非尽为火证的临床表现，如明代张景岳在《景岳全书·痿证》（图 2-4）中指出："痿证之义，《内经》言之详矣。观所列五脏之证，皆言为热，而五脏之证，又总于肺热叶焦，以致金燥水亏，乃成痿证；如丹溪之论治，诚得之矣。然细察经文，又曰：悲哀太甚则胞络绝，传为脉痿；思想无穷，所愿不得，发为筋痿；有渐于湿，以水为事，发为肉痿之类，则又非尽为火证，此其有余不尽之意，犹有可知。故因此而生火者有之，因此而败伤元气者亦有之。元气败伤，则精虚不能灌溉，血虚不能营养者，亦不少矣。若概从火论，则恐真阳亏败及土衰水涸者，有不能堪。故当酌寒热之浅深，审虚实之缓急，以施治疗，庶得治痿之全矣"。明代吴昆继承发扬了张景岳"痿病有寒者"的论点，《医方考》指出："肾坏则督脉虚，故令腰脊不举。"

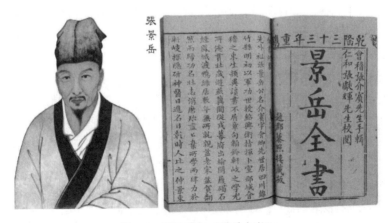

图 2-4 张景岳与《景岳全书》

清代李用粹所著的《证治汇补》记载了痿病的外候、脉法，如"皮痿者，色枯毛落，喘呼不已，肺受热也。脉痿者，色赤脉溢，胫纵不任地，心受热也。筋痿者，色苍口苦，爪枯筋挛，肝受热也。肉痿者，色黄肉，肌痹不仁，脾受热也。骨痿者，色黑耳焦，腰

膝难举，肾受热也"。"痿属肺热，传于五脏。其脉多浮而大，或尺脉虚弱，或缓涩而紧"。清代叶天士在《临证指南医案·痿》中指出："经云：肺热叶焦，则生痿躄，又云：治痿独取阳明。以及脉痿、筋痿、肉痿、骨痿之论。《内经》于痿病一门，可谓详审精密矣。奈后贤不解病情，以诸痿一症，或附录于虚劳，或散见于风湿，大失经旨。赖丹溪先生特表而出之，惜乎其言之未备也。夫痿病之旨，不外乎肝、肾、肺、胃四经之病"。

明清时期为中医对痿病认识的成熟期，在此阶段，医家对于痿病的认识不断深入而系统，形成理论体系，为后世痿病的治疗提供了明确而丰富的引导。

第三节　痿病的病因病机认识

一、秦 汉 时 期

（一）《黄帝内经》对痿病病因病机的认识

关于痿病病因病机的讨论，溯源历史最早到《黄帝内经》。其中《素问·痿论》还对痿病作了专门论述，在病因病机方面，主张"肺热叶焦"，筋脉失润；"湿热不攘"，筋脉弛缓等。

1. 肺热叶焦　《素问·痿论》确立了五脏内热致痿的病因病机。根据五脏与五体的关系，可分为肺热叶焦所致的痿躄、心气热所致的脉痿、肝气热所致的筋痿、脾气热所致的肉痿，以及肾气热所致的骨痿。如"肺者脏之长也，为心之盖，有所失亡，所求不得，则发为肺鸣，鸣则肺热叶焦，发为痿躄。悲哀太甚则胞络绝，胞络绝则阳气内动，发则心下崩，数溲血。故《本病》曰：大经空虚，发为肌痹，传为脉痿。思想无穷，所愿不得，意淫于外，入房太甚，宗筋弛纵，发为筋痿，及为白淫。故《下经》曰：筋痿者生于肝使内也。有渐于湿，以水为事，若有所留，居处相湿，肌肉濡渍，痹而不仁，发为肉痿。故《下经》曰：肉痿者，得之湿地也。有所远行劳倦，逢大热而渴，渴则阳气内伐，内伐则热舍于肾，肾者水脏，今水不胜火，则骨枯而髓虚，故足不任身热，发为骨痿。故《下经》曰：骨痿，生于大热"。

《素问·至真要大论》提出"诸痿喘呕，皆属于上"。《素问·痿论》对其进一步阐释，"肺者脏之长也，为心之盖，有所失亡，所求不得，则发为肺鸣，鸣则肺热叶焦，故曰：五藏因肺热叶焦，发为痿躄，此之谓也"，认为肺位居于上焦，五脏因肺热叶焦而发为痿。"肺热叶焦"，不能布送津液以润泽五脏，遂致四肢肌肉筋脉失养，痿弱不用。

2. 脾胃虚弱　《素问·平人气象论》谓："脏真濡于脾，脾藏肌肉之气"，即指全身肌肉用以脾胃运化水谷精微濡养，才得以发挥功能。《素问·太阴阳明论》云："四肢皆禀气于胃而不得至经，必因于脾乃得禀也。今脾病不能为胃行津液，四肢不得禀水谷气。日以衰，脉道不利，筋脉肌肉皆无气以生，故不用焉"。"脾主为胃行其津液"，运行精微以濡养全身，四肢肌肉得以充养。《素问·痿论》谓："脾气热，则胃干而渴，肌肉不仁"，指出四肢肌肉失于脾胃运化水谷精微充养，肌肉不仁而致痿。亦有《素问·脏器法时论》曰："脾病者，身重，善肌肉痿，足不收行"，指出"脾病则发痿"。

《素问·痿论》从经络的角度提出"阳明者，五脏六腑之海，主润宗筋，宗筋主束骨而利机关也。冲脉者，经脉之海也，主渗灌谿谷，与阳明合于宗筋，阴阳揔宗筋之会，会于气街，而阳明为之长，皆属于带脉，而络于督脉。故阳明虚则宗筋纵，带脉不引，故足痿不用也"。诸经脉受阳明濡养，阳明起主导作用，否则上无以供心肺至皮毛，下不能充肝肾，使筋膜、骨骼软弱。

3. 肝肾亏损　《素问·阴阳应象大论》曰："肾生骨髓，髓生肝"。不但"肝肾"生理联系如此，而且病理影响亦然。肾气亏虚，水不涵木，肝失所养，肝肾亏损，筋骨失养。《素问·灵兰秘典论篇》有言："肾者，作强之官，伎巧出焉"。该病患者四肢活动功能渐退，以至废用，"巧"失常，责于肾亏。《素问·四气调神大论》曰："逆之则伤肾，春为痿厥，奉生者少"，表示"肾虚则痿"。《素问·痿论》曰："肝主身之筋膜，脾主身之肌肉，肾主身之骨髓……肝气热，则胆泄口苦筋膜干，筋膜干则筋急而挛，发为筋痿；脾气热，则胃干而渴，肌肉不仁，发为肉痿。肾气热，则腰脊不举，骨枯而髓减，发为骨痿"，故三脏受损或邪气侵袭等可发生"筋痿"、"肉痿"和"骨痿"。

4. 湿热浸淫　《素问·痿论》云："有渐于湿，以水为事，若有所留，居处相湿，肌肉濡渍，痹而不仁，发为肉痿……肉痿者，得之湿地也"。《素问·生气通天论》提出："因于湿，首如裹，湿热不攘，大筋软短，小筋弛长，软短为拘，弛长为痿"，认为外感湿热或感受寒湿之邪郁遏化热，或饮食不节，内生湿热，濡滞肌肉，浸淫经脉，气血不运，肌肉筋脉失养，可使小筋失养而松弛，呈痿软无力的状态，而发为痿病。

（二）其他医家对痿病病因病机的认识

1. 阴阳气血俱虚　东汉张仲景所著的《伤寒杂病论》记载："经脉动惕者，久而成痿"，由于阴阳气血俱虚，筋脉失去濡养，久则致痿。

2. 上不制下　东汉张仲景所著的《金匮要略》记载："肺痿吐涎沫而不咳者"，由于上焦阳虚，肺中虚冷，上虚不能制下而致痿。

二、魏晋至金元时期

在《黄帝内经》的基础上，结合大量临床经验，后世医家对痿病的病因病机进行了充分讨论。唐宋时期是痿病认识的转折，将痿病从风、痹、厥、虚劳中独立出来，强调了痿证与其不同的病因病机。金元时期是痿病理论极大丰富的时期，尤其是金元四大家对痿病病因病机和鉴别方面多有发展和创见。其记载概括如下。

（一）肺热叶焦

隋代杨上善所著的《黄帝内经太素·五脏痿》对《素问·痿论》所确立的五脏内热致痿的病因病机进一步阐释，如"痿者，屈弱也。以五脏热，遂使皮肤、脉、筋、肉、骨，缓痿屈弱不用，故名为痿。肺热即令肺叶焦干，外令皮毛及肤弱急相著，生于手足痿躄不用也。心主血脉，心藏气热，令下血脉厥逆而上。下脉血气上行则下脉虚，故生脉痿，枢折脚胫疭缓不能履地。挛者，有筋寒急。有热膜筋干为挛，如筋得火卷缩为挛，伸为疭，故为筋痿也。脾胃相依，故脾热则胃干燥，故肉不仁，发为肉痿也。肾在腰中，所以肾气热，腰脊不举，骨干，热煎髓减，故发为骨痿也"。

宋代陈无择所著的《三因极一病证方论·五痿证例》亦认为"五脏因肺热焦"而发痿，如"病者肺热，皮虚弱薄着，足痿躄，其色白而毛败，名曰皮痿，由肺热叶焦使然也。肺为五脏长，有所失亡，所求不得，则发肺鸣，肺鸣则肺叶焦。论曰：五脏因肺热焦，发为痿。病者心下热，膝腕枢纽如折去而不相提挈，胫筋纵缓，不能任其地，其色赤而络脉溢，名曰脉痿。由悲哀太甚，阳气内动，数溲血。故本病论曰：大经空虚，发为肌痹，传为脉痿。病者肝热，口苦，筋膜干，筋急而挛，其色苍而爪枯，名曰筋痿。由思想无穷，所愿不得，意淫于外，入房太甚，宗筋弛纵，及为白淫。故《下经》曰：筋痿者，生于肝，使内也。病者脾热，胃干而渴，肌肉不仁。其色黄而肉蠕动，名曰肉痿。由渐于湿地，以水为事，居处下泽，濡渍，痹而不仁。故《下经》曰：肉痿者，得之湿地也。病者肾热，腰脊不举，骨枯而髓减，其色黑而齿槁，名曰骨痿。因有所远行劳倦，遇大热而渴，阳气内乏，热舍于肾，致水不胜火，则骨枯而髓虚。故《下经》曰：骨痿者，生于大热也"。

金元四大家之一攻下派张子和所著的《儒门事亲·指风痹痿厥近世差玄说》对于《黄帝内经》五脏热而致痿的理论进一步阐释，言："痿之为状，两足痿弱，不能行用。由肾水不能胜心火，心火上烁肺金。肺金受火制，六叶皆焦，皮毛虚弱，急而薄著，则生痿躄，足不能伸而。肾水者，乃肺金之子也。令肾水衰少，随火上炎。肾主两足，故骨髓衰竭，由使内太过而致。然《至真要大论》云诸痿喘呕皆属于上者，上焦也。三焦者，手少阳相火也。痿、喘、呕三病，皆在膈上，属肺金之部分也……总因肺受火热，叶焦之故，相传于四脏，痿病成矣。直断曰痿病无寒"，强调肾水不制心火，心火上烁肺金，肺热叶焦，传于四脏而致痿，并且断言"痿病无寒"。

金元四大家之一滋阴派朱丹溪扩充了张子和之理论，在《脉因证治》中提出："肾水不能胜心火，火上烁肺金，六叶皆焦，皮毛虚弱，急而薄着者，则生痿躄……然此皆热熏于肺之为也。火上炎肺，治节不行而痿躄矣"。从五行生克制化理论剖析痿病病因病机，强调肺热叶焦，五脏因而受之致痿，《局方发挥》中说："诸痿皆起于肺热，传入五脏，散为诸证……肺金体燥而居上，主气，畏火者也……火性炎上，若嗜欲无节，则水失所养，火寡于畏而侮所胜，肺得火邪而热矣。木性刚急，肺受热则金失所养，木寡于畏而侮所胜……肺热则不能管摄一身……而诸痿之病作"。

（二）脾胃虚弱

隋代杨上善在《黄帝内经太素·经脉根结》中记载："阳明为阖，阖折则气无所止息，而痿疾起矣。故痿疾者，取之阳明，视有余不足，无所止息者，真气稽留，邪气居之也"，认为阳明虚，肌肉失养而致痿疾。隋代巢元方在《诸病源候论》中云："足太阴为脾之经，脾与胃合。足阳明为胃之经，胃为水谷之海也。脾候身之肌肉，主为胃消行水谷之气，以养身体四肢。脾气弱，即肌肉虚"，提出痿病的病因病机为脾胃虚弱，身体四肢肌肉不得水谷精微而失于荣养，从而出现肢体活动不利而致痿。

金元四大家之一补土派李东垣所著的《脾胃论》提到："大抵脾胃虚弱，阳气不能生长，是春夏之令不行，五脏之气不生。脾病则下流乘肾，土克水，则骨乏无力，是为骨蚀，令人骨髓空虚，足不能履地"。金元四大家之一滋阴派朱丹溪在《局方发挥》中说："脾土性湿而居中，主四肢，畏木者也……木性刚急，肺受热则金失所养，木寡于畏而侮所胜，脾得木邪而伤矣……脾伤则四肢不能为用，而诸痿之病作……故阳明实则宗筋润，能束骨而利机关矣。治痿之法，无出于此"，认为脾伤则四肢不能为用而致痿，又谓治痿独取阳明一经。

（三）肝肾亏损

宋代窦材在《扁鹊心书》中在"痹病"下专列"足痿病"内容，认为"凡腰以下肾气主之，肾虚则下部无力，筋骨不用，可服金液丹，再灸关元穴，则肾气复长，自然能行动矣"。与内经言五热致痿病机不同，可见痿证虚寒之证不少。陈无择在《三因极一病证·五痿治法》中详细描述了痿病肝肾亏损的病因病机及表现，曰："肝肾脏虚，热淫于内，致筋骨痿弱，不自胜持，起居须人，足不任地，惊恐战掉，潮热时作，饮食无味，不生气力，诸虚不足"。

（四）湿热浸淫

金元四大家之一补土派李东垣所著的《脾胃论》强调"湿热致痿"病机，如"燥金受湿热之邪，绝寒水生化之源，源绝则肾亏，痿厥之病大作，腰以下痿软瘫，不能动，行走不正，两足欹侧"；"夫痿者，湿热乘肾肝也，当急去之，不然则下焦元气竭尽而成软瘫"。

（五）精血虚耗

宋代陈无择所著的《三因极一病证方论·五痿叙论》记载："夫人身之有皮毛、血脉、筋膜、肌肉、骨髓以成形，内则有肝、心、脾、肺、肾以主之。若随情妄用，喜怒不节，劳佚兼并，致内脏精血虚耗，荣卫失度，发为寒热，使皮血、筋骨、肌肉痿弱，无力以运动，故致痿躄……柔风脚气皆外所因，痿躄则属内，脏气不足之所为也，审之"，提出痿病受房事、情志、劳逸及外感侵袭等因素影响，日久消耗烁夺而成，阐述其病机是五脏不足，精血虚耗。

（六）风邪中阻

隋代巢元方所著的《诸病源候论·风身体手足不随候》（图2-5）曰："脾气弱，即肌肉虚，受风邪所侵，故不能为胃通行水谷之气，致四肢肌肉无所禀受；而风邪在经络，搏于阳经，气行则迟，机关缓纵，故令身体手足不随也"。"脾脉缓，为风痿，四肢不用。又心脉、肾脉俱至，则难以言，九窍不通，四肢不举。肾脉来多，即死也"。其所言"风痿"者，脾虚腠理开泄，亦感风邪，乘虚而入，脾胃之经络为风邪所上，更难以濡养四肢肌肉。宋代《圣济总录·卷第一十二》记载："盖邪搏分肉，卫气不通，阳气内鼓，肌肉动"，可见风邪中阻是痿病的重要病因。

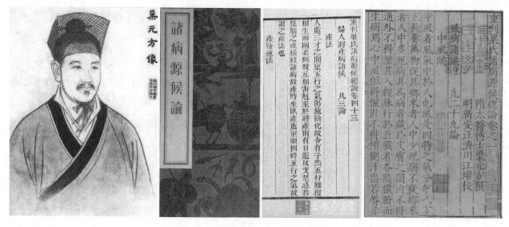

图 2-5　巢元方与《诸病源候论》

三、明 清 时 期

明清时期痿病理论在金元诸家论述的基础上，进入全面发展时期，纠正并丰富了"治痿独取阳明"、"痿证无寒"等学术理论，认为"痿病非尽为火证"，逐步形成了系统的辨证论治体系。

（一）肺热叶焦

明代张景岳在《景岳全书》总结五脏之证受传于肺热叶焦，导致金燥水亏，乃成痿病，如"痿证之义，《内经》言之详矣。观所列五脏之证，皆言为热。而五脏之证，又总于肺热叶焦，以致金燥水亏，乃成痿证"。清代顾靖远在《顾氏医镜》中记载："言五脏之痿，皆因于肺气之热，致五脏之阴俱不足，而为痿躄。五痿虽异，总曰痿躄"。清代吴谦在《医宗金鉴》中说："五痿皆因肺热生，阳明无病不能成，肺热叶焦皮毛瘁，发为痿躄不能行，心热脉痿胫节纵，肾骨腰脊不能兴，肝筋拘挛失所养，脾肉不仁燥渴频"。清代叶天士所著的《临证指南医案·痿》记载："从金匮肺热叶焦，则生痿论"。清代何梦瑶在《医碥》中也说："五脏皆有热，热者，火也，火属心而伤肺。又制火者水，金为水之源，源伤则流绝，重其源之伤，故总归于肺热也"。

（二）脾胃虚弱

明代张景岳在《类经·五脏虚实病刺》中记载："脾病者，身重，善肌肉痿，足不收，行善瘛，脚下痛"，阐释脾病湿胜而致痿。《类经·脏脉六变病刺不同》中记载："脾脉缓甚为痿厥；微缓为风痿，四肢不用，心慧然若无病"，并具体解释道："脾脉宜缓，而缓甚则热，脾主肌肉四肢，故脾热则为肉痿及为厥逆。若微缓而为风痿四肢不用者，以土弱则生风也"。明代李中梓所著的《医宗必读·痿》曰："阳明者胃也，主纳水谷，化精微以滋养表里，故为五脏六腑之海，而下润宗筋……主束骨而利机关"；"阳明虚则血气少，不能润养宗筋，故弛纵，宗筋纵则带脉不能收引，故足痿不用"。

清代李用粹所著的《证治汇补》记载："气虚痿者，因饥饿劳倦，胃气一虚，肺气先绝。百骸溪谷，皆失所养，故宗筋弛纵，骨节空虚。凡人病后手足痿弱者，皆属气虚。所谓脾既病，不能为胃行其津液，四肢不得禀水谷气而不用也"。清代陈歧所著的《医学传灯》也提到："痿症固属肺热，若阳明气虚，宗筋失养，亦令足痿"。清代吴谦在《杂病心法要诀》中指出："五痿皆因肺热生，阳明无病不能成"，阐述："五痿，心、肝、脾、肺、肾之痿也。痿属燥病，故皆因肺热而生也，阳明者，五脏六腑之海，主润宗筋。阳明无病，则宗筋润、能束骨而利机关，虽有肺热不能成痿也"。清代叶天士在《临证指南医案·痿》中明确阐述："阳明为宗筋之长。阳明虚，则宗筋纵。宗筋纵则不能束筋骨以流利机关。此不能步履，痿弱筋缩之症作矣"。清代尤在泾所著的《金匮翼》认为："脾不能为胃行其津液，四肢不得禀水谷气，曰以益衰，脉道不利，筋骨肌肉皆无气以生，故不用焉"。

（三）肝肾亏损

明代张景岳所著的《景岳全书》记载："故因此而生火者有之。因此而败伤元气者，亦有之。元气败伤，则精虚不能灌溉，血虚不能营养者，亦不少矣。若概从火论，则恐真阳亏败，及土衰水涸者，有不能堪，故当酌寒热之浅深，审虚实之缓急，以施治疗，庶得治痿之全矣"，指出火热与元气败伤皆可致痿，反对痿病"概从火论"，认为"当酌寒热之浅深"。诸痿日久，皆及肝肾，其中所谓"败伤元气者亦有之"，即指肝肾亏损。

清代喻昌所著的《医门法律·申明内经法律》记载："肾伤则肝木失其所生，肝主筋，故当春令而筋病为痿"。清代叶天士在《临证指南医案·痿》中阐述："盖肝主筋，肝伤则四肢不为人用，而筋骨拘挛。肾藏精，精血相生，精虚则不能灌溉诸末，血虚则不能营养筋骨"。清代张锡纯在《医学衷中参西录》中阐述痿病中的骨软不能履地者筋不拘挛，肌肉不痹木，是由于骨髓枯涸，肾虚不能作强。

（四）湿热浸淫

外感湿热之初，如《张氏医通》记载："六七月之间，湿令大行，湿热相合，痿厥之病大作。脉沉濡而数，小水赤涩，或作肿痛，腰以下痿软不能动，行走不正，两足欹侧"。感湿热之邪日久则耗伤气血、津液，如《医论医话》曰："痿乃正气本虚，致成怫郁懈惰之病，为柔缓之邪，当以不足名之。故或因初感湿痹，郁久成热，气血渐虚为痿者有之，难以拘论也"。内生湿热主要是指因饮食厚味等导致中焦受损，脾胃亏虚内生湿热而致疾。正如清代叶天士在《叶天士医案精华·痿》中提及："平日喜啖酒醴甘肥，此酿成湿火，蕴结下焦……即《内经》所云：'湿热不攘，大筋软短，小筋弛长，软短为拘，弛长为痿也'"。

（五）精血虚耗

明代张景岳在《景岳全书》中指出："痿病非尽为火证，故因此而生火者有之，因此而败伤元气者亦有之"，点明"元气败伤则精虚不能灌溉，血虚不能营养者亦不少矣"。明代龚廷贤在《寿世保元》强调补元气，认为补元气药为培填虚损之圣药，主治精血不足导致的痿病。清代李用粹在《证治汇补》中记载："诸痿有皮脉筋肉骨五痿之名，应乎五脏。肺主皮毛，脾主肌肉，心主血脉，肝主筋膜，肾主骨髓。惟喜怒劳色，五内虚耗，使皮肤血脉肌肉筋膜骨髓，无以运养，故致痿"。

（六）风邪中阻

清代姚止庵在《素问经注节解·通评虚实论》中指出："盖谓风之入于人身也，内不在脏腑，外不在皮毛，而留著于肌肉之中，故令肌肉瘦削，是名中风之病也。若作中风解，外中皮毛，身发寒热而已，肉未必瘦；内中脏腑，则偏仆厥绝，又不止于肌肉消瘦矣"，认为痿为风邪中阻所致，不内不外。

（七）胃火炽盛

清代陈士铎所著的《辨证录》曰："痿症无不成于阳明之火"，明确阐释了五痿由阳明胃火炽盛熏蒸而成的病因病机。清代汪蕴谷所著的《杂症会心录》曰："阳明为热所灼，而筋脉弛长，痿病大作"。清代罗国纲所著的《罗氏会约医镜·论痿证》记载了："火邪伏于胃中，但能杀谷，而不能长养气血"；"治者，使阳明火邪毋干于气血之中，则湿热清而筋骨自强，此经不言补而言取者，取去阳明之热邪耳"。

（八）阴虚火旺

清代汪蕴谷在《杂症会心录》中提出："下部属肝肾，根由阴亏而髓空……水益亏而火益炽，筋为热灼，未有不痿躄者也"。清代唐容川所著的《血症论·痿废》认为痿证虽分五脏，而总系阴虚热灼，筋骨不用所致。

（九）奇经虚损

明代吴昆在《医方考·痿痹门》中提到："肾主督脉，督脉者，行于脊里，肾坏则督脉虚，故令腰脊不举。骨枯髓减者，枯涸之极也。肾主骨，故曰骨痿"，重视痿病中肾与督脉的关系，强调肾坏则督脉虚而痿。清代叶天士在《临证指南医案·痿》中认为冲任虚寒，肾阳奇脉兼虚，胃阳肾督皆虚，精血内夺、奇脉少气等皆可致痿。清代林佩琴所著的《类证治裁·痿证论治》从奇经论治痿病，冲督经虚，阴阳维脉不司约束、侵及任督俱病，督脉及宗筋病，阴阳虚则冲脉不荣者皆可致痿。

（十）虚实夹杂

明代李中梓在《医宗必读·痿》中记载五脏虚热、气虚、血虚、气血俱虚、肾肝下虚致痿，或挟湿热、湿痰、食积、死血、实而有积等症。明代秦景明在《症因脉治·痿症论》中辨痿病的外感内伤，并从外感方面将痿病分为风湿、湿热、燥热痿软等型，从内伤方面则分为肺热痿软、心热痿软、脾热痿软、肾热痿软、肝热痿软等型。清代吴谦在《杂病心法要诀》中指出："故胃家无病，虽有肺热，惟病肺而不病痿也。是知病痿者，胃家必有故也，或湿热，或积热，或湿痰，不论新久，若胃壮能食，当先审证攻之"。痿病的病程可因实致虚，也可因虚致实，病程常有虚实夹杂之状。清代叶天士在《临证指南医案·痿》中亦记载："肝肾虚而兼湿热及湿热蒸灼筋骨而成痿者"、"阳明脉空，厥阴风动而成痿者"及"阳明虚，营络热及内风动而成痿者"。清代李用粹在《证治汇补》中认为："内热成痿，此论病之本也。若有感发，必因所挟而致。有湿热者，有湿痰者，有气虚者，有血虚者，有阴虚者，有死血者，有食积妨碍升降道路者。当明辨之"；"其痿症亦有作痛者，必挟火挟痰挟湿挟瘀而起"。

痿病的病因有外感、内伤。病位虽在肌肉筋脉，但关乎五脏，尤以肝、肾、肺、胃最为密切，因肝藏血主筋，肾藏精生髓，津生于胃，肺通调布散津液，故《临证指南医案·痿》强调本病为"肝肾肺胃四经之病"。其病机则为热伤肺津，津液不布；湿热浸淫经络，气血不运；脾胃受损，气血精微生化不足；肝肾亏损，髓枯筋痿。而且这些病机常可互相传变，如肺热叶焦，津失敷布，则五脏失濡，内热互起；肾水不亏，水不制火，则火灼肺金，导致肺热津伤；脾虚与湿热更是互为因果，湿热亦能下注于肝肾，伤及肝肾之阴。归根结底，痿病是由五脏内伤，精血受损，肌肉筋脉失于滋养所致。故其病理性质有虚有实，一般是热证、虚证居多，虚实夹杂者亦不少见。热证以虚热为多，湿热为患则属实；虚证为精血亏虚，亦有气虚者；因虚不运，痰湿、死血、湿热、湿邪、积滞等，都可兼夹发生。故《证治汇补·痿》说："内热成痿，此论病之本也，若有感发，必因所挟而致"。

第四节 痿病的防治方法

一、宋代以前

秦汉时期《黄帝内经》有许多篇章对痿病进行了讨论，首创痿病概念、分类、病因病机及治则治法等理论，《素问·痿论》还设了专篇论述。在治疗方面，最早明确指出了"治痿独取阳明"及"各补其荥而通其俞，调其虚实，和其顺逆，筋、脉、骨、肉各以其时受月，则病已矣"的痿病治疗法则，是后世医家所崇的痿病治疗法旨，不仅适用于针灸推拿治疗取穴，还在辨证处方用药、饮食调理等方面具有关键的指导意义。汉代张仲景《伤寒杂病论》创立了六经辨证和脏腑辨证理论体系，补充了痿病治疗方法的论述。至晋代，皇甫谧所著的《针灸甲乙经》根据痿病临床表现首次提出地仓、太白、丘墟、光明、合谷等治痿的穴位，以及先泻京骨，后泻中封、绝骨等具体的针灸方法，为后世针灸治痿奠定了基础。但是，唐宋以前痿病多被混在"风""痹""厥""虚劳"等篇章中讨论，尚未明确鉴别。

二、宋金元时期

宋代窦材所著的《扁鹊心书》仍是在"痹病"门类下讨论足痿病，痿痹不分，却首次运用金液丹的补阳药，再灸关元穴治疗痿病，为后世"痿有寒证"提供了重要依据。宋代陈无择所著的《三因极一病证方论》是对痿病认识的转折，该书将痿病从"风""痹""厥""虚劳"等门类独立出来。五痿治法仍宗《黄帝内经》的"治痿独取阳明"，强调"诸治痿法，当养阳明与冲脉"。并首次专述痿病的治方，创制不少沿用至今的治方，如加味四斤丸治肝肾脏虚，热淫于内，筋骨痿弱；麋角丸治五痿皮缓毛瘁，血脉枯槁，肌肉薄着，筋骨羸弱；藿香养胃汤治胃虚不食，四肢痿弱，行立不能；还有上丹、卫生汤、中丹、小丹等。

到了金元时期，涌现出金元四大家，在治法方药上多有发展与创见。寒凉派刘完素临证上力主祛邪，以血气流通为治病要旨。在临床上强调六气化火与五志化火的理论，治疗火热病从表里分治以祛散火热之邪。攻下派张子和私淑其学术观点，但又不侧重于火热病机，形成了以汗、吐、下三法为要的攻邪法治病的独特风格。其断言"痿病无寒"，认为"若痿作寒治是不刃而杀之也"。在治痿方面，提出了"治以咸寒，以盐水越其膈间寒热宿痰"，"宿痰既尽，因而下之。心降肾升，便继以黄连解毒汤，加当归等药，及泻心汤、凉膈散、柴胡饮子，大作剂煎，时时呷之"等。补土派李东垣分不拘于"火热致痿""痿证无寒"之说，辨证施治时擅用"辛甘之药"，重视顾护脾胃，并创制了治痿名方"清燥汤"等。滋阴派朱丹溪在《丹溪治法心要·痿》中认为"痿证断不可作风治而用风药"，提出了治疗"湿热，东垣健步丸，加沥、姜汁；气虚，四君子汤加黄芩、黄柏、苍术之类；血虚，四物汤加黄柏、苍术，煎送补阴丸（异名，虎潜丸）；亦有食积死血妨碍不得下降者，大率属热，用参术四物汤、黄柏之类"。还在《脉因证治》中引泻南方、补北方之法，以发明"独取阳明"之旨，提出了治法"以甘寒泻火，苦寒泻湿热"，以及治方"四君子补阳明虚，清暑益气治之。湿痿之为病，宜二陈汤加术、苓、柏治之"。

三、明清时期

明清时期痿病的治法、治方在金元诸家论述基础上进入全面发展阶段，不拘泥于"治痿独取阳明""痿证无寒"等理论，强调治疗不能概从火论，形成了系统的辨证论治体系，对后世痿证的治疗有深远的影响。

明代王肯堂《证治准绳·杂病》（图 2-6）分别论述了五劳、五志、六淫，伤其脏所合而成皮痿、脉痿、筋痿、肉痿和骨痿。其中特别重视情志因素，认为"五志之在各脏，自伤其所属"。在治疗方面，若胃口不开，饮食少进者，当以芳香辛温之剂进之，宜藿香养胃汤主之。到了明代，李中梓在《医宗必读·痿》中对王肯堂的五痿治法等推陈出新，如心气热则脉痿，铁粉、银箔、黄连、苦参、龙胆草、石蜜、牛黄、龙齿、秦艽、白鲜皮、牡丹皮、地骨皮、雷丸、犀角之属；肝气热则筋痿，生地黄、天冬、百合、紫葳、白蒺藜、杜仲、萆薢、菟丝子、川牛膝、防风、黄芩、黄连之属；脾气热则肉痿，二术、二陈、霞天膏之属；肾气热则骨痿，金刚丸、牛膝丸、加味四斤丸、煨肾丸之属；肺热痿，黄芪、天冬、麦冬、石斛、百合、山药、犀角、通草、桔梗、枯芩、山栀子、杏仁、秦艽之属。挟湿热，健步丸加黄柏、苍术、黄芩或清燥汤；湿痰，二陈、二妙、竹沥、姜汁；血虚，四物汤、二妙散、补阴丸；气虚，四君子汤合二妙散；气血俱虚，十全大补汤；食积，木香槟榔丸；死血，桃仁、红花、莪术、穿山甲、四物汤；实而有积，三化汤、承气汤，下数十遍而愈；肾肝下虚，补益肝肾丸、神龟滋阴丸、补益丸、虎潜丸等。

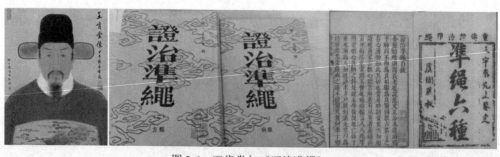

图 2-6 王肯堂与《证治准绳》

明代秦景明在《症因脉治·痿症论》中将痿病分为风湿痿软、湿热痿软、燥热痿软共 3 种外感痿症，以及肺热痿软、心热痿软、肝热痿软、脾热痿软、肾热痿软共 5 种内伤痿证，并且分述了各型的症、因、脉、治，并且在每型治疗中又依据兼证，提出不同的治疗方剂。如风湿痿用羌活胜湿汤、桂枝汤（加苍术、防风、羌活、独活）、家秘桂枝汤、荆防平胃散、荆防二妙丸、苍防五皮饮；湿热痿用羌活败毒散、太阳二妙丸、阳明二妙丸、川连枳壳汤；燥热痿用知母石膏汤、凉膈散、滋燥养荣汤；肺热痿用知柏天地煎、二丹二冬汤合家秘泻白散；心热痿用导赤各半汤、泻青丸合龙胆泻肝汤、六味丸合丹溪大补丸；肝热痿用清肝顺气饮、补阴丸、舒筋活络丹、家秘肝肾丸；脾热痿用栀连平胃散、栀连二陈汤、川连枳壳汤、泻黄散；肾热痿用人参固本丸、知柏天地煎、坎离既济丸主治。

明代张景岳在《景岳全书》针对"痿症无寒"理论，指出痿病非尽为火证，并强调"当酌寒热之浅深，审虚实之缓急，以施治疗，庶得治痿之全矣"。在治疗方面，湿热痿用二妙散随症加减；阴虚兼热者用加味四物汤、虎胫骨丸或丹溪补阴丸（虎潜丸）、滋阴八味丸；因水亏于肾，血亏于肝者（绝无火证），不宜兼用凉药以伐生气，方用鹿角胶丸最佳，或加味四斤丸、八味地黄丸、金刚丸；阴虚无湿，或多汗者，不宜轻用苍术等。在《质疑录》中又明确阐释了"泻南方补北方不能治痿取阳明"，认为"治痿独取阳明者，非补阳明也，治阳明之火邪，毋使干于气血之中，则湿热清而筋骨强，筋骨强而足痿以起"，纠正了"后人谓独取阳明，此'取'字有教人补之意"。

清代陈士铎《辨证录》言："痿症无不成于阳明之火"。若人有胃火熏蒸，日冲肺金者，治法宜泻胃中之火，大补其肺经之气，然后不可徒补其肺中之气，更宜兼补其肾中之水，方用生津起痿汤或紫花饮；若胃火上冲于心者，治法宜大益其肾中之水，少清其胃中之火，方用清胃生髓丹或石斛玄参汤；若阳明之火，固结于脾者，治法益太阴之阴水，以胜其阳明之阳火，方用调脾汤或玄母枸菊汤；若肝经之痿者，治法必须平肝，而并泻阳明之火，方用伐木汤或二石汤；若肾火之盛，引动胃火以成肾痿者，治法急宜大补肾水以制阳光。方用起痿降火汤或充髓汤；若阳明之虚火者，治法必须清胃火而加之生津、生液之味，方用散余汤或润胃汤；若痿证热中有湿者，治法专治阳明以生胃气，佐之泻火利湿之品方用释痛汤或解酲饮；若肺胃同病者，治以独取阳明以补胃土，兼清肺经之热，方用滋涸汤或柞木化痿汤。

清代李用粹所著的《证治汇补》在治法上认为古人治痿首重阳明，为气虚者立法，然治当补养肾肝，为阴虚者立法，临证时应合宜而用。并且注意情志致痿，"至于七情六欲，所挟多端，或行痰瘀，或清湿热。泻实补虚，是在神而明之"。具体用药，若血分虚者，主以四物汤，加牛膝、秦艽、杜仲、独活，其有火者加黄柏、知母，其有瘀血者加桃仁、红花、牡丹皮、牛膝、延胡索等；气虚者，用四君子汤；虚热者，用补气和中汤；肾虚者，用地黄丸或丹溪补阴丸，其虚热者宜用虎潜丸，虚寒者宜用还少丹加鹿茸；食积成痿者，用二陈汤加神曲、山楂、麦芽、枳实；湿痰痿者，用二陈二术加竹沥、姜汁；痰火痿者，用二陈汤加黄芩、山栀或黄柏、竹沥；湿热痿者，用东垣健步丸、清燥汤；膏粱壅热者，用承气汤。

清代叶天士所著的《临证指南医案·痿》创见性地认为"夫痿症之旨，不外乎肝肾肺胃四经之病"。治痿无一定之法，用方无独执之见，且立法精详。如"湿热沉着下焦而成痿者，用苦辛寒燥为主……下焦阴虚，及肝肾虚而成痿者，用河间饮子、虎潜诸法，填纳下焦，和肝息风为主；阳明脉空，厥阴风动而成痿者，用通摄为主；肝肾虚而兼湿热，及湿热蒸灼筋骨而成痿者，益下佐以温通脉络，兼清热利湿为主；胃虚窒塞，筋骨不利而成痿者，用流通胃气，及通利小肠火腑为主；胃阳、肾、督皆虚者，两固中下为主……肺热叶焦而成痿者，用甘寒清上热为主"。同时，叶氏从奇经八脉、络脉论治对丰富治痿治法做出了极大的贡献，如"冲任虚寒而成痿者，通阳摄阴，兼实奇脉为主；肾阳奇脉兼虚者，用通纳八脉，收拾散越之阴阳为主；阳明虚，营络热及内风动而成痿者，以清营热熄内风为主；邪风入络而成痿者，以解毒宣行为主；精血内夺，奇脉少气而成痿者，以填补精髓为主"。

清代费伯雄《医醇賸义》创制了五痿诸方：皮痿用玉华煎，脉痿用调荣通脉汤，筋痿用水木华滋汤，肉痿用坤顺汤，骨痿用滋阴补髓汤。清代唐容川《血证论·痿废》也"分五痿治之"。如脉痿用天王补心丹加牡丹皮，筋痿用四物汤加羚羊角、续断、山茱萸、黄柏、地骨皮，肉痿用四物汤加人参、山药、黄芩、黄柏、泽泻、云苓，骨痿用地黄汤及大补阴丸，皮痿用清燥救肺汤。虽分五脏，而总系阴虚热灼，筋骨不用之所致。他认为，"欲热之退，莫如滋阴。欲阴之生，莫如独取阳明"。若阳明虚则宗筋纵，带脉不引者，宜琼玉膏，加玉竹、石膏、石斛、花粉、珍珠、竹茹或玉女煎加犀角；凡虎骨、龟板、鹿筋、猪脊髓、牛骨髓、狗脊、骨碎补、牛膝、薏苡仁、枸杞子、菟丝子、续断，皆可加入以达强筋骨之义。

总之，"独取阳明"，即指治痿病应重视调理脾胃，因脾胃为后天之本，肺之津液来源于脾胃，肝肾的精血来源于脾胃的生化，只有脾胃健运，津液精血之源生化，才能充养肢体筋脉，有助于痿病的康复。所谓调理不尽属于补益，脾胃虚弱者固当健脾益胃，而脾胃为湿热所困者，又当清胃火去湿热，皆属治阳明调理之法。所谓"独取"，乃重视之意，不应理解为"唯独"之法。泻南补北，南方属火，北方属水，即指治痿病应重视滋阴清热，因肝肾精血不足，不能濡养筋脉，且阴虚则火旺，火旺则阴更亏，故滋阴可充养精血以润养筋骨，且滋阴有助降火；外感热毒，当清热解毒，火清热去则不再灼阴耗精，有存阴保津之效。若属虚火当滋阴以降火。若湿热当清热化湿而不伤阴。治兼夹证，在调理脾胃、滋阴清热的基础上，对痿病的兼夹证要予以兼顾治疗，视其所夹湿热、痰湿、瘀血、积滞等，分别治以清湿热、化痰浊、祛瘀血、消积滞或清郁热等，辨证论治，才能收效。慎用风药，因治风之剂，皆发散风邪，开通腠理之药，若误用之，阴血愈燥酿成坏病。至于因七情六欲太过而成痿者，必以调理气机为法，盖气化改善，百脉皆通，其病可愈。即所谓"气血流通即是补"之理。

综上所述，痿病理论始于秦汉时期，唐宋时期处于继承整理阶段，到了金元时期诸家学术争鸣，得到极大地发展和丰富，而至明清时期，进入全面发展阶段，形成了完备的痿病辨证论治体系，对后世痿病的论治产生了深远的影响，并有效地指导临床实践，更为全人类的卫生健康和疑难杂病的治疗实践做出了巨大的贡献。

第五节　现代中医对痿病的认识

一、现代中医对痿病的病因病机研究

现代医家透过临床实践和思考，并参考历代医家的痿病理论，认为肌萎缩侧索硬化症归属中医学"痿病"范畴，由于该病慢性隐匿起病，以中医角度审证求因，对其中医病因病机加以论述，该病多从脏腑辨证，与肺、脾、肝、肾关系密切，常见多脏同时发病，并结合经络。以虚证为主，且多虚实夹杂并见。

（一）五脏与痿的关系

邓铁涛根据渐进性手足痿弱无力为首发症状，结合脾主四肢、在体合肉及先天禀赋不足等中医理论，认为肌萎缩侧索硬化症的基本病因病机是以脾肾亏虚为本，贯穿病程始终，以虚风内动、痰瘀阻络为标，是病变不同阶段所派生的标象。马云枝认为肌萎缩侧索硬化症属本虚标实之病，以脾肾亏虚，渐及五脏为本，风、火、痰、瘀等邪气为标。郑绍周认为肌萎缩侧索硬化症以脾肾虚弱、外邪致病为主，脾肾虚弱为本病的基本病机，湿热痰瘀为致病因素，湿热痰瘀之类毒邪致病为直接原因。潘卫东认为脾肾不足或肝肾不足证候贯穿于肌萎缩侧索硬化症全程，疾病早期在虚证基础上伴有痰湿、瘀血、湿热等病理因素存在，晚期肝、脾、肾亏虚更严重。裴昌林认为该病以虚证为主，主要病理基础为脾气亏虚、脾肾两虚、肝肾阴虚及肾元亏虚，风、痰、瘀等邪气均由脾肾亏虚演变而来，形成虚中夹实之证。杜宝新认为肌肉萎缩无力是肌萎缩侧索硬化症发病的起点，也贯穿病程始终，而呼吸衰竭则是病程的终点。杜宝新还提出五脏气热，耗伤精气为发病的内在因素，多责之于肺脾，病机以脾肺两虚为主者居多，肺脾二脏失调在起病及发展始末中起重要作用。王宝亮从五脏虚损辨治，但重在脾肾立论。五脏之虚是发病之本，湿、痰、瘀、风亦不可忽视。疾病后期多兼痰浊、瘀血阻滞经络，致虚实夹杂之重症。

（二）经络与痿的关系

吴以岭认为肌萎缩侧索硬化症以诸脏亏虚为本，常累及多个脏腑，并且与奇经关系密切。奇经八脉对十二经脉、经别、络脉起广泛的联系作用，并主导调节全身气血的盛衰。若先天禀赋不足、劳倦内伤、外邪侵袭等致诸脏亏虚，奇经功能失常则发病。奇经分阴阳，奇阳虚乏，经脉失于温煦，或奇经阴精不足，八脉亏虚，十二经、五脏六腑皆失其养，筋骨肌肉失其濡养而萎废。王永炎提出"络病"是运动神经元病的病位，亦是其核心机制。外来毒邪侵犯人体，长期客于督脉和络脉，耗伤气血，阻滞络脉，败坏形体，引动肝风，同时内生的湿浊、痰热之邪也可酝酿成毒，阻滞脉络，致生本病。常因脾、肾、肝三脏虚损，毒邪内侵，瘀血停著络脉，败坏形体，继而又常加重病情，变生诸病，形成恶性循环，缠绵难愈。张静生认为运动神经元病归属中医学广义的"痿病"范畴。其病因病机可归纳为先天禀赋不足，后天失养，或因情志刺激，或病后失养，从而伤及脾、肾、肝三脏，导致脾虚气血生化乏源，肝肾阴精亏虚，督脉受损，痰瘀阻络，筋脉失养而致痿。该病本虚标实，脾肾肝亏虚，督脉受损是其疾病根本。本病迁延日久，久病入络，或气虚血瘀经脉壅滞，或湿热之邪阻滞络脉，使筋肌失于濡养，络脉失于调畅，病症缠绵难愈。

（三）内外因与痿的关系

杨载新辨治肌萎缩侧索硬化症从虚实出发，里虚责之于肺胃阴伤，外邪在于湿热内蕴。支惠萍认为肌萎缩侧索硬化症多由于外邪或内伤导致内脏，尤其是肝脾肾三脏精气虚损，总体为本虚标实。谢文正认为肌萎缩侧索硬化症的病因为本元内伤，精血不足，阳气衰弱，阴阳俱损，气化不及，多由六淫侵袭、劳役过度所诱发。阳不化气，阴难成形，故表现为退行性病变。李济仁认为痿病的内因为情志、劳倦，其病机为肺热叶焦，五脏气热，精血虚弱，营卫失度，五体失养，而发为肝、肾、肺、胃四经之病；外因为湿热、湿痰、瘀血、风湿、燥热。可见痿病主要由内因所致，但也常见于外因邪实所致。

肌萎缩侧索硬化症的发病原因及发病机制均处于研究阶段，尚未有明确论断。现代医家多以肝脾肾虚论治，有风、湿、热、痰、瘀之因，与历代医家的论点有一定的契合度，也有不少学者由其他角度入手，从虚风、奇经、络脉等方面进行讨论。近年来，中医对该病的研究在不断地深化，从个人经验向临床证据迈进，但是我们不能否认有关肌萎缩侧索硬化症的病因病机、辨证分型标准仍未达到中医界的共识。我们可以将中医四诊资料与临床症状、化验指标相结合，利用医学统计方法，建立规范化的病因病机体系，并制定中医辨证治疗规范，从而指导临证。

二、现代中医对痿病的辨证论治研究

肌萎缩侧索硬化症的病程不断进展直至死亡，初始发病时较隐匿，随着时间推移逐渐加重，肌力明显下降而出现严重的运动障碍。治疗时必须灵活地辨证论治，在痿病的不同阶段，病因病机不同，治疗原则亦有异。

（一）分型辨治

李济仁治疗痿病除辨明脏腑病位，有的放矢用药，在补肝肾的同时还注重从肺、脾、胃调治痿病，常予以补肝肾、强筋续骨、舒筋活络、养阴清肺、独取阳明、泻南补北法等治之，并嘱患者常做肢体方面的锻炼，以防肌肉萎缩。邓铁涛在治痿病的辨证过程中重视面部望诊，尤重准头（鼻尖），治疗上以健脾益肾为主，以息风化痰、祛瘀通络为辅，并注重培补阳气，化湿通阳以疏通经络，以及推拿、艾灸以培补和调节督脉经气，善用虫类药息风解痉，藤类药通络舒筋，后期则从喑痱证论治，临证时宜以温补下元、摄纳浮阳、化痰开窍、宣通心气为法。马云枝指出，痿病治疗应以健脾补肾为基本治法，辨证施药，随症化裁，并预防五脏受累。针对各种病理产物阻滞经脉等标实之证，辨证给予祛痰、化瘀、清热、搜风剔络等法以治标。针药结合，选用阳明经穴位及相应的荥穴、背俞穴，并加以针刺以通经活络、培补脏腑，互取其长，疗效倍增。另外，重视情志调畅，用药可稍佐疏肝药物，如柴胡、香附等。潘卫东认为肌萎缩侧索硬化症无论是早期还是中晚期，均有脾肾不足的证候。早期在脾肾亏虚基础上伴有痰湿、瘀血、湿热等病理因素，晚期肝、脾、肾亏虚更严重。治疗肌萎缩侧索硬化症的基本治法为温肾健脾，贯穿治疗始终，同时应根据患者的临床分型及分期辨证施治，并遵循中医整体观及治未病原则，以达到最佳治疗效果。首创具备可行性、信度、效度和灵敏度的，适于临床推广应用的肌萎缩侧索硬化症中医疗效评价量表（ALS-SSIT 量表），以评价中医治疗肌萎缩侧索硬化症疗效。对于肌萎缩侧索硬化症中晚期患者，特别是经口服药治疗及进食困难者，推荐温肾健脾热敷贴作为一种辅助治疗手段，可在一定程度上延缓肌萎缩侧索硬化症的进展。而吴以岭从奇经论治痿病，结合五脏分证，而三焦分治，如治上焦宜举，或清燥救肺、益气生津以助肺宣发敷布之力，或补气升陷，以助大气斡旋之功，或补益心血以荣百脉；治中焦宜化，或健脾助运以滋生化之源，或清化湿热以畅中焦壅滞之机；治下焦宜填，温里奇阳，以振真元之颓废，温填真精，以滋耗损之阴血。总之，三焦施治有异，又与调奇经、五脏密切配合，使本病中医辨证施治理法更为严谨。裘昌林强调中医辨证论治时统筹兼顾主证，分证辨治，注意调养情志、饮食劳倦等。主证辨治分型按照病因病机和发病基本规律而设立，脾气亏虚型为最轻或初起，治以益气健脾为法，应用参苓白术散、补中益气汤加减；脾肾两虚型治拟温补脾肾，应用四君子汤合右归丸加减；肝肾阴虚型治拟滋补肝肾，平肝息风，应用大定风珠加减；肾元亏虚型见于该病危重期，治拟滋肾阴补肾阳、化痰开窍息风和络，方用地黄饮子加减。其实临床上症状千变万化，每型有诸多兼证，当灵活变通。挟湿热者多用四妙丸加木瓜、豨莶草；挟风痰者常用涤痰汤加减；挟瘀者桃红四物汤加减。对肾阴肾阳皆虚而偏于肾阴虚者，以地黄饮子、左归丸、二至丸加减；偏肾阳虚者，加大桂、附剂量，加鹿角胶、淫羊藿等。

（二）分期辨治

郑绍周治痿以健脾补肾为主，辅以清热化痰活血，分期论治。病程分早、中、晚三期，每期治疗都有不同的治疗侧重点。早期患者都为单一的肢体、单侧肢体症状，都为本虚标实之证，当以补脾肾与祛邪相兼；中期患者本虚渐进，毒邪渐祛，病损加深，病势缠绵，气血渐亏，痰湿、瘀血等病理产物渐生，此期当以补脾肾为主，兼顾祛邪；晚期患者元气亏虚，脏腑之气衰败，阴阳两虚，此期当以健脾养血、滋肾补阳为主。但各期均使用健脾补肾之品，配合活血化瘀、清热利湿诸药，随症辨证治疗，亦嘱患者调饮食、畅情志。王永炎治痿提出初起当祛邪解毒以扶正。湿浊阻滞中焦者，治当以芳香化湿与燥湿运脾并用，可用达原饮合二妙散，并加千年健、威灵仙等舒筋活络之品，若湿重者，可用茯苓、泽泻、猪苓等淡渗利湿之品；浊毒侵犯脏腑经络者，治疗当解毒、化浊、通络，可用二妙散、四妙散等方，加土茯苓、大黄、僵蚕、蜈蚣等品；热邪夹于湿浊者，当谨慎使用清法，热不重者可以在祛湿化痰化浊的基础上偏重渗湿，或加竹叶、芦根等清心利尿之品，热象稍重者，可稍佐黄芩、连翘、石膏等清热之品，但不可一味苦寒攻伐，痰热之象较重者治当清化热痰，用黄连温胆汤加伸筋通络之品。久病多从虚从瘀论治。脾胃气虚，治当健脾益气，用参苓白术散、补中益气汤等；肝肾亏虚，包括虚风内动，治当补益肝肾、滋阴清热，用虎潜丸；虚、毒、瘀互结，脉络不通（即络病），当用辛香通络、甘缓补虚、辛泄宣瘀，配合扶正，用桃红四物汤、丹参、葛根养血活血为基本方，加千年健、猪苓草、白芥子等品以通络，甚者可用全蝎、僵蚕、蜈蚣等虫类药物以加重通络之功。王宝亮在治疗上主张在辨析病期，明确病位的基础上，辨证论治，依症施方，结合针灸疏通经络、调畅气血，以奏内外相济，功效相合之良效。初期多为发热或热病后突然表现肢体软弱无力、肌肉跳动等，宜清热生津、养阴润燥，方用人参、麦冬、霜桑叶、生石膏、杏仁、火麻仁、枇杷叶、阿胶（烊化）、生甘草。进展期肢体软弱无力逐渐加重，神疲乏力肢倦，肌肉萎缩，肌束颤动，少气懒言，大小鱼际和蚓状肌等手部小肌肉萎缩，渐向前臂、上臂及肩胛带发展。然后向下肢发展，出现下肢痉挛性瘫痪、剪刀步态。肌张力高，腱反射亢进和巴宾斯基征阳性，伴肌束颤动等，宜健脾补肾、益血养肌，方用黄芪、党参、茯苓、白术、陈皮、柴胡、升麻、当归、山药、薏苡仁、白扁豆、砂仁、甘草、制马钱子。后期久病体虚，四肢痿软，肌肉消瘦，构音障碍，言语不清，吞咽困难，行走不能，甚至不能起立，易感冒，呼吸困难，舌肌萎缩，伴有震颤等，宜滋肝阴、补肾阳、开窍化痰，方用熟地黄、巴戟天、山茱萸、黄芪、升麻、白术、柴胡、肉苁蓉、附子、五味子、肉桂、麦冬、石菖蒲、远志、龟板胶、鹿角胶、马钱子。针灸选穴如下。上肢：肩髃、曲池、外关；下肢：阳陵泉、足三里、梁丘、悬钟。脾胃虚者可加脾俞、胃俞，肝肾虚者可加肾俞、肝俞、关元，血虚者可加血海、内关、合谷，有痰者可加丰隆，延髓麻痹者可加地仓、颊车、津金、玉液点刺等。

现代医家在前人的基础上治痿有诸多发挥，但总体不离肺、脾、肝、肾亏虚，多从脏腑进行论治。辨证论治强调虚实夹杂，补虚为主，泻实为辅，当灵活遣方用药，配合针灸推拿、调理情志饮食等手段综合论治，从而使气血得充，营卫调和，筋骨坚固，脏腑得以藏泻。

（潘卫东　廖伟龙）

参 考 文 献

蔡浩烨，赵铎，2014. 郑绍周教授治疗肌萎缩侧索硬化症经验. 光明中医，29（3）：451-452.

兰瑞，马云枝，2011. 马云枝治疗肌萎缩侧索硬化症经验. 中医杂志，52（2）：165-166.

李艳，2012. 国医大师李济仁辨治痹与痿学术思想与经验. 中国中医基础医学杂志，18（12）：1309-1310.

刘友章，李保良，潘华峰，2004. 邓铁涛教授治疗肌萎缩侧索硬化症经验介绍. 新中医，36（4）：9-10.

潘卫东，王丛东，郑宣璐，等，2021. 肌萎缩侧索硬化中医疗效评价量表（ALS-SSIT量表）的效能评价. 神经病学与神经康复学杂志，17（1）：13-16.

钱百成，2009. 王宝亮教授治疗运动神经元经验. 中国实用神经疾病杂志，12（3）：41-42.

裴昌林，2014. 肌萎缩侧索硬化症病名病机治疗思路探讨. 浙江中西医结合杂志，24（3）：187-190，194.

孙巍，张静生，2014. 张静生教授以痿证论治运动神经元病. 辽宁中医药大学学报，16（9）：204-205.

汪双双，杨晓军，邓铁涛，等，2010. 邓铁涛教授治疗肌萎缩侧索硬化症经验整理. 广州中医药大学学报，27（3）：310-312.

王明哲，龚帆，张静思，等，2022. 不同临床分型与分期的肌萎缩侧索硬化症患者中医证候特征研究. 上海中医药大学学报，36（2）：9-12，19.

吴以岭，2001. 从奇经论治运动神经元病探讨. 中医杂志，42（6）：325-328.

谢仁明，王永炎，2003. 运动神经元病中医辨治及临床疗效评价标准研究思路. 北京中医药大学学报，26（5）：22-25.

谢文正，1985. 加味健步虎潜丸治疗进行性肌萎缩脊髓侧索硬化症. 上海中医药杂志，（11）：32.

许文杰，任洪丽，支惠萍，2011. 补肾健脾疏肝法治疗肌萎缩侧索硬化症临床疗效观察. 上海中医药大学学报，25（5）：46-49.

杨载新，张廷君，1984. 治疗肌萎缩性侧索硬化症. 四川中医，（6）：55.

张红智，司马旦旦，Schroder J，等，2021. 温肾健脾热敷贴治疗肌萎缩侧索硬化症的随机对照临床试验. 上海中医药大学学报，35（4）：25-28.

赵晶，杜宝新，2012. 从肺脾辨治运动神经元病. 新中医，44（6）：6-7.

郑玉林，王宝亮，2014. 王宝亮教授对运动神经元病的治疗. 中医临床研究，6（1）：70-71.

第三章　肌萎缩侧索硬化症的流行病学特征

肌萎缩侧索硬化症（amyotrophic lateral sclerosis，ALS）是一种神经退行性疾病，其特征是运动神经元进行性退化，导致肢体和延髓功能受损，患者最终因呼吸衰竭而死亡。随着对肌萎缩侧索硬化症的认识逐渐增加，国内外针对该疾病进行了大量的流行病学调查，借此描述疾病负担并探明其潜在的风险因素，从而为未来的机制研究提供证据。在不同国家、地区及人群中，肌萎缩侧索硬化症的流行病学调查结果显示了不同特征。近年来，国外已有多项大型肌萎缩侧索硬化症患者的流行病学研究，其中以欧洲及北美洲的多个国家的流行病学资料最为丰富，多项来自丹麦、瑞典、挪威、加拿大、美国等国家的流行病学研究成果于近年发表。包括韩国、日本和我国在内的多个国家也有不少相关研究报道，相关的流行病学数据日益增多。由于研究人种、地理位置及研究方法的不同，不同国家及地区所报道的流行病学相关数据也存在一定差异。

最新的一项系统荟萃分析共纳入了 44 项研究，覆盖了 45 个地理区域，其中 24 个（53.3%）来自欧洲：11 个区域位于北欧，4 个区域位于西欧，9 个区域位于南欧（其中 8 个区域位于意大利）；14 个区域（31.1%）来自美洲：10 位于北美洲（加拿大和美国），2 个位于南美洲（乌拉圭和阿根廷），1 个位于夏威夷，1 个在加勒比地区（瓜德罗普岛）；东亚有 3 项研究（6.8%）；亚洲西南部地区只有 1 项研究（伊朗），西亚（以色列）、北非（利比亚）和大洋洲（新西兰）也是如此。该研究共入组了 1346 例肌萎缩侧索硬化症病例。最终统计数据表明全球范围内肌萎缩侧索硬化症的发病率估计为 1.75/10 万人·年，其中男性患者的发病率为 2.03/10 万人·年，而女性患者的发病率为 1.45/10 万人·年。欧洲的合并发病率在北欧为 1.92/10 万人·年（95%置信区间为 1.49～2.34），南欧为 2.22/10 万人·年（95%置信区间 1.72～2.73），西欧为 2.35/10 万人·年（95%置信区间为 1.79～2.92）；北美为 1.59/10 万人·年（95%置信区间为 1.32～1.87）；东亚为 0.78/10 万人·年（95%置信区间为 0.50～1.05）。南美洲进行的发病率研究数据为（1.37～3.17）/10 万人·年，综合估计为 2.19/10 万人·年（95%置信区间为 0.44～3.94）。而在加勒比地区（瓜德罗普岛）、北非（利比亚）、西亚（以色列）和南亚（伊朗）的研究中，肌萎缩侧索硬化症发病率明显较低，加勒比地区的发病率为 1.02/10 万人·年（95%置信区间 0.76～1.27），北非的发病率为 0.89/10 万人·年（95%置信区间为 0.52～1.25），西亚的发病率为 0.662/10 万人·年（95%置信区间 0.58～0.74），而南亚的发病率为 0.43/10 万人·年（95%置信区间为 0.34～0.52）。欧洲血统人群（欧洲、北美和新西兰）的综合发病率为 1.96/10 万人·年（95%置信区间为 1.76～2.17）。与北欧相比，东亚、南亚（伊朗）和以色列的肌萎缩侧索硬化症发病率均较低。

第一节　欧美地区的流行病学研究结果

苏格兰建立了运动神经元病（MND）的综合性国家医疗团队，并且早在 1989 年就推出了国家级的运动神经元病登记平台（clinical audit research and evaluation of motor neuron disease，CARE-MND），该平台记载了 30 余年的临床数据，覆盖了苏格兰 99% 的 MND 患者，为流行病学研究提供了丰富的资料。该团队及平台的数据显示，2015～2017 年，苏格兰地区肌萎缩侧索硬化症的粗发病率为 3.83/10 万人·年，经年龄标准化后，2015 年该地区发病率为 3.42 万人·年（95%置信区间 2.99～3.91），2016 年为 2.89/10 万人·年（95%置信区间 2.50～3.34），而 1989～1998 年苏格兰的发病率报道为 2.32/10 万人·年（95%置信区间 2.26～2.37），25 年内发病率上升了 36.0%，这可能归因于苏格兰医疗系统的改善，同时也表明，CARE-MND 是一种可靠的国家资源，研究结果可以外推到其他北欧人群。

挪威学者统计了挪威北部的诺德兰县 2000～2015 年所有肌萎缩侧索硬化症患者的流行病学和临床特征，通过对该地区 15 年来所有 MND 患者进行回顾性研究，计算整个期间和五年期间的平均年发病率。结果表明共有 74 例 MND，52 例为肌萎缩侧索硬化症，而在 22 例其他形式 MND 患者中，除 1 例外，其余患者均在病程中发生肌萎缩侧索硬化症。整个地区的粗患病率为 4.1/10 万人，整个时期的平均发病率为 2.1/10 万人·年，2000～2004 年为 2.0/10 万人·年，2005～2009 年为 2.3/10 万人·年，2010～2014 年为 2.0/10 万人·年。平均生存时间为 38 个月，诊断时仅有脊髓症状的患者平均生存时间为 50 个月，而诊断时有球部症状的患者平均生存时间仅为 29 个月，较前者明显缩短。其中共有 7 例患者被诊断为额颞叶痴呆（frontotemporal dementia，FTD），占总人数的 9%。

意大利学者在弗留利-威尼斯朱利亚大区进行了一项回顾性研究，研究对象为该地区 2002～2014 年诊断为肌萎缩侧索硬化症的患者，最终收集患者共 444 例，其中男性患者比例为 50%，患者的发病中位年龄为 68.5 岁，有球部症状的患者为 30.2%，以脊髓症状为主的为 59.9%，混合型为 9.9%。3.6%的患者具有肌萎缩侧索硬化症的家族史。该地区的粗发病率为 2.81/10 万人·年，其发病率在 65～74 岁年龄段达到峰值（男女患者发病率分别达到 9.93/10 万人·年和 7.74/10 万人·年），这一数据与 2000 年欧洲人口标准化后的发病率相近（2.09/10 万人·年）。2009 年该地区的肌萎缩侧索硬化症患病率为 8.36/10 万，2014 年患病率为 7.98/10 万。

此外，意大利的肌萎缩侧索硬化症登记机构（Piemonte and Valle d'Aosta register for amyotrophic lateral sclerosis，PARALS）成立于 1995 年，旨在评估意大利西北部两个地区的疾病流行病学特征。该研究共收集了皮埃蒙特大区和瓦莱达奥斯塔大区 1995～2014 年共 20 年的肌萎缩侧索硬化症的临床数据，研究期间，共有 2702 例符合入选标准的患者被纳入 PARALS，其中女性患者 1246 例（46.1%），男性患者 1456 例（53.9%），平均发病年龄为 65.7 岁。通过进一步比较两个 10 年（1995～2004 年与 2005～2014 年）的主要人口统计学和临床数据，共 972 例患者（36.0%）以延髓症状为首发临床表现，1730 例患者（64.0%）以脊髓症状为首发临床表现，两个 10 年周期无差异（P=0.16）。以性别进行亚组分析，结果表明女性患者之间没有发现周期差异，而在男性患者中，1995～2004 年以球部症状为首发表现的患者共 219 例（32.3%），而 2005～2014 年以球部症状为首发表现的患者共 213 例（27.4%），较前一个 10 年周期轻度下降，1995～2004 年以脊髓症状为首发临床表现的患者共 459 例（67.7%），2005～2014 年以脊髓症状为首发临床表现的患者共 565 例

（72.6%）。平均诊断延迟时间从 11.3 个月（1995～2004 年）下降至 10.9 个月（2005～2014
年），差异具有统计学意义（$P=0.01$）。整个时期的发病率为 3.03/10 万人·年（95%置信区
间为 2.85～3.23），其中男性发病率为 3.31/10 万人·年（95%置信区间为 3.21～3.52），而
女性患者的发病率为 2.65/10 万人·年（95%置信区间为 2.48～2.82），男女比例为 1.25：1。
前后两个 10 年对比发现，粗发病率从 2.83/10 万人·年（95%置信区间为 2.66～3.01）上升
至 3.23/10 万人·年（95%置信区间为 3.03～3.44），增长了 14%。经过年龄和性别调整后，
2001 年意大利人口的年平均发病率为 2.78/10 万人（95%置信区间为 2.57～2.96），其中以
性别进一步分组分析表明，男性发病率为 3.06/10 万人，女性发病率为 2.51/10 万人，男女
的发病比例为 1.22：1。在研究的 20 年中，经过年龄调整后得出的发病率有所增加，1995～
2004 年为 2.66/10 万人·年（95%置信区间为 2.50～2.83），而 2005～2014 年的发病率为
2.89/万人·年（95%置信区间为 2.71～3.07），差异具有统计学意义，而这一差异在女性患
者中更为明显。经过调整后的男女发病比例从 1.27：1（1995～2004 年）降至 1.17：1
（2005～2014 年）。以发病年龄进行亚组分析表明，年平均发病率在 70～74 岁年龄组的男
女患者中都达到了峰值，而在 2005～2014 年的 10 年中，女性的发病率在 65～69 岁年龄组
中最高。截至 2014 年 12 月 31 日，共有 479 例肌萎缩侧索硬化症患者仍存活并未进行气管
造口术，因此计算得出对应的粗患病率为 10.54/10 万人（95%置信区间为 9.64～11.52），其
中男性患者为 246 例（男性患病率为 11.19/10 万人，95%置信区间为 9.88～12.71），女性患
者为 233 例（女性患病率为 9.94/10 万人，95%置信区间为 8.77～11.27），两者之间的差异较
小。当纳入 78 例（26 例女性和 52 例男性）接受气管造口术并存活的患者时，总体的患病率
增至 12.26/10 万人（95%置信区间为 11.27～13.34）。纳入气管造口术患者后男性患者共 298
例，患病率为 13.55/10 万（95%置信区间为 12.09～15.18），而女性患者共 259 例，患病率为
11.04/10 万（95%置信区间为 9.74～12.51），男性患病率高于女性，其差异具有统计学意义。

　　法国学者在利木赞地区建立了肌萎缩侧索硬化症登记处，其主要目的是评估 2000～
2011 年共 12 年该地区的肌萎缩侧索硬化症发病率。其纳入的病例均根据修订 El Escorial
标准，并由法国国家机构、该地区医院进行鉴定，最终该登记处共确定了 279 例病例（2000～
2011 年）。经计算，该地区肌萎缩侧索硬化症的标准化发病率高达 3.19/10 万人（95%置信
区间 2.81～3.56），中位发病年龄为 70.8 岁。标准化性别发病率总体为 1.3/10 万人，但 65
岁以下为 1.1/10 万人，65～75 岁为 1.7/10 万人，75 岁以上为 1.9/10 万人。该数据与西方各
国家报道数据较为接近。

　　美国于 2009 年成立了国家肌萎缩侧索硬化症登记中心，用于收集美国肌萎缩侧索硬化
症患者的数据，以更好地描述肌萎缩侧索硬化症的流行病学及人口学特征，寻找环境和职
业暴露等风险因素。为了确定肌萎缩侧索硬化症的流行病例，美国学者利用了 4 个国家行
政数据库的数据（由医疗保险和医疗补助服务中心、退伍军人健康管理局和退伍军人福利
管理局维护）。为了识别这些数据库中未包括的病例，并更好地了解与肌萎缩侧索硬化症和
疾病进展相关的风险因素，该登记中心还包括从自愿登记并完成在线调查的患者中收集的
数据。结果显示，2011 年全美国的肌萎缩侧索硬化症的患病率为 3.9/10 万人，2012 年其患
病率增长至 4.7/10 万人，2013 年患病率增长至 5/10 万人。但美国学者认为，这一增长可能
归因于改进了用于识别明确肌萎缩侧索硬化症病例的算法，以及提高了公众对登记中心的

认识，从而改进了病例确定的标准。该患病率的报道值与欧洲长期建立的肌萎缩侧索硬化症登记处及之前在美国进行的小规模流行病学研究的结果一致。同时该中心研究数据显示，自登记以来，肌萎缩侧索硬化症患者的特征模式（如年龄、性别和种族/族裔）保持不变。总体数据表明，肌萎缩侧索硬化症在白种人、男性和60~69岁人群中更常见。肌萎缩侧索硬化症病例数最少的年龄组为18~39岁组和≥80岁组。在所有数据来源中，男性肌萎缩侧索硬化症的患病率总体上高于女性。使用国家行政数据库和自注册门户网站收集数据的组合方法是一种有效的方法，提高公众对登记中心的认识可能有助于普通人群认识更多的肌萎缩侧索硬化症病例。

一项来自加拿大的流行病学研究采用回顾性队列研究方法，共收集了安大略省卫生管理数据库中共1300多万份病例资料，统计时间为2003~2014年，最终发现，成年肌萎缩侧索硬化症患者的患病率为2.3/10万人，发病率为0.6/10万人·年，与欧洲国家及美国数据相近。成人疾病患病率平均每年增加8%（95%置信区间0.06~0.10，$P<0.05$），成人增长幅度最大的年龄段为18~39岁。儿童疾病患病率每年增加10%（95%置信区间0.08~0.11，$P<0.0001$），0~5岁儿童的患病率增幅最大。随着时间的推移，成人［优势比（OR）0.86，95%置信区间0.86~0.87，$P<0.05$］和儿童（OR 0.79，95%置信区间0.76~0.82，$P<0.0001$）死亡率下降。在成人和儿童中，NMD的患病率正在上升，但死亡率正在下降。

第二节　亚洲地区的流行病学研究结果

与欧美队列研究相比，亚洲队列研究报道的发病率相对较低，原因尚不清楚。韩国于2019年发表了一项流行病学研究调查结果，其数据均来自韩国国家健康保险数据库，涵盖了韩国全民2011~2015年的医疗数据，2011~2015年，每年新登记的肌萎缩侧索硬化症患者和标准人群通过韩国建立的医疗使用数据库和资格数据库进行识别。研究期间数据显示韩国人口正在老龄化。2011年，60岁以上人口为15.3%，2015年增至17.6%。与世界卫生组织标准人口数据（60岁以上的人群占总人口数的11.95%）相比，韩国的老年人口数量庞大。所有年份的男女比例几乎为1.00。通过使用世界标准人口计算每10万居民的粗发病率和流行率。此外，还使用世界标准人口计算了经年龄调整后的发病率和患病率。该研究统计了年发病率、患病率、死亡率和生存时间，并与社会人口统计学变量进行比较，最终共有3049例肌萎缩侧索硬化症患者纳入统计，患者的随访时间从最低1.33年到首次诊断后最高6.33年。

通过对5年来纳入的3049例肌萎缩侧索硬化症患者进行数据分析，研究者计算出韩国肌萎缩侧索硬化症的平均发病率为1.2/10万人·年，平均发病年龄为61.4岁，男女比例为1.6：1。从发病至诊断的平均时间为11.7个月。首次确诊的肌萎缩侧索硬化症患者比例在60~69岁时最高，70岁时开始下降。2015年的粗患病率为3.43/10万人，经年龄调整后的患病率略低于粗患病率，为2.38/10万人。当分析年龄和社会经济状况对肌萎缩侧索硬化症患病的影响时，数据显示，老年组的肌萎缩侧索硬化症患病率为10.71/10万人（≥60岁人群），与高收入和低收入群体相比，中等收入群体患病率最低。

当根据人口统计学和社会经济状况因素比较各组之间的生存时间时，研究者发现发病年龄不同的组别，其平均生存时间存在显著差异。在所有受试者中，发病时间较早的患者（<40 岁）的平均生存时间为 57.7 个月，而发病年龄≥60 岁的患者平均生存时间仅为 31.4 个月。当比较实际死亡和功能性终点（气管造口术或死亡）时，功能性终点的生存时间比总受试者的实际死亡时间短（n=3049）。功能性终点的生存时间为首次诊断后 33.5 个月，比实际死亡时间短 4.8 个月。然而，在亚组（长期随访组）分析中，功能性终点的生存时间（39.2 个月）略长于实际死亡时间（38.0 个月）。对韩国汉阳大学医院治疗的所有 299 例肌萎缩侧索硬化症患者的平均诊断延迟时间进行了分析，发现平均诊断延迟时间为（11.66±8.91）个月。应用这种诊断延迟时间计算校正生存时间，最终数据表明，从最初症状开始计算，平均生存时间为 50 个月（其中长期随访组中得到的平均生存时间为 49.7 个月）。从首次诊断到气管造口的平均时间仅为 9.5 个月。

截至 2017 年 4 月，总计 1635 例肌萎缩侧索硬化症患者（53.6%）（n=3049）和 470 例亚组患者（65.8%）（n=714）死亡。发病年龄较大组的死亡率高于发病年龄较小组。在亚组（长期随访组）中，女性患者的死亡率高于男性患者，中等收入组的死亡率最高。按地区进行分析显示，无论采用何种抽样方法，首尔居民的死亡率都低于大都市或其他地区。最终计算结果表明，韩国肌萎缩侧索硬化症患者的 3 年死亡率为 52.1%，5 年死亡率为 63.7%。在许多肌萎缩侧索硬化症的流行病学研究中，气管造口被视为死亡。因此，这项研究将气管造口作为死亡的新终点进行了补充分析，这一终点事件称为功能性终点事件。功能性终点事件发生率在全部肌萎缩侧索硬化症患者中的比例为 60.5%（n=3049），而在亚组（长期随访组）患者中的比例为 72.8%（n=714）。这些数据结果分别比气管造口不被视为死亡时高 6.9% 和 7.0%。此外，该研究数据表明，53.6% 的肌萎缩侧索硬化症患者病程中曾服用利鲁唑，20.3% 的肌萎缩侧索硬化症患者接受了气管造口。

该研究估计的肌萎缩侧索硬化症发病率为 1.20/10 万人·年，低于欧洲、北美、日本等地区和国家的报道，其发病率在不同人群中的差异被认为是由于年龄、经济发展状况、医疗系统准入和遗传学等方面的差异，如 C9orf72 突变的缺失。该研究是韩国首次利用国家数据对肌萎缩侧索硬化症的流行病学特征进行全国性调查，促进了对韩国流行病学及其与社会经济地位、年龄和性别的关系的理解。

在全民医疗体系下，日本所有人都享有医疗保障，在这一体系中，仅需要患者自付 30% 的医疗费用。一些罕见和难治的疾病称为"特定疾病"，仍然难以治疗，长期发展，并且由于长期护理和药物费用高昂，给患者及其家人造成了巨大的经济负担。1972 年开始的特定疾病治疗研究计划为患有指定难治性疾病的投保患者提供患者自付费用补贴。肌萎缩侧索硬化症患者可以获得财政支持，而不受疾病严重程度的影响。在这一政策支持下，日本全国范围内的肌萎缩侧索硬化症患者的临床资料得到了不断的完善。日本学者在 2014 年首次发表了全国范围的肌萎缩侧索硬化症调查结果，数据表明，每年粗患病率为 9.9/10 万人（95% 置信区间 9.7~10.1），发病率为 2.2/10 万人·年（95% 置信区间 2.1~2.3）。患病率和发病率最高的年龄组为 70~79 岁，男女比例约为 1.5∶1。使用 2000 年美国标准人群对年龄和性别进行调整后，日本的发病率为 2.3/10 万人·年（95% 置信区间 2.2~2.4）。日本人群肌萎缩侧索硬化症的发病率也远低于欧洲和北美的高加索人群。一般来说，低发病率被认为是由疾病发生率低、医疗服务机会少、预期寿命短及疾病间的竞争造成的，但是后三种情况不太可能解释为什么日本肌萎缩侧索硬化症发病率低，因为日本为肌萎缩侧索硬化症患者提供补贴的公共药物，其人口预期寿命是世界上最长的。因此，如果这些发病率的差异是真实的，可以推断基因或生活方式因素可以预防肌萎缩侧索硬化症，从而在日本人群中降低肌萎缩侧索硬化症发病的风险。除此之外，研究还发现，日本各地区的发病率也存在差异，此研究中使用的家族性和散发性肌萎缩侧索硬化症的综合数据可能部分反映了导致肌萎缩侧索硬化症发生的遗传和（或）环境因素的地理变异。同样，男性罹患肌萎缩侧索硬化症风险较高的原因也尚不清楚。

目前中东地区的肌萎缩侧索硬化症研究较少，有学者以居住在伊斯法罕的伊朗人口为基础，探究该地区肌萎缩侧索硬化症患者的流行病学和临床特征。通过回顾 2002～2006 年伊斯法罕所有设有神经科的医院和门诊神经科诊所的病例，根据 El Escorial 诊断标准，提取所有诊断为肌萎缩侧索硬化症的患者资料，并收集和分析相关的人口统计学和临床数据。结果发现 98 例新患者（其中 66 例患者为男性，32 例患者为女性）明确、拟诊或可能患有肌萎缩侧索硬化症。根据这一数值及相关人口学资料统计结果，伊朗伊斯法罕地区的肌萎缩侧索硬化症患者的年平均发病率为 0.42/10 万人，其中 70～74 岁人群中该疾病的发病率最高。截至 2006 年 3 月 21 日，该地区的粗患病率为 1.57/10 万人，发病后的中位生存期为 48 个月（95%置信区间为 34～61），1 年生存率为 94%，3 年生存率为 66%，而 5 年生存率仅为 32%。与欧美国家及亚洲其他国家人群相比，伊朗人群中肌萎缩侧索硬化症的发病率和患病率似乎更低，患者的生存时间也比以前报道得更长。

第三节　特殊类型的流行病学研究结果

虽然亚洲国家整体患病水平低于欧美国家，但是西太平洋岛屿即美国关岛、印度尼西亚巴布亚省及日本纪伊半岛等存在着肌萎缩侧索硬化症的特殊类型，其常与多种变性病叠加出现，称为肌萎缩侧索硬化症–帕金森综合征–痴呆复合征（ALS-parkinsonism dementia complex，ALS-PDC）。ALS-PDC 的病因尚未清楚，有学者认为是环境因素和遗传因素共同作用的结果，由于之前 ALS-PDC 高发病率的三个群体样本具有独立且广泛的遗传起源，因此不可能存在所有人共有的遗传因素。此外，在日本纪伊半岛的患者中，70%～80%的病例报道为家族性（20 世纪 60～90 年代），但是并未发现与肌萎缩侧索硬化症发病密切相关的几个基因位点的突变（SOD-1、TDP-43、FUS），且日本人群中神经源性 C9orf72 重复扩增的频率远低于欧美国家人群。在关岛，有和无临床 ALS-PDC 的患者分别有 34%和 27%存在不同的突变（致病性或非致病性），但对照组中 LRRK2、CHMP2B 和 PINK1 的突变发生率（27%）是 ALS-PDC 受试者（14%）的 2 倍，在关岛的一些 ALS-PDC 病例中发现的单核苷酸多态性被认为与其他遗传和环境因素相结合会增加疾病风险。但是，多项遗传学研究的结果均未能解释纪伊半岛和关岛 ALS-PDC 以前的高发病率原因。

有证据表明，ALS-PDC 可以通过迁移到关岛及在关岛的临时或长期居住获得，9 名菲律宾人移民到关岛后 1～29 年陆续被诊断为肌萎缩侧索硬化症，以及 2 名移民关岛者在抵达关岛 13 年和 26 年后出现帕金森综合征和痴呆的表型。此外，3 名二战后移民关岛的菲律宾人在居住 17 年、24 年和 42 年后经尸检证实患有肌萎缩侧索硬化症。虽然未经神经病理学证实，但一些驻扎关岛（1944～1945 年）1～2 个月的美国士兵在 40 年后在纽约生活时患上了肌萎缩侧索硬化症，而 3 名曾在关岛服役的退伍军人在 20 世纪 90 年代末被诊断为肌萎缩侧索硬化症，1955～1971 年移居关岛的 2 名高加索人在 20 年后经尸检被证实为肌萎缩侧索硬化症患者。

在 ALS-PDC 发病机制中，环境因素被认为起了重要作用。西太平洋 ALS-PDC 是一种正在消失的神经退行性疾病，具有多种有时重叠的表型（肌萎缩侧索硬化症、非典型帕金森病、痴呆），似乎构成了一种单一的环境源性疾病，特别是暴露于以前用作传统食物（关岛）和（或）药物（关岛、日本、印度尼西亚）的苏铁（苏铁属）种子中的神经毒素。苏铁种子中的神经毒素包括苏铁苷（cycasin）及其活性代谢产物甲基偶氮甲醇（methylazoxymethanol，MAM）和非蛋白质氨基酸 β-N-甲氨基-L-丙氨酸（β-N-methylamino-L-alanine，L-BMAA）。当以单剂量（MAM，L-BMAA）在围生期对实验室物种单独给药或对年轻成年动物（L-BMAA）长时间重复给药时，每种药物都会复制 ALS-PDC 神经病理学的成分。人类暴露于 MAM 这种 DNA 烷基化诱变剂，也可能与在患有/不患有 ALS-PDC 的危地马拉人中发现的多种突变的高发病率有关。除此之外，在这些特殊地区的肌萎缩侧索硬化症的病因假说包括中毒学说、无机盐代谢异常学说、感染学说、遗传学说、自由基学说等。

既往文献报道，20 世纪 50 年代的关岛地区，男性肌萎缩侧索硬化症发病率高达 60/10 万人·年，而女性为 40/10 万人·年。在关岛，肌萎缩侧索硬化症的发病率从 1940～1944 年开始上升（男性是女性的 3 倍），1950～1954 年达到高峰（男性是女性的 2 倍），并在 1995～1999 年稳步下降（男性等于女性）。1957～1961 年，关岛女性肌萎缩侧索硬化症和 PD 的平均发病年龄[肌萎缩侧索硬化症（45.9±2.59）岁；PD（50.7±2.80）岁]低于男性[肌萎缩侧索硬化症（50.9±1.51）岁；PD（55.5±1.33）岁]。1980～1989 年，肌萎缩侧索硬化症发病的平均年龄（56 岁）增加了约 15%，而发病率从 20 世纪 60 年代的 70/10 万人下降了 90%。这一数据远高于美国本土地区及欧洲地区等报道的肌萎缩侧索硬化症发病率，而当地菲律宾移民患肌萎缩侧索硬化症的风险亦有所增高，约为美国菲律宾移民的 6 倍。这一发现也提示，除人种因素外，该地区肌萎缩侧索硬化症的高发病率与环境及饮食等外界因素密切相关。而近来随着传统食物摄入减少，以及其他生活方式的改变，当地肌萎缩侧索硬化症患病率出现了明显下降，截至 1989 年的数据显示，经过年龄调整的发病率已下降至 7/10 万人·年。同样的数据变化也见于印度尼西亚，巴布亚省近些年经历了大规模的人口流动后，肌萎缩侧索硬化症患病率也明显下降，粗患病率估计为（73～133）/10 万人，但仍显著高于其他国家和地区。此外，亦有外来人口在流入当地并沿袭当地生活方式之后出现肌萎缩侧索硬化症的病例报道。美国关岛、日本纪伊半岛和印度尼西亚巴布亚省 ALS-PDC 发病率的历史性下降与此三个地区二战后的显著社会变化相吻合。二战后，日本包括纪伊半岛经历了渐进的西方化，饮用水、食品和医疗发生了变化，包括由训练有素的医生取代传统治疗师。二战后的现代化和西方化在关岛也很明显，传统的食物和药品来源被与美国大陆相当的商品所取代。目前这些地区肌萎缩侧索硬化症的发病机制尚不明确，人种、环境、生活方式等与该病的流行病学特征均紧密相关。

目前国外研究报道指出，58%～82%的肌萎缩侧索硬化症患者以脊髓症状为首发，而这一比例在不同国家地区之间差异并不明显。例如，Dorst 等对中国和德国肌萎缩侧索硬化症患者的临床特征进行了研究，发现脊髓型和延髓型患者的患病率在这两组之间分布均匀。类似地，Ryan 等学者比较了古巴、乌拉圭和爱尔兰肌萎缩侧索硬化症患者的临床特征，发现以上几个地区之间脊髓型患者的患病率没有显著差异。虽然从整体数据方面而言，脊髓型肌萎缩侧索硬化症患者比例较高，但在不同特征的患者中，延髓型肌萎缩侧索硬化症的患病比例可能存在差异。例如，患有认知功能障碍的女性患者或老年患者，延髓型肌萎缩侧索硬化症的发病率更高。相比之下，Qadri 等发现美籍欧洲人和非裔美国人发生延髓型肌萎缩侧索硬化症的比例（27%～28%）相似。这在不同的国家似乎是相当一致的。

约 10%的肌萎缩侧索硬化症患者的生存期可达 10 年或更长时间。然而，绝大多数肌萎缩侧索硬化症患者在从症状开始到需要有创性呼吸机支持治疗的平均或中位生存时间为 24～50 个月，如果肌萎缩侧索硬化症患者进行气管造口术，从症状开始到死亡的平均生存时间可能超过 5 年。男性、脊髓症状起病、起病和诊断时的年龄较轻、基线的肌萎缩侧索硬化症功能评分（ALS functional rating scale，ALSFRS-R）更高、体重指数较高和诊断后体重增加可能与生存期延长有关。与之相反的是，呼吸系统或泌尿生殖系统存在共病、认知障碍和抑郁心境的存在及从发病到诊断的体重减轻情况都对肌萎缩侧索硬化症患者的生存产生了负面影响。不同预后指标与肌萎缩侧索硬化症生存率的相关性可能在不同种族群体中普遍存在。当比较中国肌萎缩侧索硬化症患者和德国肌萎缩侧索硬化症患者时，延长生存期的预测因子似乎非常相似。非洲患者的中位生存时间（诊断后 14 个月）与欧美国家患者的数据也较为一致。

第四节　国内各地区的流行病学研究结果

随着对肌萎缩侧索硬化症的认识逐渐增加，我国也开展了多项流行病学调查，由于我国人口在种族、社会和文化背景方面与国外明显不同，我国肌萎缩侧索硬化症的流行病学特征也与国外数据有所差异（表 3-1）。

表 3-1　国内各地区流行病学研究结果

地区	研究年份	发病率	患病率	平均发病年龄（岁）	平均诊断年龄（岁）	中位生存期（个月）	男女比例
北京	2018	0.8/10 万人·年	—	52.88	54.11	49.4	1.63∶1
北京	2021	—	—	53.0	54.7	—	—
香港	2005	0.6/10 万人·年	3.04/10 万人	—	58.76	—	1.72∶1
台湾	2015	0.51/10 万人·年	1.97/10 万人	—	56.6	—	1.67∶1

2018 年我国学者分析了 2010～2015 年北京地区诊断为肌萎缩侧索硬化症患者的数据，其统计结果表明，肌萎缩侧索硬化症的发病率为 0.8/10 万人·年，男女比例为 1.63∶1，平均诊断年龄为 54.11 岁，发病至确诊时间为 14.8 个月，中位生存期为 49.4 个月。

2021 年，我国团队又报道了一项为期 14 年的前瞻性肌萎缩侧索硬化症患者的队列研究，纳入了 2005 年 1 月至 2018 年 12 月在北京大学第三医院就诊的散发性肌萎缩侧索硬化症患者，研究人员将 14 年分为 3 个阶段（2005 年 1 月至 2009 年 12 月、2010 年 1 月至 2014 年 12 月和 2015 年 1 月至 2018 年 12 月），每个阶段评估 1 次受试者的基线特征变化。最终共有 3410 例散发性肌萎缩侧索硬化症患者符合纳入标准，其中 2181 例男性患者和 1229 例女性患者。受试者平均发病年龄从 2005～2009 年的 49.5 岁增加至 2015～2018 年的 53.0 岁（$P<0.001$）。因此，平均诊断年龄从 2005～2009 年的 51.2 岁增加至 2015～2018 年的 54.7 岁（$P<0.001$）。无高血压和糖尿病患者的平均发病年龄小于高血压或糖尿病患者。按年龄（<50 岁、50～60 岁和≥60 岁）分层后，在 50 岁以下患者中可观察到该趋势，但在 50 岁及以上患者中该趋势不明显。由于平均发病年龄和平均诊断年龄均增加，3 个阶段的中位诊断延迟时间保持稳定，为 14 个月（$P=0.570$）。利鲁唑使用者的比例从 2005～2009 年的 28.9% 增加至 2015～2018 年的 71.4%（$P<0.001$）。

香港地区分别在 1996 年和 2005 年进行了两项回顾性研究，报道了该地区的肌萎缩侧索硬化症患病情况，结果显示，肌萎缩侧索硬化症的发病率为 0.6/10 万人·年，患病率为 3.04/10 万，男女比例为 1.72∶1，平均诊断年龄为 58.76 岁，其发病率、患病率及平均诊断年龄较 20 年前均有所上升，但总体仍远低于欧美国家，而这种增长趋势可能与人均预期寿命增加尤其是老龄人口比例快速增长有关。

台湾地区学者于 2015 年报道了一项流行病学研究，通过从该地区健康保险研究数据库提取临床资料，纳入 2004～2007 年至少有一次门诊或住院服务索赔且年龄超过 15 岁、主要诊断为肌萎缩侧索硬化症的患者，最终数据表明，该地区肌萎缩侧索硬化症的平均发病率为 0.51/10 万人·年，患病率为 1.97/10 万人，男女比例为 1.67∶1，平均诊断年龄为 56.6 岁，这一数值在 1999～2008 年保持稳定，其中男性的平均诊断年龄为 57.1 岁，女性的平均诊断年龄为 55.9 岁，两者十分接近。此外，无论是男性还是女性患者，在 60～69 岁的年龄组中，两者的确诊病例均较其他组增加。研究发现，男性和女性的诊断年龄明显出现在 60～69 岁的年龄组。尽管接受有创呼吸机护理的患者数量随着时间推移而增加，但呼吸机的使用比例保持稳定（16.5%～20.5%）。此外，在研究期间，有创呼吸机的年平均支出有所不同。自 1999 年起，医疗机构为肌萎缩侧索硬化症患者支付了利鲁唑的费用，该药物的使用率从 1999 年的 77 例增加到 2008 年的 266 例。2007～2008 年约 56% 的患者接受了利鲁唑治疗，而使用利鲁唑患者的年平均支出保持稳定。1999～2008 年有 694 例利鲁唑使用者，平均使用时间为 18.28 个月（标准差为 23.17 个月）。2008 年，每例肌萎缩侧索硬化症患者的平均医疗费用是台湾普通人群医疗费用的 16 倍，肌萎缩侧索硬化症患者的平均医疗费用比血友病患者高 120 倍，比透析患者高 26 倍，比癌症患者高 6 倍。呼吸机和利鲁唑的支出占总医疗费用的比例从 2000 年的 55% 下降至 2008 年的 33%。呼吸机和利鲁唑与其他医疗服务相比，每例肌萎缩侧索硬化症患者的平均医疗支出的比例随着时间的推移下降，这意味着台湾针对肌萎缩侧索硬化症患者的医疗保健正在逐步改善。

以上数据显示，我国北京、香港及台湾地区肌萎缩侧索硬化症患者的流行病学特征较为一致，但是与欧美国家的研究数据存在明显差异，我国的肌萎缩侧索硬化症患者发病率明显低于其他国家。

第五节　肌萎缩侧索硬化症的危险因素

肌萎缩侧索硬化症可分为家族性肌萎缩侧索硬化症和散发性肌萎缩侧索硬化症。家族性肌萎缩侧索硬化症与遗传有关，此外目前多项研究显示吸烟、饮酒、饮用咖啡、饮茶、接触重金属、辐射暴露、空气污染、体力活动、饮食习惯、头部外伤等与肌萎缩侧索硬化症发病之间也可能存在一定相关性。寻找肌萎缩侧索硬化症的危险因素，为该病的病理生理研究及将来的诊断治疗提供重要参考。

一、遗 传 因 素

家族性肌萎缩侧索硬化症约占肌萎缩侧索硬化症总数的 10%，其遗传方式包括常染色体显性遗传、常染色体隐性遗传及 X 连锁遗传，所有在家族性肌萎缩侧索硬化症患者中发现的突变基因均能在散发性肌萎缩侧索硬化症患者中找到。随着基因测序技术的发展，目前全世界报道的肌萎缩侧索硬化症相关致病基因已超过 30 个，包括 *C9orf72*、*SOD1*、*TDP-43*、*ANXA11*、*FUS*、*UBQLN2* 等，在欧美国家人群和中国人群中存在着显著的基因差异。

位于 9 号染色体开放阅读框 72（chromosome 9 open reading frame 72，*C9orf72*）基因内的六核苷酸 GGGGCC 的异常重复是肌萎缩侧索硬化症中最常见的遗传变异。欧美国家的肌萎缩侧索硬化症患者中，33.7%的家族性肌萎缩侧索硬化症患者中可发现 *C9orf72* 突变，但在亚洲患者中仅 2.3%的家族性肌萎缩侧索硬化症患者存在异常重复。

铜/锌超氧化物歧化酶 1（Cu/Zn superoxide dismutase，*SOD1*）基因是我国家族性肌萎缩侧索硬化症患者中最常见的突变基因（25.3%），该基因早在 1993 年即由美国麻省大学医学院的团队报道与肌萎缩侧索硬化症的发生相关，是第一个被发现的肌萎缩侧索硬化症相关风险基因。目前报道的 *SOD1* 突变类型已超过 180 种，经典的突变包括 D90A、A4V 及 G93A 等，而我国肌萎缩侧索硬化症患者中已发现 20 余种 *SOD1* 基因突变类型，包括 H46R、V47A、G37R、Cys111Tyr 和 Gly147Asp 等。国内学者研究还发现，约 5.8%的家族性肌萎缩侧索硬化症患者中可发现反式激活反应-DNA 结合蛋白（trans active response DNA binding protein，*TARDBP*）基因突变，目前，在家族性肌萎缩侧索硬化症病例中已经鉴定出了 40 多种 *TARDBP* 突变。我国肌萎缩侧索硬化症患者中常见的另一突变基因为肉瘤融合（fused in sarcoma，*FUS*）基因，此基因突变的患者占家族性肌萎缩侧索硬化症患者的 5.8%，而欧美国家该基因突变率仅为 2.8%。

此外，还有与早发型肌萎缩侧索硬化症相关的肌萎缩侧索硬化症 2（amyotrophic lateral sclerosis 2，*ALS2*）基因，其所致运动神经元病的平均发病年龄为 6.5 岁左右，患者多表现为面肌痉挛、强笑、构音困难、痉挛步态、轻度肌萎缩及感觉异常等，部分患者在 12～50 岁瘫痪在床。*Ataxin-2* 基因、VAMP 相关蛋白 B 型（VAMP-associated protein type B，*VAPB*）基因和泛素蛋白 2（ubiquitin 2，*UBQLN 2*）基因在我国肌萎缩侧索硬化症中也有报道，但是病例较少。

随着近年来全外显子测序技术的应用，越来越多的肌萎缩侧索硬化症致病基因被报道。*ANG*、*VCP*、*PFN1*、*HNRNPA1*、*CHCHD10*、*MATR3*、*TBK1*、*TUBA4A*、*CCNF* 等基因在国外的肌萎缩侧索硬化症患者中均可见报道，但目前国内未见相关病例报道，其暂无法为我国肌萎缩侧索硬化症患者的遗传学提供信息。

二、性　　别

长期以来，男性肌萎缩侧索硬化症的患病率较女性高，有研究表明，男性与女性的比例为（1～2）：1，而非洲的流行病学研究发现，男性患者与女性患者的患病比例高达2.9：1，但瑞典运动神经元病登记处数据显示瑞典斯德哥尔摩的肌萎缩侧索硬化症患者男女比例约为1：1。男女比例可能因地域不同而不同，同时与文化、饮食习惯、环境和吸烟等都可能相关，具体原因还需要未来进一步研究。

三、环境因素

（一）重金属暴露

目前已有许多探究肌萎缩侧索硬化症的发病与重金属接触史的相关性研究，所研究的重金属包括铅、硒、汞、镉和铁等，但得出的结论并不一致。曾有荟萃分析结果表明，纳入的50项研究中，只有3项研究表明两者存在相关性。有研究表明，暴露于硒的个体患肌萎缩侧索硬化症的风险会显著增高（风险估计值5.72，95%置信区间1.46～15.57）。但另一项关于铅、汞、铝、镉、铬和锰对肌萎缩侧索硬化症患病率影响的研究表明，这些元素与肌萎缩侧索硬化症患病率之间没有明显的相关性。

（二）农药

杀虫剂、杀菌剂、除草剂和灭鼠剂等可通过口腔、皮肤和呼吸道吸入等方式进入人体，可诱导氧化应激、线粒体功能障碍、α-突触核蛋白储存和神经元损伤或丢失等。陆续有多项病例对照研究表明，农药接触会导致肌萎缩侧索硬化症的患病率升高。有意大利学者通过基于人群的病例对照研究，调查了该国北部雷吉奥·埃米利亚总体农药职业暴露与肌萎缩侧索硬化症风险之间的可能关系。通过问卷调查，共调查了1995～2006年诊断的41例肌萎缩侧索硬化症患者的职业史和休闲时间习惯，并纳入82例年龄和性别匹配的随机抽样人群进行对照。结果表明，41例肌萎缩侧索硬化症患者中共有13例（31.7%）有半年以上农药接触史，而82例对照者仅有11例（13.4%）有接触史。男性受试者共30例，男性对照者共60例，其中10例受试者（33.3%）和8例对照者（13.3%）有半年以上农药接触史。而女性受试者共11例，对照者为22例，其中有3例受试者（27.2%）和3例对照者（13.6%）有半年以上农药接触史。在条件 Logistic 回归模型中，发现与接触农药相关的肌萎缩侧索硬化症风险值为3.6（95%置信区间1.2～10.5）。在纳入潜在混杂因素的统计分析后，这种关联仍然存在。存在农药暴露史的男性患者肌萎缩侧索硬化症的患病风险更大，这表明其受性别相关因素的影响，如代谢模式，或男性职业接触农药的不同特征。美国学者也进行了一项荟萃分析，最终共纳入了1517例肌萎缩侧索硬化症死亡病例和5项病例对照研究中的589例肌萎缩侧索硬化症或运动神经元病病例，使用随机效应模型计算性别特异性在肌萎缩侧索硬化症发病中是否具有更高的发病风险。结果发现，与对照组相比，在男性病例中发现了农药暴露与肌萎缩侧索硬化症风险相关的证据（OR1.88，95%置信区间 1.36~2.61）。该荟萃分析同样支持男性病例中农药暴露与肌萎缩侧索硬化症发展具有相关性。

虽然风险估计的统计稳定性有限，但这些结果似乎表明，职业接触农药是肌萎缩侧索硬化症的风险因素，未来仍需要更多数据进一步明确这一相关性。

（三）电磁场和电击

既往有研究表明，神经退行性变与职业或住宅暴露于电磁场尤其是极低频电磁场及电击之间存在关系。存在职业暴露的工种包括电工、电气和电子设备维修工、火车司机、电话安装工或维修工及机械师等。2014 年，Seelen 等在荷兰进行了一项大规模的病例对照研究，该研究纳入了 1139 例肌萎缩侧索硬化症患者和 2864 例频率匹配的对照者，以评估极低频电磁场住宅暴露与肌萎缩侧索硬化症风险之间的关系，但是结果表明，生活在极低频电磁场源附近的人患肌萎缩侧索硬化症风险没有增加。最近意大利学者发表了一篇荟萃分析，对电磁场居住暴露与肌萎缩侧索硬化症患病之间是否存在剂量-反应进行相应分析，结果发现，无论是使用距高压架空电力线的距离还是磁场强度进行相应分层建模分析，磁场暴露与肌萎缩侧索硬化症的患病风险之间几乎没有关联，因此，目前对于存在电磁场暴露居住环境的人群而言，其与肌萎缩侧索硬化症患病风险之间并没有直接联系。

而 Vergara 等分析了美国居民的肌萎缩侧索硬化症患病率与职业性电击和职业磁场暴露之间关系的数据，共纳入美国 5886 例肌萎缩侧索硬化症死亡病例，每个死亡病例均选择了 10 例与其性别、年龄、死亡年份和地区匹配的对照者。分析结果表明，电击职业暴露与肌萎缩侧索硬化症风险增加有相关性（OR 1.85，95%置信区间 1.67~2.04；OR 1.23，95%置信区间 1.04~1.47）。对于有磁场暴露的职业，与低暴露相比，高暴露和中等暴露的肌萎缩侧索硬化症患者 OR 值分别为 1.09（95%置信区间 1.00~1.19）和 1.09（95%置信区间 0.96~1.23）。该结果表明，电击职业暴露与肌萎缩侧索硬化症之间存在关联。

（四）空气污染

荷兰于 2006~2013 年进行了一项基于人群的病例对照研究，共分析了 917 例肌萎缩侧索硬化症患者和 2662 例对照者的数据，以探究长期暴露于空气污染与肌萎缩侧索硬化症发病风险之间的关系。年平均空气污染浓度通过土地利用回归（LUR）模型进行评估，而该模型是欧洲空气污染影响队列研究（ESCAPE）的一部分。通过将空气污染暴露的情况进行量化，计算了包括氮氧化物（NO_2、NO_x）、直径小于 2.5μm 的颗粒物［细颗粒物（PM2.5）］、直径小于 10μm 的颗粒物［可吸入颗粒物（PM10）］、直径介于 10μm 和 2.5μm（PM2.5）之间的颗粒物（PM）和 PM2.5 吸光度等多个指标。笔者使用两种不同的多变量模型进行了条件 Logistic 回归分析（模型 1 根据年龄、性别、受教育程度、吸烟状况、饮酒、体重指数和社会经济状况进行了调整；模型 2 根据城市化程度进行了额外调整）。研究结果证实，存在下列污染情况暴露程度高的个体，肌萎缩侧索硬化症风险显著增加：PM2.5 吸光度高的个体 OR 值为 1.67（95%置信区间 1.27~2.18），存在 NO_2 暴露程度高的个体的 OR 值为 1.74（95%置信区间 1.32~2.30），存在 NO_x 暴露程度高的个体的 OR 值为 1.38（95%置信区间 1.07~1.77）。除氮氧化物外，这些结果在对城市化程度进行额外调整后仍然显著。该研究是一项大规模的基于人群的病例对照研究，报道了长期暴露于交通相关空气污染与肌萎缩侧索硬化症易感性增加之间的相关性证据，其研究结果进一步支持了应对空气污染和监管公共卫生干预措施的必要性，并为肌萎缩侧索硬化症的潜在病理生理学提供了更多的见解。

四、生 活 习 惯

（一）吸烟

美国哈佛大学的研究团队于 2011 年发表了一项研究结果，共纳入了 5 个前瞻性队列研究数据，研究随访时间为 7～28 年，探究吸烟与肌萎缩侧索硬化症发病之间的关系。共记录了 562 804 例男性和 556 276 例女性相关数据，其中肌萎缩侧索硬化症患者为 832 例。结果显示，吸烟者比从不吸烟者有更高的肌萎缩侧索硬化症发病风险，经年龄和性别调整后，目前仍在吸烟者较从不吸烟者罹患肌萎缩侧索硬化症的相对风险为 1.44（95%置信区间 1.23～1.68；$P<0.001$），而既往有吸烟史者较从不吸烟者罹患肌萎缩侧索硬化症的相对风险为 1.42（95%置信区间 1.07～1.88；$P=0.02$）。虽然肌萎缩侧索硬化症的风险与吸烟年限（$P<0.001$）、吸烟持续时间（每 10 年吸烟增加 9%，$P=0.006$）和每天吸烟的数量（每天吸烟 10 支，每增加 10%，$P<0.001$）呈正相关，但当从不吸烟者被排除在外时，这些相关性并不持续。然而，在既往有吸烟史者中，肌萎缩侧索硬化症的风险随着吸烟起始年龄降低而增加（$P=0.03$）。这项大型纵向研究结果表明，吸烟可增加肌萎缩侧索硬化症患病风险。

欧洲学者近年来在爱尔兰、荷兰和意大利进行了一项名为"EURO MOTOR"的病例对照研究，在基于人群的设计中招募符合性别、年龄和居住地区匹配的肌萎缩侧索硬化症患者和对照组，通过问卷调查收集人口统计数据和详细的终生吸烟史。最终共对 1410 例患者和 2616 例对照者完成了相关分析结果。数据表明，累计吸烟量与肌萎缩侧索硬化症风险呈正相关。与从不吸烟者相比，吸烟者最高四分位的 OR 值可达 1.26（95%置信区间 1.03～1.54）。从戒烟到发病前约 10 年，OR 随着时间推移而下降。该项研究结果表明，持续时间较短的高强度吸烟似乎比持续时间较长的低强度吸烟更有害。

（二）饮酒

目前，暂无明确证据证实饮酒与肌萎缩侧索硬化症发病存在相关性。名为"EURO MOTOR"的病例对照研究曾评估酒精特别是红酒在肌萎缩侧索硬化症发病中的作用。最终共有 1557 例肌萎缩侧索硬化症患者和 2922 例对照者入选研究。按队列进行了根据酒精暴露的分层分析显示，荷兰和阿普利亚地区人群最终的 OR 值获得截然相反的结果（两者的 OR 值分别为 0.68 和 2.38）。而关于红酒与肌萎缩侧索硬化症患病风险的分析数据显示，只有阿普利亚地区的人群饮用红酒可导致罹患肌萎缩侧索硬化症的风险增加 2 倍，其效应仍然显著。针对目前饮酒状态进行分析后发现，目前仍在饮酒者出现肌萎缩侧索硬化症的患病风险降低（OR=0.83），而已戒酒者罹患肌萎缩侧索硬化症的风险显著增加（OR=1.63）。但是最后总体数据的统计结果表明，对所有人群累计酒精暴露的分析表明，其与肌萎缩侧索硬化症风险无显著相关性。

（三）体力活动和运动

目前对于体力活动和运动与 ALS 的关系研究结果并不一致，各个研究所研究的体力活动和运动项目、运动强度、持续时间等相关变量均不同，最终结果也截然相反。

法国的学者于 2014 年进行了一项荟萃分析，旨在探究体力活动和运动是否会增加发展为 ALS 的风险。在纳入审查的 37 项流行病学工作中，2 项（5.4%）提供了一级证据，5 项（13.5%）提供了二级证据。其他研究则分别提供了Ⅲ类（8 项，21.6%）、Ⅳ类（16 项，43.2%）和Ⅴ类（6 项，16.2%）证据。踢足球可能被视为肌萎缩侧索硬化症的一个可能风险因素（C级），考虑该领域可能出现的众多混杂因素，需要进一步研究。而其他相关研究均无法证实肌萎缩侧索硬化症与运动及体力活动之间存在相关性。

意大利学者调查了肌萎缩侧索硬化症患者与体育锻炼之间的关系。使用来自意大利、英国和爱尔兰的基于人群的肌萎缩侧索硬化症登记的数据，明确诊断、拟诊或可能的肌萎缩侧索硬化症患者被纳入病例对照研究，同时每例患者有两例年龄和性别匹配的对照者与之进行对比，记录两组的体力活动的来源、强度和持续时间。最终共研究了 61 例患者和 122 例对照者。41% 的病例和 17.0% 的对照者（$P=0.001$）从事蓝领职业；13.1% 和 3.6% 的人被报道在工作中进行剧烈的体力活动（$P=0.05$）。与对照组相比，肌萎缩侧索硬化症患者暴露于工作相关（10.7 年比 7.3 年；$P=0.02$）和运动相关体育锻炼（9.6 年比 5.2 年；$P=0.005$）的时间更长。其中 3 例患者（0 例对照）为职业运动员（$P=0.04$）。在多变量分析中，蓝领职业（OR=4.27；95% 置信区间 1.68～10.88）和运动相关体育锻炼的持续时间（OR=1.03；95% 置信区间 1.00～1.05）是独立变量。根据以上的研究得出结论，肌萎缩侧索硬化症与体育锻炼存在关联。

英国学者于 2016 年发表一项研究结果，通过进行一项基于英国人群的病例对照研究，检查体力活动与肌萎缩侧索硬化症之间的任何关联。学者重新设计并验证了一份新的有关体力活动量的问卷，随后对 175 例新诊断的散发性肌萎缩侧索硬化症患者和 317 例年龄和性别匹配的社区对照者进行了个人面对面访谈。从问卷数据中得出既往体力活动的能量消耗和高强度体力活动花费的时间，并在病例和对照组之间进行比较。研究结果表明每天额外进行 10kJ/kg 的体力活动（相当于约 45 分钟的快步行走）与肌萎缩侧索硬化症风险增加相关，并与成年期运动相关体力活动的相关性最强（OR=1.47，95% 置信区间 1.10～1.97）。每天额外 10 分钟的剧烈体力活动也与肌萎缩侧索硬化症的发生率相关（OR=1.03，95% 置信区间 1.01～1.05）。对吸烟和受教育程度进行调整后，其结果略有减弱。这是首次使用专门设计和验证的体力活动相关的问卷证明肌萎缩侧索硬化症和体力活动参与之间存在正相关性的研究。虽然运动对健康有益，但高运动量的生活方式也可能与肌萎缩侧索硬化症风险升高有关。未来的大规模前瞻性研究可能有助于证实这种联系。

（四）饮食

为了验证特定食物和营养素是否可能是肌萎缩侧索硬化症的危险因素或保护因素，意大利学者针对 3 个行政区的新诊断肌萎缩侧索硬化症患者进行了相关研究。对于每例患者，由全科医生选择 1 例年龄（±5 岁）、性别和居住行政区域相匹配的健康对照。病例和对照由经过培训的研究人员进行访谈，他们填写了经验证且可复制的食物频率问卷。使用意大利食品成分数据库估算了每日摄入的大量营养素、微量营养素、脂肪酸和总能量。这项研究共纳入肌萎缩侧索硬化症病例212例，对照212例。数据分析结果表明，食用全麦面包（OR=0.55，95%置信区间0.31～0.99）、生蔬菜（OR=0.25，95%置信区间0.13～0.52）和柑橘类水果（OR=0.49，95%置信区间0.25～0.97）的饮食习惯的受试者罹患肌萎缩侧索硬化症的风险明显降低。而对于日常食用红肉和猪肉及加工肉的受试者，罹患肌萎缩侧索硬化症的风险增加，前者的OR值为2.96，95%置信区间为1.46～5.99，后者的OR值为3.87，95%置信区间为1.86～8.07。此外，日常总蛋白的摄入量（OR=2.96，95%置信区间1.08～8.10）、动物蛋白的食用量（OR=2.91，95%置信区间1.33～6.38）、钠盐摄入量（OR=3.96，95%置信区间1.45～10.84）、锌摄入量（OR=2.78，95%置信区间1.01～7.83）和谷氨酸摄入量（OR=3.63，95%置信区间1.08～12.2）均与肌萎缩侧索硬化症的患病风险有关。

（五）咖啡和茶

咖啡因是咖啡和茶中的主要活性成分，可拮抗大脑中的腺苷A2A受体，保护运动神经元免受兴奋性毒性。目前已有多项研究旨在探究咖啡因摄入、咖啡和饮茶习惯与肌萎缩侧索硬化症的发生、进展及死亡是否存在相关联系，但目前暂无相关支持证据。

对于咖啡因的摄入、饮咖啡和饮茶习惯与肌萎缩侧索硬化症的发生是否存在相关联系，国外相关研究结果并不相同。2011年意大利学者进行了一项回顾性病例对照研究，共纳入了欧洲肌萎缩侧索硬化症联合会2007～2010年的4个意大利人口登记处的377例新诊断肌萎缩侧索硬化症患者，并针对每例患者，选择2例年龄和性别匹配的医院对照，一个来自神经科，另一个来自非神经科。从当地全科医生名单（$n=99$）和与癌症队列相同地区的居民（$n=7057$）中确定了另外2例健康对照。数据显示，饮用过咖啡的患者占肌萎缩侧索硬化症患者的74.7%，60.2%的肌萎缩侧索硬化症患者目前仍在饮用咖啡，摄入持续时间≥30年的肌萎缩侧索硬化症患者比例为62.3%。肌萎缩侧索硬化症患者终生接触咖啡时间较短，经统计分析，肌萎缩侧索硬化症患者与对照组相比，优势比分别为0.7（95%置信区间0.5～1.1）、0.6（95%置信区间0.4～0.8）和0.4（95%置信区间0.2～0.9）。在当前仍在饮用咖啡与从未饮用过咖啡的人比较中，优势比分别为0.7（95%置信区间0.5～1.0）、0.5（95%置信区间0.3～0.7）和0.4（95%置信区间0.2～0.8）。这些发现提示咖啡因摄入可能具有预防作用。而2015年美国哈佛大学公共卫生学院的专家发表了一项研究，共统计了超过10万例受试者的饮咖啡和饮茶习惯，以研究咖啡因的摄入与肌萎缩侧索硬化症患病风险之间的关系。这些受试者的资料均来自5个大型前瞻性队列研究，在平均18年的随访期间，共记录了1279例肌萎缩侧索硬化症患者，队列的特异性多变量校正风险比（RR）和肌萎缩侧索硬化症发病率或死亡的95%置信区间的估计值通过Cox比例风险回归进行统计，并使用随机效应模型进行汇总。结果证实咖啡因摄入与肌萎缩侧索硬化症的患病风险无统计学相关性，进一步统计表明，饮咖啡和饮茶习惯都与肌萎缩侧索硬化症风险无关。这项大型研究的结果不支持咖啡因摄入或饮用含咖啡因饮料与肌萎缩侧索硬化症患病风险存在相关性。

意大利学者近年来进行了一项多中心横断面研究，旨在确定饮用咖啡和茶对肌萎缩侧索硬化症疾病进展的影响。2016～2020年共招募了241例肌萎缩侧索硬化症患者，其中96例女性和145例男性；平均发病年龄为（59.9±11.8）岁。根据El Escorial诊断标准，74

例为明确肌萎缩侧索硬化症患者，77 例为拟诊肌萎缩侧索硬化症患者，55 例为可能肌萎缩侧索硬化症患者，35 例为可疑肌萎缩侧索硬化症患者；187 例患者以脊髓症状起病，54 例患者以延髓症状为首发症状。根据患者的 ΔFS 结果（来自肌萎缩侧索硬化症功能评定量表修订分数和发病持续时间），将患者分为 3 组，即缓慢组、中等组和快速进展组，各组纳入人数分别为 81 例、80 例及 80 例。数据表明，咖啡饮用者为 179 例（74.3%），34 例（14.1%）不摄入咖啡，22 例（9.1%）既往有饮用咖啡史，而 6 例（2.5%）仅消费不含咖啡因的咖啡。对数 ΔFS 与咖啡消费持续时间弱相关（$P=0.034$），但与杯年数或咖啡消费强度（杯/天）无关。目前有饮茶习惯者为 101 例（41.9%），6 例（2.5%）为既往有饮茶史，134 例（55.6%）无饮茶习惯。针对饮茶习惯进一步进行分组分析，在有饮茶习惯及既往有饮茶习惯史的受试者中，27 例（25.2%）只饮用绿茶，51 例（47.7%）只饮用红茶，29 例（27.1%）同时饮用红茶和绿茶。对数 ΔFS 仅与红茶消费持续时间（$P=0.028$）呈弱相关，而与饮茶量及年数无关。这一研究结果并不支持咖啡或茶摄入与肌萎缩侧索硬化症进展存在相关的假设。

为了研究咖啡因摄入和肌萎缩侧索硬化症的死亡风险之间是否存在联系，欧美学者对 8 项国际前瞻性队列研究进行了汇总分析，共纳入 351 565 例受试者，其中包括 120 688 例男性和 230 877 例女性。在基线检查时通过使用经过验证的食物频率问卷来评估咖啡、茶和咖啡因的摄入量，通过 Cox 回归估计研究和性别特异性风险比及肌萎缩侧索硬化症死亡率的 95% 置信区间，最后使用随机效应模型将其汇总。整个随访期间，共记录了 545 例肌萎缩侧索硬化症的死亡病例。但是并没有观察到咖啡、茶或咖啡因摄入与肌萎缩侧索硬化症死亡风险之间有统计学意义的相关性。这一研究结果不支持咖啡、茶或咖啡因总摄入量与肌萎缩侧索硬化症死亡率之间存在统计学关系。

目前仅有 1 项病例对照研究表明咖啡因摄入与肌萎缩侧索硬化症风险呈负相关，而多项研究结果均表明，咖啡、茶或咖啡因摄入与肌萎缩侧索硬化症的发生、进展或死亡风险之间没有统计学意义。国内暂无相关数据分析结果。

第六节　肌萎缩侧索硬化症的社会负担

欧洲国家基于人口的登记显示，高达 70% 的肌萎缩侧索硬化症患者在发病后 3 年内死亡。国外学者发现肌萎缩侧索硬化症患者在以下 9 个国家和地理区域的发病率研究较为稳定：中国、欧洲、伊朗、日本、利比亚、新西兰、塞尔维亚、美国和乌拉圭。截至 2015 年，这些国家和地理区域的总人口为 24.6 亿，占世界人口的 34%。据估计，这些国家和地区中 20 岁以上的人口将从 2015 年的 18.9 亿增长至 2040 年的 20.3 亿，增长 37.4%。在以上这些国家和地区中，乌拉圭、新西兰和美国的肌萎缩侧索硬化症患者的患病率较高，而塞尔维亚、中国的患病率较低。在所有年龄段中，60~79 岁是肌萎缩侧索硬化症的高发期。2015 年，在以上这 9 个国家和地区，共有 45 810 例男性和 34 352 例女性被诊断患有肌萎缩侧索硬化症，预计至 2040 年，肌萎缩侧索硬化症的患者将增长至 60 394 例男性和 45 299 例女性。因此，肌萎缩侧索硬化症患者的总数预计将从 2015 年的 80 162 例增长到 2040 年的 105 693 例，增加率均＞31%。据预测，肌萎缩侧索硬化症的病例数将在未来 25 年的发展中稳步上升，尤其是发展中国家（如中国、伊朗、利比亚、塞尔维亚和乌拉圭）的肌萎缩侧索硬化症患者病例数将增加 50%。相比之下，在同一时期发达国家和地区的病例数（如欧洲、日本、新西兰和美国）将仅增长 24%。这一切最终将导致该疾病的权重逐渐从发达国家和地区转移至发展中国家。例如，在 2015 年，这四个研究中的发达国家和地区的肌萎缩侧索硬化症患者占全球患者的 71%，而到了 2040 年，这一比例将降至 67%。最值得注意的是，伊朗和利比亚在这段时间内，每个国家的肌萎缩侧索硬化症患者的数量均将增加 1 倍以上。

根据现有各地区的人口数量及肌萎缩侧索硬化症的病例数量报道，建立了预测模型，据估计，全球肌萎缩侧索硬化症的病例数将从 2015 年的 222 801 例增至 2040 年的 376 674 例，增幅超 69%。增幅最大的将是非洲地区，为 116%，其次是亚洲地区，为 81%，南美洲地区为 73%。与此同时，这些地区 20 岁以上的人口同期会增加 33%。观察到的肌萎缩侧索硬化症病例增加很可能是由于这些国家人口老龄化，导致最有可能发生肌萎缩侧索硬化症的年龄组（60～79 岁）的人数增加。此外肌萎缩侧索硬化症的权重可能将从发达国家转移至发展中国家。发展中国家的成年人口将仅增加 7.6%，但肌萎缩侧索硬化症病例数将增加 50% 以上。这很可能是这些国家及地区人口的快速老龄化导致的。国外的数据显示，美国肌萎缩侧索硬化症患者的标准化年总成本为 69 475 美元，西班牙为 59 018 美元，德国为 47 092 美元，荷兰为 21 732 美元，希腊为 11 251 美元，目前尚没有研究概述发展中国家肌萎缩侧索硬化症的成本。随着肌萎缩侧索硬化症病例数增加，未来几十年将会给社会、国家、医疗系统及家庭经济带来沉重负担。

（周勤明 卢逸舟）

参 考 文 献

Arthur K C，Calvo A，Price T R，et al，2016. Projected increase in amyotrophic lateral sclerosis from 2015 to 2040. Nat Commun，7：12408.

Chiò A，Mora G，Moglia C，et al，2017. Secular Trends of Amyotrophic Lateral Sclerosis：The Piemonte and Valle d'Aosta Register. JAMA Neurol，74（9）：1097-1104

Doi Y，Atsuta N，Sobue G，et al，2014. Prevalence and incidence of amyotrophic lateral sclerosis in Japan. J Epidemiol，24（6）：494-499.

Jun K Y，Park J，Oh K W，et al，2019. Epidemiology of ALS in Korea using nationwide big data. J Neurol Neurosurg Psychiatry，90（4）：395-403.

Liu X，He J，Gao F B，et al，2018. The epidemiology and genetics of Amyotrophic lateral sclerosis in China. Brain Res，1693（Pt A）：121-126.

Longinetti E，Fang F，2019. Epidemiology of amyotrophic lateral sclerosis：an update of recent literature. Curr Opin Neurol，32（5）：771-776.

Marin B，Boumédiene F，Logroscino G，et al，2017. Variation in worldwide incidence of amyotrophic lateral sclerosis：a meta-analysis. Int J Epidemiol，46（1）：57-74.

Mehta P，Kaye W，Bryan L，et al，2016. Prevalence of Amyotrophic Lateral Sclerosis United States，2012-2013. MMWR Surveill Summ，65（8）：1-12.

Sajjadi M，Etemadifar M，Nemati A，et al，2010. Epidemiology of amyotrophic lateral sclerosis in Isfahan，Iran. Eur J Neurol，17（7）：984-989.

Tsai C P，Wang K C，Hwang C S，et al，2015. Incidence，prevalence，and medical expenditures of classical amyotrophic lateral sclerosis in Taiwan，1999-2008. J Formos Med Assoc，114（7）：612-619.

Wang M D，Little J，Gomes J，et al，2017. Identification of risk factors associated with onset and progression of amyotrophic lateral sclerosis using systematic review and meta-analysis. Neurotoxicology，61：101-130.

Zhou S，Zhou Y，Qian S，et al，2018. Amyotrophic lateral sclerosis in Beijing：Epidemiologic features and prognosis from 2010 to 2015. Brain Behav，8（11）：e01131.

第四章　肌萎缩侧索硬化症的临床分类和诊断

虽然肌萎缩侧索硬化症（ALS）表现为上下运动神经元受累导致的以肌肉萎缩和无力为主的运动功能障碍，但越来越多的研究显示 ALS 患者也可伴有非运动症状，如认知功能减退等。而且有的患者以上运动神经元损害为突出表现，有的患者以下运动神经元损害为突出表现，有的患者以延髓症状起病，有些患者以肢体症状起病，有的患者进展迅速，有的患者进展缓慢，患者具有明显的异质性。如何早期正确精准地诊断和判断预后，对患者的临床诊疗具有重要作用。在本章中，我们将结合 ALS 的临床表现对 ALS 进行分型、分期，并对其诊断标准、诊断流程进行阐述，同时简要地介绍 ALS 的鉴别诊断，以加强对 ALS 的认识。

第一节　肌萎缩侧索硬化症的分型

ALS 的分型主要依据患者的临床表现特点，将具有一定共性的 ALS 患者予以集合及分组，同时兼顾 ALS 患者临床表现的异质性。目前主要的分型方法有以下几种。

一、按起病部位分型

ALS 主要的病理改变是上运动神经元和下运动神经元变性，通常从局部起病，逐渐扩展累及其他部位的运动神经元。目前，较为广泛接受的疾病假说认为：ALS 的起病可以是运动神经网络中的任意部位，随机起病，神经元密度越高的区域病变的概率越高，病变通过神经元之间的连接和轴索蔓延，导致同一区域内的上运动神经元和下运动神经元均受累，但受累程度不一，其程度取决于随机病变的位置及神经网络的连接情况。临床上将 ALS 患者的起病部位分为延髓、颈髓、胸髓和腰骶部。根据患者起病部位的不同，将疾病分为不同的表型，起病方式不同，疾病预后不同。颈髓起病最常见，其次为腰骶部，延髓起病的比例较低，但延髓起病的患者较脊髓起病的患者预后差；以呼吸肌麻痹起病的 ALS 极罕见，但预后极差。临床上有时也有两个部位同时受累的起病表型，如一侧上肢、下肢同时起病的表型。

二、按临床表现分型

经典型 ALS 患者表现为上运动神经元和下运动神经元同时受累，但有时患者的上运动神经元损害轻微，以下运动神经损害为突出表现，而有些患者则反之；有些患者仅累及延髓，维持一段时间亦不进展到其他区域，而患者的表型不同，预后也不同。意大利的 Chio 等学者回顾分析了 1332 例 ALS 患者的临床特点，根据其上运动神经元和下运动神经元受累的分布，提出了将 ALS 分为 8 种临床分型。上运动神经元和下运动神经元不同累及部位、不同累及程度的组合，体现了 ALS 表型的异质性。

（一）经典型肌萎缩侧索硬化症

经典型 ALS 最为常见，上、下运动神经元均受累，锥体束征明确，但不突出。患者多于 40～70 岁起病，男性多于女性，男女比例约为 3∶2。多数患者以不对称的局部肢体无力起病，如上肢手指不灵活（如持筷、穿衣费力等），下肢跛行、僵硬、易跌倒等。随着疾病进展，患者出现吞咽困难、构音障碍、饮水呛咳等症状，查体可见上、下运动神经元受累的体征，如四肢肌张力增高、腱反射活跃或亢进、病理征阳性、四肢肌无力、肌肉萎缩、肉跳（肌束震颤）、痉挛、强哭强笑等。一般无感觉障碍及大小便障碍，部分患者可出现认知功能障碍。患者的平均生存期为 3～5 年，后期患者多死于呼吸衰竭或营养障碍等并发症。

（二）进行性延髓麻痹

进行性延髓麻痹（progressive bulbar palsy，PBP）是主要侵及延髓和脑桥运动神经核的运动神经元病，临床表现为构音障碍、吞咽困难、饮水呛咳，舌肌无力、萎缩伴肌束颤动等。部分患者可累及皮质脑干束，出现强哭强笑；查体可见下颌反射阳性、吸吮反射阳性等。在发病 6 个月以内患者无脊髓损害症状，锥体束征在发病后 6 个月以内可不明显，但之后突出易见。随着病情进展，患者可出现肢体的上、下运动神经元受累的症状、体征。该类型的进展速度较经典型更快，生存期更短，患者多于 1～2 年死于呼吸衰竭或肺部感染。

（三）连枷臂综合征

连枷臂综合征（flail arm syndrome，FAS）以上肢近端起病，主要表现为双上肢近端无力和萎缩，逐渐进展，而其他区域无或仅轻度受累。三角肌、冈上肌、冈下肌、胸锁乳突肌等明显萎缩。病程中某一阶段患者也可以出现病理性腱反射或霍夫曼征，但无肌张力增高或肌阵挛。在发病以后，功能受损的症状局限于上肢至少持续 12 个月。

（四）连枷腿综合征

连枷腿综合征（flail leg syndrome，FLS）以下肢远端起病，主要表现为逐渐进展的肌无力和肌萎缩。病程中某一阶段患者也可以出现病理性腱反射或巴宾斯基征，但无肌张力增高或肌阵挛。若患者以下肢近端起病，表现为逐渐进展的肌无力和肌萎缩，而下肢远端未受累，应归为经典型 ALS。连枷臂综合征和连枷腿综合征的疾病进展相对经典型 ALS 更缓慢，被认为是 ALS 比较良性的变异型。

（五）锥体束征型肌萎缩侧索硬化症

锥体束征型 ALS（pyramidal phenotype ALS，P-ALS）即上运动神经元损害突出的 ALS（predominant upper motor neuron ALS，UMN-D ALS），也是一种 ALS 的变异类型，临床主要表现为锥体束征，如明显的痉挛性截瘫/四肢瘫，也可出现巴宾斯基征、霍夫曼征、腱反射亢进、下颌阵挛性抽动、构音障碍和假性延髓麻痹等，发病时同时表现出明显的下运动神经元损害的症状、体征，如肌无力和肌萎缩，至少在两个不同区域。肌电图检查提示至少两个不同区域存在慢性和活动性失神经损害。

（六）呼吸型肌萎缩侧索硬化症

呼吸型 ALS（respiratory phenotype ALS）较为罕见，发病时表现为呼吸功能损害，安静休息或劳累时出现端坐呼吸或呼吸困难，在发病后 6 个月内仅有轻微的脊髓或延髓体征。患者可出现上运动神经元受累的表现。

（七）纯下运动神经元综合征

纯下运动神经元综合征有突出且逐渐进展的下运动神经元受累的临床表现和电生理发现，但特别需要注意排除存在运动传导阻滞的疾病、有明显上运动神经元受累体征的疾病、类 ALS 综合征、有家族史的脊髓性肌萎缩、遗传性脊髓延髓性肌萎缩等，神经影像学检查有助于发现脑结构损害异常，以排除诊断。纯下运动神经元综合征较少见，单纯累及脊髓前角细胞的下运动神经元，通常以一侧或双侧上肢远端的肌肉萎缩无力起病，少数以下肢肌肉无力起病，逐渐累及肢体近端肌肉，伴有肌束颤动。疾病进展可出现延髓受累的症状和体征，如舌肌萎缩、吞咽困难等，晚期可累及呼吸肌，出现呼吸衰竭。纯下运动神经元综合征进展较经典型 ALS 慢，患者的生存期较长，部分患者生存期可长达 10 年以上。

（八）纯上运动神经元综合征

纯上运动神经元综合征有突出的上运动神经元受累的临床表现，包括严重的痉挛性截瘫或四肢瘫，以及霍夫曼征或巴宾斯基征、腱反射亢进、下颌阵挛性抽动、构音障碍和假性延髓麻痹。部分患者的临床表现仅为锥体束损害，但肌电图提示广泛下运动神经元损害时，应考虑诊断 ALS。有时不易与原发性侧索硬化和遗传性痉挛性截瘫鉴别。原发性侧索硬化较少见，仅累及上运动神经元（锥体细胞、锥体束），表现为肌张力增高、腱反射活跃或亢进、肌阵挛、病理征阳性等。疾病进展可累及皮质延髓束，出现假性延髓麻痹的症状，如强哭强笑等，进展非常缓慢，生存期长，部分患者生存期可长达 20 年。

进行性延髓麻痹、进行性肌肉萎缩、原发性侧索硬化的患者随着疾病进展都可能发展为经典型 ALS，或许它们是经典型 ALS 的变异型。但这些类型难以准确完整地概括 ALS 的病情发生、发展与损害分布的特点。新的临床分型方法的建立将有助于深入认识 ALS 疾病的表型、预测疾病进展，判断患者的预后，指导在药物临床试验中指定合适的入组条件，探索科学的治疗策略。这些新的分型方法主要建立在 ALS 患者就诊时的临床表现的基础上，在随访的过程中，应根据病情的发展变化，不断修订诊断。

三、按起病年龄分型

若 ALS 患者出现初始症状的年龄小于 45 岁，则称为早发型 ALS，其约占 10%。部分学者将大于 65 岁或 70 岁发病的 ALS 归纳为晚发型 ALS，将 25 岁以前发病的 ALS 归纳为青少年型 ALS。这种分型方法的依据是人为的，多适用于流行病学研究，以了解 ALS 的发病情况、社会和经济学负担及影响。青少年型 ALS 中，约 40% ALS 患者的病因可能与基因突变相关。文献回顾表明，与青少年型 ALS 发病相关的最常见致病基因为 *FUS*、*SETX* 和 *ALS2* 基因等。基因突变可以常染色体显性遗传方式或常染色体隐性遗传方式遗传。除上、下运动神经元受累的症状和体征外，特定的致病基因突变导致的 ALS 可能会出现不同的临床特征及预后，如 *SETX* 基因突变所致的青少年型 ALS 进展缓慢，生存期较长，而 *FUS* 基因突变所致的青少年型 ALS 进展迅速，生存期较短。

四、按遗传因素分型

ALS 患者中，95%的患者为散发性，约 5%的患者有家族史，称为家族性 ALS，遗传方式可为常染色体显性遗传或常染色体隐性遗传。自 20 世纪 90 年代以来，已发现了 20 多个致病基因。其中，*SOD1* 和 *C9orf72* 基因最常见。少部分散发性 ALS 患者的发病也可能与基因突变相关，但大部分散发性 ALS 患者目前尚未发现明确的致病基因突变。

五、按是否合并认知功能损害分型

越来越多的研究表明，ALS 是一种运动系统受累为主，同时累及多系统的复杂疾病谱，如患者有认知功能损害及行为改变等其他系统受累的表现。ALS 患者可合并不同程度的认知功能损害或行为改变，且比例高达 50%。根据 ALS 患者认知功能损害或行为改变严重程度，将其分为以下临床亚型：单纯 ALS，经仔细神经心理检查无任何额颞叶功能受损证据；ALS 伴认知功能损害（ALS with cognitive impairment，ALSci），指至少一个认知功能领域受损，但未达到额颞叶痴呆（FTD）的诊断标准；ALS 伴行为损害（ALS with behavioral impairment，ALSbi），指出现行为改变，但未达到 FTD 的诊断标准；ALS 伴 FTD，指达到额颞叶痴呆的诊断标准；伴 ALS 样病理的 FTD，指临床表现为 FTD，同时病理上存在 ALS 样改变，但生前却无相应症状；ALS 伴其他痴呆，指伴阿尔茨海默病或血管性痴呆的 ALS。ALS 患者的认知功能评估可能因为患者的延髓麻痹导致构音障碍及肢体肌无力导致活动障碍而受到干扰。疲劳、淡漠及情绪障碍等因素也可能干扰认知功能评估而影响其准确性。此外，也可能由于认知功能评估量表敏感性和特异性不高，造成漏诊，延误治疗。因此 ALS 患者应进行全面系统的神经心理评估。评估工具需考虑耗时性，兼顾有效性和全面性。

第二节　肌萎缩侧索硬化症的分期

在 ALS 的疾病监测中，ALS 功能评分量表（ALS functional rating scale-revise，ALSFRS-R）（表 4-1）对多项与疾病功能和预后有关的特征进行了量化，可用于评估患者的疾病严重程度和疾病进展，也可作为药物临床试验中的主要或次要终点指标，以评价疗效。虽然 ALSFRS-R 评分的应用十分广泛，但具有一定的局限性。例如，不同疾病阶段的 ALS 患者可能具有相同的 ALSFRS-R 评分，不同 ALSFRS-R 评分的患者也可能处于相同的疾病阶段。因此，需要建立一种简单、便于应用、能反映疾病严重程度的临床关键截点，也就是疾病

·56· 肌萎缩侧索硬化症中西医治疗

的分期系统。基于临床关键截点判断疾病进展，建立的分期系统可作为疾病预后评估、治疗决策制定、护理质量评价和资源分配的一个重要工具，也可作为临床研究和药物临床试验客观的疾病进展衡量标准。

表 4-1　肌萎缩侧索硬化症功能评分量表

内容	症状描述	得分
1. 言语	0=失去有效的言语表达能力；1=交流时需结合非言语的方式；2=复述后可以理解；3=可察觉的言语紊乱；4=言语正常	
2. 流涎	0=显著流涎；1=唾液显著增多，有时流涎；2=唾液中等程度增多，有轻度流涎表现；3=确定的轻度唾液增多，夜间可能会流涎；4=正常	
3. 吞咽	0=专业的肠外营养或肠道喂养；1=需要鼻饲补充；2=因该病而改变饮食习惯；3=早期进食异常，经常梗噎；4=正常的饮食习惯	
4. 书写（患 ALS 之前的利手）	0=不能握笔；1=可以握笔，但是不能书写；2=并不是所有字迹清晰；3=缓慢或者字间距大，但所有字迹清晰；4=正常	
5a. 使用餐具（患者未行胃肠造瘘术）	0=需要喂养；1=需要他人切割食品，但是仍可以自行缓慢进食；2=尽管缓慢和笨拙，但可以切割大多数食品，需要一些帮助；3=有些缓慢和笨拙，但是不需要帮助；4=正常	
5b. 使用餐具（患者行胃肠造瘘术）	0=不能执行任何操作；1=需要护理人员提供少量的帮助；2=闭管和固定需要一些帮助；3=笨拙，但是可以独立进行操作；4=正常	
6. 穿衣和洗漱	0=完全依赖他人；1=个人卫生需要护理员；2=有时需要帮助或者其他替代方法；3=经过努力可以独立穿衣和搞个人卫生，或者效率降低；4=功能正常	
7. 床上翻身和调整被褥	0=无助的；1=可以启动，但是不能独立翻身或调整被褥；2=可以独立翻身或调整被褥，但是很困难；3=有些缓慢和笨拙，但是不需要帮助；4=正常	
8. 行走	0=没有有目的的腿部运动；1=仅能做出不能移动的动作；2=需要帮助行走（任何辅助器，包括拐杖、助行器等）；3=早期行走困难；4=正常	
9. 爬楼梯	0=不能爬楼梯；1=需要帮助（包括扶手）；2=轻度蹒跚，或者疲劳；3=缓慢；4=正常	
10. 呼吸困难	0=非常困难，考虑试验机械通气支持；1=休息时发生，坐下或平躺时；2=在以下一个或多个场景出现：饮食、洗浴、穿衣；3=行走时发生；4=没有	
11. 端坐呼吸	0=没有机械通气支持则难以入睡；1=只能坐着入睡；2=需要额外的枕头才能入睡（多于2个）；3=因呼吸急促而难以入睡，日常睡眠时不需要使用超过 2 个枕头；4=没有	
12. 呼吸功能不全	0=有创通气：插管或已进行气管造口术；1=白天和晚上都要使用呼吸机；2=每个晚上都要使用呼吸机；3=间歇性使用呼吸机；4=没有	
总分		

目前国际上针对 ALS 分期的方法主要有两种。英国的 Roche 等学者将临床关键截点定义为首发症状出现（1 个中枢神经系统区域如延髓、上肢、下肢或膈肌的功能受累，表现为无力、萎缩、痉挛、构音障碍或吞咽困难等）、ALS 诊断、第 2 个区域功能受累、第 3 个区域功能受累、需要胃造瘘及无创通气等，由此提出了 ALS 的 King's College 分期系统（King's College staging system）（表 4-2）。

表 4-2　ALS 的 King's College 分期标准

分期	描述	分期	描述
1 期	出现症状，但仅累及第 1 个功能区域	4A 期	需胃造瘘
2A 期	ALS 诊断	4B 期	需无创通气
2B 期	累及第 2 个功能区域	5 期	死亡或机械通气
3 期	累及第 3 个功能区域		

　　不同分期阶段的临床表现各异，需要不同类型的专业人员和机构资源，如 1 期需要获得医疗诊断服务，2 期和 3 期增加了多学科团队协作，4 期要求进行干预、终末期姑息治疗和护理。该分期系统基于容易识别的临床病程截点，具有较高的同质性（即同一阶段患者的生存率差异较小）和较强的区分能力（即不同阶段患者生存率差异较大），适合个体化地评价治疗效果和判断预后，可用作临床试验的次要终点。

　　意大利的 Chio 等学者开发了一种能记录独立性和功能进行性丧失的米兰都灵 ALS 分期系统（Milano-Torino staging system，MITOS）（表 4-3）。它将 ALS 进展中的临床关键点定为功能评分中 4 个关键领域的独立性丧失，并涉及自主性丧失：活动、吞咽、交流和呼吸。制定 0（低于阈值）或 1（高于阈值）值，通过每个域的功能评分总和来确定分期。分期定义如下：0 期，无功能丧失；1 期，1 个功能域丧失；2 期，2 个功能域丧失；3 期，3 个功能域丧失；4 期，4 个功能域丧失，5 期，死亡或机械通气。这一分期系统的有效性是以 ALSFRS-R 评分为基础，同时结合了与患者功能相关的临床截点，可广泛应用于药物临床试验和日常临床工作。

表 4-3　肌萎缩侧索硬化症的米兰都灵分期标准

功能域	评分及标准	域功能评分
活动		
行走	4 分：正常	0 分
	3 分：行走稍困难	0 分
	2 分：搀扶下可步行	0 分
	1 分：只有行走动作，但不能移动	1 分
	0 分：缺乏有目的的腿部活动	1 分
自理	4 分：正常	0 分
	3 分：可独立完成，但费力或效率低	0 分
	2 分：需间歇协助或用替代方法	0 分
	1 分：需他人协助	1 分
	0 分：完全依赖他人	1 分
吞咽	4 分：正常饮食	0 分
	3 分：饮食稍有问题，偶有呛咳	0 分
	2 分：饮食习惯改变	0 分
	1 分：需鼻饲辅助	1 分
	0 分：不能经口进食，完全肠外或肠内营养	1 分

功能域	评分及标准	域功能评分
交流		
言语	4分：正常言语	0分
	3分：可察觉言语欠清晰	0分
	2分：复述后可理解	0分
	1分：加入非语音性交流方式	1分
	0分：言语丧失	1分
书写	4分：正常	0分
	3分：慢或杂乱，所有字清晰可辨	0分
	2分：非所有字清晰可辨	0分
	1分：能握住笔，但不能写字	1分
	0分：握不住笔	1分
呼吸		
呼吸困难	4分：无	0分
	3分：行走时发生	0分
	2分：吃饭、洗澡或穿戴时发生	0分
	1分：休息时发生，坐或躺着时均呼吸困难	1分
	0分：显著困难，考虑机械通气支持	1分
呼吸功能不全	4分：无	0分
	3分：间歇使用 NIPPV	0分
	2分：夜间连续使用 NIPPV	0分
	1分：日夜连续使用 NIPPV	1分
	0分：气管切开或插管，侵入性机械通气	1分

注：NIPPV.无创正压通气。

第三节　肌萎缩侧索硬化症的诊断标准

ALS 的早期临床表现多样，缺乏特异的生物学确诊指标，因此，制订统一的临床诊断标准有助于 ALS 的准确诊断，为临床研究或药物临床试验纳入相同诊断级别的患者服务。

世界神经病学联盟于 1994 年在西班牙首次提出了 ALS 诊断的专家共识，简称 El Escorial 诊断标准。它根据患者所出现症状、体征的解剖部位，将受累范围分为脑干、颈段、胸段和腰骶段 4 个区域。在临床诊断过程中，确定上、下运动神经元受累的区域是诊断的关键步骤，ALS 患者需在同一脊髓节段同时存在上、下运动神经元变性的临床表现，并逐步向身体其他区域扩展，并排除其他疾病。电生理检查可用来确认某一区域是否存在下运动神经元损害，如每个区域至少有 2 个不同脊神经根和周围神经支配的肌肉同时存在纤颤电位，长时程巨大运动单位电位及运动单位募集减少等。El Escorial 诊断标准将 ALS 分为 4 个诊断信度级别：①确诊的 ALS（在 3 个区域同时存在上、下运动神经元损害表现）；②拟诊的 ALS（两个区域同时存在上、下运动神经元损害表现，有些上运动神经元损害位于下运动神经元损害的首端）；③可能的 ALS（仅一个区域同时存在上、下运动神经元损害的表现，或至少两区域存在上运动神经元损害的表现或下运动神经元损害在上运动神经元损害的首端）；④可疑的 ALS（至少两个区域存在下运动神经元损害的表现）。

有研究表明，部分 ALS 患者直至死亡都不符合 El Escorial 诊断标准，部分只有下运动神经元损害表现的患者死后在皮质脊髓束发现了 ALS 的病理改变。为了进一步提高诊断的敏感性，2000 年修订版 El Escorial 诊断标准提出了"实验室支持拟诊 ALS"。即使查体未能发现患者肌肉萎缩和肌力下降，电生理检查发现下运动神经元损害证据，如腰骶段和颈段区域不同脊神经根和周围神经支配的至少两块肌肉和在胸段和脑干区域至少一块肌肉存在急、慢性失神经支配的表现，等同于临床查体发现的下运动神经元损害证据，即增加了临床"实验室支持拟诊 ALS"级别。修订版 El Escorial 诊断标准删除了"可疑 ALS"的标准，仍然保留了确诊、拟诊、可能 3 个诊断信度级别。

2008 年 Awaji-shima 诊断标准对修订版 El Escorial 诊断标准进一步修订，将束颤电位作为下运动神经元损害的电生理指标引入诊断标准，在有神经源改变的肌肉中，束颤电位与纤颤电位–正锐波具有同等价值。Awaji-shima 诊断标准进一步简化了诊断标准，取消了"实验室支持拟诊 ALS"这一级别，提高了电生理指标在 ALS 诊断中的地位，改善了 ALS 早期诊断的灵敏度，这对于及早诊断、减少诊断延迟、避免延误治疗等具有重要意义。

2012 年，中华医学会神经病学分会发布了《中国肌萎缩侧索硬化诊断和治疗指南》，其诊断标准包括以下 2 个方面。

（1）ALS 诊断的基本条件：①病情进行性发展，通过病史、体格检查或电生理检查，证实临床症状或体征在一个区域内进行性发展，或从一个区域发展到其他区域；②临床、神经电生理或病理检查证实有下运动神经元损害的证据；③临床体格检查证实有上运动神经元损害的证据；④排除其他疾病。

（2）ALS 的诊断分级同修订版 El Escorial 诊断标准。已经行影像学和实验室检查排除了其他疾病。

临床实践发现，既往的这些诊断标准按照诊断级别进行诊断，容易延误早期诊断。近期的一项多中心研究旨在探讨评估者之间基于修订版 El Escorial 诊断标准和 Awaji-shima 诊断标准诊断的可靠性。将接受 ALS 评估的近 400 例患者的临床和电生理资料提供给 8 位对 ALS 诊断经验不一的神经电生理学家；结果发现，这两个标准的重测信度（test-retest reliability）均较低，诊断为"非 ALS"和"确诊 ALS"的一致性比"拟诊 ALS"或"可能 ALS"更好，尤其是在应用 Awaji-shima 诊断标准诊断时。因此，有必要简化诊断标准。

以上诊断标准的不完善还体现在，当患者存在 2 个区域上运动神经元损害体征时，即使没有任何下运动神经元损害体征，也被归类为"可能 ALS"。当患者表现为进行性上运动神经元功能障碍，发病后至少 4 年无下运动神经元损害的体征时，根据原发性侧索硬化的最新诊断标准，这类患者最终可能会被诊断为原发性侧索硬化。原发性侧索硬化的患者病程更长，部分患者始终不出现 ALS 诊断标准中定义的下运动神经元损害体征。

自 Awaji-shima 诊断标准发布以来，不仅神经影像检查、基因检测和体液生物标志物检查的研究有重大进展，上运动神经元损害的神经电生理检查也取得了较大的进展。而且，高达 50% 的 ALS 患者可出现不同程度的认知功能损害或行为改变，15% 的 ALS 患者伴有额颞叶痴呆，但这些非运动症状在最初的诊断标准中并未提及，也体现了诊断标准的不完善性。

基于以上原因，国际临床神经生理学联盟、世界神经病学联盟、肌萎缩侧索硬化症协会和运动神经元病协会于 2019 年 9 月在澳大利亚黄金海岸召开共识会议，总结了共识小组当前对 ALS 的理解（表 4-4），提出了 ALS 黄金海岸诊断标准（即 Gold Coast 诊断标准，表 4-5），主要是对既往诊断标准进行简化，以期提高 ALS 诊断标准的实用性及敏感性。新标准既适用于临床实践，又可用于科学研究。它可以诊断单纯下运动神经元受累表现患者的 ALS，还能诊断此前 El Escorial 诊断标准归类为"可能 ALS"的患者。既简化诊断过程，又减少漏诊存在该病的患者。

表 4-4　国际共识小组对 ALS 的理解

1. ALS 是一种运动系统的进行性病变

（1）临床上以局部出现症状起病者最常见，但也有起病时症状累及广泛的情况

（2）ALS 的运动病变反映了上运动神经元和下运动神经元的功能障碍，临床中上运动神经元损害症状并不总是很明显

（3）下运动神经元功能障碍的证据可通过临床检查和（或）肌电图获得

（4）出于诊断的考虑，目前上运动神经元功能障碍的证据主要来源于临床检查

（5）下运动神经元功能障碍的支持性证据，可从超声检查到多块肌肉的肌束颤动中获得。上运动神经元功能障碍的支持性证据，可从经颅磁刺激检测中枢运动神经系统、MRI 和神经丝蛋白水平获得。应该强调的是，目前的诊断不需要进行这些检测

2. ALS 可能包括认识、行为和（或）精神异常，但这些不是诊断的必要条件

表 4-5　ALS 黄金海岸诊断标准

1. 进行性运动功能损害，通过病史或反复临床评估加以证实，此前的运动功能正常，以及

2. 存在上运动神经元 [a] 和下运动神经元 [b] 功能障碍，累及至少 1 个身体区域 [c]（如果仅累及 1 个身体区域，则必须是同一身体区域的上运动神经元和下运动神经元功能障碍）或至少 2 个身体区域的下运动神经元功能障碍，以及

3. 通过各种检查 [d] 排除了其他疾病。

　a. 上运动神经元功能障碍是指出现下列表现中的至少一种：①腱反射增强，包括临床上肌力下降和萎缩的肌肉可引出反射，或扩展到邻近的肌肉；②有病理反射，包括霍夫曼征、巴宾斯基征、交叉内收肌反射或噘嘴反射；③速度依赖性肌张力增加（痉挛状态）；④随意运动缓慢、不协调，不是下运动神经元性肌力减弱所致或不是帕金森样的表现。b. 具体下运动神经元功能障碍，必须具备如下条件：临床检查显示有肌力下降及肌肉萎缩的证据，或肌电图异常，且肌电图异常必须包括以下情况。既有慢性神经源性改变的证据，定义为时限增宽和（或）波幅增高的大运动单位电位，伴多相波和运动单位不稳定（视为支持性而不是强制性证据）；又有活动性失神经支配证据，包括纤颤电位/正锐波或束颤电位。c. 身体区域定义为延髓段、颈段、胸段和腰骶段。关于下运动神经元受累的区域，必须是通过临床检查或通过肌电图检测显示的、不同神经根和神经干支配的两块肢体肌肉的异常，或延髓支配的一块肌肉的异常，或胸神经支配的一块肌肉异常。d. 适当的检查取决于临床表现，包括神经传导检查和肌电图、MRI 或其他成像技术、血液或脑脊液检查，或临床需要的其他检查等。

2022 年，中华医学会神经病学分会肌萎缩侧索硬化症协作组在《中华神经科杂志》发表了《肌萎缩侧索硬化诊断和治疗中国专家共识 2022》，结合国内外最新研究进展，提出了 ALS 的诊断标准，包括以下两个方面。

1. ALS 诊断要点

（1）病情进行性发展，通过仔细的病史询问和体格检查，证实病情进行性发展加重。临床症状或体征通常从某一个局部开始，在一个节段区域内进行性发展，并从一个节段区域发展到其他节段区域。少数 ALS 患者可以在发病早期出现多个部位同时受累的情况。

（2）临床主要表现为上、下运动神经元受累的证据。至少在 1 个节段区域存在上、下运动神经元同时受累的证据，或在 2 个节段区域存在下运动神经元受累的证据。下运动神经元受累的证据主要来源于详细的体格检查和（或）肌电图检查。上运动神经元受累的证据主要来源于详细的体格检查，但上运动神经元受累的表现常会被下运动神经元受累出现的体征掩盖。

（3）根据患者的临床表现，选择必要的影像学检查、电生理检查或实验室检查以排除其他疾病导致的上、下运动神经元受累的情况。

2. ALS 诊断过程中需要注意的问题

（1）ALS 患者可以伴有认知、行为和（或）精神异常，诊断过程中应注意对 ALS 患者的认知及精神症状进行评估，但这些并非诊断 ALS 所必需的条件。

（2）肌电图和神经传导检查在 ALS 的诊断中发挥着关键性作用，肌电图对下运动神经元病变的早期识别和鉴别至关重要，但不是所有的患者都必须做肌电图检查。

（3）临床疑诊 ALS 的患者，伴有 ALS 相关基因异常时，可支持诊断。但基因检测并非诊断 ALS 所必需的条件，即使有明确基因异常的患者，也并不一定发病。

（4）经颅磁刺激、头颅 MRI 或脑脊液神经丝轻链蛋白水平的检查，可提供上运动神经元受累的证据，但并非诊断所必需的条件。

（5）肌肉超声检查时在多个肌群发现肌束颤动，可以提示下运动神经元受累，广泛肌束颤动可支持 ALS 的诊断，当缺乏肌束颤动时，诊断 ALS 需慎重。但肌肉超声寻找肌束颤动并非诊断 ALS 所必需的条件。

（6）基因检测有助于早期或不典型 ALS 的诊断，但并非诊断 ALS 所必需的条件。

第四节　肌萎缩侧索硬化症的诊断流程

ALS 的诊断流程是依据患者的症状、体征和辅助检查，先定位，确定患者上、下运动神经元受累的证据及受累的区域，然后安排辅助检查，搜索病因，排除其他可能的原因，再定性为变性性疾病，诊断为 ALS。《肌萎缩侧索硬化诊断和治疗中国专家共识 2022》对 ALS 的诊断流程也进行了更新介绍。

一、临　床　检　查

通过详细询问病史和体格检查，在脑干、颈段、胸段、腰骶段 4 个区域寻找上、下运动神经元共同受累的证据，是诊断 ALS 的基础。在发病早期诊断的 ALS，尤其是当临床表现不典型或疾病进展过程不明确时，应定期（3 个月）进行随诊，重新评估诊断。

（一）病史

病史是证实疾病进行性发展的主要依据，ALS早期临床表现通常不对称，多从某一部位开始发病，之后逐步在该区域内扩展，逐渐扩展到其他区域。询问病史时，应从首发无力部位开始，追问症状发展、加重及由一个区域扩展至另一区域的时间过程。注意询问吞咽情况、呼吸功能及有无感觉障碍、尿便障碍和认知和（或）行为改变等。

（二）体格检查

在同一区域同时存在上、下运动神经元受累是诊断ALS的要点。对患者进行随诊，比较体征的变化，也可以反映出疾病的进行性发展过程。

下运动神经元损害体征主要包括肌无力、肌萎缩和肌束颤动。通常检查舌肌、面肌、咽喉肌、颈肌、四肢不同肌群、背肌和胸腹肌（图4-1）。建议对上述肌群逐一检查并左右对比，如闭目、鼓腮、低头、仰头、转颈、上肢平举、屈肘、伸肘、屈腕、伸腕、屈指、伸指、拇指外展、小指外展和内收、屈髋、屈膝、伸膝、足背屈、足跖屈、趾背屈、趾跖屈等。ALS患者可出现拇短展肌和第1骨间背侧肌受累程度重于小指展肌，称为分裂手现象，其他肌群也可有类似分裂现象，早期可存在闭目有力而鼓腮力弱、小指外展有力而内收力弱、足跖屈有力而背屈力弱等。

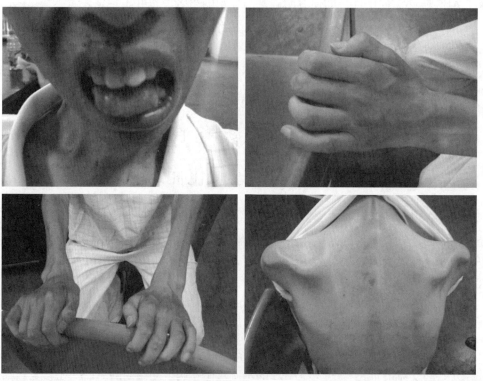

图4-1　ALS患者的舌肌、上肢肌肉、肩胛带肌萎缩

扫封底二维码获取彩图

　　ALS 患者某一肢体受累早期，肌无力可以主要局限于单个肢体的远端或近端，当肌无力扩展到其他肢体时，最早发病的肢体通常近端和远端均会受累。发病早期肢体无力通常不对称，但随着病情进展，两侧均明显受累时，可出现类似相对对称的体征，仔细追问无力的演变过程至关重要。部分患者可能会否认肌束颤动，详细的体格检查可有助于发现肌束颤动。

　　肌束颤动是 ALS 常见的重要体征，其本身并无特异性，也可以见于周围神经病变等，某些生理情况下也可以出现肌束颤动，如焦虑、饮用咖啡等。但如果经过仔细检查，一直无肌束颤动的表现，诊断 ALS 需慎重。

　　定位：脑干运动神经核受损时出现咀嚼肌无力、面肌无力、构音障碍、吞咽困难、饮水呛咳、颈肌无力、舌肌萎缩及肌束颤动；颈段脊髓前角运动神经元受损时出现上肢肌肉萎缩、肌力减弱、肌束颤动（肌肉跳动）、肌张力降低、腱反射减弱；胸段脊髓前角运动神经元受损时出现胸背肌和腹肌萎缩、痉挛；腰骶段脊髓前角运动神经元受损时出现下肢肌肉萎缩、肌力减弱、肌束颤动（肌肉跳动）、肌痉挛、肌张力降低、腱反射减弱。

　　（1）上运动神经元受累主要体格检查发现包括肌张力增高、腱反射活跃或亢进、阵挛、病理征阳性；可检查吸吮反射、咽反射、下颌反射、掌颌反射、四肢腱反射、霍夫曼征、腹壁反射、下肢病理征、四肢肌张力等；同时判断有无吞咽困难、饮水呛咳、构音障碍伴强哭强笑等假性延髓麻痹的表现。在明显肌肉萎缩的区域，如果腱反射正常或活跃，即使无病理征，也应考虑锥体束受损。在部分 ALS 患者中，下肢即使存在腱反射亢进或踝阵挛，也常引不出病理征。在肢体萎缩无力明显时，锥体束征有可能被下运动神经元病变掩盖，当上肢无力萎缩明显，腱反射明显降低或消失时，检查胸大肌反射，有助于发现颈段锥体束受累的线索。腹直肌反射活跃可支持胸段锥体束受累。部分患者可表现为主动运动缓慢、协调性差，严重者可出现姿势不稳，类似帕金森病，但体格检查所见无法用下运动神经元病变导致的无力或帕金森病导致的肌张力增高解释，也提示存在上运动神经元病变。速度依赖的张力增高、痉挛是上运动神经元受累的表现。

　　（2）ALS 的非运动症状：ALS 患者可以伴有认知、行为和精神异常，应注意精神和认知方面的病史询问和功能检查，程度较轻者，需要进行详细的精神和认知量表筛查才可发现，严重者可发展为痴呆。有些 ALS 患者随着疾病进展甚至伴有额颞叶痴呆的表现，称为 ALS-FTD；也有少数患者以额颞叶痴呆起病，随着疾病进展，再出现肌肉萎缩、无力等 ALS 的表现，称为 FTD-ALS。患者常伴有因疾病预后不良而产生的焦虑、抑郁情绪。锥体束征明显者可有尿急表现。部分患者可有不宁腿综合征和睡眠障碍。肢体长时间无力、萎缩和运动减少者可出现水肿、皮温低。部分患者可有非持续性肢体麻木疼痛、痉挛等主诉，呼吸功能下降时可有头晕、困倦、失眠等非特异性表现。延髓受累或情绪等因素导致患者进食减少等，可导致患者出现体重下降，有些患者可出现严重流涎。如患者生存期足够长，也有报道晚期可累及眼外肌而出现眼球运动障碍的表现。非运动症状并非诊断 ALS 所必需，但认识和关注患者非运动症状有助于对疾病进行鉴别诊断。

　　（三）注意事项

　　（1）ALS 患者的某些症状可在对症治疗后好转，如痉挛、步态异常、疼痛等，肌束颤动可随病情变化而减少。已经萎缩无力的肌肉不会出现肌力增加，但经过训练或康复，可能因为其他肌肉的代偿而实现某些既往不能完成的动作。多种 ALS 功能评分量表或临床肌力测定可在一定程度上反映疾病进展，但各有不足，有可能会出现 3 个月或更长时间的平台期甚至改善的现象，这可能与评估方法的局限性有关。

（2）病史中部分患者诉急性出现的无力、萎缩常为偶然发现，需要追问发现肢体无力后，症状是否仍持续进展，以确认进行性发展的病程，而非急性发病。

（3）对于主诉发病时间短而体格检查发现残疾较严重的患者，需要注意仔细询问病史，注意从日常生活中肢体活动能力角度进行询问，了解最早何时感觉到与正常时不同，如上举重物、拧瓶盖、爬楼梯、跳跃等。

（4）少数患者可能会主诉起病早期即有多个部位受累，此时尤其应注意进行鉴别诊断。仔细追问日常生活中功能受累的表现，有可能将起病部位进一步细化，而证实早期不对称局部起病的特点。

（5）对于发病早期诊断的 ALS，特别是临床有不典型表现或进展过程不明确时，应定期（3~6 个月）进行随诊，重新评估诊断。

（6）ALS 患者肌肉无力和萎缩的程度一致，如果有明显的无力，而萎缩并不明显，在排除脂肪增多因素影响后，需要注意鉴别其他疾病导致的无力。

二、神经电生理检查

当临床考虑为 ALS 时，需要进行神经电生理检查，以确认临床受累区域为下运动神经元病变，并发现在临床未受累区域也存在下运动神经元病变，同时排除其他疾病。神经电生理检查是体格检查的延伸。

神经电生理检查主要包括神经传导检查和同芯针肌电图检查。

（一）神经传导检查

神经传导检查主要用来诊断或排除周围神经疾病。运动和感觉神经传导检查应至少包括上、下肢各 2 条神经。

1. 运动神经传导检查 远端运动潜伏期和神经传导速度通常正常，无运动神经部分传导阻滞或异常波形离散。随病情发展，复合肌肉动作电位（compound muscle action potential，CMAP）波幅可明显降低，传导速度也可以有轻度减慢。CMAP 波幅降低与该神经所支配肌肉的无力、萎缩程度一致，如果患者有明显肌肉无力，而远端 CMAP 波幅降低并不明显，需要注意进行鉴别是否存在近端传导阻滞。特别是在以下运动神经元损害为主要表现者，运动神经传导检查时应包括近端刺激，如上肢的 Erb 点刺激。

2. 感觉神经传导检查 一般正常，当合并存在嵌压性周围神经病或同时存在其他的周围神经病时，感觉神经传导可以异常。

3. F 波测定 可见 F 波出现率下降，单个 F 波的波幅可明显增高，相同形态的 F 波出现率增加。F 波传导速度相对正常。在肌力较好的肌肉进行检查时，F 波可以正常。

（二）同芯针肌电图检查

同芯针肌电图检查主要用于判断下运动神经元病变，较体格检查更早发现。肌电图可以证实是否存在活动性失神经支配和慢性神经再生支配的表现。当肌电图显示下运动神经元受累时，其诊断价值和临床发现的肌肉无力和萎缩的价值相同。

（1）活动性失神经支配的表现：主要包括纤颤电位、正锐波。当所测定肌肉同时存在慢性神经再生支配的表现时，束颤电位与纤颤电位、正锐波具有同等临床意义。

（2）慢性神经再生支配的表现：包括运动单位电位的时限增宽、波幅增高，通常伴有多相波增多；大力收缩时运动单位募集减少，波幅增高，严重时呈单纯相；大部分 ALS 可见发放不稳定、波形复杂的运动单位电位。

（3）同一肌肉肌电图检查表现为活动性失神经支配和慢性神经再生共存时，对诊断 ALS 具有更强的支持价值。在病程中的某一个阶段，某些肌肉可以仅有慢性神经再生表现，或仅有纤颤电位或正锐波。如果所有检测肌肉均无活动性失神经支配表现，或所有肌肉均无慢性神经再生支配的表现，诊断 ALS 需慎重。

（4）肌电图诊断 ALS 时的检测范围：应对 4 个区域均进行肌电图检查。其中脑干区域可选择测定一块肌肉，如胸锁乳突肌、舌肌、面肌或咬肌。胸段可选择第 6 胸椎水平以下的脊旁肌或腹直肌进行测定。在颈段和腰段，应至少测定不同神经根和不同周围神经支配的 2 块肌肉。

（5）在 ALS 早期，肌电图检查时可以仅发现 1 个或 2 个区域的下运动神经元损害，此时对于临床怀疑 ALS 的患者，需要间隔 3 个月进行随访复查肌电图。由于同芯针肌电图不可能对所有肌肉进行检测，临床细致的体格检查有可能较日常模式化的肌电图检查更早发现肢体无力，提供下运动神经元受累的证据。

（6）肌电图发现 3 个或以上区域下运动神经元损害时，并非都是 ALS。电生理检查结果应该密切结合临床进行分析，避免孤立地对肌电图结果进行解释。

（三）磁刺激运动诱发电位

磁刺激运动诱发电位有助于发现 ALS 的上运动神经元病变，但敏感度不高。针对皮质兴奋的磁刺激诱发电位研究，也可提供上运动神经元受累的证据，但目前尚未能推广。

（四）重复神经刺激检查

ALS 患者亦可出现低频刺激波幅递减 10%以上。认识这一现象，有助于避免将 ALS 误诊为重症肌无力。但重复神经刺激检查并非诊断 ALS 所必需的。

三、神经影像学检查

神经影像学检查不能提供确诊 ALS 的依据，但有助于 ALS 与其他疾病鉴别，排除结构性损害。例如，颅底、脑干、脊髓或椎管结构性病变导致上运动神经元和（或）下运动神经元受累时，相应部位的 MRI 检查可以帮助鉴别。

某些 ALS 患者的 MRI 检查可以发现锥体束走行部位的异常信号。部分患者 T_2 加权像、液体抑制反转恢复序列（FLAIR）和弥散加权成像（DWI）显示沿着皮质脊髓束及额叶皮质的对称性高信号。少数患者磁敏感加权成像序列可见沿运动皮质走行的含铁血黄素沉积。某些 ALS 患者合并颈椎病或腰椎病，颈椎和腰椎 MRI 可以发现相应的椎间盘突出和脊髓受压的表现，避免对 ALS 合并颈椎病、腰椎病的患者进行不必要的手术治疗。

肌肉超声对于检测肌束颤动较敏感，可发现多部位、大量肌束颤动，有助于 ALS 患者肌束颤动的发现；肌肉 MRI 检查可发现 ALS 患者明显的肌肉萎缩，部分肌肉可见片状脂肪化信号或水肿信号。对于下运动神经元受累为主的患者，可以进行周围神经超声或 MRI 检查，如发现周围神经较正常人明显增粗，有助于排除 ALS。周围神经和肌肉影像学检查并无特异性，并非诊断所必需。

功能磁共振、大脑运动皮质厚度分析、磁共振波谱成像、锥体束弥散张量成像等技术，作为生物学标志物，可反映上运动神经元受累的表现，有可能在随诊和早期诊断中有一定作用，但仍处于研究阶段，尚无法用于临床诊断。弥散张量成像研究发现 ALS 患者皮质脊髓束、胼胝体等脑区的各向异性分数值降低和平均弥散率值增高。

第五节 肌萎缩侧索硬化症的其他辅助检查

目前 ALS 的诊断除了神经电生理检查外，缺乏可靠的生物学标志物。辅助检查的目的主要是排除其他疾病，以及利用一些特殊的检查如基因检测明确遗传学病因，特殊的电生理和影像学检查可提供上运动神经元损害的证据（见前述），神经丝蛋白轻链可评估疾病严重程度等，具体如下。

一、血液学检查

血液学检查包括血常规、血生化、肌酶等。甲状腺功能及抗体、甲状旁腺功能有助于排除甲状腺和甲状旁腺疾病；风湿免疫学指标、红细胞沉降率等有助于排除干燥综合征、系统性红斑狼疮等风湿免疫及血管炎性疾病；蛋白电泳有助于排除单克隆丙种球蛋白引起的类似 ALS 的疾病；肿瘤标志物有助于排除副肿瘤综合征。

二、脑脊液检查

脑脊液检查包括脑脊液常规、生化、神经节苷脂抗体、抗脑组织抗体、寡克隆带、病理细胞学等，有助于排除免疫相关性周围神经病。脑脊液蛋白、寡克隆带和细胞学检查有助于排除淋巴瘤等病变。

三、CT 检查

胸部 CT 主要用于排除肿瘤等病变，必要时行全身正电子发射计算机体层显像（PET/CT）检查，其有助于早期筛查出全身各部位肿瘤性病变所致的类 ALS。

四、神经丝轻链蛋白检查

脑脊液和血清神经丝轻链蛋白水平升高在 ALS 中可提示上运动神经元病变，但并无特异性，并非诊断 ALS 所必需，但可评估疾病的严重程度。

五、基 因 检 测

自 20 世纪 90 年代以来，已发现 *SOD1*、*TARDBP*、*FUS*、*OPTN*、*VCP*、*ANG*、*SQSTM1*、*DCTNA*、*SETX*、*C9orf72* 等基因突变。建议充分、详细询问 ALS 患者及其兄弟姐妹和父母的病史。ALS 患者的基因检测有助于遗传学诊断及遗传咨询，尤其使未来基因修饰治疗（如鞘内给予反义寡核苷酸药物或者腺相关病毒载体介导的基因修饰治疗）成为可能，遗传学病因的明确更显得尤为重要。因此，有条件时，建议患者进行基因检测。

六、肺功能检查和血气分析

肺功能检查和血气分析可用于 ALS 患者呼吸功能评估。

第六节　肌萎缩侧索硬化症的鉴别诊断

在 ALS 的诊断过程中，需要进行广泛的鉴别诊断，与具有类似肌肉萎缩和无力临床表现的疾病进行鉴别，如在疾病的早期需要与颈椎病、腰椎病、平山病等进行鉴别，以下运动神经元损害为突出表现的 ALS 患者需要与多灶性运动神经病、肯尼迪病、副肿瘤综合征、脊髓灰质炎后综合征等进行鉴别，而以上运动神经元损害为主的 ALS 需要与遗传性痉挛性截瘫、原发性侧索硬化等进行鉴别（表 4-6）。

表 4-6　ALS 的鉴别诊断谱

ALS 的鉴别诊断	鉴别诊断依据
颈椎病、腰椎病	感觉症状和体征、Lhermitte 征、压迫水平的 LMN 损害体征和腿部的 UMN 损害体征、括约肌功能障碍、颈椎和腰椎 MRI 显示颈段脊髓和腰段脊髓明显受压，可伴髓内信号异常
副肿瘤综合征	存在肺癌、乳腺癌、卵巢癌、淋巴瘤、生殖细胞瘤和胸腺肿瘤等病史。肿瘤治疗后症状可能改善
遗传性痉挛性截瘫（HSP）	双下肢进行性痉挛性肌无力，无 LMN 损害体征，可出现括约肌功能障碍及感觉症状和体征，常有 HSP 阳性家族史、HSP 致病基因突变
脊髓亚急性联合变性	维生素 B$_{12}$ 缺乏导致，累及脊髓后索和侧索，有时累及周围神经。因其显著的深感觉障碍可与 ALS 鉴别
肾上腺脑白质营养不良	X 连锁隐性遗传，由 *ABCD1* 基因突变引起，导致过氧化物酶功能缺陷。患者常于 30~40 岁发病，表现为进行性痉挛性截瘫、反射消失、括约肌功能障碍及感觉缺失
多灶性运动神经病	表现为不对称的肌无力和肌萎缩，肌电图显示多灶性神经传导阻滞，GM1 神经节苷脂抗体滴度增高
平山病	常于青春期起病，一侧上肢起病，缓慢进展，可进展至另一侧上肢，不向其他区域发展，肌电图可见局限于颈段脊髓神经源性损害，颈椎 MRI 可见颈段脊髓萎缩（下颈段为主）
肯尼迪病	X 连锁隐性遗传，存在进行性肌肉萎缩和无力，缓慢进展，无 UMN 损害症状和体征，可存在雄激素抵抗的内分泌紊乱特征（如男性乳房发育），肌电图显示广泛神经源性损害伴感觉神经损害，雄激素受体 *AR* 基因中 CAG 重复序列扩增>40 次

ALS 的鉴别诊断	鉴别诊断依据
脊髓性肌萎缩	存在缓慢进行性、对称性近端肌肉无力及萎缩，无 UMN 损害体征，肌电图显示广泛神经源性损害，SMN1 基因突变所致，根据起病年龄不同，可以有不同的类型
脊髓灰质炎后综合征	有脊髓灰质炎病史，存在非对称性 LMN 损害所致肌萎缩、肌力下降，其运动功能稳定若干年后，再次出现新的神经肌肉症状，不累及 UMN
脊髓、延髓空洞症	患者除肌萎缩和肌无力，还存在分离性感觉障碍，缓慢进展，影像学检查可见脊髓空洞症、延髓空洞症
重症肌无力	存在上睑下垂、眼球运动障碍、复视，新斯的明试验阳性，重复神经刺激显示复合肌肉动作电位（CMAP）波幅递减，重症肌无力相关抗体检测有阳性发现
孤立性颈伸肌病	表现为老人垂头及 MND 样颈旁肌失电位，力弱并不扩展至其他区域
包涵体肌炎	存在非对称性肌无力和萎缩，下肢近段受累、上肢远端受累为主，无 UMN 损害体征，缓慢进展，肌酶升高，诊断需要肌肉活检发现包涵体和镶边空泡，肌电图常呈肌源性损害，可伴有神经源性损害
眼肌型肌营养不良	眼睑肌和眼外肌受累。极少病例表现为球部症状，而眼外肌轻度或不受累，肌肉活检可鉴别
良性肌束震颤	有肌肉跳动感，但无肌无力或肌萎缩，肌电图正常
甲状腺毒性肌病伴肌束震颤	症状性或隐匿性甲状腺功能亢进，其可以表现为锥体束征（反射活跃）、肌束颤动、体重下降及无力等
运动神经元综合征伴淋巴细胞增生性疾病	淋巴瘤（霍奇金淋巴瘤或非霍奇金淋巴瘤）、多发性骨髓瘤、慢性淋巴细胞白血病、华氏巨球蛋白血症、某些副蛋白血症，相应的血液学检查协助确诊
中毒性神经病	长期大量重金属（铅、汞等）接触史，主要以周围神经损害为主
放射性脊髓病	脊髓放射部位受累，可见脊髓肿胀和变性，可能出现于放射治疗后多年

注：ALS. 肌萎缩侧索硬化症；UMN. 上运动神经元；LMN. 下运动神经元。

一、颈 椎 病

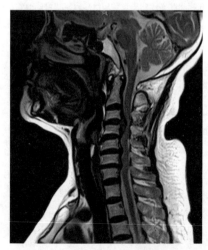

图 4-2　颈椎病患者颈椎 MRI

$C_3 \sim C_4$、$C_5 \sim C_6$、$C_6 \sim C_7$ 椎间盘突出，脊髓受压

颈椎椎间盘突出可造成相应的神经根和脊髓受压，出现上肢的下运动神经元损害和下肢的上运动神经元损害。查体可见上肢肌肉萎缩、下肢腱反射活跃、病理反射阳性。但颈椎病患者延髓支配肌肉不受累，可出现上肢根性疼痛、括约肌功能障碍等症状，ALS 患者无括约肌功能障碍和明显的感觉症状。肌电图显示胸锁乳突肌和胸段椎旁肌无神经源性损害，颈椎 MRI 显示颈段脊髓明显受压和髓内信号异常，可与 ALS 鉴别（图 4-2）。值得注意的是，有些 ALS 患者可以合并较严重的脊髓病，易漏诊 ALS，从而采取针对颈椎椎间盘突出的手术治疗，导致术后 ALS 症状进一步加重，应当注意充分鉴别和随访评估。

二、多灶性运动神经病

多灶性运动神经病（multifocal motor neuropathy，MMN）是一种免疫介导的周围神经病，仅累及运动系统，缓慢进展，临床表现为不对称的肢体远端肌肉无力和萎缩，常始于上肢远端，也可下肢起病，查体还可见肌束颤动、腱反射减弱或消失，无上运动神经元损害症状和体征。肌电图检查可见神经传导阻滞，血清抗 GM1 神经节苷脂抗体滴度增高，呈阳性。静脉应用免疫球蛋白治疗有明显效果，可与 ALS 鉴别。

三、平　山　病

平山病（hirayama disease，HD）又称青少年上肢远端肌萎缩，患者多于青春期起病，男性多见。临床表现为局限于前臂远端和手部的肌萎缩及无力（图 4-3），伴寒冷麻痹和双上肢远端伸直时肌束颤动，症状多为一侧，部分患者可进展至对侧，为双侧受累，无感觉症状，绝大多数在 3～5 年停止发展。肌电图可见颈段脊髓神经源性损害，颈椎 MRI 可见颈段脊髓萎缩（下颈段为主），过屈位可见脊髓前移，颈髓前后径变扁平，脊髓前份受压，硬脊膜外腔增宽，其内可见流空血管影。

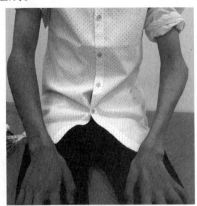

图 4-3　平山病患者左上肢前臂、
远端肌肉萎缩

扫封底二维码获取彩图

四、副肿瘤综合征

部分肌无力患者可伴有恶性肿瘤，称为副肿瘤性 MND 或 ALS 综合征。其发病可能是肿瘤导致远隔效应或肿瘤产生的副蛋白导致免疫反应的结果，伴发的肿瘤包括肺癌、乳腺癌、卵巢癌、淋巴瘤、生殖细胞瘤和胸腺肿瘤等。临床表现为典型的 ALS 症状，或仅有下运动神经元损害表现，还可伴有其他神经系统症状。在 ALS 患者中，需完善肿瘤标志物、抗脑组织抗体、胸部 CT、腹部彩超等辅助检查，以排除副肿瘤综合征。

五、遗传性痉挛性截瘫

遗传性痉挛性截瘫（hereditary spastic paraplegia，HSP）临床主要表现为双下肢进行性无力、肌张力增高，行走呈剪刀步态，无下运动神经元损害体征，可出现括约肌功能障碍及感觉症状和体征。根据临床表现可分为单纯型和复杂型，单纯型仅表现为进行性下肢无力、痉挛及膀胱功能障碍。复杂型除了上述症状外还伴有癫痫、痴呆、锥体外系异常和周围神经病等。单纯型 HSP 需与 ALS 进行鉴别，脊髓 MRI 可见胸段脊髓纤细，部分患者有 HSP 阳性家族史、HSP 致病基因突变。

六、脊髓灰质炎后综合征

脊髓灰质炎后综合征（post-poliomyelitis syndrome，PPS）指儿时患过急性脊髓灰质炎的患者，其运动功能稳定若干年后，再次出现新的神经肌肉症状，表现为原来受累或未受累的肌肉出现新的无力、萎缩、疲劳或疼痛等症状，多数发生于急性脊髓灰质炎后 20～30 年。该病病程较长、进展缓慢，无上运动神经元受累表现，既往有肯定的脊髓灰质炎病史，可与 ALS 鉴别。

七、肯尼迪病

肯尼迪病（Kennedy disease）又称脊髓延髓性肌萎缩，是一种 X 连锁隐性遗传的神经病。患者多成年起病，进展缓慢，多以下肢近端无力为首发症状，逐渐出现下肢肌、舌肌等肌肉萎缩及肌束颤动等（图 4-4），无上运动神经元损害的体征，其他症状包括上肢姿势性震颤、腱反射减弱或消失等。患者可以出现男性乳房女性化（图 4-5）、精子减少及不育症等，符合雄激素抵抗的内分泌紊乱特征。患者的肌酸激酶明显升高甚至可达正常值的 10 倍。肌电图显示广泛神经源性损害，雄激素受体基因 *AR* 中 CAG 重复序列扩增＞40 次可确诊。

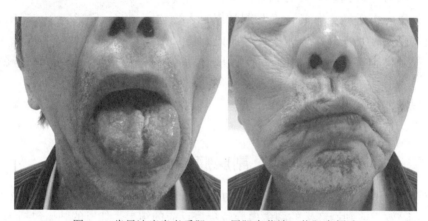

图 4-4　肯尼迪病患者舌肌、口周肌肉萎缩，伴肌束颤动
扫封底二维码获取彩图

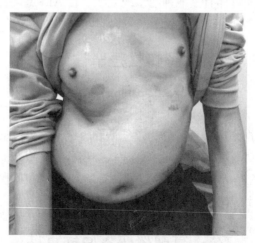

图 4-5　男性肯尼迪病患者双侧乳房明显发育
扫封底二维码获取彩图

八、脊髓性肌萎缩

脊髓性肌萎缩（spinal muscular atrophy，SMA）是一组致病基因 *SMN1* 突变引起的常染色体隐性遗传性疾病，最常见的基因突变是 *SMN1* 基因 7 号外显子纯合缺失，患者表现为进行性肌肉萎缩和无力，主要以四肢近端肌无力及肌萎缩为重，神经科查体为下运动神经元受累的体征，肌电图检查显示广泛神经源性损害，确诊需要基因检测。根据患者的起病年龄及病程，分为Ⅰ～Ⅳ型。SMA-Ⅰ为婴儿型，在出生后 6 个月内发病或出生时已有明显症状，如四肢无力、喂养困难、呼吸困难、无法独坐，预后差，患儿在 18 个月内死亡。SMA-Ⅱ为中间型，出生后 6～18 个月发病，婴儿期吸吮、吞咽功能正常，无呼吸困难，可独坐，但不能独立行走，可生存至 10～20 岁，多死于呼吸衰竭。SMA-Ⅲ型为少年型，多在 18 个月后起病，肢体近端开始出现肌无力和肌肉萎缩，逐渐加重，常有脊柱侧弯和肢体畸形，呼吸功能不足，行走功能障碍。SMA-Ⅳ型为成人型，少年或成年起病，表现为缓慢进展的四肢肌肉无力和萎缩。

小　　结

ALS 的临床表现具有明显的异质性，缺乏特异的生物学确诊指标。应根据最新国内外诊断标准，进行细致的临床问诊、查体和规范的神经电生理检查，进行广泛的鉴别诊断以排除其他疾病，早期正确诊断 ALS 并进行准确的分型和分期对后续治疗具有重要的指导意义。

（商慧芳　魏倩倩）

参 考 文 献

中华医学会神经病学分会肌电图与临床神经电生理学组. 2012. 中国肌萎缩侧索硬化诊断和治疗指南. 中华神经科杂志, 45(7)：531-533.

中华医学会神经病学分会肌萎缩侧索硬化症协作组. 2022. 肌萎缩侧索硬化诊断和治疗中国专家共识 2022. 中华神经科杂志, 55 (6)：581-588.

Brooks B R, 1994. El Escorial World Federation of Neurology criteria for the diagnosis of amyotrophic lateral sclerosis. Subcommittee on Motor Neuron Diseases/Amyotrophic Lateral Sclerosis of the World Federation of Neurology Research Group on Neuromuscular Diseases and the El Escorial "Clinical limits of amyotrophic lateral sclerosis" workshop contributors. J Neurol Sci, 124 Suppl：96-107.

Brooks B R, Miller R G, Swash M, et al, 2000. El Escorial revisited：revised criteria for the diagnosis of amyotrophic lateral sclerosis. Amyotroph Lateral Scler Other Motor Neuron Disord, 1 (5)：293-299.

Chen Y P, Yu S H, Wei Q Q, et al, 2022. Role of genetics in amyotrophic lateral sclerosis：a large cohort study in Chinese mainland population. J Med Genet, 59 (9)：840-849.

Chiò A, Calvo A, Moglia C, et al, 2011. Phenotypic heterogeneity of amyotrophic lateral sclerosis：a population based study. J Neurol Neurosurg Psychiatry, 82 (7)：740-746.

Chiò A, Hammond E R, Mora G, et al, 2015. Development and evaluation of a clinical staging system for amyotrophic lateral sclerosis. J Neurol Neurosurg Psychiatry, 86 (1)：38-44.

de Carvalho M, Dengler R, Eisen A, et al, 2008. Electrodiagnostic criteria for diagnosis of ALS. Clin Neurophysiol, 119(3)：497-503.

Gargiulo-Monachelli G M, Janota F, Bettini M, et al, 2012. Regional spread pattern predicts survival in patients with sporadic amyotrophic lateral sclerosis. Eur J Neurol, 19 (6)：834-841.

Johnsen B, Pugdahl K, Fuglsang-Frederiksen A, et al, 2019. Diagnostic criteria for amyotrophic lateral sclerosis: A multicentre study of inter-rater variation and sensitivity. Clin Neurophysiol, 130 (2): 307-314.

Lehky T, Grunseich C, 2021. Juvenile Amyotrophic Lateral Sclerosis: A Review. Genes (Basel), 12 (12): 1935.

Masrori P, Van Damme P, 2020. Amyotrophic lateral sclerosis: a clinical review. Eur J Neurol, 27 (10): 1918-1929.

Proudfoot M, Jones A, Talbot K, et al, 2016. The ALSFRS as an outcome measure in therapeutic trials and its relationship to symptom onset. Amyotroph Lateral Scler Frontotemporal Degener, 17 (5-6): 414-425.

Ravits J M, La Spada A R, 2009. ALS motor phenotype heterogeneity, focality, and spread: deconstructing motor neuron degeneration. Neurology, 73 (10): 805-811.

Ravits J, Paul P, Jorg C, 2007. Focality of upper and lower motor neuron degeneration at the clinical onset of ALS. Neurology, 68(19): 1571-1575.

Roche J C, Rojas-Garcia R, Scott K M, et al, 2012. A proposed staging system for amyotrophic lateral sclerosis. Brain, 135 (Pt 3): 847-852.

Schito P, Ceccardi G, Calvo A, et al, 2020. Clinical features and outcomes of the flail arm and flail leg and pure lower motor neuron MND variants: a multicentre Italian study. J Neurol Neurosurg Psychiatry, 91 (9): 1001-1003.

Shefner J M, Al-Chalabi A, Baker M R, et al, 2020. A proposal for new diagnostic criteria for ALS. Clin Neurophysiol, 131 (8): 1975-1978.

Strong M J, Abrahams S, Goldstein L H, et al, 2017. Amyotrophic lateral sclerosis frontotemporal spectrum disorder (ALS-FTSD): Revised diagnostic criteria. Amyotroph Lateral Scler Frontotemporal Degener, 18 (3-4): 153-174.

Turner M R, Barnwell J, Al-Chalabi A, et al, 2012. Young-onset amyotrophic lateral sclerosis: historical and other observations. Brain, 135 (Pt 9): 2883-2891.

Turner M R, Barohn R J, Corcia P, et al, 2020. Primary lateral sclerosis: consensus diagnostic criteria. J Neurol Neurosurg Psychiatry, 91 (4): 373-377.

第五章　肌萎缩侧索硬化症的病因及发病机制

肌萎缩侧索硬化症（amyotrophic lateral sclerosis，ALS）是一种最常见的运动神经元病，患者脊髓前角细胞、脑干后运动神经核及锥体束受损，导致大脑、脑干及脊髓上、下运动神经元发生进行性退化及变性，进而导致凋亡。ALS 的典型临床表现为进行性痉挛、反射亢进、肌无力及肌萎缩等，首发症状多为肢体力弱及语言、吞咽、呼吸功能障碍等，不典型的临床表现有体重减轻、情绪失常及认知障碍等，由此可见，ALS 所引起的是多系统性功能障碍。虽然 ALS 患者的临床表现和病情的进展速度存在一定的个体差异，但通常呈现进行性加重的现象，60%以上的 ALS 患者在发病后 3 年内死亡，约 10%的患者生存期可达 8 年以上。ALS 患者在全球范围内广泛分布，综合来看，ALS 的年发病率为（0.2~2.4）/10^5，人群患病率为（0.8~7.3）/10^5。根据是否具有疾病家族史，ALS 可以分为家族性 ALS(familial amyotrophic lateral sclerosis，FALS)和散发性 ALS(sporadic amyotrophic lateral sclerosis，SALS) 两种类型，其中 FALS 占 ALS 总数的 5%~10%，而 SALS 占总数的 90%~95%。ALS 患者通常成年后发病，发病年龄主要为 30~60 岁，男女比例为（1.4~2.5）：1。ALS 患者多从一侧肢体或单肢发病，呈单向病程进展，罕有缓解。手部起病是最常见的发病形式，其表现为精细运动差、骨间肌萎缩，类似"爪形"。有些患者在肌萎缩出现的前后有患肢麻木和疼痛感等，萎缩的肌肉有时可伴肌束颤动。ALS 患者在疾病晚期表现出不可逆的全身骨骼肌萎缩、无力及瘫痪等恶性疾病症状，最终死于呼吸障碍和延髓麻痹。物理学家斯蒂芬·威廉·霍金就因罹患 ALS 而丧失了行动和语言能力。

目前，ALS 的致病机制还不是特别清楚，病理特点主要为运动神经元变性和死亡，神经胶质细胞增多。随着运动神经元凋亡，运动神经轴变性，神经肌肉接头异常损坏，肌纤维发生继发性萎缩，从而导致神经元功能进行性缺失。目前对 ALS 发病机制的认识取得了重大进展，越来越多的遗传相关基因被慢慢发现。虽然大部分家族性和少部分散发性病例是由单基因突变引起的，然而事实上，ALS 的发病原因是非常复杂的，并没有单一的基因突变或单一的环境因素能够明确导致 ALS 发生。研究表明，ALS 发生通常涉及常见或罕见的遗传变异及外源性环境因素的一系列复杂影响。科学家已经找到多种引发 ALS 的调控基因和突变位点，但也仅占总调控基因的 20%~30%，大部分家族性病例和绝大部分散发性病例的致病因素仍未知，临床疗效并不理想。

目前，ALS 的病因尚不清楚，经过了漫长的研究过程，科学家提出了多种可能的病因学说，主要包括基因突变、表观遗传学异常、遗传因素、环境因素、神经兴奋性毒性、线粒体异常、氧化应激及免疫炎症反应等多个方面的假说。本章重点介绍 ALS 的病因及发病机制，为临床有效治疗 ALS 提供思路和线索。

第一节　肌萎缩侧索硬化症的遗传学与基因突变

自从在家族性 ALS 患者中发现基因突变后，专家围绕基因突变与 ALS 发病机制的相互关系展开了广泛的研究与探索。1993 年，科学家发现了第一个 ALS 的致病基因，即超氧化物歧化酶 1（superoxide dismutase 1，SOD1）基因。近年来，随着全基因组测序技术的飞速发展及广泛应用，ALS 的遗传及基因研究取得了长足的进展，不断有 ALS 发病的相关基因及突变位点被发现，除了 SOD1 之外，TDP-43、FUS、C9orf72 及 OPTN 等基因突变后也可引起典型的 ALS 疾病表型。随着新的 ALS 致病基因不断被发现，在越来越多的 ALS 患者尤其是明显的散发性 ALS 患者中发现致病基因突变的携带者，进一步表明基因突变这一遗传因素在 ALS 发病中所起到的作用至关重要。本节中，我们将对最为常见的几种 ALS 的致病基因进行详细阐述。

一、SOD1

1993 年，Rosen 等研究发现，SOD1 基因突变可导致 ALS 发生，其是第一个被发现的与 ALS 发病相关的致病基因。迄今为止，已发现超过 180 种的基因突变能够导致 ALS 发生，其突变形式包括点突变、插入突变和位点缺失等，其为全部家族性 ALS 的 20%～25%，在散发性 ALS 患者中也有将近 5% 与 SOD1 基因突变有关。目前，编码 SOD1 蛋白的基因突变在 ALS 发病机制的研究中最为广泛。铜/锌超氧化物歧化酶（SOD1）是脑脊液中超氧化物歧化酶（SOD）的主要活性成分，参与了超氧阴离子的歧化反应和过氧化物介导的硝化反应，从而将超氧自由基转化为过氧化氢和氧气，通过清除体内自由基从而发挥了抑制体内氧化应激反应的作用。有研究表明，突变型 SOD1 的异常表达可导致 SOD1 蛋白在翻译后修饰的过程中发生错误折叠，形成的异常结构影响到了 Cu^{2+} 和 Zn^{2+} 的结合，导致其在细胞内的稳定性降低，使得体内超氧化物的异常积累及细胞内不溶性蛋白聚集体的大量形成，进而引发毒性反应，导致 ALS 发生。有研究发现，野生型 SOD1 也会因自发性错误折叠而导致蛋白质异常聚集引发后续的毒性反应。当运动神经元中开始出现异常 SOD1 蛋白聚集时，SOD1 G85R 转基因小鼠也开始出现运动缺陷表型，提示这些异常蛋白聚集体可能参与 ALS 的发病过程。目前，异常 SOD1 蛋白聚集体参与 ALS 发病的具体机制还不是完全清晰，一般认为的机制是异常 SOD1 蛋白聚集引起线粒体功能紊乱和蛋白质合成障碍，并进一步影响运动神经元功能蛋白运输及细胞功能。

对导致 ALS 的不同 SOD1 突变体进行系统分析，发现 SOD1 蛋白的酶活性与 ALS 患者的发病与疾病进展存在相关性，如表达人类 ALS 相关突变体的 SOD1 G93A、SOD1 G37R 和 SOD1 G85R 转基因小鼠表现出明显的 ALS 样表型，包括线粒体功能障碍、SOD1 蛋白聚集、运动神经元死亡和运动能力障碍，并且无论内源性 SOD1 存在与否，均不能改善 SOD1 G85R 转基因小鼠的存活时间，表明 SOD1 突变体在 ALS 发病过程中的重要作用。SOD1 的正常功能是抵抗自由基，这一功能的发挥需要铜离子辅助。奇妙的是，完全丧失功能的 SOD1 蛋白并不会导致出现 ALS 的临床症状，只有基因突变导致 SOD1 变异却还保持部分功能的才会引起 ALS 疾病发生。所以，有专家认为，SOD1 致病变异应该属于毒性突变的功能聚集，但这些变异导致神经细胞死亡的原因目前还不是很清楚，可能的原因有对神经细胞有毒害作用的蛋白质堆积，线粒体功能异常，氧化性损伤，轴突传递功能异常等。*SOD1*引起的 ALS 与其他 ALS 病例有着些许的不同，这些不同主要表现在蛋白质聚集方面。但是，因为有毒蛋白质聚集并非一朝一夕的，所以 ALS 的发病是有阈值的，只有当毒性蛋白聚集到一定程度之后，患者才会出现 ALS 症状。

二、FUS

2009 年，有研究者首次在家族性 ALS 患者中发现了肉瘤融合基因（fused in sarcoma，*FUS*）突变，这一突变在家族性 ALS 患者中约占 5%。*FUS* 基因位于人类 10 号染色体上，序列高度保守，广泛表达于多种组织。*FUS* 基因最初是作为一种癌症基因被发现的，其 15 个外显子编码的 FUS 蛋白由 526 个氨基酸残基组成，是一类多功能的 DNA/RNA 结合蛋白。FUS 蛋白结构域中含有一个氨基末端的谷氨酰胺-甘氨酸-丝氨酸-络氨酸富集区、一个甘氨酸富集区、一个 RNA 识别区，多个精氨酸-甘氨酸-甘氨酸重复序列、一个锌指结构和一个编码核定位信号的高度保守的羧基末端。FUS 蛋白在细胞核和细胞质内均有分布，但主要分布于细胞核内，并可不断穿梭于细胞核和细胞质之间。FUS 与 TDP-43 具有许多共性的生理作用，FUS 蛋白在 RNA 的转录、剪接、运输、翻译及小 RNA 的加工过程中都有参与。*FUS* 还参与了 DNA 修复，包括 DNA 双链断裂修复过程中的同源重组和非同源端连接。

到目前为止，已经在 ALS 患者体内发现了 50 多种不同的 *FUS* 突变，大多数是错义突变，在少数情况下也有插入、缺失、剪接和无义突变等，其中许多突变干扰了核定位信号，并导致 *FUS* 错误定位到细胞质。也有突变发生在富含甘氨酸和精氨酸的区域，或者朊蛋白样结构域和 3′非翻译区（3′UTR）。*FUS* 突变主要集中于 14 号外显子区，相对于单个氨基酸的错义突变更显著地改变了 FUS 蛋白的重要功能区域序列，引发了 FUS 蛋白异常聚集。此类突变的患者发病年龄较早、病情进展较快，部分伴有智力异常。有研究者在部分家族性 ALS 家系中发现了不完全外显现象，即部分突变基因携带者在完全超过 ALS 的平均发病年龄之后仍没有发病。研究者认为 *FUS* 突变基因的外显程度与年龄有关。另外，*FUS* 基因非编码区的突变也可能导致 FUS 蛋白异常聚集或变性。

整体来讲，*FUS* 基因突变导致 ALS 一是可能由于 FUS 蛋白异常聚集引起细胞毒性；二是由于 FUS 细胞质错误定位和细胞核功能丧失引起功能缺失。外源性表达的突变 *FUS* 或没有核定位信号的 FUS 转基因小鼠会表现出类似 ALS 的表型，支持了 FUS 的毒性聚集假说，但是在斑马鱼中，敲除 *Fus* 基因同样会导致运动能力受损，运动神经元轴突投射缩短，以及神经肌肉接头功能出现障碍，提示 FUS 的功能缺失也可能导致 ALS。

三、TDP-43

2008 年，Gitcho 等首次在 ALS 患者中发现 *TARDBP* 基因突变，这一发现对 ALS 的病因与发病机制研究具有里程碑式的重要意义。*TARDBP* 基因位于人类 1 号染色体上，序列高度保守，广泛表达于多种组织，其 6 个外显子序列编码 TDP-43 蛋白（TAR-DNA binding protein）。TDP-43 蛋白共含有 414 个氨基酸，分子质量为 43 000Da，通常定位于细胞核，结构上含有两个 RNA 识别序列和一个富含甘氨酸的羧基端区域，该羧基末端区域可以和 DNA、RNA、蛋白质结合。TDP-43 在基因的表达和调控方面起着至关重要的作用，主要包括：参与剪切囊性纤维化跨膜传导调节因子基因及载脂蛋白基因；通过富含甘氨酸的结构域与核内不均一核糖核蛋白家族成员结合从而影响外显子拼接、抑制剪接活性；与运动神经元生存蛋白共同作用为核体提供支架结构及参与调节 mRNA 稳定性、小 RNA 的生物合成、细胞分裂和凋亡等。有研究者在 ALS 患者的神经组织中发现异常的 TDP-43 蛋白，提示 ALS 与 TARDBP 基因存在潜在的关联。目前普遍认为在生理条件下，TDP-43 主要定位于细胞核，并在 RNA 代谢中发挥重要作用。而在大多数 ALS 病例中，TDP-43 在细胞核中被耗竭，并在细胞质中形成聚集体。因此 TDP-43 可能通过两方面参与 ALS 的病理过程，一是核内 TDP-43 正常功能丢失，二是 TDP-43 细胞质聚集体的形成，通过细胞毒性累积而参与 ALS 的发生发展。

TARDBP 基因突变在家族性 ALS 中占 5%～10%。至今，已在家族性 ALS 患者体内 TARDBP 基因中发现近 50 个突变位点，大多数是位于转录本羧基末端富含甘氨酸区域的错义突变，其中最为常见的是 M337V 突变和 Q331K 突变，其表达异常在 ALS 患者的发病中发挥了重要作用。最新研究表明，ALS 患者肌肉神经束内 TDP-43 异常聚集与 ALS 发病密切相关。有专家认为，TDP-43 的剪接靶点微管解聚蛋白-2（stathmin-2，STMN2）有可能在 ALS 中发挥关键作用。研究发现，下调 TDP-43 水平会导致数百个基因表达发生变化，其中微管稳定调节因子 STMN2 是下调最严重的基因之一。STMN2 基因含有一个特殊的外显子（外显子 2a），该外显子通常在成熟的 STMN2 mRNA 中不发生转录，但是当 TDP-43 功能受损时，外显子 2a 就会被整合到成熟的 mRNA 中。而这个外显子中含有一个终止密码子和一个多聚腺苷酸信号，可导致 STMN2 mRNA 翻译提前结束。虽然 STMN2 是一个潜在的有吸引力的 ALS 治疗靶点，但需要在更大规模的 ALS 患者中检测 STMN2 水平的变化情况。除了 TDP-43 在 ALS 患者体内的异常分布和聚集外，一些翻译后修饰也与 TDP-43 的病理作用相关，包括泛素化、蛋白裂解和磷酸化。这些翻译后修饰的序列及它们在疾病发病中所发挥的作用尚不清楚。越来越多的证据表明，ALS 可能与朊病毒样疾病有相似之处，在这些疾病中，错误折叠的蛋白质积累是自发形成的。总之，突变的 TDP-43 引起运动神经元变性的机制尚不清楚，可能与其生物功能改变或在细胞中的异常沉积有关。

四、C9orf72

近年来，针对 ALS 发病机制的基因研究中最受关注的当属 C9orf72 基因。这一基因在 2011 年首次被发现，位于人类 9 号染色体，相对保守，基因突变导致其第一个内含子内的六核苷酸（GGGGCC，G4C2）重复扩增，在健康人群中 C9orf72 内含子中 G4C2 六核苷酸重复序列约为 25 个，而在部分 ALS 患者体内，六核苷酸重复序列的个数高达几百甚至上千个，是至今为止发现的影响最广的 ALS 致病相关基因。在欧洲血统的人群中，这种突变是最常见的，约占 ALS 的 34%，占家族性 ALS 的近 1/4。C9orf72 基因不仅在中枢神经系统中表达，在外周如淋巴细胞、骨髓、脾脏等也有表达，但其功能仍不完全清楚。C9orf72 非编码区的 G4C2 重复序列的扩张被认为至少通过以下 3 种主要机制中的一种引起 ALS：

①重复 RNA 介导的细胞毒性；②二肽重复蛋白异常聚集导致的神经细胞毒性作用；③单倍体功能不足导致 C9orf72 功能蛋白水平降低。

研究发现，*C9orf72* 基因敲除小鼠出现明显的免疫系统失调，表现为淋巴结肿大、脾大、自身免疫、细胞因子释放增加及巨噬细胞和淋巴细胞在多个器官中存在大量浸润。此外，抑制干扰素基因刺激因子信号通路可以挽救在 *C9orf72* 基因敲除小鼠中观察到的免疫缺陷。*C9orf72* 基因敲除小鼠和树突状细胞 TANK 结合激酶 1（TANK binding kinase 1，*TBK1*）基因敲除小鼠具有相似的免疫系统的表型。研究发现，C9orf72 与 SMCR8 和 WDR41 形成复合物，并通过依赖 *RAS* 基因相关蛋白 Rab1a 的方式将复合物招募到噬菌体组装位点，从而在自噬启动过程中发挥作用。C9orf72/SMCR8/WDR41 复合体是参与自噬的 Rab8a 和 Rab39b GTP 酶的 GDP/GTP 交换因子，而 TBK1 与 C9orf72/SMCR8/WDR41 复合物相互作用，可通过磷酸化 SMCR8 调节自噬。此外 C9orf72 还可调控转录因子 TFEB，TFEB 也是自噬和溶酶体基因的主要调控因子。蛋白质质量控制缺陷导致的细胞质蛋白聚集体的形成是 ALS 和许多其他神经退行性疾病的关键病理标志，因此 C9orf72 通过自噬影响这些蛋白质降解和清除与疾病的发生密切相关。

五、OPEN 和 TBK1

视神经蛋白（optineurin，*OPTN*）基因又称 *FIP-2* 基因。首次在日本近亲婚姻的病例中发现 *OPTN* 突变导致 ALS。*OPTN* 基因编码视神经病变诱导反应蛋白，其发生病变后，表达异常的视神经病变诱导反应蛋白抑制 NF-κB 基因功能缺失从而参与 ALS 发病。*OPTN* 突变包括：①第五外显子缺失，导致移码和终止密码子提前；②无义突变产生截短蛋白；③杂合错义突变，导致神经肌肉接头的 OPTN 表达降低，这些都表明 OPTN 的功能缺失会导致 ALS。研究发现，*Optn* 基因敲除导致斑马鱼胚胎中轴突运输动力学改变和细胞死亡增加。同样，敲除小鼠脑神经瘤细胞和小鼠视网膜神经节细胞中的 *OPTN* 基因导致细胞死亡增加。OPTN 也受 *TBK1* 基因调节。*TBK1* 基因突变包括剪接位点突变、功能缺失突变和错义突变等。TBK1 磷酸化 OPTN，不仅能增加 OPTN 对泛素化底物的亲和力，还增加了其与 LC3 结合从而清除损伤的蛋白。TBK1 可与参与自噬的 OPTN 和 P62 共同作用，在线粒体去极化的早期磷酸化 P62，从而在 ALS 的自噬相关途径中发挥作用。OPTN 和 TBK1 在先天性免疫系统中也有共同的作用。

除了上述常见的广受关注的 ALS 致病相关基因之外，人们还发现了许多与 ALS 发病具有直接或间接关系的基因，如 *ANG*、*SETX*、*VAPB*、*VCP*、*VUS*、*UBQLN2* 等（表 5-1）。越来越多新的 ALS 致病相关基因的发现说明 ALS 发病机制的多样性和复杂性。

表 5-1　与 ALS 发病有关的基因

基因名称	参与过程	调控蛋白	体内功能
TARDBP	RNA 加工	TAR DNA 结合蛋白	调控 RNA 剪接及 miRNA 生物合成
FUS		FUS 蛋白	调控 RNA 剪接及运输，维持基因组完整
ANG		血管生成素	调节 RNA 加工、神经突触生长、血管化、应激小体形成等过程

续表

基因名称	参与过程	调控蛋白	体内功能
SETX		DNA/RNA 解旋酶	调节 DNA/RNA 代谢及解旋酶活性
MATR3		核基质蛋白 3	调节 RNA 剪接
ATXN2		共济失调素 2	调节 RNA 加工及内吞过程
TAF15		TATA 结合蛋白	调节转录起始及 RNA 聚合酶活性
EWSR1		EWS RNA 结合蛋白 1	调节 RNA 剪接及转录因子活性
hnRNPa1		核不均一核糖核蛋白 A1	调节 mRNA 的加工、剪接及运输
hnRNPA2B1		核不均一核糖核蛋白 A2/B1	调节 mRNA 的加工、剪接及运输
ELP3		延伸复合物蛋白 3	调节蛋白质合成及神经元成熟
C9orf72	蛋白质的运输和降解	C9orf72 嘌呤核苷酸交换蛋白	调节转录、剪接调控、内吞体运输及自噬等过程
ALS2		ALS 编码蛋白	调节内吞小体动力学运输及神经突生长
VAPB		囊泡膜相关蛋白 B/C	调节囊泡运输
CHMP2B		多泡体调控蛋白 2b	调节多泡体形成及蛋白质运输到溶酶体的过程
FIG4		聚磷酸肌醇磷酸酶	调节内吞体运输到高尔基体网络过程及自噬
UBQLN2		泛素 2	调控蛋白质降解
SQSTM1		自噬接头蛋白 1（p62）	通过自噬通路调节蛋白质降解
SIGMAR1		非阿片类胞内受体 1	调节来自内质网的脂质运输及线粒体轴突运输
OPTN		自噬受体蛋白	调节高尔基体功能、膜转运、胞吐及自噬过程
VCP		含缬酪肽蛋白	调节蛋白质降解、膜融合及自噬
TBK1		TANK 结合激酶 1	调节固有免疫信号传导及自噬
DCTN1	细胞骨架和轴突动力学	动力蛋白激活蛋白 1	调节轴突生成、微管锚定、纺锤体形成、囊泡运输及纤毛形成等过程
PFN1		肌动蛋白结合蛋白 1	调节细胞骨架信号传导，调节肌动蛋白聚合
SPG11		囊泡结合蛋白	维持细胞骨架稳定，调节突触囊泡运输
TUBA4A		微管蛋白链	调节微管形成
NEFH		神经丝重链多肽	维持神经元稳定
PRPH		外周蛋白	维持细胞骨架蛋白稳定，调节神经突延伸及轴突再生
NEK1		NIMA 激酶 1	调节纤毛形成及微管稳定性，维持神经元形态及轴突极性
CHCHD10	线粒体功能	卷曲螺旋结合蛋白 10	调节线粒体蛋白形态及氧化磷酸化
C19orf12		C19orf12 蛋白	调节线粒体蛋白功能

续表

基因名称	参与过程	调控蛋白	体内功能
SOD1		超氧化物歧化酶	胞质抗氧化
ERBB4	其他	酪氨酸受体蛋白激酶 4	调节神经元细胞有丝分裂及分化
SS18L1		钙应答转录因子	调控神经元特异性染色质重构
PNPLA6		神经病靶标酯酶	调节神经元膜组成
PON1-3		paraoxonase 1-3	调节神经毒素的酶促分解
DAO		氨基酸氧化酶	调节丝氨酸及天冬氨酸受体水平
CHRNA3、		神经元乙酰胆碱受体 a3、a4、b4	调控胆碱能神经递质传递
CHRNA4、			
CHRNAB4			

第二节　表观遗传学异常

许多研究表明，运动神经元内表观遗传学的异常变化，如 RNA 的可变剪接异常、蛋白质的毒性聚集及染色体变异等，都是导致运动神经元功能异常甚至凋亡，最终引发 ALS 的主要原因。

一、RNA 剪接

RNA 剪接是基因表达调控过程中的关键步骤，其中许多剪接调节因子在神经元的成熟、迁移、突触发生和轴突生长等关键过程中起着十分重要的作用，这些剪切因子的突变或异常经常与神经退行性疾病相关。在 ALS 患者中发现存在 RNA 剪接调节因子功能异常及 RNA 结合蛋白突变。TDP-43 可以增强或抑制前体 mRNA 的剪接过程。在 ALS 患者中，由于 TDP-43 从细胞核向细胞质内异位聚集，细胞核内的 TDP-43 蛋白缺失。当 TDP-43 功能缺失时，它对特定 mRNA 剪接的抑制功能下降，一些内含子就被剪接入外显子，这样的 mRNA 会发生移码突变或提前终止密码子，进而导致细胞内的 RNA 无法进行正常剪接，从而逐渐凋亡。有研究发现，TDP-43 缺失可导致调节突触关键基因的蛋白衰变丢失，使得神经元细胞内隐性外显子包涵体含量增加，产生类似蛋白毒性聚集作用而导致神经元细胞凋亡，引发 ALS。RNA 剪接异常也可能影响细胞内重要的信号转导途径，如自噬、蛋白质核转位、蛋白质折叠等，也会引发 ALS。FUS 蛋白作为一种广泛表达的 RNA 结合蛋白，具有 RNA 识别功能，参与 RNA 的剪接过程。*FUS* 突变型的转基因小鼠模型可显示 ALS 的疾病表型，且 *FUS* 缺失的小鼠在出生后不久便会死亡。

此外，脑内微环境因素也可通过影响 RNA 剪接过程而参与调控 ALS 的发生发展。例如，颅内高压情况下，运动神经元应激，细胞内 mRNA 分布及 RNA 剪接功能异常，导致 STMN2 等多种调控因子异常剪接，神经元细胞凋亡显著增加。另外发现，在应激条件下，脑内核糖核蛋白编码基因发生突变，其编码的 RNA 结合蛋白异常聚集形成应激聚集体，而应激聚集体的突变是 ALS 及其他神经退行性疾病发病的直接分子基础。由此可见，RNA

异常剪接在 ALS 的发病过程中具有十分重要的调控作用。

二、蛋白质聚集

在细胞结构中，特定蛋白质结构异常时，通常会发生蛋白质聚集，从而引起细胞损伤、凋亡，最终导致退行性疾病。ALS 的病理特点之一是蛋白质结构异常。蛋白质结构改变可能是由多种原因造成的，包括蛋白质合成过程中或某些蛋白位点的不完全折叠、细胞分裂异常、基因插入或缺失，以及氨基酸序列的异常修饰等。前面内容中提到，*SOD1*、*TDP-43*、*FUS*、*C9orf72* 及 *OPTN* 等基因突变后可引起 ALS 疾病表型，突变后基因除了能直接参与某些生理过程直接致病以外，在大部分情况下，最终发挥致病作用的通常是功能异常的翻译后蛋白质。有研究表明，突变后 *SOD1* 基因可导致 SOD1 蛋白的异常表达，主要表现为 SOD1 蛋白在翻译后修饰过程中发生错误折叠，使得细胞内超氧化物大量累积，或形成大量不溶性蛋白质聚集体，引发了后续毒性反应，进而导致 ALS 发生。也有研究发现，运动神经元中突变型 SOD1 蛋白的存在使得模式动物线虫运动神经元形态改变、功能异常、运动能力显著减弱，伴随氧化应激反应增强、寿命缩短。与之类似的，基因突变导致 FUS 蛋白的重要功能区核酸序列发生改变，导致了 FUS 蛋白异常聚集及细胞毒性，引发了 ALS。正常生理状态下，TDP-43 蛋白存在于细胞核中，参与 RNA 转录及选择性剪接，但在 ALS 病理情况下，异常的 TDP-43 蛋白游离于细胞核之外，导致细胞质中存在大量的 TDP-43 异常聚集体，增加了细胞毒性。

除了基因突变导致蛋白质聚集之外，其他因素如线粒体功能缺陷、感染、重金属中毒等也会导致运动神经元内蛋白质异常聚集，进而引发 ALS。有研究表明，在 ALS 患者体内，线粒体功能异常与相关蛋白质异常聚集有关。线粒体内异常聚集的蛋白质通过作用于线粒体膜的通道蛋白，影响线粒体与细胞质之间的离子交换，破坏了线粒体膜的正常功能，引起线粒体功能异常或缺失，直接导致了细胞的正常功能被破坏甚至退行性凋亡。另有研究发现，病毒感染会引发运动神经元中功能蛋白的细胞质易位，使其在细胞质内异常聚集，引起毒性反应导致运动神经元异常凋亡，进而导致 ALS 发病。有文献报道，体内过量的硒元素会导致 SOD1 蛋白在线粒体中过度聚集，引起线粒体功能异常或凋亡，进而导致 ALS 发生。

蛋白质降解功能的缺失是导致细胞内蛋白质聚集的另一个主要原因，而在蛋白质降解过程中，自噬通路发挥了重要的调控作用。自噬是一个细胞内溶酶体降解的过程，在所有真核生物的生长发育中起着至关重要的作用。自噬具有多种生理功能，包括清除受损细胞器及多余蛋白质聚集体、维持内环境稳态等。研究发现，自噬失调可能是 ALS 发病的关键。在多种 ALS 模型中均发现了自噬功能改变。如 ALS 患者中 ULK1 mRNA 明显减少，表明自噬功能受损，而且 LC-3 和 p62 蛋白的异常累积，说明自噬流受阻。也有研究表明，ALS 相关致病基因及其编码的蛋白质参与自噬途径，从而发挥抑制自噬的作用。自噬通路受损导致 ALS 患者神经元细胞中蛋白质无法清除而聚集，进而产生细胞毒性作用。这些结果提示我们，通过自噬持续清除弥漫性胞质蛋白对防止异常蛋白质聚集具有重要意义，这些蛋白质可能破坏神经功能，最终导致 ALS。

三、染色体变异

染色体是遗传物质 DNA 的载体，染色体的数目或结构发生改变时，遗传信息随之改变，进而引起后代遗传性状和生物学功能发生改变，这就是染色体变异，其主要包括结构变异和数量变异两大类。许多神经退行性疾病都是神经细胞中染色体变异造成的。在 ALS 中，参与溶酶体转运的染色体基因 *TMEM106B* 发生突变后，患者体内发生非典型的神经胶质细胞结构异常，随后通过大量的队列分析和病理分析证明，这一基因突变所造成的染色体变异是神经胶质细胞结构异常的主要原因，与 ALS 发病密切相关。近年来，位于人类第 9 号染色体的 *C9orf72* 基因在 ALS 研究中广受关注。在 ALS 患者体内，*C9orf72* 基因突变导致其内含子中 G4C2 六核苷酸重复序列大量扩增，数量高达成百上千，是一种典型染色数量体变异导致 ALS 发生的病理机制。

第三节　生理性因素对肌萎缩侧索硬化症的影响

一、氧化应激

机体细胞在正常的生理状态下，离不开线粒体氧化呼吸链的正常工作，这个系统既是功能系统，同时也是细胞内的电子通道。正常情况下，氧化磷酸化过程及线粒体的电子转运过程中，氧气被消耗，生成氧化产物；但少数情况下，电子以高能形式脱离反应体系，重新与氧气结合形成超氧自由基，尽管生成自由基的总量不多，但对组织、细胞等却能造成严重的损伤。自由基是带有电荷并且状态不稳定、易于破坏细胞结构的分子。它们是细胞生命的一个正常部分，并且细胞通常能够压制它们中的大部分、将它们的数量控制在一定范围内。但在 ALS 患者中，自由基达到了有害水平，并通过氧化应激过程破坏细胞。氧化应激是机体自由基及其产物水平超过抗氧化防御系统的清除能力或抗氧化防御系统功能异常所致，能够造成中枢神经系统损伤。有研究发现，静脉注射氧化铈纳米颗粒能够改善 ALS 转基因鼠的肌张力并延长寿命。氧化铈纳米颗粒具有抗自由基的功能，表明氧化应激可能参与到了 ALS 的发病过程中。对 ALS 患者的长期研究发现，氧化应激损伤在 ALS 患者的发病过程中发挥着重要的作用。对 ALS 死者进行尸检时发现，脊髓和大脑运动皮质标本中羰基衍生物水平高，这类物质的产生一般与一些氨基酸的直接氧化有关。也有文献报道，ALS 患者脊髓运动神经元中 3-硝基酪氨酸含量升高，提示运动神经元中由过氧亚硝基盐介导的酪氨酸硝化反应发生异常。有研究者发现，在 ALS 中存在由氧化应激引起的组织损伤及细胞生物学功能改变。

二、兴奋性谷氨酸

在 ALS 发病机制的多种假说中，运动神经元的兴奋性异常是导致其发病的机制之一。兴奋性氨基酸包括谷氨酸、天冬氨酸及其衍生物红藻氨酸（kainic acid，KA）、使君子氨酸（quisqualic acid，QA）、鹅膏氨酸（ibotenic acid，IA）和 *N*-甲基-D-天冬氨酸。谷氨酸是中枢神经系统中最主要的兴奋性递质，是神经元用来给其他神经元发送信号的物质。正常情况下，谷氨酸与突触后膜离子型 *N*-甲基天冬氨酸（N-methyl-D-aspartate，DMDA）受体和 α-氨基-3-羟基-5-甲基-4-异噁唑丙氨酸(α-amino-3- hydroxy-5-methyl-4-isoxazolepropionicacid，AMPA)受体结合，引起突触后膜兴奋，但在异常情况下，其过度兴奋会对突触后神经元及周围组织产生兴奋毒性。早期研究发现，ALS 患者血浆中谷氨酸水平较正常明显升高，因此在 ALS 的发病机制中提出了谷氨酸介导的兴奋毒性假说。谷氨酸的兴奋毒性参与 ALS 发病，可能是因为谷氨酸和受体结合导致钙内流，激活一系列蛋白酶和蛋白激酶，增加了相应蛋白质的分解和自由基的产生，随后促进了脂质过氧化而溶解神经元。此外，过量的钙离子还可以激活核酸内切酶，使 DNA 裂解和核崩解。谷氨酸水平异常升高并非单一因素所致，而与多种因素相关。多数 ALS 患者大脑运动皮质和脊髓中兴奋性氨基酸转运体 2（excitatory amino acid transporter 2，EAAT2）水平降低，而突触间隙的谷氨酸主要是由 EAAT1 和 EAAT2 摄取，因此，突触间隙谷氨酸含量升高可能与 EAAT2 水平降低有关。机体谷氨酸水平升高也可能与谷氨酸的摄入系统有关。该摄入系统位于神经胶质细胞和神经细胞的细胞膜中，能迅速将突触间隙的谷氨酸转移至细胞中，终止其作用。研究发现，ALS 皮质运动细胞、脊髓胶质细胞和脊髓灰质细胞的谷氨酸摄入系统减少。在 ALS 转基因鼠的运动神经元中，突触前膜的突触蛋白 I 磷酸化水平升高，这一改变可增加突触前膜中待释放囊泡的数量并促进囊泡融合，进而诱导谷氨酸异常释放。突触间隙异常释放的谷氨酸，除了与突触后膜受体结合外，还有一部分通过谷氨酸–谷氨酰胺循环进入突触前膜，进而使突触前膜中谷氨酸的储备异常增加。突触间隙谷氨酸水平异常升高可致 *N*-甲基-D-天冬氨酸（NMDA）受体过度激活，引起持续性离子内流并消耗大量能量，同时激活多聚二磷酸腺苷核糖聚合酶，导致线粒体酶底物供应及葡萄糖利用障碍，使其对细胞呼吸的刺激下降，因而引起线粒体功能紊乱及运动神经元退化凋亡。目前认为，谷氨酸是通过激活钙离子依赖酶和诱导自由基产生途径损伤运动神经元的。

三、线粒体功能缺陷

在一个细胞的所有功能单元中，线粒体无疑是最重要的，尤其是对运动神经元这样的高能量细胞来说，线粒体功能的发挥至关重要。ALS 发病过程中存在运动神经元线粒体结构和功能异常。早期的研究者在 ALS 患者的脊髓标本中发现，运动神经元线粒体中柠檬酸合成减少，并且氧化呼吸链复合体活性降低，因此，线粒体内部的功能异常可能会导致过量自由基产生，线粒体 DNA 受到破坏，进而导致运动神经元功能缺失，说明功能异常线粒体参与了 ALS 的疾病进展。另有研究表明，ALS 中线粒体功能障碍与相关蛋白质异常沉积有关，这些异常沉积的蛋白质既有 *SOD1*、*TDP-43*、*FUS* 等基因突变后的表达产物，也有野生型基因发生错误修饰或错误折叠之后的表达产物，线粒体内异常沉积的蛋白质通过影响线粒体膜的正常功能进而对线粒体功能发挥影响作用。发生错误折叠的 SOD1 蛋白异常沉积于线粒体中，可作用于线粒体膜的通道蛋白，影响线粒体与细胞质之间的离子交换，进而影响线粒体功能。线粒体功能的维持有赖于其根据细胞生理需求对自身形态不断进行调节，一旦调节功能发生异常，就会影响细胞的正常功能甚至导致其退行性凋亡。线粒体的形态调节是其融合与分裂共同作用的结果，而在 ALS 机体运动神经元内，参与线粒体分裂的蛋白因子增多，而参与融合的蛋白因子减少，因此在运动神经元内产生大量的线粒体碎片，导致运动神经元功能异常。研究表明，与 ALS 发病相关的线粒体异常包括形态改变、能量合成与运输障碍及受损细胞器清除和离子运输功能异常。在 ALS 患者脊髓前角细胞的线粒体中观察到了病理学上的形态变化，包括尺寸减小、线粒体嵴断裂、结晶体空泡等，提示细胞内代谢紊乱。线粒体突变可能是遗传或体细胞变化引起的，这些突变随着年龄增长逐渐增加，产生的影响可以从星形胶质细胞转移到运动神经元，说明线粒体在神经元病变中发挥了关键作用，也提示星形胶质细胞参与了 ALS 的发病过程。此外，随着年龄增长，细胞内线粒体含量减少，有丝分裂后神经元的体细胞变化也可能导致线粒体功能下降或异常，进而引发 ALS。

四、免疫炎症反应

很多影响神经系统的疾病本质上是自体免疫的结果，即当人体的免疫系统错误地攻击自己的组织时，就发生了这些疾病。早期，有学者和临床医生研究认为，ALS 的发病与免疫系统无明确的关系。因为 ALS 缺乏诸如皮质损伤、关节炎、大血管炎等自身免疫性疾病常见的反应特征，所以未受到广泛关注。近年来，随着免疫学及分子生物学技术的飞速发展，免疫因素在 ALS 发病过程中发挥的作用得到了广泛重视。有研究发现，在 ALS 患者的脊髓中确有 T 淋巴细胞浸润，而皮质脊髓束周围主要是辅助性 T 淋巴细胞浸润，并有报道显示在 ALS 患者的血浆中也存在异常的单克隆免疫球蛋白，同时也有学者发现肾小球基底膜中有免疫复合物沉积。另外，在 ALS 死者的大脑运动皮质和脊髓中发现了免疫炎症反应相关的细胞聚集，人们越来越认识到免疫炎症反应与 ALS 的发病是密切相关的。ALS 死者的脊髓侧索中存在神经胶质瘢痕，而神经胶质瘢痕是由星形胶质细胞增生形成的，是中枢神经系统中炎症反应的特征性结果。后来对 ALS 死者进行尸检发现，在皮质脊髓束及脊髓灰质等很多部位都存在大量的星形胶质细胞增生，虽然星形胶质细胞不是中枢神经系统中真正的免疫细胞，但它可以产生机体固有免疫相关物质成分。小胶质细胞是神经系统中主要的免疫细胞，当神经系统功能受损或有异常反应时被激活，研究发现，ALS 患者的大脑运动皮质含有大量被激活的小胶质细胞。有研究表明，ALS 患者与同龄健康对照组相比，脑脊液中促炎因子含量明显升高，血清中循环免疫复合物含量具有明显差异，并且发现由于免疫复合物的存在，ALS 的发病年龄有所提前。由此可见，ALS 的病理变化过程中存在大量的炎症反应。

除了炎症反应外，免疫反应也可能参与 ALS 的发病。有文献报道，血清中的多种抗原可与 ALS 患者产生的高活性 IgG 结合，且应用可结合抗原作为标志物鉴别 ALS 的特异度达到了 100%，敏感度达到了 99.9%。ALS 患者血清或脑脊液中抗运动神经元抗体可与运动神经元细胞膜的电压门控钙离子通道结合，引起胞质及轴突末梢钙离子水平升高，进而导致运动神经元损伤及凋亡。然而，也有研究发现，在 ALS 动物模型体内，受损的运动神经元可招募免疫细胞而延缓肌肉的去神经化。由此可见，免疫反应在 ALS 病程中的作用并不是单一方向的。

第四节 毒物接触对肌萎缩侧索硬化症的影响

一、病毒感染

几十年来，科学家猜测感染包括病毒感染和真菌感染可能在 ALS 和其他神经退行性疾病中起了作用，这个逻辑看起来是合理的，但至今仍缺乏明确的证据。感染因子可直接或通过免疫激活炎症反应，感染后炎症可防止破坏性病理并促进组织修复和再生。炎症反应开始于感染部位的局部，迅速扩散，并在某些情况下累及中枢神经系统，引起运动神经元功能异常或凋亡，进而引发 ALS。感染产生的趋化因子促进血脑屏障的破坏，可溶性介质可以刺激中枢神经系统内星形胶质细胞和小胶质细胞激活，小胶质细胞在激活时会放大中枢神经系统中的炎症反应，从而对受感染和未感染的神经元及常驻神经胶质细胞造成显著损害。

长期以来，人们一直怀疑肠道病毒在 ALS 中起作用，因为它们能够感染中枢神经系统的运动神经元并引起脑膜炎和脑炎。最近的其他研究已经确定了来自真菌的几种念珠菌属 DNA，以及 ALS 患者脑脊液和脑组织中的真菌抗原，这与 ALS 患者运动皮质和脊髓内真菌菌丝的检测相结合，支持感染可能导致或加剧 ALS 病理学的观点。人类免疫缺陷病毒（HIV）可以引起一种类似 ALS 的综合病症，这种病症会在使用抗病毒药物后得到改善。HIV 感染是 ALS 的一种特殊原因（大多数 ALS 患者 HIV 阴性），但这种联系支持了其他病毒也可以造成运动神经元损害的观点。HIV 和真菌感染期间会发生功能蛋白的细胞质易位。据推测，在真菌感染期间释放神经毒素会导致 TDP-43 错位到细胞质，从而导致 ALS 发病。已经证明，脑脊髓炎病毒感染无论是在体外还是在体内都会引起 TDP-43 磷酸化和裂解，导致其细胞质错位化和聚集。这些数据表明，病毒和真菌感染会促进与 ALS 相关的神经病理学。在一项研究中，人们在 ALS 患者的脊髓组织中找到过埃可病毒的踪迹。但随后的研究（至今）再也没有提到过这种病毒，近年的研究也没有找到脊髓灰质炎病毒和 ALS 有联系的证据，但是病毒仍然是 ALS 发病的可能原因之一。

二、重金属中毒

目前认为多种金属元素参与到了 ALS 的发病过程中。众所周知，金属对维持细胞稳态、保持生命活性具有十分重要的意义。由于现代工业社会的迅速发展，大量工业制品中含有铅、汞、硒等重金属元素，中毒可引起体内金属稳态改变，导致大脑运动神经元、小脑及肌肉等组织或器官慢性损伤，可直接导致神经退行性疾病发生，其机制可能是重金属离子破坏了细胞内各种酶系统、干扰代谢、引发运动神经元变性等。

有文献报道，铅可能是 ALS 的致病因素。在一项系统回顾和 Meta 分析的研究中，涉及有重金属职业暴露史的个体，尤其是铅暴露，发现铅暴露能够增加 ALS 的发病风险。有专家发现 ALS 患者血液和骨髓中的铅含量高于正常的健康人，也有专家发现，血铅与 ALS 的关联似乎更为紧密，血铅水平反映出患者所处环境的铅暴露情况，也能反映从骨骼中动员产生的铅含量。有专家应用铅毒理学解释铅与 ALS 发病之间的关系，一项病例对照研究发现，与健康对照组相比，ALS 患者组的血铅水平较高且差异明显。

另一种被认为与 ALS 致病密切相关的常见重金属是汞，汞具有神经毒性已成为共识，日本和伊拉克均发生过大规模的汞中毒事件。汞中毒，特别是甲基汞中毒，是一个非常值得关注的科学问题。研究显示，经过长期的偶然性急性汞暴露后，患者会出现与 ALS 类似的临床症状，说明汞暴露和 ALS 之间是存在明确关联的。汞中毒可引起类似于 ALS 的临床反应，包括肌束震颤、肌无力、肌痉挛、反射亢进、肌束收缩和共济失调等。在基于过表达突变型人 SOD1 的小鼠模型的研究中发现，长期暴露于甲基汞中的转基因小鼠会产生后肢无力的 ALS 早期发病特征。

普遍认为，锰元素是具有神经毒性的。锰可以通过血脑屏障，在中枢神经系统中积累，且在神经组织中具有较长的半衰期。长期接触锰元素的人，如电焊工，通常会伴有运动神经元损伤，这种损伤对精细运动的损害作用更为明显。在临床研究中发现，ALS 患者脑脊液样本中锰浓度明显高于健康对照组，进一步表明锰元素通过在中枢神经系统中的异常积累发挥神经毒性作用，引发 ALS。

其他可能与 ALS 相关的金属元素还包括铁、硒等。铁是线粒体电子传递链中调控酶的辅助因子，脑内的铁含量随着年龄增长而逐渐增加，在神经退行性疾病的患者体内也观察到了铁的异常积累。有研究者在 ALS 患者腹侧脊髓和大脑运动皮质发现了铁浓度异常增加，这可能是导致手部肌无力的直接原因。硒是一种重要的营养元素，但同时也具有一定的神经毒性。过度接触硒被认为与 ALS 的发病密切相关。在美国南达科他和意大利富硒区域进行的流行病学调查说明了 ALS 的发病与过度接触硒有关。推测原因，研究者认为硒元素可以诱导 SOD1 易位至线粒体中，进而导致 ALS 发生。

三、毒性化学物质

农药是 ALS 的重要致病因素之一，主要类别包括杀虫剂、除草剂、杀鼠剂、杀菌剂等。农药在我们的日常生活中使用广泛，在空气、食物和水中均可以检测到不同程度的农药残留。长期暴露于诸如除草剂之类的农药中能够增加 ALS 的患病风险。有机磷脂被认为也是 ALS 的患病因素之一，因为有机磷脂具有损伤运动神经元的作用。化肥、除草剂、杀虫剂和杀菌剂都是含有有机磷酸盐的化学物质，并具有广泛的工业和农业应用。在除草剂中广泛应用到了有机磷类，如果长期暴露于有机磷，有机磷不可逆地抑制乙酰胆碱酯酶的活性导致乙酰胆碱降解过慢，诱导大脑神经系统渐进性损伤，从而过度刺激胆碱能受体并产生兴奋毒性。农药对 ALS 的致病作用还可能与对氧磷酶基因簇的作用有关，在这种基因簇中，研究最多的为对氧磷酶 1（paraoxonase-1，PON1）。PON1 的作用为编码 PON1 酯酶，这种酯酶可以为有机磷中毒解毒。当 PON1 发生基因突变产生功能异常时，有机磷水解减慢，并且进一步促进了氧化应激，导致细胞线粒体功能障碍，从而导致或加速了 ALS 发生。

除了杀虫剂之外，有过化学制剂暴露史也被认为是 ALS 的患病因素之一。多氯联苯被认为与 ALS 发病具有相关性，芳香族有机溶剂的暴露能够显著增加 ALS 的患病风险，甲醛暴露不仅显著提高了 ALS 的患病风险，还进一步提高了 ALS 的发病率和致死率。染发剂是日常生活中经常接触的化学制品，染发剂中常用的成分包括对苯二甲胺、丙二醇、间苯二酚、过氧化氢、羟乙基二磷酸、醋酸铅等化学物质，其中，间苯二酚会激活中枢神经系统中的类胆碱能神经通路，导致患病机体肌肉抽搐。染发剂中的过氧化氢被认为与氧化应激有关，进而与 ALS 的发病产生关联。此外，有的染发剂中含有铅、砷、汞等重金属元素，这些重金属具有一定的神经毒性。

四、β-*N*-甲氨基-L-丙氨酸毒性

β-*N*-甲氨基-L-丙氨酸（β-*N*-methylamino-L-alanine，L-BMAA）是一种非蛋白质氨基酸，具有一定的神经毒性。在 ALS 患者大脑或脊髓中 L-BMAA 的含量要明显高于健康对照组人群。L-BMAA 最初被认为是一种铁树类植物产生的，这种植物主要生长在太平洋的关岛。在关岛生活的居民具有很高的 ALS 发病率和致死率，几乎达到岛外地区的 50～100 倍，人们认为岛上居民食用铁树类植物可能是引起 ALS 的一个原因。最近的证据显示，真正的原因可能是食用野生动物等。这些动物以铁树类植物种子为食，并且很可能使它们体内的毒素累积到有毒水平，当关岛上的岛民食用这些动物后，高浓度的毒性物质进入体内，在神经毒性的作用下，罹患 ALS 的可能性显著增加。进一步研究发现，关岛岛民脑组织中存在异常的病理改变，判断死于一种称为 ALS-PDC 的毒性物质。专家发现 ALS-PDC 是一种内源性神经毒性聚集物，食用后在消化和蛋白质代谢的过程中积累并随后释放 L-BMAA。这种内源性神经毒性物质可能会缓慢释放 L-BMAA 到脑组织内，L-BMAA 被错误识别后参与脑蛋白的产生过程，导致蛋白错误折叠、聚集和异常的细胞凋亡，从而导致神经系统中运动神经元毒性损伤，引发 ALS。L-BMAA 可能的神经毒性作用还包括谷氨酸毒性、谷胱甘肽的异常过度消耗、与其他神经毒性物质的协同作用等，这些因素与环境因素共同作用，最终导致关岛居民的 ALS 发病率和致死率显著升高。

第五节　生活习惯及社会活动对肌萎缩侧索硬化症的影响

事实上，基于家族史的 ALS 患者只有 10% 左右，基因–环境的相互作用可能是对 ALS 致病机制较为完善的表述。然而，对 ALS 的研究多集中于基因层面，对环境和生活方式等因素的关注相对较少。可能的环境因素包括吸烟、饮酒、饮食因素、职业暴露、体育锻炼、创伤性脑损伤等，这些环境因素极有可能引发运动神经元退化，进而导致 ALS 的连锁反应。

一、吸　　烟

根据循证医学的分析结果，吸烟被认为是 ALS 的潜在致病因素之一。众所周知，烟草燃烧能够产生多种不同的化学物质，其中尼古丁、甲醛等毒性物质被认为是增加 ALS 患病风险的主要毒性物质。尽管烟草对 ALS 发病的作用机制尚不完全清楚，但有研究表明，烟草烟雾中的毒性成分可能通过多种途径增加 ALS 的发病风险，包括炎症、氧化应激及由重金属或其他化学物质引起的神经毒性作用。烟草的烟雾中含有甲醛，有研究表明，甲醛吸入增加与 ALS 的死亡率呈正相关。人体中含有对氧磷酶，烟雾中的有害物质能抑制对氧磷酶的活性，导致细胞内 DNA 氧化损伤，进而导致细胞凋亡。对氧磷酶基因突变可能会导

致对氧磷酶功能缺失，引起体内氧化应激功能异常，进而引发 ALS。有研究认为，脂质过氧化物（lipid peroxide，LPO）可能是吸烟者发生氧化应激的潜在生物标志物，吸烟可能会提高体内 LPO 水平，LPO 越高表明机体内的氧化应激越强，但吸烟与 ALS 的确切关系仍没有定论。烟草烟雾中还含有其他对神经系统有毒害作用的物质，包括重金属，如镉、铅等。烟草种植过程中使用的农药残留也可能在燃烧后对人体神经系统产生毒害作用。这些神经毒性物质很可能导致神经退行性病变，引起 ALS。一项关于镉参与神经退行性疾病机制的研究发现，镉元素对 SOD1 的活性具有很强的抑制作用。有研究探索 ALS 患者的细胞色素 P450 基因突变与吸烟暴露之间的关系，结果显示编码异型生物质代谢酶的突变可能使其成为散发性 ALS 的易感基因。目前，关于吸烟与 ALS 之间的关联主要包括以下几种可能的假说：①对氧磷酶的活性受到抑制，导致细胞内氧化应激损伤增多，引起细胞异常凋亡；②血管内皮生长因子信号通路受到抑制，局部低氧引发后续反应；③烟草燃烧后产生甲醛，对神经细胞发挥了毒性作用，诱发 ALS；④烟草燃烧后产生的毒性物质导致血清、脑脊液中 LPO 水平升高等。另外，吸烟也会在一定程度上导致 DNA 甲基化异常，尽管这种异常是部分可逆的，但是吸烟的效应在后期甚至戒烟后在不同程度上仍是长期存在的。吸烟不仅增加了罹患 ALS 的风险，同时也和较短的 ALS 生存期有关，即吸烟会导致 ALS 的预后变差。虽然目前的研究结果仍未能明确吸烟与 ALS 的关系，但可以肯定的是，与男性 ALS 患者相比，吸烟对女性患者的发病率和死亡率的影响更为明显，尤其是绝经后妇女，风险更高。许多专家认为，吸烟之所以与女性 ALS 患者之间的联系更为紧密，是因为香烟燃烧后烟雾中的化学物质在男女体内存在代谢差异。许多烟雾成分在人体内是通过氧化和共轭作用代谢的，然而这些烟雾成分在女性体内更多是依靠氧化而不是共轭作用，这就导致女性在代谢烟雾的过程中蓄积了更多的有毒中间代谢物和更多的氧化应激产物。

二、饮　酒

酒精是一种人们在日常生活中接触频率较高的化学物质，酒精接触被认为与 ALS 发病存在一定的相关性。目前，关于饮酒和 ALS 发病风险之间的关联研究，结论尚未统一。酒精对 ALS 的发病究竟属于危险因素还是保护因素，目前的研究也并没有得出一致的定论。众所周知，酒精能够透过血脑屏障进而影响中枢神经系统，此外，酒精还能影响机体免疫调节功能，改变免疫反应。然而，酒精中的抗氧化剂成分能够延缓谷氨酸盐诱导的神经细胞凋亡。在一项关于酒精与 ALS 发病风险的关系研究中发现，酒精与 ALS 发病之间并无明显的相关性，研究者认为，虽然饮酒者 ALS 发病风险出现了轻度增高，但并无统计学意义。我国的一项针对 ALS 危险因素的研究得出了相反的结论，研究者最终认为饮酒是 ALS 发病的致病因素之一。我国的研究与欧洲的研究得出不同结论的原因主要如下。

（1）我国人群的主要饮酒种类为白酒，酒精浓度通常为 50%～65%，属于烈酒；而红酒、洋酒等酒种通常酒精浓度不超过 40%。葡萄酒、啤酒中含有多种酚类化合物，这些化合物通常具有预防或延缓氧化应激、消除炎症等作用。酒精中的乙醇可增加 γ-氨基丁酸对其受体的作用，从而增加抑制性神经元的活性，最终发挥神经保护作用。

（2）不同人种的酒精代谢方式不同，各色人种对酒精的耐受程度具有明显差别，其中，黄种人中约 80%为酒精敏感型，而白种人中约 5%为酒精敏感型，这与东亚人种中乙醛脱氢酶突变率较高有关。不同人种的酒精代谢方式不同，也导致酒精对于神经系统产生作用的方式和时间不同。因此，为了进一步探索酒精摄入与 ALS 发病风险之间的关系，在未来的研究中需要通过多途径、多方法，并同时考虑酒精摄入模式、酒精类型等多种因素，以更好地确定酒精在 ALS 发病过程中的具体作用。

三、饮 食 因 素

有研究报道了一些与 ALS 发病有关的饮食因素，这些因素包括可能的保护性因素，如膳食纤维、番茄红素、多不饱和脂肪酸和维生素等，也包括可能的危险因素，如脂肪和谷氨酸。饮食中的 ALS 保护性因素多为抗氧化剂。如根据 ALS 风险因素的"谷氨酸假说"，谷氨酸受体的过度兴奋会导致神经细胞内钙离子浓度升高，可能会进一步导致神经元细胞选择性死亡。番茄、蘑菇、奶酪等食物中的谷氨酸含量高，长期过量食用可能会加大罹患 ALS 的风险，不过目前膳食中的谷氨酸是否会影响神经递质传递并没有明确报道。有研究表明，长期摄入含有维生素 E 或多不饱和脂肪酸的食物有助于降低 ALS 的患病风险，因为多不饱和脂肪酸具有抗炎作用，维生素 E 具有抗氧化作用，这两种营养物质在一起还可以发挥协同作用。

四、创伤性脑损伤

创伤性脑损伤（traumatic brain injury，TBI）是否为 ALS 的发病原因之一至今没有明确的结论，但既往的研究倾向认为，创伤性脑损伤会导致神经退行性疾病和认知障碍，可能会增加 ALS 的患病风险。有研究显示，与健康对照组人群相比，ALS 患者人群中具有既往外伤史的人员比例明显更高，且在诸多外伤史患者中，凡是曾经具有头颈部外伤史的患者，其罹患 ALS 的风险会更高，特别是早年时发生过头颈部外伤的患者，ALS 的患病风险会增加，且发生头颈部外伤的次数越多，罹患 ALS 的可能性就越大。慢性外伤性脑病和反复头部损伤也可能导致运动神经继发性损伤，其是导致 ALS 的原因之一。长期反复脑损伤可能诱发运动神经功能缺失，导致皮质厚度减少，胼胝体萎缩，增加创伤性脑病的风险，说明创伤性脑病可能在 ALS 甚至是神经退行性疾病的发病过程中起到了一定的影响作用。创伤性脑损伤、头颈部外伤等增加 ALS 患病可能性的机制尚不完全清楚，但推测可能是基于以下可能机制的一种或几种联合：①创伤性脑损伤造成的局部性脑损伤（脑挫伤、局部硬膜下血肿）或广泛性脑损伤（轴索损伤）等，可直接导致皮质受损，造成运动神经元死亡，伤者出现 ALS 的临床表现；②创伤性脑损伤或头颈部外伤可引起脑内炎性细胞激活，引发异常的炎症反应，炎症反应可通过下游的途径诱导 ALS 等神经退行性疾病发生；③创伤性脑损伤或头颈部外伤等外伤导致脑内小胶质细胞激活、血脑屏障破坏、线粒体功能障碍、过氧化物自由基产生及 tau 蛋白异常聚集等，进而诱导 ALS 发生。

五、高强度体育活动与职业暴露

有报道称，某些行业的职业暴露会增加从业者罹患 ALS 的风险，最主要指的是高对抗性及高危险性运动的职业运动员和军人。高对抗性运动的职业运动员，如橄榄球运动员、足球运动员、拳击手、赛车手等，由于职业的特殊性，在比赛中甚至是日常训练中，特别容易发生创伤性脑损伤或头颈部外伤。类似地，战场上的军人也时刻面临着枪伤、炮弹炸伤的风险，因此，他们罹患 ALS 甚至是其他神经退行性疾病的可能性比其余职业的从业人员要高。有大量研究关注参军与 ALS 发病之间的关系，2017 年的一份研究报道结果认为 ALS 的发病与参军有明确相关性，同时也提出，军人职业的特殊性导致其更易暴露于外伤、毒物等其他危险因素。也有人提出类似观点，认为海湾战争发生地的沙漠土壤中含有大量 L-BMAA 等神经毒性物质，士兵因吸入大量粉尘而导致 ALS 的罹患率升高。2010 年的一篇研究发现，有头部外伤的退伍军人较无头部外伤的退伍军人 ALS 的患病率升高。危险职业从业者也包括木匠、建筑工人、电力工人、农场工人、实验室技术人员、皮革工人、橡胶工人、烟草工人等。这些职业可能涉及化学制品、毒物吸收及金属暴露和电磁场暴露等。总体来说，职业与 ALS 发病相关性的研究需要进一步完善，因为职业暴露与其他危险因素之间有较多重合，研究难度更大。

（乐卫东　许　慧）

参 考 文 献

郭永强，李森，张海鸿，等，2017. 肌萎缩侧索硬化发病机制的研究进展. 中国康复理论与实践，23（6）：685-689.

Arseni D，Hasegawa M，Murzin A G，et al，2022. Structure of pathological TDP-43 filaments from ALS with FTLD. Nature，601（7891）：139-143.

Ash P E A，Dhawan U，Boudeau S，et al，2019. Heavy Metal Neurotoxicants Induce ALS-Linked TDP-43 Pathology. Toxicol Sci，167（1）：105-115.

Beijer D，Kim H J，Guo L，et al，2021. Characterization of HNRNPA1 mutations defines diversity in pathogenic mechanisms and clinical presentation. JCI Insight，6（14）：e148363.

Brown A L，Wilkins O G，Keuss M J，et al，2022. TDP-43 loss and ALS-risk SNPs drive mis-splicing and depletion of UNC13A. Nature，603（7899）：131-137.

Castanedo-Vazquez D，Bosque-Varela P，Sainz-Pelayo A，et al，2019. Infectious agents and amyotrophic lateral sclerosis：another piece of the puzzle of motor neuron degeneration. J Neurol，266（1）：27-36.

Chen S，Zhang X，Song L，et al，2012. Autophagy dysregulation in amyotrophic lateral sclerosis. Brain Pathol，22（1）：110-116.

DeJesus-Hernandez M，Mackenzie I R，Boeve B F，et al，2011. Expanded GGGGCC hexanucleotide repeat in noncoding region of C9ORF72 causes chromosome 9p-linked FTD and ALS. Neuron，72（2）：245-256.

Dunlop R A，Guillemin G J，2019. The Cyanotoxin and Non-protein Amino Acid beta-Methylamino-L-Alanine（L-BMAA）in the Food Chain：Incorporation into Proteins and Its Impact on Human Health. Neurotox Res，36（3）：602-611.

Franz C K，Joshi D，Daley E L，et al，2019. Impact of traumatic brain injury on amyotrophic lateral sclerosis：from bedside to bench. J Neurophysiol，122（3）：1174-1185.

Gitcho M A，Baloh R H，Chakraverty S，et al，2008. TDP-43 A315T mutation in familial motor neuron disease. Ann Neurol，63（4）：535-538.

Kim G，Gautier O，Tassoni-Tsuchida E，et al，2020. ALS Genetics：Gains，Losses，and Implications for Future Therapies. Neuron，108（5）：822-842.

Korobeynikov V A，Lyashchenko A K，Blanco-Redondo B，et al，2022. Antisense oligonucleotide silencing of FUS expression as a therapeutic approach in amyotrophic lateral sclerosis. Nat Med, 28（1）: 104-116.

Kwiatkowski T J J, Bosco D A, LeClerc A L, et al, 2009. Mutations in the FUS/TLS Gene on Chromosome 16 Cause Familial Amyotrophic Lateral Sclerosis. Science, 323（5918）: 1205-1208.

Llibre-Guerra J J, Lee S E, Suemoto C K, et al, 2021. A novel temporal-predominant neuro-astroglial tauopathy associated with TMEM106B gene polymorphism in FTLD/ALS-TDP. Brain Pathol, 31（2）: 267-282.

Martinelli I, Zucchi E, Pensato V, et al, 2022. G507D mutation in FUS gene causes familial amyotrophic lateral sclerosis with a specific genotype-phenotype correlation. Neurobiol Aging, 118: 124-128.

Peggion C, Scalcon V, Massimino M L, et al, 2022. SOD1 in ALS: Taking Stock in Pathogenic Mechanisms and the Role of Glial and Muscle Cells. Antioxidants（Basel）, 11（4）: 614.

Sahadevan S, Hembach K M, Tantardini E, et al, 2021. Synaptic FUS accumulation triggers early misregulation of synaptic RNAs in a mouse model of ALS. Nature communications, 12（1）: 3027.

Salehi M, Nikkhah M, Ghasemi A, et al, 2015. Mitochondrial membrane disruption by aggregation products of ALS-causing superoxide dismutase-1 mutants. Int J Biol Macromol, 75: 290-297.

Tesauro M, Bruschi M, Filippini T, et al, 2021. Metal（loid）s role in the pathogenesis of amyotrophic lateral sclerosis: Environmental, epidemiological, and genetic data. Environ Res, 192: 110292.

Xu H, Jia C, Cheng C, et al, 2022. Activation of autophagy attenuates motor deficits and extends lifespan in a C. elegans model of ALS. Free Radic Biol Med, 181: 52-61.

Xu X, Zhang J, Li S, et al, 2022. Bone Marrow Stromal Cell Antigen 2: Is a Potential Neuroinflammation Biomarker of SOD1（G93A）Mouse Model of Amyotrophic Lateral Sclerosis in Pre-symptomatic Stage. Front Neurosci, 15: 788730.

Zhang J, Liu Y, Liu X, et al, 2018. Dynamic changes of CX3CL1/CX3CR1 axis during microglial activation and motor neuron loss in the spinal cord of ALS mouse model. Transl Neurodegener, 7: 35.

第六章　肌萎缩侧索硬化症的病理及病理生理

肌萎缩侧索硬化症（ALS）是一组上运动神经元和下运动神经元同时受累的疾病，其核心的病理学改变为运动神经元退行性变。ALS 具有独特而复杂的神经病理学特征，而 ALS 研究的许多进展都是由关键的神经病理学发现所推动的，如通过鉴定 ALS 患者胞内泛素化包涵体，从而发现了 TAR DNA 结合蛋白 43（TAR DNA-Binding Protein-43，TDP-43）的聚集，从而进一步推动 TDP-43 在 ALS 疾病发生发展中的研究。此外，随着病理学研究技术的进展，新的显微镜、影像学技术和新的分子标志物及新的计算机分析方法的出现，研究人员能够在组织、细胞和分子水平可视化深入探讨 ALS 疾病发生发展的病理改变。

本章将介绍 ALS 典型的病理学特点及分子水平的病理学改变。同时将介绍 ALS 不同的临床亚型各自的病理学特征，如仅累及上运动神经元的原发性侧索硬化、仅累及下运动神经元的进行性肌萎缩，以及 ALS 合并额颞叶痴呆（frontotemporal dementia，FTD）。除病理改变外，本章还从影像学改变、神经电生理改变及生化代谢等方面阐述 ALS 的病理生理学改变。

第一节　肌萎缩侧索硬化症的病理改变

ALS 的第一个病理学研究报道可追溯到 1824 年。虽然在整个 19 世纪 50 年代，对此疾病存在各种临床描述，但当时的研究者认为 ALS 主要的临床特征为渐进性肌萎缩、肌肉痉挛及其他运动神经元退行性变导致的神经系统体征。1869 年，Charcot 医生首次将脊髓侧索硬化和脊髓前角运动神经元丢失作为此疾病的主要病理特征，并以此命名此疾病。1909 年，Brodmann 发现 ALS 患者大脑皮质内 Betz 细胞丢失。1962 年，科学家发现了 ALS 患者神经元内嗜酸性包涵体并命名为 Bunina 小体。1988 年，科学家于 ALS 患者的神经元细胞胞质内发现泛素化包涵体，并在 2006 年进一步明确泛素化包涵体主要的组成蛋白为 TDP-43。ALS 的遗传学研究则开始于 1993 年，首先发现超氧化物歧化酶 1（*SOD1*）基因突变与家族性 ALS 之间的关系。至今已经发现超过 30 个基因突变与 ALS 发病相关，各个基因具有独特的神经病理学特征，研究的重点包括 *SOD1*、*TDP-43*、肉瘤融合/在脂肪肉瘤转运蛋白基因（fused in sarcoma/translocated in liposarcoma，*FUS/TLS*）及 9 号染色体开放阅读框 72（chromosome 9 open reading frame 72，*C9orf72*）基因六核苷酸重复序列增多。本节将从 ALS 典型的病理学改变、与胞内包涵体相关的分子病理学改变及 ALS 不同临床亚型的病理改变方面进行阐述。

一、肌萎缩侧索硬化症典型的病理学改变

ALS 是一种进行性的神经退行性疾病，主要累及皮质运动神经元和脊髓前角运动神经元，从而导致患者出现进行性肌无力和肌萎缩。对 ALS 患者进行尸检时通常会观察到脊髓

前角神经根萎缩（图 6-1A）。尸检时 ALS 患者脊髓组织出现前角和侧索明显萎缩（图 6-1B，星形标记为萎缩的前角和侧索）。部分以肢体起病的患者最常出现的临床症状为肢体远端肌肉萎缩，包括手部第 1 背侧骨间肌萎缩（图 6-1D）或小腿肌肉萎缩，其肌肉活检病理为肌纤维大小不一，以及明显群组化萎缩的肌纤维（图 6-1E）。

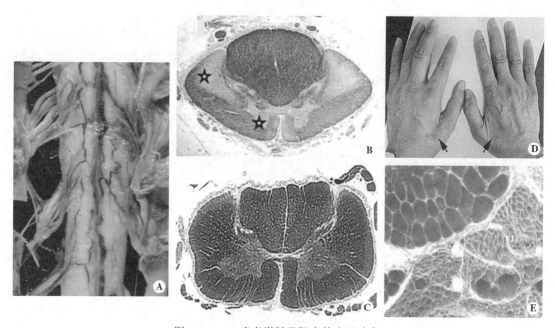

图 6-1　ALS 患者脊髓及肌肉的病理改变

A.ALS 患者脊髓前角神经根明显萎缩；B.ALS 患者脊髓前角和侧索明显萎缩（星形标记），而对照脊髓组织前角和侧索保存完整（C）；D.ALS 患者早期表现出手部肌肉明显萎缩（黑色箭头显示第 1 背侧骨间肌萎缩）；E.ALS 患者肌肉活检可见肌纤维大小不一，肌纤维萎缩及群组化现象

扫封底二维码获取彩图

　　虽然大多数 ALS 患者的大脑在光镜下并不能被直接观察到明显的异常变化。但对部分患者进行尸检时会发现大脑皮质中央前回萎缩，尤其是合并痴呆的 ALS 患者，即在 ALS-FTD 患者中，有可能会发现额叶或颞叶萎缩。除灰质外，也能发现 ALS 患者白质变性，尤其是皮质脊髓束萎缩。

　　ALS 显微镜下的变化主要包括神经元和轴突丢失，这一点在脊髓前角和侧角中表现得尤为突出。脊髓前角整体体积变小，利用常规 HE 染色可以发现脊髓前角大的运动神经元变性和丢失（图 6-2A，图 6-2B）。针对脊髓前角的形态学研究表明，前角所有类型的神经元数目全面减少，而不仅仅限定于大 α 运动神经元。此外，在脑干颅内运动核团及运动皮质中也可发现大的 Betz 细胞变性和丢失。利用快蓝染色可以发现脊髓侧角轴突和髓鞘的变性和丢失（图 6-2C，图 6-2D）。ALS 的其他病理特征包括空泡化现象，即神经元附近出现大的空隙，HE 染色后表现出海绵状的外观。

　　Bunina 小体是一种小的（3～6mm）、圆形至椭圆形的嗜酸性细胞内包涵体，是 ALS 特异性病理改变。这些包涵体主要分布于散发性和家族性 ALS 患者脊髓前角神经元细胞及脑干运动核团神经元细胞中。部分 ALS 患者的海马颗粒细胞和锥体细胞、齿状回嗅皮质、杏仁核、额颞叶表层小神经元和大锥体细胞胞质中也会有 Bunina 小体。但其很少见于 Betz 细胞及眼球运动核的神经元中。Bunina 小体可以用 HE 染色观察（图 6-3A），免疫组化染色可呈现胱抑素 C（cystatin C）阳性和转铁蛋白阳性（图 6-3B），其他神经变性相关蛋白均为阴性，包括 tau、α 和 β 微管蛋白、突触蛋白、淀粉样前体蛋白、胶质细胞原纤维酸性蛋白（GFAP）、α-突触核蛋白和 p62 等。Bunina 小体是否为泛素阳性仍有争议，它们的生物学意义及其在 ALS 疾病进展中的作用也尚不清晰。

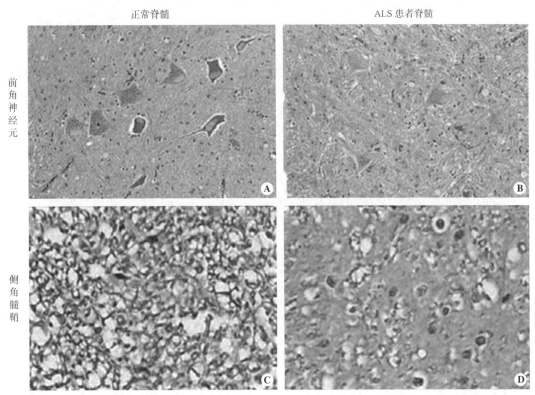

图 6-2　HE 染色显示，与正常对照人群相比（A），ALS 患者脊髓前角神经元数目明显减少（B）；快蓝染色显示，与正常脊髓侧角相比（C），ALS 患者脊髓侧角轴突和髓鞘变性和丢失（D）

扫封底二维码获取彩图

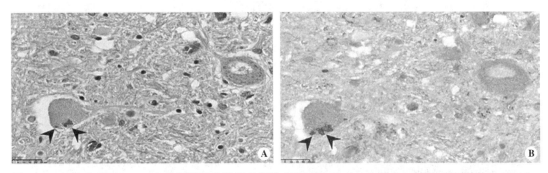

图 6-3　HE 染色显示，ALS 患者脊髓前角神经元细胞内嗜酸性 Bunina 小体（A，箭头所示结构）；Bunina 小体免疫组化显示为胱抑素 C（cystatin C）阳性（B，箭头所示）

扫封底二维码获取彩图

除运动神经元外，小胶质细胞激活在 ALS 的发生发展中发挥非常重要的作用。首先，研究发现小胶质细胞激活与 ALS 中上运动神经元损伤密切相关。激活的小胶质细胞能感受神经元应激，释放各种促炎性细胞因子，从而导致 ALS 患者中枢神经系统内炎症反应激活。这些促炎性细胞因子包括肿瘤坏死因子-α、白细胞介素 1β 等。此外，激活的小胶质细胞还会释放活性氧如超氧阴离子和一氧化氮及趋化因子，从而促进氧化应激反应和炎症反应。但同时，研究也发现，小胶质细胞激活后可释放巨噬细胞集落刺激因子和神经营养因子如胰岛素样生长因子-1，这也提示小胶质细胞激活导致的神经炎症在 ALS 发病过程中可能呈现双方面的作用，一方面促进神经变性，而另一方面也可能维持神经元生长发育和正常功能。

中枢神经系统内胶质细胞除小胶质细胞外，另一大类为星形胶质细胞。在 ALS 尸检和动物模型中均发现，在死亡或退行性变的运动神经元周围，存在反应性增多和激活的星形胶质细胞，其在免疫组化中呈现 GFAP 和钙结合蛋白 S100β 阳性。激活的星形胶质细胞能够释放促炎介质如环氧化酶 2、诱导性一氧化氮合成酶和神经元特异性一氧化氮合成酶。ALS 患者脊髓腹侧灰质区域 GFAP 阳性星形胶质细胞激活最为明显，其通常与细胞质内透明包涵体及氧化应激标志物相伴行。

此外，有研究发现 ALS 模式动物中神经肌肉接头数目减少及功能障碍（图 6-4）发生于前角运动神经元减少之前，因此有部分学者认为 ALS 的发病可能存在自下而上的模式。其中有学者将 ALS 表述为一种远端运动神经病，虽然这只是部分研究的理论支持，但至少提示神经肌肉接头功能失衡、肌肉组织退变及外周运动神经轴索减少变性在 ALS 的发病中可能发挥重要的作用。自下而上的发病模式学说也为外周肌内注射治疗 ALS 提供了理论支持。

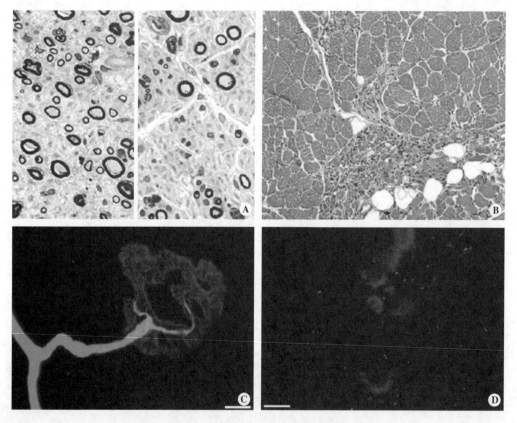

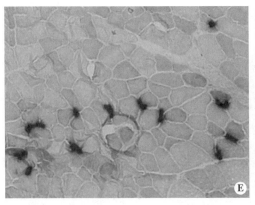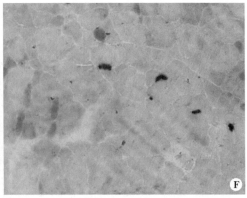

图 6-4 ALS 周围神经、神经肌肉接头及肌肉病理改变

A.ALS 患者神经活检可见明显的轴索丢失；B.肌肉活检可见肌纤维大小不一及群组化失神经改变；C.正常的神经肌肉接头结构（红色为乙酰胆碱受体标记的肌肉终板；绿色为神经丝蛋白抗体标记的神经末梢）；D.ALS 中神经肌肉接头呈现失神经支配状态，与正常小鼠相比（E），ALS 模型小鼠肌肉中神经肌肉接头数目明显减少（F，棕色染色标记神经肌肉接头）

扫封底二维码获取彩图

二、肌萎缩侧索硬化症分子神经病理改变：包涵体和蛋白质聚集

（一）泛素

在 ALS 中泛素化包涵体的发现可以作为一个推进 ALS 病理生物学研究的关键动力。1988 年，两个研究小组独立发现并报道了在散发性和家族性 ALS 的脊髓前角细胞存在泛素阳性的类似细胞骨架或致密圆形结构（图 6-5A，图 6-5B）。HE 染色或其他常规染色方法均无法检测到这种包涵体。后来在额颞叶变性（frontotemporal lobar degeneration，FTLD）中也发现这种泛素化包涵体，并成为区别 FTLD 伴泛素化包涵体（FTLD with ubiquitinated inclusions，FTLD-U）和 FTLD-tau 或其他类型包涵体的病理诊断标志物。在 ALS 和 FTLD-U 患者中，泛素化包涵体存在于额叶皮质、颞叶皮质、海马的神经元中。除神经元外，泛素化包涵体偶尔也会出现于胶质细胞中。免疫组化研究发现，此种泛素化包涵体对其他常见的神经退行性蛋白标志物是阴性的，如 tau 和 a-synuclein。

（二）TDP-43 蛋白

TDP-43 蛋白是一种异质核糖核酸蛋白，具有许多不同的细胞功能，包括维持 mRNA 的稳定性，mRNA 的处理，mRNA 的运输和翻译，以及对剪接的负向调节。2006 年，通过对 ALS 中泛素化包涵体的蛋白解析，发现 TDP-43 蛋白是组成包涵体的主要蛋白成分。此后在 FTLD-U 患者大脑组织中也发现了 TDP-43 阳性包涵体，这一发现将 ALS 与 FTLD-U 联系起来，现共同称为 TDP-43 蛋白病。在正常情况下，TDP-43 在许多组织中表达，包括神经元和胶质细胞，一般表达在细胞核中。散发性 ALS 和大多数家族性 ALS 及 FTLD-U 患者都存在 TDP-43 异常表达，即 TDP-43 出核，并在细胞质中形成病理性聚集物。这种 TDP-43 在胞内重新分布的机制还不明晰，有可能是 TDP-43 在细胞质中的易位，或 TDP-43 从细胞质到细胞核的穿梭过程障碍。利用蛋白免疫印迹分析，研究者在 ALS、FTD-ALS 及 FTLD-U 患者大脑组织中均发现磷酸化 TDP-43 蛋白，提示在这些疾病中 TDP-43 发生了翻译后修饰。同时，进一步组化共染色发现，在 FTD-ALS 患者中，泛素化 TDP-43 的阳性包涵体同时能被磷酸化的 TDP-43 共染，说明 TDP-43 蛋白的翻译后修饰有可能在疾病发展中发挥重要作用。

通过病理学分析，我们可以在患者体内发现不同形态的 TDP-43 阳性包涵体，如纤细/粗大骨架状、点状或密集的圆形包涵体（图 6-5C，图 6-5D）。纤细/粗大骨架状 TDP-43 阳性包涵体在上运动神经元和下运动神经元中出现的频率相似，而点状或密集的圆形包涵体则偏向出现于脊髓前角运动神经元中。

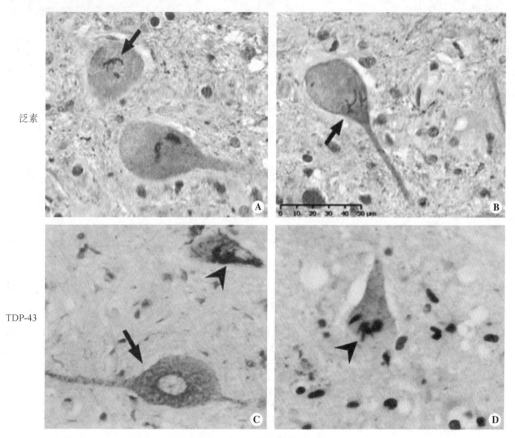

图 6-5　ALS 分子神经病理改变

A、B.泛素免疫组化显示，在 ALS 患者脊髓前角神经元中存在丝状或致密圆形的泛素化包涵体；C、D.TDP-43 免疫组化显示，ALS 患者神经元中存在骨架状、点状或密集的圆形 TDP-43 阳性包涵体

扫封底二维码获取彩图

现在研究发现，TDP-43 阳性包涵体并非 ALS、FTD-ALS 及 FTLD-U 所特有的病理学特征，研究者在阿尔茨海默病、路易体痴呆、关岛型帕金森病–痴呆综合征、创伤后脑病和其他神经退行性疾病中也发现 TDP-43 阳性包涵体的存在。在年龄大于 65 岁的老年人群中，超过 30%在颞叶会发现 TDP-43 阳性包涵体。这种发现与老年人是否存在认知障碍或精神异常无关，提示 TDP-43 蛋白的聚集和错误折叠可能由机体衰老过程自发导致。

三、肌萎缩侧索硬化症不同临床亚型的病理改变

很长一段时间内，ALS 指一种上运动神经元和下运动神经元同时受累的疾病。但在临床诊疗过程中，发现其存在其他不同的临床亚型，如仅累及上运动神经元的原发性侧索硬化、仅累及下运动神经元的进行性肌萎缩，以及合并额颞叶痴呆的 ALS-FTD。这些临床亚型，到底是具有不同生物学特性的不同疾病实体，还是一个疾病的不同临床发展阶段，一直是研究者探讨的焦点。从现在的研究证据看，更多的研究倾向不同临床亚型可能是疾病进展不同阶段的不同临床表现。首先，不同临床亚型之间具有类似的神经病理学改变，区别在于解剖学部位不同而非生物学差异；其次，不同临床亚型可发生临床转化，如原发性侧索硬化或进行性肌萎缩随着病情进展，可最终转化为 ALS。在此，针对 ALS 常见的临床亚型如原发性侧索硬化、进行性肌萎缩及合并额颞叶痴呆的 ALS-FTD，从主要的神经病理表现角度分别进行阐述。

（一）原发性侧索硬化

原发性侧索硬化（primary lateral sclerosis，PLS）患者在临床上一般表现出上运动神经元受累的症状，而下运动神经元很少受累。PLS 的发病率不高，仅占 ALS 的 0.5% 左右。PLS 的病理学特征大部分与 ALS 类似，包括神经元内发现 TDP-43 阳性包涵体。同时，研究发现，PLS 的病理变化包括神经元丢失、轴突丢失和脱髓鞘，以及胞内包涵体不仅出现于上运动神经元，也会出现于脊髓前角下运动神经元。而 PLS 与 ALS 不同之处为脱髓鞘主要发生的解剖部位不同，ALS 脱髓鞘最常见的部位是额叶上回，而 PLS 则最常见于胼胝体。当然还需要更多的研究来证明 PLS 中的其他病理学改变特点，如泛素化包涵体及 Bunina 小体的分布特点等。

（二）进行性肌萎缩

与 PLS 相反，进行性肌萎缩（progressive muscular atrophy，PMA）患者在临床上一般仅表现出下运动神经元受累的症状，上运动神经元很少受累。尽管临床主要是下运动神经受累的表现，但神经病理学研究发现，即使患者没有上运动神经元受累的症状或体征，患者的皮质脊髓束也会出现显著变性。在 PMA 患者的尸检病理中，利用 CD68 进行免疫组化染色，结果除脊髓运动神经元外，在超过 50% 的 PMA 患者中都发现皮质脊髓束及大脑运动皮质受累，受累模式与 ALS 患者类似。此外，PMA 患者上/下运动神经元内均发现存在泛素阳性和 TDP-43 阳性包涵体及 Bunina 小体。遗传学研究也发现 PMA 和 ALS 患者之间有基本相似的基因突变频率，提示两种疾病之间的遗传重叠。因此，神经病理学和遗传学方面的证据均提示 PMA 应该属于 ALS 疾病谱内，而非一个完全不同的疾病类型。

（三）合并额颞叶痴呆的 ALS-FTD

在很长的一段时间内，研究者认为 ALS 仅累及运动系统，患者不存在认知功能障碍，

甚至有诊断标准将认知功能障碍作为 ALS 的排除标准。后来,基于流行病学调查发现,ALS 患者中 21.8%~50.3%存在不同程度的认知功能障碍,其中一部分进展为 FTD。同时也有临床发现 FTD 进展期的患者也可出现 ALS 的临床表现。甚至同一家系中患者可同时患有 ALS 和 FTD。ALS 和 FTD 不仅在临床症状上存在重叠,在遗传学和神经病理层面也存在明确的重叠。在绝大多数 ALS 和 FTLD-U 患者中可发现神经元中存在 TDP-43 阳性包涵体。*FUS* 突变的 ALS 患者和一部分 FTD 患者神经元内则发现 FUS 阳性蛋白质聚集体。

随着遗传学的发展,近年来陆续发现一些基因突变既可以导致 ALS 表型,也可导致 FTD 表型,甚至可以同时表现为 ALS 和 FTD。因此,临床表现、神经病理学及遗传学方面的重叠将 ALS 和 FTD 紧密联系到一起,并构成了一个连续的 ALS-FTD 疾病谱,尤其是 2011 年 *C9orf72* 基因 GGGGCC 六核苷酸重复序列的发现,进一步增强了 ALS 和 FTD 的遗传学联系。ALS 和 FTD 具有类似的病理学改变,包括神经元丢失、胶质细胞增生及神经元胞质内存在 TDP-43 阳性包涵体。但与 TDP-43 蛋白病不同的是,*C9orf72* 基因 GGGGCC 六核苷酸重复序列导致的 ALS-FTD 患者,神经元包涵体中存在二肽重复蛋白(这部分将在本章第二节中详细介绍)。总之,ALS-FTD 是介于 ALS 和 FTD 之间的一种疾病类型,在病理学和遗传学方面同时也有相互之间的重叠性。现在 ALS 和 FTD 的临床诊断也已经根据最新的遗传学和分子病理学进展进行了修订,希望能够促进对疾病发病机制的深入认识。

ALS 这一疾病的命名本身就是基于其病理学特征:肌萎缩和脊髓侧索硬化。随着对 ALS 疾病临床表型、遗传学及分子生物学认识的迅速进展,以及新的检测技术包括显微镜技术及免疫组化、免疫荧光和原位杂交等技术的不断出现,我们开始深入从微观和分子层面认识 ALS 病理改变的意义。同时,我们也发现 ALS 疾病病理改变的复杂性和多样性,这些都需要进一步深入分析探索。

第二节　家族性肌萎缩侧索硬化症:遗传学和病理学改变

ALS 大多数在 50 岁以上发病,根据病因 ALS 可分为两种临床类型,即散发性 ALS 和家族性 ALS,其中 90%以上的病例为散发性 ALS。家族性 ALS 最为常见的遗传方式为常染色体显性遗传,除此之外还有常染色体隐性遗传和 X 连锁遗传等不同的遗传方式。之前已经发现并报道与 ALS 发病相关的基因 30 余个,而其中最为常见的突变发生于 *SOD1*、*TDP-43*、*FUS* 及 *C9orf72* 基因。其中每个基因突变所导致的家族性 ALS 具有其相对独特的神经病理学表现,在本节中我们就最为常见的几种基因突变所导致 ALS 的病理变化进行简要阐述。

(一) SOD1

1993 年,Rosen 等发现 *SOD1* 基因突变与 ALS 发病相关,其是第一个被发现的与 ALS 有关的基因,至今已发现 *SOD1* 基因有 150 多种与 ALS 相关的突变类型,包括点突变、插入和缺失等,占全部家族性 ALS 的 20%左右。SOD1 在体内可以将超氧自由基转化为过氧化氢和氧气从而抑制氧化应激反应,SOD1 在体内自由基清除方面发挥至关重要的作用,因此 *SOD1* 基因突变可导致超氧化物累积。除此之外,研究表明,突变的 SOD1 蛋白可以影响细胞内部多种分子生物学通路，包括 RNA/DNA 代谢，线粒体功能，内质网、高尔基体及蛋白酶体功能，神经微丝和轴突运输，从而导致 ALS 发生。因此，有众多研究探讨 *SOD1* 基因突变导致 ALS 疾病的神经病理改变。

总体来说，*SOD1* 基因突变的 ALS 患者中下运动神经元的退化变性损伤要重于上运动神经元。脊髓前角运动神经元中可发现透明的、不易染色的蛋白包涵体，通过免疫组化分析发现这种包涵体呈现泛素染色阳性、SOD1 染色阳性，同时还包含磷酸化的神经丝和各种伴侣蛋白。利用异常折叠 SOD1 蛋白特异的抗体进行免疫组化染色，在 *SOD1* 基因突变的 ALS 患者脊髓前角运动神经元内可见阳性染色的 SOD1 蛋白聚集体（图 6-6A），在对照脊髓中并不能发现这种异常蛋白聚集体（图 6-6B）。同时染色分析中比较特别的发现为在 ALS 患者大脑皮质的 Betz 细胞中也不存在这种 SOD1 异常折叠导致的蛋白聚集体（图 6-6 C）。

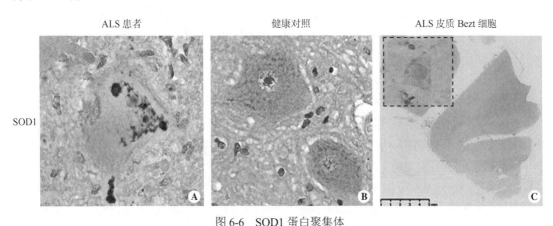

| ALS 患者 | 健康对照 | ALS 皮质 Bezt 细胞 |

图 6-6　SOD1 蛋白聚集体

A.*SOD1* 基因突变的 ALS 患者脊髓前角运动神经元内可见阳性染色的 SOD1 蛋白聚集体；B.对照脊髓中无异常蛋白聚集体；C.*SOD1* 基因突变的 ALS 患者大脑皮质的 Betz 细胞中无 SOD1 蛋白聚集体

扫封底二维码获取彩图

需要注意的是，这种胞内包涵体 TDP-43、磷酸化的 TDP-43 及 FUS 染色均为阴性，这也是 *SOD1* 基因突变导致家族性 ALS 的特征性病理改变之一。而大量的研究表明，在散发性 ALS 患者中，神经元内存在大量泛素阳性、TDP-43 阳性的包涵体。据此病理变化的不同，有学者认为 *SOD1* 基因突变导致家族性 ALS 和散发性 ALS 之间的发病机制和分子生物学方面存在明确差异。另外，不管是 *SOD1* 基因导致家族性 ALS 还是散发性 ALS，都能发现 SOD1 蛋白异常折叠所形成的胞内蛋白包涵体，这提示家族性 ALS 和散发性 ALS 在发病机制方面存在共通之处。因此，对于 *SOD1* 基因导致家族性 ALS 还是散发性 ALS 的发病机制，现在更倾向既存在重叠又存在差异，具体还需要更多的研究证据明确。

（二）TDP-43

2008 年 *TARDBP* 基因（编码 TDP-43 蛋白）的发现对 ALS 发病机制研究具有里程碑式的意义，ALS 的研究开启了一个新的篇章，2%～5%的家族性 ALS 由 *TARDBP* 基因导致。

TDP-43 含有 414 个氨基酸，是一个进化相对保守的 DNA 和 RNA 结合蛋白，其含有 2 个 RNA 识别域和一个甘氨酸富含域。已知的突变位点几乎均位于甘氨酸富含域，该结构域主要负责调控靶基因表达和参与蛋白–蛋白相关作用。TDP-43 在 ALS 和 FTD 的发病中都发挥着重要的作用。

TDP-43 蛋白正常情况下主要定位于神经元核内，主要的功能是参与 RNA 的加工包括 mRNA 的剪切、运输及稳定等过程。ALS 中典型的病理表现是胞质内出现大量 TDP-43 阳性包涵体，同时伴随正常 TDP-43 核蛋白表达减少，因此，有研究提示胞质内获得性毒性及核功能丢失两种机制在 *TARDBP* 基因突变导致的 ALS 中有可能同时发挥作用。

在一项针对 *TDP-43* G298S 位点突变的研究中，研究者在中枢神经系统的不同部位均发现 TDP-43 阳性包涵体的出现，包括黑质、齿状回、扣带回、杏仁核、额叶和颞叶皮质。在散发性 ALS 患者中也能发现 TDP-43 和磷酸化 TDP-43 阳性包涵体，但是就出现频率来说，家族性 ALS 患者神经元内 TDP-43 阳性包涵体的数量更多，出现频率更高。

（三）FUS

2009 年，研究者在家族性 ALS 患者家系中发现了 *FUS* 基因突变，遗传学上 *FUS* 突变占 5%左右的家族性 ALS。FUS 蛋白是一种具有多种生物学功能的 DNA/RNA 结合蛋白。其主要位于细胞核内，但可以在细胞质和细胞核之间穿梭。与 TDP-43 蛋白类似，FUS 蛋白在 RNA 转录、RNA 剪接和微 RNA（microRNA，miRNA）加工等过程中发挥重要作用。*FUS* 基因突变位点多数位于蛋白的核定位序列，导致其胞质和胞核间穿梭障碍，FUS 蛋白异常聚集于细胞质中。因此，病理上会发现在 *FUS* 基因突变的 ALS 患者脊髓和大脑神经元内存在较大的、泛素阳性但是 TDP-43 阴性包涵体。这种包涵体存于神经元细胞质内，也存在于胶质细胞内，其形态各异，有细颗粒状、粗颗粒状，也有丝状。现在研究认为这种致病性胞内包涵体的出现与 *FUS* 基因突变导致的 RNA 剪切加工处理障碍及应激颗粒出现有关。此外，与 *TDP-43* 基因突变导致的胞内包涵体不同，*FUS* 突变的病理特点在于在同一个神经元内，既能观察到胞质内致病性包涵体，也能观察到胞核内非致病性 FUS 蛋白聚集体。有研究报道，在散发性 ALS 患者的神经元内也发现 FUS 阳性包涵体，但是这一结论还需要进一步的证据证实。*FUS* 基因某些特定的基因位点突变会导致特别严重的临床症状，而同时在病理水平也有相应的反映。例如，*FUS* P525L 突变患者临床上发病年龄早，而病理上在神经元内会发现大量嗜碱性 FUS 阳性包涵体；*FUS* R521C 突变患者病情进展迅速，病理上在神经元内存在缠结状胞内包涵体，同时在少突胶质细胞内也发现大量的嗜碱性包涵体。

（四）*C9orf72*

近几年在 ALS 研究领域最受关注的发现即 *C9orf72* 基因突变所导致的此基因第一个内含子内 GGGGCC 六核苷酸序列重复数目增多，其是至今为止发现的影响最为广泛的 ALS 相关基因。*C9orf72* 基因位于 9 号染色体长臂 21 区（9p21），其功能至今仍无明确报道，但其在进化为相对保守基因。正常人群中 *C9orf72* 基因第一个内含子 GGGGCC 六核苷酸重复序列的个数为 30 个左右，而在部分 ALS 及 ALS-FTD 患者体内六核苷酸重复序列的个数高达数百甚至上千个。而 *C9orf72* 基因突变及六核苷酸重复序列增多如何导致 ALS 发生至今仍无明确答案。已经提出了 3 种可能共存的疾病机制：①由于 *C9orf72* 表达减少导致单倍体功能不足；②RNA 介导的毒性作用；③通过重复相关的非 ATG 翻译产生易于聚集的二肽重复序列蛋白所导致的神经毒性作用。

2011 年，遗传学研究发现，*C9orf72* 基因 GGGGCC 六核苷酸重复序列数目增多是家族性 ALS 和 FTD 最为常见的遗传学原因。这一方面不仅在遗传学层面将 ALS 和 FTD 联系在一起，而且还将它们与重复扩张类基因病联系在一起。*C9orf72* 基因六核苷酸重复序列增多患者可表现为细胞质内泛素阳性、TDP-43 阳性包涵体增多（图 6-7A），因此单纯从病理改变来说，*C9orf72* 基因突变也可算作 TDP-43 蛋白病的一种。但是 *C9orf72* 基因突变在神经病理层面也有区别于其他 TDP-43 蛋白病的独特性。首先，研究者发现 *C9orf72* 基因突变一个新的独特性病理亚型，特点为细胞质和核内泛素化包涵体呈现磷酸化 TDP-43 阴性，而 p62 阳性。核蛋白 62（nucleoprotein 62，p62）是核包膜的组成部分，参与 mRNA 和蛋白质的细胞核内外运输。此外，p62 在细胞内能够与泛素化的底物蛋白相结合，促进其进入自噬通路进行降解。研究者将此特异性包涵体进行分析发现，p62 与一种未知的泛素化蛋白结合，后者可能是该疾病的病理核心。进一步分析发现，此种核心包涵体的主要构成成分为 *C9orf72* 基因六核苷酸重复序列翻译形成的特殊蛋白。

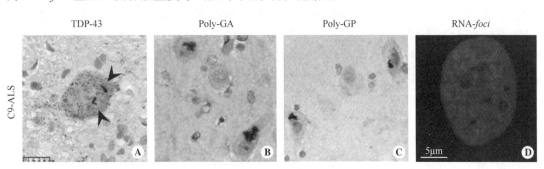

图 6-7 *C9orf72* 基因六核苷酸重复序列增多 ALS 患者（C9-ALS）神经元内存在 TDP-43 阳性包涵体（A），以及 poly-GA（B）和 poly-GP（C）二肽重复序列蛋白阳性包涵体（褐色）；荧光原位杂交（FISH）技术可检测到 C9-ALS 患者神经元内 RNA-*foci*（D，红色荧光标记）

扫封底二维码获取彩图

C9orf72 基因突变的另一个特殊的病理学表现为 GGGGCC 六核苷酸重复的非 ATG 翻译产生易于聚集的二肽重复序列蛋白（dipeptide repeats protein，DRP）。*C9orf72* 基因 GGGGCC 重复序列反义链 CCCCGG 重复也可以进行 RAN 翻译。按照阅读框的不同，GGGGCC 重复和 GGCCCC 重复可以不依赖 ATG 即以 RAN 方式编码多聚甘氨酸–丙氨酸（poly-GA）、多聚甘氨酸–脯氨酸（poly-GP）、多聚甘氨酸–精氨酸（poly-GR）、多聚脯氨酸–精氨酸（poly-PR）及多聚脯氨酸–丙氨酸（poly-PA）五种 DRP。在 *C9orf72* 基因突变患者中枢神经系统的不同部位均可发现这五种 DRP（图 6-7B，图 6-7C）。进一步的免疫组化则发现 DRP 与 p62 蛋白共定位，并广泛表达于中枢神经系统的不同部位，包括额叶、枕叶、

颞叶及中脑、小脑和脊髓等皮质下区域。此外，近期研究发现，在 *C9orf72* 基因突变 ALS 患者细胞质中检测到 poly-GR 和 poly-PR，而这两种重复蛋白有可能在核仁并干扰 RNA 形成，导致"核仁应激"，上述研究表明，RAN 重复蛋白可能在疾病发生过程中发挥着极其重要的作用。

　　C9orf72 基因突变导致 ALS 的第 3 种特殊病理表现是重复序列 RNA-*foci* 的形成。在 *C9orf72* 基因突变 ALS 患者的细胞及组织内都发现了 *C9orf72* 基因 GGGGCC 六碱基重序列编码的正义和反义的 RNA-*foci*，GGGGCC 重复形成的超级发卡结构及 G-正四面体结构（G-quadruplex）会隔离 RNA 结合蛋白并使其失去正常的调节功能，进而损害 RNA 进程导致疾病发生。这些 RNA-*foci* 可以通过荧光原位杂交（FISH）技术进行检测（图 6-7D），且发现 RNA-*foci* 与 TDP-43 有共定位现象。RNA-*foci* 不仅表达于运动神经内，也会存在于小胶质细胞和星形胶质细胞内，并分布于神经系统的多个区域，包括额叶运动皮质、Himalayan、小脑和脊髓组织，甚至在 C9-ALS 患者的淋巴细胞、成纤维细胞及诱导性多能干细胞诱导形成的神经元中都可发现 RNA-*foci* 这种病理性变化。

第三节　肌萎缩侧索硬化症脑功能的影像学研究

　　磁共振成像（magnetic resonance imaging，MRI）和正电子发射体层成像（positron emission tomography，PET）作为成熟的影像学检查手段已经广泛应用于 ALS 的临床诊断和评估。近期研究发现，弥散加权磁共振这种基于 MRI 的神经影像技术为 ALS 的疾病诊断和监测提供了可靠的影像学标记。而氟-18-脱氧葡萄糖（^{18}F-FDG）-PET 在临床 ALS 的诊断和预后评估中也取得了良好的进展。除 ^{18}F-FDG 外，研究者还深入研究和探讨了其他具有应用潜能的新的放射性示踪剂。本章节中，我们将总结目前神经影像学技术评估在 ALS 研究方面的应用和进展，并探讨其在疾病临床和科研研究方面的潜在应用。

一、磁共振成像

（一）常规磁共振成像

　　脑或脊髓的常规 MRI 在 ALS 中不仅能够用于排除颅内其他器质性病变，还能够通过不同的影像序列反映患者脑组织的结构改变。研究发现，ALS 患者 T$_2$ 加权像（T$_2$WI）和 FLAIR 序列上，患者表现为从半卵圆中心到脑干层面双侧皮质脊髓束走行区域的高信号改变，这可能反映了此区域轴突和髓鞘密度降低。进一步分析发现皮质脊髓束区域的高信号与患者上运动神经元损害和球部发病密切相关。此外，部分患者 T$_2$WI 上显示为运动皮质低信号改变，根据病理学及尸检结果分析，可能与运动皮质中小胶质细胞内铁沉积相关。除大脑 MRI 外，ALS 患者脊髓常规 MRI 也可发现皮质脊髓束受累。在 T$_1$WI 和 T$_2$WI 序列上，ALS 患者颈髓前外侧柱呈高信号改变。与大脑 MRI 信号改变相比，颈髓高信号改变特异性更高。因此有学者认为，T$_2$WI 上运动皮质低信号及皮质脊髓束高信号可视为 ALS 患者上运动神经元损害的影像学标志，并可用于监测疾病的进展。但这一观点仍需要进一步的研究结果支持证明。

（二）结构磁共振成像

结构磁共振成像（sMRI）利用高空间分辨率 MRI 技术检测大脑的形态结构，并对灰质、白质的体积和形态进行分割和量化。通常包括基于体素的形态学测量法（voxel-based morphometry，VBM）和基于表面的形态学测量法（surface-based morphometry，SBM）。VBM 可以在特定大脑区域进行灰质和白质体积的测量。众多研究者尝试探讨 ALS 患者运动皮质与非运动皮质是否存在 VBM 上的差异，但是至今仍未有明确的研究结论。针对此进行的荟萃分析发现，ALS 患者右侧中央前回、左侧顶盖、左侧豆状核、右侧扣带回及扣带回旁灰质体积明显缩小，同时右侧中央前回灰质萎缩程度与疾病病程长短呈正相关，VBM 有可能是评估 ALS 病情严重程度的潜在生物标志物。SBM 主要用于测量皮质厚度，而皮质厚度是反映运动皮质变化的关键指标。多项研究均表明，ALS 患者运动皮质 SBM 明显下降，而且是上运动神经元变性的特异指标，在单纯下运动神经元广泛受累的患者中并未发现 SBM 下降，因此 SBM 可作为 ALS 敏感的诊断指标之一。一项纵向 SBM 研究表明，ALS 皮质变薄从运动前皮质向额叶、颞叶和顶叶区域发展，这种进展模式和 ALS 病理变化相一致。研究提示 SBM 可能是反映 ALS 患者运动皮质局灶性萎缩的可靠和敏感指标。

（三）弥散张量成像

弥散张量成像（diffusion tensor imaging，DTI）主要通过检测水分子扩散的方向和速率定量反映组织微观结构和神经纤维走行、受损程度等信息，多用于分析大脑和脊髓内白质的微观病理改变。定量分析的常用参数包括部分各向异性（fractional anisotropy，FA）、轴向扩散率（axial diffusivity，AD）、径向扩散率（radial diffusivity，RD）和平均扩散系数（mean diffusivity，MD）。其中，FA 是白质纤维各向异性的主要指标，与髓鞘完整性、白质纤维密度及纤维间的平行度密切相关。大量研究提示，ALS 患者皮质脊髓束 FA 值降低，RD 值和 MD 值升高，其中内囊后肢变化最为明显，且 FA 值降低与 ALS 疾病进展、功能评分（ALSFRS 评分）和 UMN 评分显著相关。此外，研究还发现，与其他部位起病 ALS 患者相比，球部起病的 ALS 患者 FA 值降低更为明显。因此针对 ALS 患者的皮质脊髓束的 DTI 有可能是疾病诊断和随访的潜在生物标志物。

脊髓 DTI 发现，与健康对照相比，ALS 患者脊髓前外侧柱 FA 值明显降低，而 RD 值增加，尤其是下段颈髓更为明显，提示 ALS 中运动传导通路明显受累，结果与病理中神经元变性改变相一致。

二、正电子发射体层成像

（一）葡萄糖代谢显像

以 ^{18}F-FDG 作为显像剂的 PET 是最早被用于反映脑组织代谢功能的 PET，能反映组织葡萄糖的代谢情况。早在 19 世纪 80 年代已经有研究者应用 FDG-PET 评价 ALS 患者脑内葡萄糖代谢情况。但 2010 年以后才报道了较大样本的临床研究结果。一项基于 195 例 ALS 患者的研究发现，ALS 患者前额叶及视觉皮质区的葡萄糖代谢明显低于健康对照，而中脑葡萄糖代谢高于健康对照。该研究发现 ^{18}F-FDG-PET 对 ALS 诊断的敏感度为 95.4%，特异度为 82.5%，提示 ^{18}F-FDG-PET 有可能是 ALS 临床诊断的一种有效的辅助检查手段。而另一项较大规模的临床研究的结果也基本一致，[18]F-FDG-PET 发现，与对照人群相比，ALS 患者双侧前额叶及运动中枢呈现葡萄糖低代谢，而在枕叶、颞叶及中脑、小脑、脑桥 ALS 患者呈现葡萄糖高代谢。研究者认为，ALS 患者中脑、脑桥葡萄糖高代谢可能与相应脑区反应性小胶质细胞和星形胶质细胞增生有关。这一代谢变化模式具有 ALS 自身疾病的特异性，在其他神经退行性疾病并未发现。有研究以小脑/中脑 ^{18}F-FDG-PET 高代谢为标准，临床鉴别 ALS 患者和对照人群，准确率高达 99%，这也说明这一影像学标记在 ALS 病理生理特征中的重要性。此外，研究还发现，ALS 患者前额叶低代谢水平提示较低的生存时间，表明这一影像学表现是疾病快速进展和不良预后的潜在风险因素。

^{18}F-FDG-PET 还被应用于识别 ALS 患者中特定的亚组分类，包括执行力和非执行力障碍的额颞叶痴呆。[18]F-FDG 在 ALS 患者中前额叶低代谢和小脑/中脑高代谢与认知障碍的严重程度相关。有研究探讨 ^{18}F-FDG 在 ALS 患者脊髓中分布水平，发现其在脊髓中高代谢和前额叶皮质低代谢，其与疾病的严重程度及死亡风险密切相关。影像学专家通过分析认为，[18]F-FDG-PET 是 ALS 临床诊断的有效辅助检查手段。即使因为技术和经济等多种原因，它还不是 ALS 诊断的常规检查，但 ^{18}F-FDG-PET 结果能够反映疾病的进展和预后，可能是一种 ALS 潜在生物标志物。

（二）胶质细胞正电子发射体层成像

小胶质细胞和星形胶质细胞的过度激活是 ALS 重要的发病机制之一。因此，研究者尝试使用不同机制的显像剂反映脑组织内胶质细胞的激活状态。[11]C-苯二氮䓬类受体 28（PBR28）是一种新的放射性示踪剂，能够特异性识别小胶质细胞和星形胶质细胞线粒体外膜高表达的外周苯二氮䓬类受体，从而反映 ALS 中胶质细胞的激活情况。利用 ^{11}C-PBR28 作为示踪剂进行 PET 检测，结果发现 ALS 患者运动皮质 ^{11}C-PBR28 吸收增加，同时也发现 ALS 患者运动皮质胶质细胞激活与皮质萎缩及患者的临床疾病 ALSFRS 评分呈正相关。[11]C-DED 能特异性地与 B 型单胺氧化酶（MAO-B）结合，以其作为示踪剂能够间接反映脑内星形胶质细胞的状态。研究结果显示 ALS 患者广泛脑组织内 ^{11}C-DED 摄取量高于健康对照，从影像学提示 ALS 患者脑组织胶质增生。此外，其他放射性示踪剂，如小胶质细胞外周苯二氮䓬结合位点的 [11]C（R）PK1195、脑内炎症水平示踪剂 [11]F-DPA-714 及指示氧化应激水平的 [11]Cu-ATSM 等，现在均被应用于 ALS 胶质细胞激活的评估及其与临床疾病进展的关系。

PET 显像因特有的优势，对研究 ALS 脑组织代谢水平变化、受体调控异常、神经胶质细胞激活及特定患者认知功能损害等具有重要的应用价值。但是由于 PET 技术起步晚，ALS 本身属于罕见病，现在多数的 PET 研究存在样本量少、样本均一性差等问题，因此需要进一步大样本量的研究判断 PET 显像在 ALS 患者诊断和疗效评估中的价值。

总之，应用 MRI 和 PET 的研究结果提示 ALS 具有自身独特的神经影像学标志物，并能够反映疾病的病理特征。随着分子影像学技术的不断发展，可以在更精细和更具体的层面研究 ALS 神经变性的系统性及其与临床症状的相关性。不同的影像学技术相结合，构成了 ALS 现在多模式影像学方法，能够为临床工作提供临床诊断、鉴别诊断及病情评估的生物标志物（ALS 多模式影像学方法见图 6-8）。而多中心研究和新的临床研究方法的出现，大样本量的临床研究或荟萃分析的研究结果将为分子影像学在 ALS 临床诊断和疗效评估中的应用提供更为广阔的前景。

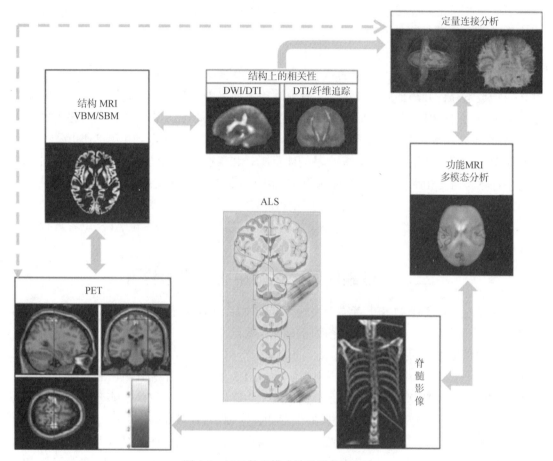

图 6-8　ALS 的多模式神经影像学方法

结构 MRI 包括体积/形态测量技术或皮质厚度的测量（VBM/SBM）及易感性加权成像有助于分析脑结构，而 DTI 及其特定方向的 DTI 显示了 ALS 的微观结构改变，并针对性地解决结构连接问题。功能磁共振成像增加了关于大脑和脊髓功能连接改变的信息。而使用各种放射性载体的 PET 能够通过区域和网络分析揭示分子水平的细微变化

扫封底二维码获取彩图

第四节　肌萎缩侧索硬化症生化代谢异常

一、肌萎缩侧索硬化症的能量代谢状态

全身能量平衡对保持稳定的体重和整体健康至关重要。一直以来，ALS 都被公认为是一种高代谢高消耗的疾病，大部分 ALS 患者存在静息能量消耗增加，增加程度可能为 10%～

20%。而家族性 ALS 患者静息能量消耗水平普遍较散发性 ALS 高。同时，在不同的 ALS 转基因小鼠模型包括 SOD1 和 TDP-43 转基因小鼠中也发现能量失衡和高代谢状态。

研究发现，部分 ALS 患者出现饮食变化，主要体现在食物偏好改变包括饱和脂肪摄入增加。这种饮食行为的改变可能影响患者的生存。这种饮食偏好则可能涉及下丘脑黑皮质素代谢通路。下丘脑黑皮质素代谢通路是能量平衡和摄入的重要调节通路，而 ALS 中能量失衡可能与此通路紊乱相关。但是，研究者在 SOD1 G93A 转基因模型小鼠中，通过敲除黑皮质素受体 4 减少能量消耗并没有改善模型小鼠的运动功能和生存时间。因此，此代谢通路在 ALS 疾病进展的作用目前尚无定论。

但是，体重下降是 ALS 患者的一个重要的预后因素。研究发现，ALS 患者发病前就存在体重指数下降，并与预后显著相关。欧洲一项大型多中心队列研究结果显示，低体重的受试者患 ALS 的风险明显增加，纵向研究提示体重增加和 ALS 患病风险成反比。另一项针对 ALS 患者和健康对照的研究发现，ALS 患者体重指数在起病前 10 年迅速下降，直至诊断时明显低于对照组。起病前 3 个月的体重减轻和疾病进展速度密切相关，同时预示较低的生存率。与之相反，诊断前身体脂肪量、皮下脂肪量高及血清瘦素水平低都与 ALS 死亡风险降低相关。同时，应该意识到 ALS 患者的体重及体重指数变化与多种因素相关，虽然体重减少对 ALS 患者生活质量有不良影响，但是超重及肥胖是否对 ALS 患者具有保护作用仍存在争议。

二、肌萎缩侧索硬化症中脂类代谢异常

研究发现，大多数 ALS 患者临床表现为低脂血症。而临床研究则表明高脂血症是 ALS 的良性独立预后因素，诊断时高低密度脂蛋白/高密度脂蛋白（LDL/HDL）比值的患者，其中位生存期延长 13 个月。此外，血清胆固醇和脂蛋白 E 水平提高与 ALS 患者生存期延长及延缓疾病进展呈正相关。另一项研究则显示，ALS 患者的血脂和呼吸功能存在正相关。利用 SOD1 G93A 转基因小鼠发现，低脂血症发生在转基因小鼠发病之前，而相应的高脂饮食饲养可显著延长转基因 ALS 小鼠的生存期，这提示脂质代谢异常可能参与到 ALS 的发病，而非仅仅是疾病进展中神经肌肉退化的结果。进一步利用在肌肉组织中特异性表达 SOD1 G93A 的转基因小鼠，研究者发现肌肉组织特异性转基因小鼠脂质分解增加和肌肉纤维内脂肪沉积抑制。这些数据表明，SOD1 G93A 转基因小鼠出现肌肉组织的代谢异常，会优先使用脂质作为能量供应，而这种代谢改变发生在疾病出现症状之前，并独立于神经元的退行性变。在另一种 ALS 的小鼠模型，TDP-43 基因敲除模型中，研究发现 TDP-43 基因敲除小鼠出现早期的胚胎致死，而出生后进行条件性敲除 TDP-43 的小鼠则表现出体重下降、脂肪耗尽和快速死亡，这表明 TDP-43 在调节能量代谢方面具有重要作用。反之，过表达 TDP-43 基因可导致小鼠出现脂肪沉积和脂肪细胞肥大增生。这些研究结果均表明 TDP-43 可参与调节体内脂肪代谢。

基于以上发现，临床研究探讨了他汀类降脂药物对 ALS 疾病进程的影响。2008 年一项前瞻性队列研究，针对他汀类降脂药物对 ALS 疾病进展速度、肌肉痉挛的严重程度及 ALS 患者的血清肌酸激酶水平的影响进行了分析。研究发现，与对照组相比，他汀类药物组 ALS 患者 ALSFRS-R 评分下降率明显增加，表明他汀类药物治疗组较对照组病情进展更为显著，

同时患者肌肉痉挛频率更高，病情的严重程度更重。但是，对于他汀类药物与 ALS 疾病的关系，研究界也有不同的声音。2021 年一项荟萃分析纳入了 3 项病例对照研究和 1 项队列研究，针对他汀类药物使用和 ALS 之间的关系进行了统计分析。结果并未发现他汀类药物使用和 ALS 进展之间存在明确的联系。这些研究结果提示有必要进行大规模的前瞻性随机对照研究以进一步明确降脂药物和 ALS 疾病进展的关系。

三、肌萎缩侧索硬化症中糖代谢异常

非常有意思的一项研究发现，存在糖尿病的 ALS 患者较无糖尿病的患者起病时间延迟了 4 年，并且不影响 ALS 疾病的进展和患者生存期。因此，有学者认为，糖尿病有可能是 ALS 的一种"保护"因素。丹麦一项包含 3650 例 ALS 患者的大型研究发现，在 40 岁以上发病的 ALS 患者中，2 型糖尿病与 ALS 的相关性为 0.61（OR=0.61，95%置信区间 0.68～0.91），提示 2 型糖尿病可能是这部分 ALS 患者的保护因素；但在 40 岁以下年轻 ALS 患者中，2 型糖尿病则是其危险因素。瑞典一项包含 5108 例 ALS 患者和 25 540 例健康对照者的临床研究表明，糖尿病可降低 70 岁以上老年人群 ALS 的发病风险。但在我国台湾的研究结果则不同，发现糖尿病可增加男性（尤其是 65 岁以上男性）ALS 的发病风险，在女性或年轻人群中无明显影响。不同研究之间结果的差异，有可能与环境因素及种群差异（遗传因素）有关。

但总之，多数的研究结果趋向糖尿病对 ALS 发生具有保护作用，但这种保护作用仅限于 2 型糖尿病。其具体的机制不清，但可能与 ALS 病程过程中出现的胰岛素抵抗有关。ALS 主要的病理改变发生于大脑皮质、脑干及脊髓前角运动神经元，其均分布于有胰岛素受体家族，与胰岛素样生长因子（insulin-like growth factor，IGF）配体结合后，可通过下游 Grb2-Ras-MAPK 和 PI3K/Akt-mTOR 两条信号通路的级联反应发挥促进神经存活、保护轴突及髓鞘形成和抑制神经元凋亡等神经保护作用。研究证实，ALS 患者具有更高的糖耐量受损（50%～56%）和胰岛素抵抗比例（61%），同时 ALS 患者血清和脑脊液中均表现出胰岛素和（或）IGF-1 水平降低，提示胰岛素抵抗可能参与 ALS 的发病。ALS 与糖代谢之间的关系仍需要更为明确有利的证据证实，进一步通过构建合并 2 型糖尿病的 ALS 转基因动物模型进行深入研究，将有助于探讨 2 型糖尿病对 ALS 的保护作用是因果关系还是单纯的相关性。

基于以上研究，有专家将目光投向糖尿病相关药物对 ALS 疾病的治疗。ALS 的治疗药物利鲁唑被发现能增加 SOD1 G93A 转基因小鼠运动神经元和肌管细胞的葡萄糖转运率，上调细胞膜上的葡萄糖转运体，从而通过其对糖代谢的调节作用发挥神经保护作用。胰高血糖素样肽-1（glucagon-like peptide-1，GLP-1）受体激动剂在动物实验中也表现出保护运动神经元和改善肌肉功能的作用。因此，部分学者认为糖尿病相关药物也有可能在 ALS 治疗中具有应用潜力。但进一步在 SOD1 G93A 转基因小鼠模型中使用不同剂量的二甲双胍均不能改善小鼠的行为学表现，甚至有可能减少模型小鼠的生存时间。而临床试验中，对 ALS 患者进行的随机对照利鲁唑联合吡格列酮治疗试验，也因无效而被提前终止。这些无效的药物干预试验结果提示对 ALS 患者使用降糖药物应持十分谨慎的态度，对于合并糖尿病的 ALS 患者，是否可考虑适当放松对血糖控制的严格程度，这些都需要进一步大规模的临床研究证实。

小　结

本章重点阐述了 ALS 及其不同临床亚型包括原发性侧索硬化、进行性肌萎缩、合并额颞叶痴呆的 ALS-FTD 的病理学及分子病理学改变特征。同时，以遗传学背景为方向，针对性分析了不同基因突变导致的家族性 ALS 患者的特殊性病理学变化。最后，进一步阐述了 ALS 在脑功能影像学研究、肌电水平改变及其与疾病密切相关的糖代谢和脂代谢等生化代谢异常。ALS 虽临床表型多样且复杂，但其核心的病理学改变为神经元尤其是运动神经元的选择性退行性变，以及神经元内包涵体的出现。研究者应用影像学技术及肌电技术在体反映 ALS 患者神经元退行性改变及神经胶质细胞的增生，同时对疾病进行诊断和监测，这些都有助于更加深入理解 ALS 疾病的病理学改变的意义。

（张晓洁）

参 考 文 献

杨天米，曹蓓，商慧芳，2021. 肌萎缩侧索硬化的运动单位估数和运动单位数量指数检测技术的研究进展. 中华神经科杂志，54（3）：290-296.

Bosco D A, Morfini G, Karabacak N M, et al, 2010. Wild-type and mutant SOD1 share an aberrant conformation and a common pathogenic pathway in ALS. Nat Neurosci, 13（11）：1396-1403.

Chang J L, Lomen-Hoerth C, Murphy J, et al, 2005. A voxel-based morphometry study of patterns of brain atrophy in ALS and ALS/FTLD. Neurolog, 65（1）：75-80.

Chiò A, Pagani M, Agosta F, et al, 2014. Neuroimaging in amyotrophic lateral sclerosis：insights into structural and functional changes. Lancet Neurol, 13（12）：1228-1240.

Gagliardi D, Costamagna G, Taiana M, et al, 2020. Insights into disease mechanisms and potential therapeutics for *C9orf72*-related amyotrophic lateral sclerosis/frontotemporal dementia. Ageing Res Rev, 64：101172.

Geevasinga N, Menon P, Yiannikas C, et al, 2014. Diagnostic utility of cortical excitability studies in amyotrophic lateral sclerosis. Eur J Neurol, 21（12）：1451-1457.

Geser F, Prvulovic D, O'Dwyer L, et al, 2011. On the development of markers for pathological TDP-43 in amyotrophic lateral sclerosis with and without dementia. Prog Neurobiol, 95（4）：649-662.

Huynh W, Simon N G, Grosskreutz J, et al, 2016. Assessment of the upper motor neuron in amyotrophic lateral sclerosis. Clin Neurophysiology, 127（7）：2643-2660.

Ince P G, Highley J R, Kirby J, et al, 2011. Molecular pathology and genetic advances in amyotrophic lateral sclerosis：an emerging molecular pathway and the significance of glial pathology. Acta Neuropathol, 122（6）：657-671.

Jankovska N, Matej R, 2021. Molecular pathology of ALS：what we currently know and what important information is still missing. Diagnostics, 11（8）：1365.

Kassubek J, Pagani M, 2019. Imaging in amyotrophic lateral sclerosis：MRI and PET. Curr Opin Neurol, 32（5）：740-746.

Kiernan M C, Vucic S, Cheah B C, et al, 2011. Amyotrophic lateral sclerosis. Lancet, 377（9769）：942-955.

Kioumourtzoglou M A, Rotem R S, Seals R M, et al, 2015. Diabetes mellitus, obesity, and diagnosis of amyotrophic lateral sclerosis：a population-based study. JAMA Neurol, 72（8）：905-911.

Liscic R M, 2017. Als and Ftd：Insights into the disease mechanisms and therapeutic targets. Eur J Pharmacol, 817：2-6.

Mackenzie I R, Rademakers R, Neumann M, 2010. TDP-43 and FUS in amyotrophic lateral sclerosis and frontotemporal dementia. Lancet Neurol, 9（10）：995-1007.

Mariosa D, Kamel F, Bellocco R, et al, 2015. Association between diabetes and amyotrophic lateral sclerosis in Sweden. Eur J Neurol, 22（11）: 1436-1442.

Nolan M, Talbot K, Ansorge O, 2016. Pathogenesis of FUS-associated ALS and FTD: insights from rodent models. Acta Neuropathol Commun, 4（1）: 99.

Okamoto K, Mizuno Y, Fujita Y, 2008. Bunina bodies in amyotrophic lateral sclerosis. Neuropathology, 28（2）: 109-115.

Reischauer C, Gutzeit A, Neuwirth C, et al, 2018. In-vivo evaluation of neuronal and glial changes in amyotrophic lateral sclerosis with diffusion tensor spectroscopy. Neuroimage Clin, 20: 993-1000.

Saberi S, Stauffer J E, Schulte D J, et al, 2015. Neuropathology of amyotrophic lateral sclerosis and its variants. Neurol Clin., 33（4）: 855-876.

Vucic S, Ziemann U, Eisen A, et al, 2013. Transcranial magnetic stimulation and amyotrophic lateral sclerosis: pathophysiological insights. J Neurol Neurosurg Psychiatry, 84（10）: 1161-1170.

Wong C O, Venkatachalam K, 2019. Motor neurons from ALS patients with mutations in C9ORF72 and SOD1 exhibit distinct transcriptional landscapes. Hum Mol Genet, 28（16）: 2799-2810.

Yamanaka K, Chun S J, Boillee S, et al, 2008. Astrocytes as determinants of disease progression in inherited amyotrophic lateral sclerosis. Nat Neurosci, 11（3）: 251-253.

Zheng Z, Sheng L, Shang H, 2013. Statins and amyotrophic lateral sclerosis: a systematic review and meta-analysis. Amyotroph Lateral Sclerosis & Frontotemporal Degeneration, 14（4）: 241-245.

第七章　肌萎缩侧索硬化症的电生理变化

ALS 的诊断缺乏特异性生物学指标，其早期容易被误诊和漏诊，目前诊断主要依靠临床表现和神经电生理检查。当临床考虑为 ALS 时，需要进行神经电生理检查，神经电生理检查可以看作是神经系统体格检查的延伸。在 ALS 中，通过神经电生理检查不仅可以确认临床受累区域为下运动神经元，还可以发现在临床未受累区域也存在下运动神经元病变，有助于与其他疾病鉴别及判断疾病的进展、预后，对 ALS 的诊断起到了不可替代的作用。其中，同芯针肌电图测定、神经传导检查、重复神经刺激测定具有重要的诊断及鉴别诊断价值，其他电生理技术如运动单位数目估计、神经生理指数、电阻抗肌电图有一定的辅助作用，目前多用于临床研究。

第一节　神经与肌肉的电生理性质概述

一、神经与骨骼肌的基本结构与功能

构成神经系统的细胞主要有神经细胞和胶质细胞，神经系统的主要功能活动由神经细胞来承担，胶质细胞起到支持、营养、保护等作用。神经细胞是一类有极性的细胞，又称神经元，分为胞体和突起两部分，突起又分为轴突和树突，轴突通常只有一个，大的细胞轴突较长，直径与长度成正比。胞体和树突负责接受信息、整合信息。轴突产生动作电位并传导信息，轴突末端膨大部分形成突触，内含有大量的突触囊泡，突触囊泡内含有高浓度的神经递质，与另一个神经元或效应器相接触以传递信息。轴突和感觉神经元的长树突又称轴索，轴索分为有髓鞘包裹的有髓神经纤维和无髓鞘包裹的无髓神经纤维。周围神经系统髓鞘组成主要为施万细胞，中枢神经系统主要为少突胶质细胞。一个神经元的胞体和树突产生局部电位，以电紧张的方式传播并整合，在轴突起始段达到阈电位即可暴发动作电位，沿轴突向末梢传导。只有在神经元结构和功能都完整的情况下才能传导兴奋，不同类型的神经纤维兴奋传导速度有很大差别，取决于直径大小、髓鞘有无、髓鞘厚度及温度等。大运动神经元的轴突传导快、神经支配率高。轴突的直径、传导速度和运动单位的大小决定了运动神经元的兴奋性。

肌肉的功能是将化学能转化为机械能，通过收缩产生力和运动，骨骼肌附着于骨骼上，通过跨关节的肌肉收缩产生杠杆运动。神经兴奋产生的冲动传递至神经肌肉接头，通过突触的释放，兴奋骨骼肌并收缩。神经末梢在近骨骼肌处形成一个末端膨大的神经肌肉接头，包括 3 个部分，即突触前膜、突触后膜、突触间隙。突触前膜的胞质内含有突触囊泡，内含乙酰胆碱；突触间隙中充满细胞外液；突触后膜也称终板膜，其上分布着乙酰胆碱受体，属于化学门控阳离子通道。骨骼肌–神经肌肉接头的传递过程是通过乙酰胆碱的介导完成的。突触前膜的去极化和钙离子内流触发突触囊泡释放乙酰胆碱，乙酰胆碱以量子形式释

放，与骨骼肌终板膜上的乙酰胆碱受体结合，引起终板微电位，终板微电位局部扩散达到阈电位，骨骼肌兴奋，通过骨骼肌的肌管系统及钙离子介导引起肌肉收缩。

肌纤维根据组织学和生理学特性分为Ⅰ型肌纤维和Ⅱ型肌纤维，基于其疲劳特征分为慢速耐疲劳纤维、快速耐疲劳纤维、快速易疲劳纤维，根据酶反应特性其分为慢氧化纤维、快氧化糖酵解纤维和快糖酵解纤维。肌球蛋白ATP酶的含量决定了肌纤维收缩的速度。一个前角细胞（又称α运动神经元）及其所支配的所有肌纤维称为一个运动单位，同一运动单位的肌纤维具有相同的组织学特征。骨骼肌包括梭外肌纤维和梭内肌纤维，α运动神经元支配大部分梭外肌纤维，肌梭内的小纤维称为梭内肌纤维，肌梭外的骨骼肌纤维称为梭外肌纤维，两者平行排列。肌梭通常负责单突触的牵拉反射，当肌梭螺旋感受器被牵拉激活时，Ⅰa类和Ⅱ类传入纤维将有关肌肉拉伸的速度和程度的信息发送给脊髓中的α运动神经元，并沿中枢神经系统投射至脑干、小脑、基底神经节和大脑皮质，从而调节运动的控制。每个脊髓节段中的γ运动神经元胞体散在分布在α运动神经元之间，轴突支配梭内肌，肌梭的传入冲动可以引起支配同一肌肉的α运动神经元兴奋，从而引起梭外肌收缩，形成一次牵张反射。在执行过程中，有效的反馈和肌梭活动提供了对运动的监管作用，但可能会有一定的延迟。

二、细胞的电学特征与正常针极肌电图记录电位

（一）细胞的电学特征

细胞的电学特性是肌电图检查的基础。正常肌纤维在静止状态下无电活动，细胞膜内外存在电位差，细胞膜内为负电位，细胞膜外为正电位，静息状态下，细胞膜两侧存在的外正内负相对稳定的电位差称为静息电位。此电位是由肌细胞内外离子浓度不同造成的，相比细胞外液，细胞内液钾离子浓度高，而钠离子和氯离子浓度低，不同的组织之间此电位的大小也不同。人类骨骼肌纤维静息电位约为−90mV，神经细胞约为−70mV，平滑肌细胞约为−55mV等。静息状态下，离子内流和外流相互抵消，保持平衡。动作电位是指细胞受到一个有效刺激时膜电位在静息电位基础上发生的一次短暂、快速、可传播的电位活动。当细胞受到一个有效刺激时，钠离子进入细胞内，膜电位从−70mV去极化到临界水平，即阈值，随后继续去极化至+30mV，形成动作电位的升值，随后钾离子外流，膜电位迅速负极至静息电位水平，形成动作电位的降支。此时产生的电位为动作电位，其是神经细胞、肌细胞发生兴奋的共同标志。神经细胞、肌细胞只有接受有效刺激才会产生动作电位，动作电位具有"全或无"的特性，一旦出现，其幅度达到最大，继续增加刺激强度，幅度不会继续增大。动作电位一旦在细胞膜的某一部位产生，就沿着细胞膜迅速向各个方向传播，不因传播距离增加而衰减，同时，如果给予一连串刺激，动作电位不会叠加在一起，表现为脉冲式发放，不会发生融合。

神经电生理检查可以通过容积导体在细胞外记录到动作电位。人和动物的体内存在大量的体液及结缔组织，其可作为容积导体将细胞活动产生的生物电传导至体表，称为容积导电，但从细胞外记录的肌电大小、形状、宽度受许多因素影响。针电极的位置决定所记录电位的波形。神经冲动接近、到达及离开记录电极时，表现为初始相为正的多相电位。

肌电图是通过检查分析肌肉在静息和随意收缩状态下各种生物电的特征，以判断神经肌肉系统的变化。

（二）插入电位

正常肌肉静息时在针电极插入过程或插入后短时间内暴发放电活动，称为插入电位。其通常为持续几百毫秒的高频棘波，可为正相或负相，是由插针时对轴突末端的机械刺激引起的，其大小取决于针尖移动的速度与幅度，肌肉纤维化或肌肉严重失神经支配可引起插入电位异常。操作中见到插入电位提示针尖已进入肌肉组织，出现神经源性损害或肌纤维萎缩坏死时，可出现插入电位减少。

（三）终板电位

针电极插入运动终板附近时，可出现波幅小的单向负相波，波幅为 $10\sim50\mu V$，时限为 $1\sim2$ 毫秒，是由乙酰胆碱呈量子式释放引起细胞膜的去极化；有时终板电位也可见单个肌细胞后的电位发放，表现为高波幅的间歇性棘波，波幅为 $100\sim200\mu V$，时限为 $3\sim4$ 毫秒，称为终板棘波。有时与纤颤电位较难鉴别，针尖位置轻微改变即可改变初始相为负相的终板棘波的极性。

（四）运动单位电位

通常一次神经冲动引起同一个运动单位的所有肌纤维同步放电，产生一个运动单位电位（motor unit potential，MUP）。温度对 MUP 影响小，温度降低时，运动单位波幅可轻微降低。针电极和单个肌纤维的位置关系对记录到的波形有重要的影响，轻微移动针电极，记录到的运动单位波形就会发生变化。离针电极最近的肌纤维决定了运动单位波幅，其棘波成分由最靠近针电极的肌纤维构成，起始和终末部分由其他肌纤维构成。MUP 的时限与年龄、肌肉动作的精细程度相关，不同年龄、不同肌肉的 MUP 差异大，年龄与时限的宽度成正比，时限也与记录范围内运动单位纤维数相关，代表了针电极记录范围内不同肌纤维同步化兴奋的程度。神经源性损害时，由于芽生的作用，募集的肌纤维多，时限宽，而肌源性损害时，由于可募集的肌纤维减少，时限变窄。当肌肉轻度收缩时，募集最初只能兴奋 $1\sim2$ 个运动单位，主要由 I 类纤维组成，随着肌力逐渐增大，募集顺序为首先是慢速耐疲劳肌纤维，随后是快速易疲劳肌纤维，II 类纤维被激活，随着肌肉更强烈收缩，MUP 发放频率加快，多种运动单位同时兴奋导致难以辨认单个运动单位，形成干扰相，为生理状态下大力收缩的募集相。

第二节　肌萎缩侧索硬化症电生理的改变和评估

ALS 的电生理评估包括下运动神经元评估和上运动神经元评估两方面。其中，传统肌电图为 ALS 的下运动神经评估提供了可靠的评价依据，近几年不断进展的新的电生理技术包括运动单位数目估计、运动单位数量指数等使进一步定量分析和动态随访 ALS 下运动神经元损伤成为现实。此外，上运动神经元功能状态的评估一直是 ALS 临床诊断中的难点。临床评估手段发现 ALS 患者上运动神经元损伤的敏感度低，而应用经颅磁刺激的方法定量分析和判断上运动神经元及其通路的完整性，为 ALS 的早期诊断、临床随访及疗效评估提供了更为客观的依据。本节将详细阐述 ALS 上运动神经元及下运动神经元损伤的电生理标志物。

一、运动单位数目估计

肌电图在 ALS 诊断中具有重要作用，针极肌电图可发现活动性失神经（纤颤电位、正锐波和束颤电位）和慢性神经再生的证据。ALS 下运动神经元的病理改变主要表现为运动单位丢失。若能定量分析 ALS 患者的运动单位数目及其在疾病进展过程中的动态变化，不仅有助于早期诊断疾病，也有助于监测疾病进展和预测疾病预后。传统肌电图中束颤电位、复合肌肉动作电位（CMAP）可以反映 ALS 下运动神经元的损害，但是无法定量监测和追踪变化。随着电生理技术的进展，出现了多种定量反映运动单位丢失的技术包括运动单位数目估计（motor unit number estimation，MUNE）和运动单位数量指数（motor unit number index，MUNIX）。

MUNE 简单地说即以最大的 CMAP 波幅/面积除以平均的有代表性的单个运动单位的波幅或面积，得出运动单位的数目（MUNE=最大 CMAP/平均/单个运动单位电位）。MUNE 现已广泛应用于 ALS 的早期诊断、疾病进展监测和预后评估。相较于针极肌电图单次插入所能检测的范围较为局限，MUNE 可以定量反映整块肌肉运动单位的丢失情况，从整体提供下运动神经元损害的信息。众多研究提示，ALS 患者 MUNE 值明显低于健康对照者，此外，应用 MUNE 定量检测能够提高部分患者的诊断级别，如从可能提高到很可能，这也提示MUNE 技术有助于提高诊断的敏感度。更为重要的是，MUNE 能定量评估运动单位降低，多项研究结果提示其具有较好的敏感度和可重复性，为观察 ALS 疾病进展和评估药物疗效提供客观可靠的参考指标。有研究发现，MUNE 值与 ALS 功能评分（ALSFRS-R 评分）有较高的相关性，每月 ALSFRS-R 评分下降 1.9%，MUNE 值降低可达 8.7%，提示其比ALSFRS-R 评分更为敏感，可以更好地监测疾病进展。MUNE 对 ALS 患者的预后预测研究现在相对较少，但是专家一致认为，疾病早期 MUNE 快速下降提示 ALS 患者预后不良可能。

二、运动单位数量指数

MNUE 技术虽广泛应用于 ALS 的诊断和随访，但在具体操作中，此技术要求较高，操作复杂，因此电生理研究者继续研出 MUNIX 这一电生理指标。MUNIX 是基于 CMAP和表面肌电图干扰相建立的一种数学模型，以指数的形式反映运动单位数目的变化。相比于 MUNE 技术，MUNIX 技术操作性更强，耗时短，更加适用于远近端肌肉的监测。但同时 MUNIX 技术的局限性在于，对于肌力太差、配合较差或者肌肉萎缩严重的患者，误差大，重复性差，此时建议应用运动单位大小指数（motor unit size index，MUSIX）结合 MUNIX进行分析。研究发现，MUNIX 和 MUSIX 在正常人中平均变异系数分别为 17.5% 和 13.5%，具有较高的可重复性。

MUNIX 是在 MUNE 基础上发展来的新的运动单位数目检测技术，在 ALS 的诊断和疾病进展监测中也具有较高的应用价值。研究发现，在 ALS 患者肌力正常的肌肉中，MUNIX降低的检出率为 88.9%，明显高于传统肌电图异常的检出率。另外有研究提示，MUNIX 用于鉴别诊断 ALS 患者和对照人群的敏感度为 94%，特异度为 100%，结果显示 MUNIX 有助于 ALS 的早期诊断。

此外，近年来多项研究均证实 MUNIX 可作为 ALS 疾病进展监测的电生理指标。一项针对 ALS 的多中心纵向研究结果表明 MUNIX 每月降低率较 ALSFRS-R 评分明显，同时在 ALS 的不同亚组间（延髓起病、上肢起病或下肢起病），ALSFRS-R 评分每月的下降率差异明显，而 MUNIX 每月的降低率稳定在 3.2%左右。因此，MUNIX 可更敏感且稳定地反映 ALS 不同亚组的疾病进展。另一项研究则针对 ALS 患者肌力正常的肌肉，发现在出现肌力下降前，MUNIX 每月下降均值可达 5%；相应肌肉受累出现肌力下降后，MUNIX 每月下降更为明显，说明 MUNIX 可以敏感地反映亚临床阶段的疾病进展。综上，MUNIX 不仅可应用于 ALS 的早期诊断，还是反映不同亚组患者疾病进展的理想的电生理标志物，因此其被广泛应用于 ALS 的临床研究及临床药物疗效评估。

三、上运动神经元评估

现今 ALS 的临床诊断更多地应用更新的 Awaji-shima 诊断标准，以此标准，肌电图作为下运动神经元受累的早期评估手段，但是诊断 ALS 必备条件的上运动神经元损害仍以临床评估为主。但临床评估手段发现 ALS 患者上运动神经元损害的敏感度较低，尤其在某一节段受累的早期阶段。因此，需要一种客观的评价指标反映 ALS 患者的上运动神经损害程度。经颅磁刺激（transcranial magnetic stimulation，TMS）是一种无创性刺激技术，可以穿透颅骨改变大脑局部皮质兴奋性，也可以用于评估上运动神经元的功能状态。应用于 ALS 临床评估的 TMS 参数包括单脉冲 TMS 中的运动阈值（motor threshold，MT），如躯体运动诱发电位（motor evoked potential，MEP）波幅、中枢运动传导时间（central motor conduction time，CMCT）及皮质静息期（cortical stimulation silent period，CSP）；双脉冲 TMS 中的短间隔皮质内抑制（short interval intracortical inhibition，SICI）；以及三脉冲 TMS 中的相关参数等。

单脉冲 TMS 可以进行 MT、CMCT 及 CSP 测定，是上运动神经元评估最为成熟的技术手段。MT 是在目标肌肉诱发出 MEP 的最小刺激强度，是评估皮质脊髓束兴奋性的指标。在 ALS 疾病早期，MT 值降低，但随着疾病进展，皮质运动神经元死亡及皮质脊髓束受累，MT 升高。MT 与 ALSFRS-R 评分呈负相关，MT 越大，疾病临床评分越低，因此 MT 可以作为评估 ALS 疾病严重程度的指标。

（一）躯体运动诱发电位波幅

MEP 波幅能够反映皮质脊髓束的完整性及运动皮质和脊髓前角运动神经元的兴奋性；而 MEP 潜伏期则为兴奋性冲动从皮质神经元经脊髓前角运动神经元到目标肌肉的最短时间，反映中枢运动传导通路状态。ALS 患者中可发现 MEP 潜伏期延长，MEP 波幅降低或消失，同时 MEP 波幅随着病程进展而不断降低。但有研究也发现，MEP 变化在 ALS 疾病早期较难发现，随着疾病进展，MEP 异常率逐渐增加。

（二）中枢运动传导时间

CMCT 是指从 TMS 刺激–MEP 的起始再减去周围神经段的传导时间。CMCT 延长提示存在上运动神经损害,与 MEP 相似,CMCT 延长是皮质脊髓纤维受损和脊髓前角细胞数量减少所致。CMCT 延长能够比较敏感地反映 ALS 上运动神经元损害。在临床无上运动神经元损害体征的 ALS 患者中,出现 CMCT 异常的敏感度为 50%~71%。同时结合 MEP 指标和 MT 指标时,可进一步提高诊断 ALS 上运动神经元损害的敏感度。

（三）皮质刺激静息期

散发性/家族性 ALS 患者均可以表现出 CSP 持续时间减少,尤其是疾病早期,CSP 持续时间减少程度最为明显。CSP 持续时间减少可能是抑制性中间神经元变性或 GABA 受体介导的抑制功能障碍所致。

（四）双脉冲经颅磁刺激

双脉冲 TMS 以不同的时间间隔在同一个刺激部位连续给予两个不同强度的刺激,根据刺激间隔的不同,出现抑制或易化现象,能够更为有效地评估皮质兴奋性,常用的指标为 SICI。ALS 患者早期即可出现 SICI 降低或缺失,SICI 降低提示皮质过度兴奋,肢体发病亚型的 ALS 患者 SICI 下降最为明显。SICI 降低是皮质 GABA 能抑制中间神经元特定亚群丢失所致。SICI 还可作为临床药物疗效评估的指标,使用利鲁唑治疗的 ALS 患者,治疗后部分患者 SICI 值可恢复。因此,SICI 皮质兴奋性检测可反映 ALS 患者上运动神经元是否受累,尤其是对于临床评估未发现上运动神经元损害证据的 ALS 患者。

（五）三脉冲经颅磁刺激

三脉冲经颅磁刺激（TST）是一种利用 TMS 和外周电刺激的对冲技术,能够测定 TMS 兴奋的脊髓运动神经元的百分比,从而定量评估中枢传导的功能状态。TST 对亚临床的上运动神经元损害很敏感,对疑似或可能 ALS 患者的敏感度甚至高达 100%,提示 TST 可用于发现疾病早期上运动神经元损害。如果同时结合 MT、CMCT 或 MEP,可进一步提高检测 ALS 患者上运动神经元损害的敏感度。此外,TST 为量化指标,其波幅比可用于监测 ALS 患者上运动神经元损害的进展。TST 虽为 ALS 上运动神经元损害检测的理想指标,但在临床实际工作中,TST 操作难度高,目前还不能常规使用。

综上所述,越来越多的证据表明 MUNE 尤其是 MUNIX 技术可以定量分析运动单位的丢失,为 ALS 疾病进展中下运动神经损害提供直接的客观证据。而基于 TMS 技术发展来的技术指标包括 MT、MEP 波幅、CMCT、CSP 和 SICI 等在 ALS 上运动神经元功能评估中发挥着越来越重要的作用。技术手段不断进展的目的在于促进 ALS 疾病的早期诊断、鉴别诊断、动态随访及临床研究中对治疗效果进行定量评估。

第三节 传统肌电图技术在肌萎缩侧索硬化症中的应用

一、神经传导检查

神经传导检查（nerve conduction study,NCS）主要用来诊断或排除周围神经疾病,检查应至少包括上肢、下肢各 2 条神经。

（一）运动神经传导检查

使用脉冲电流对混合神经两点或多个点进行刺激，并用一对表面电极在远端的肌肉记录到复合肌肉动作电位（compound muscle action potential，CMAP），增加刺激强度可以诱发出逐渐变大的动作电位，直到最大值，此时进一步增加刺激强度，动作电位的波幅将不再升高，此时的刺激强度称为超强刺激。在临床中应用超强刺激可以确保该肌肉全部神经轴突兴奋。由刺激点到出现 CMAP 的时间称为潜伏期，两个刺激点之间的潜伏期差称为传导时间，传导时间/传导距离为该段神经的传导速度，从起始负峰或正峰到最终回到基线的时间为时限。CMAP 的起始潜伏期表示最快纤维的传导时间，波幅反映了轴突的兴奋数量。一般来说，轴突损伤或功能障碍可引起 CMAP 波幅下降或消失，脱髓鞘则引起传导时间延长。通常情况下，ALS 患者中运动神经传导速度和末端潜伏期正常，无传导阻滞或异常波形离散等髓鞘病变的表现。随着疾病进展，肌肉萎缩明显出现轴索损害时，可见 CMAP 波幅降低或消失，快传导纤维轴索损害明显时，可出现末端潜伏期轻度延长，传导速度轻微减慢。CMAP 波幅降低与该神经所支配肌肉的无力、萎缩程度一致；如果肌无力与 CMAP 波幅降低程度不一致，则需要鉴别是否存在近端传导阻滞。对下运动神经元损害为主要表现者进行运动神经传导检查时应包括近端刺激，除外传导阻滞及波形离散，鉴别可治疗的神经系统脱髓鞘疾病。

ALS 患者另一个特点是"分裂手"现象，表现为拇短展肌和第 1 骨间肌更早出现肌萎缩及肌无力症状，而小指展肌相对保留，周围神经传导速度可记录到拇短展肌、第 1 骨间肌的 CMAP 波幅显著下降，拇短展肌/小指展肌 CAMP 波幅比下降，对 ALS 的早期诊断及鉴别诊断具有重要的意义。在其他的前角细胞变性疾病中，脊髓性肌萎缩和脊髓小脑性共济失调有时也可见"分裂手"现象，可能是供养拇短展肌及第 1 骨间肌的运动神经元固有的易伤害性所致。

CAMP 是经皮超强刺激后神经内所有的运动轴突同时去极化的结果，尽管记录电极的位置存在一些可变性，但它仍然是一种可靠的方法，通过 CMAP 波幅或面积大小替代测量功能性运动单位的数量，也反映了单个运动单位去极化后神经再支配的同步性。在病程较长的广泛慢性神经源性疾病如脊髓灰质炎中，少数再生的神经支配可增加功能性运动单位数量，使 CMAP 的大小接近正常值。而在病情快速进展的情况下，再生的神经支配有效性是有限的，CMAP 波幅或面积趋于下降。

虽然 CMAP 可用于追踪疾病的进展，但 CMAP 的变化并不敏感，在疾病早期由于代偿性神经再支配，CMAP 可在正常范围内。尽管如此，仍有一些研究如 CMAP 扫描，使用刺激强度逐渐递增的方法，计算 CMAP 波幅总和，产生运动单位募集的指数曲线，进而对 CMAP 反应进行更详细的研究，提供关于运动单位数量的信息。

（二）感觉神经传导检查

检查方法分为顺向法和逆向法。顺向法是指在神经末端刺激，在近端神经干记录动作电位后进行叠加，此方法测得的感觉神经电位较小；逆向法是指将近端神经干的电极作为刺激电极，在神经末端记录动作电位后进行叠加，此方法测得的感觉神经动作电位较高。

ALS 患者一般感觉神经传导速度正常。当其合并存在嵌压性周围神经病或其他周围神经病时，感觉神经传导可以异常。也有个别研究认为 ALS 患者可以出现轻度感觉传导异常，在30%～40%的 ALS 患者中，腓浅神经的波幅和传导速度可以轻度下降，腓浅神经活检可能出现异常，主要是轴突变性和神经再生，可伴有轻度节段性脱髓鞘改变，但这种改变并不提示病情进展，虽然这些研究提示 ALS 患者存在临床或电生理的感觉异常，但这种异常是否存在差异仍需要进一步的研究。当临床怀疑 ALS，感觉神经传导检查出现异常并可排除嵌压性单神经病时，诊断 ALS 需慎重，同时除外其他感觉神经受累的疾病。

（三）F 波检查

F 波最早是在 1950 年由 Magladery 在足部小肌肉记录并描述，是超强电刺激神经干在M 波之后的一个晚成分。随后的研究提出 F 波是运动神经的逆行冲动兴奋脊髓前角细胞产生的回返放电，在周围神经受到超强刺激后产生神经冲动沿纤维逆行向脊髓传导，使前角细胞兴奋，该兴奋沿运动神经传至效应肌肉，从而支配效应肌肉的活动。F 波无感觉成分参与，潜伏期和波幅经常变化，不是每一个刺激都能出现，正常人的 F 波出现率为 80%～100%，F 波多用于诊断周围神经病变尤其是神经根病变，其传入和传出通路均为运动神经，弥补了运动神经传导速度检查的局限性，运动神经通路的任一位置病变均可导致 F 波的各项观察指标异常。

由于每次兴奋的神经元不同、数量不同，传入、传出纤维的传导快慢不同，因此，F 波的潜伏期、波形、波幅多变。一般来说，ALS 患者可出现 F 波的出波率下降，取决于有功能的运动神经元的数量及兴奋性。单个 F 波的波幅可明显增高，偶尔会出现巨大 F 波，在 ALS 中，皮质脊髓束变性，对下运动神经元的抑制作用降低，参与回返放电的下运动神经元增多，运动神经元兴奋性增高，因而 F 波的波幅增高，提示下运动神经元兴奋性改变和结构变化。另一个值得注意的参数是 F 波的相似性，即相同形态的 F 波出现率增加（此时需要与 A 波鉴别，见下文），可能是运动神经元数目减少，被兴奋的概率增加所致，但它不是 ALS 特征性表现，在一些神经根疾病、单神经嵌压疾病也可出现。同时，ALS 患者中可见 F 波传导速度相对正常或轻度减慢，F 波潜伏期延长，这与快传导纤维丢失相关。在肌力较好的肌肉进行检查时，F 波可以正常。有学者认为 ALS 患者可能会出现"假性传导阻滞"的表现，即 CMAP 波幅降低、运动神经传导速度减慢、末端潜伏期延长及 F 波潜伏期延长、速度减慢、出波率下降，通常提示运动神经元进行性丢失和轴索变性。

另一种神经干的超强刺激可诱发 A 波，其潜伏期、波幅和波形恒定，同一神经可以出现多个呈串的潜伏期不同的 A 波，在常规的 F 波检查时可以被记录到，多提示病理性轴索芽生、轴索脱髓鞘病变近端再兴奋等。正常人随着年龄增加，胫神经、腓总神经也可出现A 波，可能与年龄相关的退行性改变相关。ALS 患者可以记录到 A 波，与近端神经病变相关。A 波更多见于脱髓鞘性疾病及近端神经病变如神经根病变、轴索性多发性神经病，而远端神经病变如卡压性疾病 A 波较少见。

二、同芯针肌电图检查

ALS 患者的同芯针肌电图（needle electromyography，NEMG）检查至关重要，可以较神经系统查体更早发现下运动神经元病变。NEMG 检查内容包括活动性失神经支配和慢性神经再生支配。

（一）活动性失神经支配的表现

活动性失神经支配的表现主要包括静息状态下的自发电位：纤颤电位、正锐波（图 7-1）。纤颤电位通常是起始为正相的双相棘波，时限为 1～5 毫秒，波幅为 20～500μV，正锐波初始为正相，其后为负相，波幅低，代表了具有长超极化期的双相细胞内的动作电位，但这两种电位都不是 ALS 特有的，其在运动轴索和神经元损伤或肌纤维病变中都很常见，是由于肌纤维的失神经支配出现的单根纤维兴奋现象。早期 ALS，由于侧枝芽生的神经再支配自发电位少见，寻找这些自发电位需要更多的时间和耐心，多于发病后 2 周以上针极肌电图可见纤颤电位/正锐波，其在远端肌肉比近端肌肉、脑神经支配的肌肉更常见，可能与 ALS 起病部位远端肌肉更常见相关，纤颤电位/正锐波的数量与被检肌肉

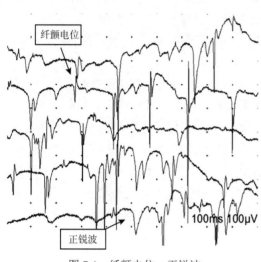

图 7-1　纤颤电位、正锐波

的萎缩程度呈正相关，且随着疾病进展而增多。

束颤电位（图 7-2）被认为是 ALS 诊断中的重要标志物，虽然近些年束颤电位在 ALS 诊断中的地位有所下降，但仍然是一个重要的参考指标。束颤电位是指一个运动单位内全部或部分肌纤维不随意地自发放电，可起源于任何位置的下运动神经元，与 MUP 相似，相位多，波幅大。在 ALS 中，并不是所有患者肌肉都可见束颤电位，其最常见于肢体远端肌肉。ALS 患者力量与体积正常的肌肉，肌电图中束颤电位也常见。束颤电位是全部或部分肌纤维失神经支配所致，而纤颤电位/正锐波是单根肌纤维失神经支配所致。与 ALS 相关的肌束颤动形态复杂，通常表现不稳定，持续时间

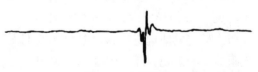

图 7-2　束颤电位

长，伴随纤颤电位/正锐波，这些结果表明，束颤电位通常出现在失神经支配的背景下，轴突过度兴奋，受损的远端轴突通常是其起源部位。在远端占优势的神经源性疾病中也可见束颤电位，如周围神经病变，并伴有大量的神经再生支配产生的动作电位。在 ALS 初级阶段，肌束颤动的频率保持相对恒定，尽管存活的运动神经元数量逐渐减少，随着肢体无力的进展，持续形成的不稳定轴突芽生可导致数量更多的肌束颤动，随着肌肉的进一步萎缩，肌束颤动最终会减弱并消失。正常肌肉（良性肌束颤动）中也能看到，但与 ALS 中肌束颤动不同，近端肌肉常见，且形态单一、稳定、时限短。ALS 不能单纯地依据束颤电位的发现来诊断，束颤电位或纤颤电位/正锐波与慢性神经再生支配同时存在，在广泛性或节段性疾病伴有叠加上运动神经元征象的背景下，才认为有重要的意义，并考虑 ALS 的诊断。在

失神经支配下，束颤电位与纤颤电位、正锐波具有同等临床意义，若拟诊为 ALS，但在肌电图检查中未见束颤电位，需要慎重考虑。

其他的自发电位包括复杂重复放电（complex repetitive discharge，CRD）和肌强直放电也可见于 ALS，CRD 与慢性病程相关，如其见于 ALS，则多见于病程长者；肌强直放电在 ALS 中较少出现。

（二）慢性神经再生支配的表现

MUP 的时限增宽、波幅增高，通常伴有多相波增多；大力收缩时运动单位募集减少，波幅增高，严重时呈单纯相；每个 α 运动神经元产生一个轴突，该轴突构成的运动单元的单个纤维随机分布在肌肉内，维持均匀的收缩力，促进肌纤维平滑、渐进性收缩。在健康个体中，随着肌力逐渐增加，单个运动单位放电频率逐渐增加，依次募集其他的运动单位，即大力收缩时产生干扰相（图 7-3）。由于 ALS 患者出现进行性运动神经元丢失，可募集的能够产生肌肉收缩的运动单位数量减少，肌肉力量的产生依赖募集更少的剩余运动单位，同时在神经再生支配形成之前，就已经出现了运动单位缺失，导致伴有快速放电模式的运动单位数量减少，因此肌电图大力收缩呈单纯相（图 7-4），同时伴随 MUP 形态改变。

逐渐增加的侧枝代偿芽生，单个运动单位支配的肌纤维增加，轻收缩时 MUP 时限增宽，波幅增加。时限增宽也与肌纤维放电不同步、终板的放电延迟、终末的轴突芽生传导速度缓慢等相关。由于新生成的侧枝芽生具有不成熟的神经末梢，且 ALS 患者前角细胞水平的代谢异常，再生神经纤维有效性更低，新形成的终末传导速度减慢，导致肌纤维放电不同步，肌电图上出现多相且不稳定的 MUP，即多相波增多。

随着更多侧枝芽生发育和成熟，每个运动神经元开始支配更多的肌纤维，肌纤维同步性增强，导致产生的动作电位更大、更宽，而巨大的 MUP（>10mV）在 ALS 中少见，多见于慢性病程。此时大力收缩可募集到的运动单位进行性丢失，单纯相更明显。在 ALS 的病程中，早期轴突死亡导致远端神经末梢变性，会代偿出现新生电位，轻收缩时会出现波幅小、时限窄的 MUP，此时应注意与肌源性肌病相鉴别。

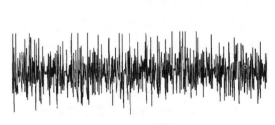

图 7-3 干扰相

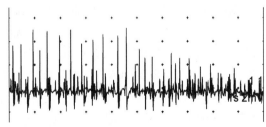

图 7-4 单纯相

不同肌肉中，运动单位支配的肌纤维数量不同，与肌肉的精细运动及运动单位的大小相关，支配手部、眼部的肌纤维数量相对少，一些大肌肉中，单个运动单位支配的肌纤维更多，如股四头肌。这似乎可以解释 ALS 患者远端肌肉更容易受累。广泛的自发电位和动作电位募集减少相结合，反映了 ALS 中典型的进展性活动性失神经支配与慢性再支配。

大部分 ALS 可见发放不稳定、波形复杂的 MUP。将低通滤波设置增加到 500Hz 甚至 5kHz，在运动单位连续发放期间，可见其不稳定性增加，记录到"抖动样"（jitter）波形。新生成的终板具有未成熟的乙酰胆碱受体亚单位，神经肌肉间传递稳定性低。虽然不稳定 MUP 检测不是 ALS 电生理诊断的特异性检测，但它反映了失神经支配的表现，在疑似 ALS 的评估中有一定的价值。

ALS 的肌电图检查应对延髓段、颈段、胸段、腰段 4 个区域进行检查，ALS 患者肌电图的特点是神经源性损害分布在 3 个或 3 个以上节段。临床症状或体征通常从一个局部开始，在一个区域内进展，并发展到其他区域，少数患者也可在发病早期出现多部位受累的情况。肌电图检查应从体征严重的一个区域开始。于延髓段可以检查胸锁乳突肌、斜方肌、舌肌受损情况，必要时可以检查咀嚼肌及面肌。对于延髓段起病的早期 ALS 患者，舌肌阳性检出率高于胸锁乳突肌，但舌肌检查易出血，患者不适感强，不易放松，自发电位收集受限。近年有学者将颏舌肌作为判断延髓段是否受累的肌肉，颏舌肌自发电位检测更为客观，自发电位阳性率高，患者易放松，痛苦小。与胸锁乳突肌相比，舌肌与颏舌肌均起源于延髓段舌下神经核，不受颈段神经支配，但不足之处是颏舌肌与舌肌体积小，产生的 MUP 波幅低、时限窄，早期易被误诊为肌源性损害。胸锁乳突肌可出现 MUP 时限增宽，但检查时患者不易放松，自发电位检出率低，且胸锁乳突肌纤维支配来自延髓下段和颈髓上部（C_{2-3}），不是全部来自延髓的纤维支配。对于早期疑似延髓段受累的患者，需结合病史、舌肌/颏舌肌、胸锁乳突肌、斜方肌综合考虑进行检测，提高早期检测阳性率。面部肌肉、咀嚼肌也可以作为有用的辅助检查肌肉。胸段多用 $T_9 \sim T_{11}$ 的脊旁肌或腹直肌进行，T_{12} 的肌纤维有部分起源于腰段，易与腰椎退行性病混淆。对于颈段和腰段，应至少检查不同神经根不同周围神经支配的 2 块肌肉。有研究认为拇短展肌、第 1 骨间肌、胫骨前肌、腓肠肌异常率最高。在 ALS 早期，肌电图仅可能发现 1 ～ 2 个区域下运动神经元损害，对于临床怀疑 ALS 的患者，可间隔 3 个月复查；肌电图发现 3 个或以上区域的下运动神经源性损害时，并非都是 ALS，电生理检查应密切结合临床进行分析。

三、重复神经刺激

重复神经刺激（repetitive nerve stimulation，RNS）是一种用来评价神经肌肉接头功能的电生理检查，常用于神经肌肉接头疾病的诊断及鉴别诊断，应用电极超强重复刺激周围神经，在相应的肌肉上记录动作电位，计算第四波比第一波波幅下降的百分比，波幅下降 10% ～ 15% 为可疑波幅递减，波幅下降大于 15% 为波幅递减；重症肌无力患者 RNS 时常出现波幅递减，诊断阳性率为 80%，近端肌肉阳性率大于远端肌肉及面肌。RNS 在 ALS 的临床评估中不是必需的，但在 ALS 患者中，也可以出现低频（2 ～ 3Hz）刺激波幅递减 10% 以上，临床中易误诊为重症肌无力。其可能为轴突末端不成熟的神经肌肉接头及新形成的轴突芽生导致终板电位超过阈值的数量下降，不成熟的突触前膜不能释放足量的乙酰胆碱而产生终板电位所致，也有研究认为 ALS 运动神经元退行性病变起源于神经肌肉接头，逆行导致神经元死亡。超过 50% 的 ALS 患者重复神经刺激减少。近端肌肉如斜方肌、三角肌比肢体远端肌肉更容易发现低频递减现象，也与"分裂手"现象类似，在拇短展肌观察到的低频递减较第 1 骨间肌显著，小指展肌最少见，面部肌肉通常为阴性。与重症肌无力不同，重症肌无力低频递减波形多为"U"形（图 7-5），在波幅递减后有明显的回升趋势。ALS 低频递减波形无此特点，平稳下滑后波幅无回升，呈"L"形（图 7-6）。重复神经刺激低频递减也并非 ALS 所特有，也见于其他运动神经元病如脊髓延髓肌萎缩症和脊髓性肌萎缩，反映了轴突终末的运动和运动终板的病理生理变化。

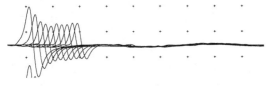 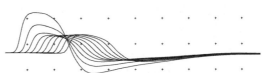

图 7-5　重症肌无力患者 RNS 波幅递减后有回升，
呈"U"形

图 7-6　ALS 患者 RNS 波幅递减后无回升，
呈"L"形

第四节　其他电生理检测技术在肌萎缩侧索硬化症中的应用

由于 ALS 病程进展快，患者多于 3～5 年死亡，部分患者生存期可达 10 年以上，因此早期区分 ALS 患者、预测生存期、判断预后非常重要。肌电图是早期诊断的重要手段，近年的研究仍有一些其他的电生理检测技术辅助判断 ALS 患者生存期和预后及病情的进展情况。

一、神经生理指数

de Carvalho 等首先进行了应用神经生理指数（neurophysiological index，NI）评估疾病进展的研究。NI 是由末端潜伏期、CMAP 波幅和 F 波出现率综合测定的。ALS 患者随着病情进展，逐渐出现 CMAP 波幅降低、末端潜伏期延长和 F 波出波率下降，通过将 CMAP 波幅除以末端运动潜伏期并乘以 F 波的出波率得到 NI 值，以此评估远端运动神经功能及前角细胞兴奋性，反映下运动神经元损害的程度。目前的研究多选取尺神经支配的小指展肌检测 NI，小指展肌在 ALS 的病程中相对保留，可作为长期随访的检测部位。但因为 ALS 患者存在"分裂手"现象，拇短展肌的萎缩程度及进展速度要重于小指展肌，也有研究应用正中神经支配的拇短展肌检测 NI。疾病的进展速度随着 NI 减小呈指数增加，同时 NI 与小指展肌的肌力呈正相关，可作为 ALS 药物临床试验的随访指标。CMAP 波幅可间接反映运动单位的数量，但由于代偿性神经再支配，在病程早期 CMAP 波幅可在正常范围内，CMAP 波幅在 ALS 的早期诊断中有局限性，但病情越重，CMAP 波幅降低越明显。末端潜伏期随着疾病进展，因快纤维丢失，出现延长。F 波的出波率取决于有功能的运动神经元数量及兴奋性，ALS 患者可出现明显降低。总体来说，NI 对检测疾病的进展较为敏感，可用于评估 ALS 的预后。

二、运动单位数目估计

近年来，随着电生理技术进步，越来越多的研究致力定量反映运动单位丢失的情况。

运动单位数目估计（motor unit number estimation，MUNE）利用平均运动单位大小评估运动单位的平均数量，用于评估下运动神经元的功能，根据运动神经局部不同的兴奋阈值，逐渐递增电刺激强度，在记录肌肉上获得独立的 MUP，为递增法，该方法简单易操作，但每次 CMAP 波幅的递增并不都是一个新的运动单位被激活，可能是多个兴奋阈值相近的运动神经元交替激活的结果。随后有学者提出多点刺激技术、棘波触发平均技术以用于避免相近运动神经元交替刺激。

MUNE 有多种检测方法，各方法的区别在于获得单个 MUP 的方法不同。总体来说，MUNE 原理是将一块肌肉中全部运动单位的参数（波幅、面积）值，与该肌肉中单个运动单位相对参数值进行比较，计算该肌肉的运动单位数目。MUNE 可以定量反映整块肌肉中运动单位丢失的情况，判断下运动神经元损害的程度，评估 ALS 疾病进展程度及药物疗效，但因受到年龄、皮下组织等影响，因此其结果不够敏感，应与其他肌电图技术相结合，以提高对神经肌肉疾病的诊断精度。同时 MUNE 方法很难应用于近端肌肉，基于此又开发了一种新的技术，即运动单位指数（motor unit number index，MUNIX），该方法通过表面肌电图技术在不同用力大小下募集的拇短展肌或小指展肌的干扰模式，通过数学模型和特殊的软件计算 MUNIX。与 MUNE 相比，MUNIX 具有可操作性强、耗时短、适用于近远端肌肉等优势。但该技术对患者配合程度要求高，不适用于肌力太差的患者，肌肉萎缩严重时，误差大。在正常的肌肉中，MUNIX 的失神经检出率>80%，高于传统肌电图，有助于 ALS 的早期诊断。也有学者将 MUNIX 用于"分裂手"现象研究，计算出分裂手指数，用于早期鉴别 ALS 与脊髓型颈椎病和其他下运动神经元病。MUNIX 降低程度显著大于 CMAP 波幅的下降程度，可以敏感地反映运动单位丢失和神经再支配，目前该技术已在多中心研究中标准化，并显示出良好的一致性和重复性。

三、电阻抗肌电图

电阻抗肌电图（electrical impedance myography，EIM）是一种新兴的非侵入方法，应用高频、低强度的安全电流在刺激电极与记录电极之间测得表面电压，依靠电流在肌肉中的流动方向，获得组织的电阻和电容特性。利用肌肉组织在不同的生理、病理状态下电阻率的差异，应用特殊的电阻抗成像系统测得体表电压的分布情况。肌肉纤维出现丢失、萎缩、水肿，受支配的神经出现再生支配、肌内膜等结缔组织病变时都会出现电流方向异常。EIM 是一种快速且耐受良好的评估，但目前多用于临床研究，尚需要更多关于灵敏度和可靠性的研究数据。

四、阈值跟踪技术

阈值跟踪（threshold tracking）技术用于研究 ALS 患者运动神经轴突兴奋性。ALS 患者运动轴突兴奋性特点是持续增加的钠离子电流传导和钾离子传导减少，随着病情进展而更显著，轴突的兴奋性变化可能成为 ALS 患者生存的预测因素。但此项技术反映的是刺激点的兴奋性变化，而不是整条神经轴突的变化，目前仍需要进一步研究。

第五节　电生理检测技术在肌萎缩侧索硬化症鉴别诊断中的应用

肌电图发现 3 个或 3 个以上区域的下运动神经元损害时，并非都是 ALS，仍需与下列疾病相鉴别。肌电图能提供准确定位诊断，并在一定程度上判断病程呈急性还是慢性，但定性诊断仍需要结合临床表现、查体及其他辅助检查手段。

一、原发性侧索硬化

原发性侧索硬化（primary lateral sclerosis，PLS）是一种少见的运动神经元病，临床表现为进行性上运动神经元功能障碍，多在中年以后发病，起病隐匿，进展缓慢。其多以双下肢对称性起病，表现为肌痉挛和肌无力，逐渐累及双上肢和球部。PLS 占所有运动神经元病的 1%～4%，病理表现为皮质脊髓束显著的脱髓鞘改变，累及前角细胞少见。早期较难与 ALS 区分，但症状比 ALS 症状对称且进展缓慢，预后相对较好。运动神经传导多正常或轻度阻滞，感觉神经传导正常，NEMG 可能出现募集力弱的表现，但尚未达到异常诊断的标准，PLS 患者可在发病多年后出现轻度下运动神经元功能障碍的症状，部分学者认为 PLS 可向 ALS 转化。

二、进行性肌萎缩

进行性肌萎缩（progressive muscular atrophy，PMA）是一种伴有进行性下运动神经元变性的疾病，为 ALS 的一个亚型，多见于中年男性。病变常局限于前角运动神经元，无上运动神经元损害症状及体征。症状通常为从肢体远端肌肉出现萎缩、无力、肌束颤动，然后扩散到邻近区域，可出现"爪形手"，典型的 PMA 患者起病年龄比 ALS 患者更小，且生存期长，但在起病时即出现轴索受累，或脊旁肌失神经支配现象，更容易出现呼吸衰竭，预后更差。神经电生理主要表现为下运动神经元受累征象。

三、肯 尼 迪 病

肯尼迪病（Kennedy disease，KD）又称脊髓延髓肌萎缩症，是一种 X 连锁隐性遗传性神经肌肉疾病，主要累及下运动神经元、感觉神经系统和内分泌系统。其常见于男性，由编码雄激素受体基因的 1 号外显子（CAG）三核苷酸扩增引起，女性携带者症状轻，可能仅出现痉挛症状。KD 的主要临床表现为四肢肌肉无力、萎缩伴延髓核团受累的体征，可伴有肌束震颤，下肢重于上肢，与 ALS 相似，但进展缓慢，同时伴有雄激素不敏感症状及代谢紊乱症状，肌肉活检可见肌源性疾病样表现。超过 90% 的 KD 患者存在异常的神经传导和肌电图，呈现典型广泛神经源性损害的表现，但与 ALS 不同的是感觉神经传导异常高于运动神经传导异常，腓浅神经受累最多见。基因检测可见雄激素受体基因 1 号外显子CAG重复数增多。

四、平 山 病

平山病（hirayama disease，HD）是一种良性自限性运动神经元病，临床上又称青年上肢远端肌肉萎缩症，主要发生于男性，以单侧或双侧手内肌、前臂肌缓慢进行性无力、萎缩为特征，几年后自行停止，好发于青春期。暴露在寒冷环境中无力症状可以加重，无感觉障碍，无锥体束征。神经病理学和神经影像学研究表明，颈髓前角细胞尤其是 $C_7 \sim C_8$ 区域的前角细胞出现前后变平和缺血性坏死的改变。神经电生理检查方面，HD 与 ALS 受累区域不同。HD 多局限于 $C_7 \sim C_8$ 的神经源性变化，而 $C_5 \sim C_6$ 节段支配的肌肉少见，且随着病情进展，受累部位仍局限，自发电位逐渐减少，呈慢性失神经表现。而 ALS 随病情进展，受累区域逐渐增多，失神经改变也逐渐加重。同时 HD 可见"反分裂手"现象，即小指展肌受累程度重于拇短展肌，与 HD 多为 $C_7 \sim C_8$ 受累有关。大多数患者发病后 5 年病情自然终止，与 ALS 预后明显不同。

五、脊髓灰质炎后综合征

脊髓灰质炎后综合征（post-polio syndrome，PPS）是脊髓灰质炎病毒感染患者在神经系统症状、体征长期稳定后出现的新的神经功能缺损症状，通常在感染后至少 15 年出现，临床表现为新发的进行性肌无力、肌萎缩。症状以下肢多见，多局限，较少进行性发展，肌电图可呈多个肢体的神经源性受损，与 MND 相似，但以慢性失神经表现为主。

六、脊髓性肌萎缩

脊髓性肌萎缩（spinal muscular atrophy，SMA）为常染色体隐性遗传疾病，是运动神经元存活基因 1（survival motor neuron gene 1，*SMN1*）突变导致 SMN 蛋白功能缺陷所致的遗传性神经肌肉病，致病基因 *SMN1* 位于 5q13.2，以前角运动神经元退化变性导致的肌无力和肌萎缩为主要临床症状，从出生前到成年后均可发生，临床表现差异大，根据起病年龄和病程分为 4 型，只有脊髓前角细胞受累表现，缺乏锥体束受累证据。肌电图检查可见广泛慢性神经源性疾病表现，绝大多数周围神经不受累，可出现束颤电位。病程短的患者，束颤电位出现率低，病程长者，束颤电位出现率高，自发电位出现少，CRD 常见，神经传导多正常。

七、连枷臂综合征

连枷臂综合征（flail arm syndrome，FAS）是 ALS 的临床变异型，主要表现为双上肢近端为主、对称性肌无力和肌萎缩，故 FAS 的诊断应首先符合 ALS 的诊断标准，FAS 特征性临床表现为明显对称性双上肢近端（冈上肌、冈下肌和三角肌等）为主的肌无力，肌电图可见上述肌肉失神经支配和慢性神经再生支配现象，下肢肌肉在早期受累轻微。除 FAS 外，患者还可以表现为以远端重于近端的非对称性双下肢无力、萎缩为主的连枷腿综合征（flail leg syndrome，FLS），在发病后 1 年内，症状仍局限于下肢，随着病情进展可扩展至其他区域。

八、脊髓型颈椎病

脊髓型颈椎病（cervical spondylotic myelopathy，CSM）是由颈椎间盘退变或继发性改变作用于脊髓引发的综合征，导致感觉、运动功能障碍。其与 ALS 具有相似的临床症状，但病情进展多为慢性，肌电图检查呈慢性神经再生支配表现为主，自发电位数量较 ALS 少；存在明显的节段性分布，常累及 $C_5 \sim C_7$，病变范围通常累及同一神经根水平但不同周围神经所支配的肌肉。累及 $C_2 \sim C_3$ 少见，故胸锁乳突肌多为正常，CSM 中胸段不会受累，故胸段脊旁肌多为正常。神经传导检查显示 CSM 受累部位为后根节前纤维，远端轴索的解剖和生理功能保存，感觉神经传导速度无明显异常。同时 CSM 进展缓慢，若无明显肌萎缩，则运动神经传导速度正常。在临床中，由于骨科医生对 ALS 的认识存在局限性，在 ALS 起病早期易将其误诊为脊髓型颈椎病或两者共病，此时明确诊断及评估手术指征尤为重要，因手术治疗导致围术期应激等一系列反应，ALS 病情可急剧进展，病情加重。

九、腓骨肌萎缩症

腓骨肌萎缩症（Charcot-Marie-Tooth disease，CMT）是临床常见的遗传性周围神经病，多于儿童或青少年起病，临床表现为足内侧肌、腓骨肌进行性无力、萎缩，伴有感觉障碍、腱反射消失及弓形足。神经传导检查显示所有运动神经传导和感觉神经传导都减慢，且下肢重于上肢，神经传导速度下降，可早于临床症状出现。神经传导检查为鉴别 ALS 与 CMT 提供有效信息，ALS 感觉神经传导大致正常。

十、胸廓出口综合征

胸廓出口综合征（thoracic outlet syndrome，TOS）是多种原因导致胸腔出口处狭窄压迫臂丛神经、锁骨下动脉、锁骨下静脉引起的臂丛神经受压及血管受压的临床症状，主要为患侧肩颈部及上肢疼痛、无力，严重者可出现肌萎缩，血管压迫可导致上肢感觉异常、桡动脉搏动减弱，患肢水肿、发绀等。肌电图常局限于患侧神经丛支配的肌肉呈慢性神经源性病变的表现，神经传导检查具有特异性，表现为前臂内侧皮感觉神经传导波幅下降或消失，尺神经感觉传导波幅下降或消失，正中神经感觉神经传导多正常，CMAP 波幅可下降。借此可与 ALS 鉴别。

（乐卫东　胡艺漾）

参 考 文 献

崔丽英，2019. 临床神经电生理在肌萎缩侧索硬化中的应用. 中华神经科杂志，52（9）：765-769.

方佳，崔丽英，刘明生，等，2017. 肌萎缩侧索硬化症患者巨大 F 波特点研究. 中华神经科杂志，50（10）：740-744.

沈东超，方佳，丁青云，等，2016. 肌电图呈广泛神经源性损害的平山病与肌萎缩侧索硬化症患者电生理特点比较. 中华神经科杂志，49（8）：587-591.

杨天米，曹蓓，商慧芳，2021. 肌萎缩侧索硬化症的运动单位估数和运动单位数量指数检测技术的研究进展. 中华神经科杂志，54（3）：290-296.

张磊，陈娜，潘华，等，2019. 颏舌肌针极肌电图在检测肌萎缩侧索硬化症中的应用. 中华神经科杂志，52（6）：452-456.

中华医学会神经病学分会肌萎缩侧索硬化症协作组，2022. 肌萎缩侧索硬化诊断和治疗中国专家共识2022. 中华神经科杂志，55（6）：581-588.

de Carvalho M，Dengler R，Eisen A，et al，2008. Electrodiagnostic criteria for diagnosis of ALS. Clin Neurophysiol，119（3）：497-503.

Goutman S A，Hardiman O，Al-Chalabi A，et al，2022. Recent advances in the diagnosis and prognosis of amyotrophic lateral sclerosis. Lancet Neurol，21（5）：480-493.

Kang X，Quan D，2021. Electrodiagnostic Assessment of Motor Neuron Disease. Neurol Clin，39（4）：1071-1081.

Veltsista D，Papapavlou C，Chroni E，et al，2019. F Wave Analyzer，a system for repeater F-waves detection：Application in patients with amyotrophic lateral sclerosis. Clin Neurophysiol，130（10）：1954-1961.

第八章　肌萎缩侧索硬化症的模式生物模型

肌萎缩侧索硬化症（amyotrophic lateral sclerosis，ALS）是一种渐进性多基因、多因素调控且不可治愈的神经退行性疾病，其特征是大脑、脑干及脊髓上、下运动神经元进行性退化及凋亡，临床表现为缓慢发病、进行性发展，逐渐表现出肢体无力、肌萎缩、延髓麻痹、瘫痪等，3～5 年因进食和呼吸困难最终死亡。ALS 主要分为家族性和分散性两类，家族性 ALS(familial amyotrophic lateral sclerosis，FALS)约占总数的 10%，散发性 ALS(sporadic amyotrophic lateral sclerosis，SALS)约占总数的 90%。至今，科学家已经找到多种引发 ALS 的调控基因和突变位点，但也仅占总调控基因总数的 20%～30%，大部分家族性病例和绝大部分散发性病例的致病因素仍属未知，临床疗效并不理想。

目前，ALS 研究仍缺少有效的研究工具和治疗方法。发现新的致病基因和易感基因及寻找明确的调控机制和治疗靶点仍是目前 ALS 的研究热点。研究发现，与家族性 ALS 相关的突变基因已经达到 50 多种，其中的 30 多种基因被认为是 ALS 的致病基因。在众多调控基因中，最常见的为铜/锌超氧化物歧化酶 1（superoxide dismutase 1，*SOD1*）。20 世纪90 年代，科学家在 ALS 患者体内发现了 *SOD1* G93A 的错义突变，此后，陆续研究发现与 ALS 相关的仅关于 *SOD1* 的错义突变就达到了 185 种，*C9orf72*、*FUS*、*TARDBP* 等基因与 ALS 的关系也较为密切，*SOD1* 在家族性 ALS 中占了 15%，*C9orf72* 在家族性 ALS 中占了45%，在散发性 ALS 中也占了 10%，*FUS* 和 *TARDBP* 在家族性 ALS 中的比例均在 4% 以上。除此之外，多种调控蛋白，如 TDP-43、VABP、OPTN、VCP 等，也被证实参与到了 ALS 的发展进程中。

自从人们发现脊髓侧索硬化以来，已经构建了多种生物模型用于研究 ALS 的病理机制，包括细胞模型和动物模型，如细胞系、酵母、秀丽隐杆线虫、果蝇、斑马鱼、小鼠、大鼠、犬和非人灵长类动物等。其中，细胞模型主要以运动神经元细胞为主，研究神经元细胞本身变化或其他细胞对神经元损伤及缺失的调控因素和病理过程。细胞模型培养方法简单、便捷、易于操作，但是与其他神经细胞不易建立直接联系，难以反映体内运动神经元细胞所处的复杂微环境。动物模型在一定程度上可以反映体内的生理情况，也可以保持完整的解剖结构，但实验操作烦琐，费时费力，且干扰因素多、重复性差，难以真实定量反映 ALS 的致病因素及药物反应。整体而言，生物模型是研究 ALS 病因、病理、发病机制和治疗的重要工具，但是 ALS 病因多样、机制复杂，目前所建立的生物模型是不能全方位反映 ALS 病理机制和药物反应的，这也成为 ALS 治疗研究的限制之一。一方面，现有 ALS 生物模型的品系仅涉及有限的基因，大多数致病基因不能或不易建立模型。另一方面，已经建立的 *SOD1*、*TDP-43*、*FUS* 等基因在野生型基因高表达时也能引起神经毒性，所以转基因模型不能完全反映 ALS 基因突变的特点。尽管如此，现有 ALS 的研究模型各自具有不同的应用特征，在 ALS 发展进程和运动神经元降解相关研究方面是有互补性的，对新型研究方法及研究模型的开发具有推动作用。

第一节　肌萎缩侧索硬化症的细胞模型

人类疾病的生物模型是疾病研究的重要工具，它为基础研究提供了清晰的疾病发展过程，为临床疾病治疗方法研究奠定了基础，也为新型治疗药物的研发提供了重要平台。最初在家族性 ALS 患者中发现突变型调控基因后，就有研究者提出通过构建生物模型，进一步研究 ALS 患者运动神经元死亡的病理机制。得益于基因编辑及细胞操控技术的发展，这一设想得到了实现，并且极大程度地促进了人类疾病模型的构建及病理机制研究的发展进程。1992 年，科学家 Antel 等首次运用细胞稳定转染技术，将表达野生型或 G93A 突变型人 SOD1 基因的质粒转入一种由小鼠运动神经元富集型胚胎脊髓神经元和小鼠神经母细胞瘤融合产生的杂合细胞系中，构建了 NSC-34 细胞系，并首次应用于 ALS 病理机制的体外研究。随后，许多类似工作相继证明了 NSC-34 细胞系与运动神经元的高度相似性及其作为 ALS 细胞模型开展相关研究的可靠性。同样，人神经母细胞瘤 SH-SY5Y 细胞系也被广泛应用于 ALS 的病理机制研究。随着胚胎干细胞及诱导多能干细胞(induced pluripotent stem cell，iPSC) 的构建与定向分化技术的产生，到后来 CRISPR-CAS9 基因编辑技术的飞速发展，越来越多的细胞模型被应用到了 ALS 的疾病研究中并取得了极大的进展。

众所周知，细胞培养具备许多非常直观的优点：①细胞培养能够直接观察活细胞的生命活动与形态结构，在遗传学、细胞学、实验医学、肿瘤学和免疫学等多种学科被广泛应用；②细胞培养可以直接观察细胞的变化，方便得到影像资料；③细胞培养可应用的细胞种类很丰富，从低等到高等到人类、从胚胎细胞到成熟细胞、从正常组织到病灶细胞，都可以作为细胞研究的来源；④细胞培养在观察和研究细胞状况时能够很方便地运用相差、荧光、电镜、组化、同位素标记等各种技术方法获得定性、定量数据；⑤细胞培养能够很方便地使用物理、化学、生物的实验研究方法与技术手段；⑥细胞培养便于提供大量生物性状相似的实验对象，且花费很少，经济实惠。基于以上原因，大量针对 ALS 的研究工作是以细胞模型为基础而展开的。

一、肌萎缩侧索硬化症研究中的细胞模型

（一）原代细胞

在 ALS 相关研究中，原代细胞通常指的是来源于患者相应部位的细胞，如血细胞、淋巴细胞，或者是患者手术后取出的相应组织细胞，以及遗体捐赠者的组织细胞等。研究者通常利用 ALS 原代细胞，研究某种特定分子的表达情况或对特定通路的调节作用，再通过细胞实验或动物实验进行验证。Elisa Teyssou 等应用 ALS 患者的淋巴细胞及带有前列腺素 1 突变（M114T 和 E117G）的组织细胞，研究 ALS 患者中前列腺素 1 对自噬的调节作用。研究发现，带有 M114T 突变体的前列腺素 1 蛋白是不稳定的，下调了 RAB9 介导的参与清除受损线粒体的自噬途径的调控，因此 ALS 患者体内表达 M114T 突变体的前列腺素 1 运

动神经元显示线粒体异常，进而产生运动异常表型。Gomes等将ALS患者来源的成纤维细胞转分化为诱导星形胶质细胞，发现这种诱导星形胶质细胞对小鼠运动神经元具有一定的毒性作用。进一步研究表明，miR-146a在诱导星形胶质细胞中发挥了调控作用，这种调控作用可能是恢复星形胶质细胞正常功能和恢复运动神经元溶酶体/突触动态可塑性的关键。虽然原代细胞最直接反映了ALS患者体内的基因、分子及蛋白水平的变化，在极大程度上为研究人员提供了患者体内生理病理条件下真实的变化情况。然而，游离细胞中疾病标志物和调控因子通常含量极低，难以检测，因为伦理等条件限制，患者组织细胞也不易获得，因此，应用原代细胞进行ALS的病理和调控机制研究受到了一定的限制。

（二）细胞系

体外培养的细胞系因为培养方便、培养条件简单、来源广泛及可无限扩增传代，是生物学研究的重要工具。其中，NSC-34细胞是最早应用于ALS研究的细胞模型，目前仍是应用最广泛的ALS细胞模型之一。最常见的应用方法是利用细胞转染技术，将人工构建的 *SOD1* 突变质粒稳定转染到NSC-34细胞中，构建ALS的细胞模型，随后利用该模型进行后续研究。有研究者以 *SOD1* WT及 *SOD1* G93A基因转染的NSC-34细胞为模型，研究单羧酸转运体1和钠偶联单羧酸转运体1在ALS细胞模型中是否发生改变，以及丙戊酸在这一过程中发挥的调节作用，结果表明丙戊酸能够改善NSC-34细胞中由谷氨酸和过氧化氢诱导产生的神经毒性，细胞对丙戊酸的摄取呈现时间、pH、钠浓度依赖性，且突变株转染细胞系的摄取率明显低于野生型转染细胞系。有趣的是，两种细胞系中都表达了两种丙戊酸转运系统，且丙戊酸摄取均被单羧酸转运体1底物/抑制剂调节。Peng等同样应用NSC-34细胞系构建了ALS模型，用于研究ALS发生发展过程中的氧化应激现象。应用HKOCl-3这一荧光探针检测模型中的脊髓过氧化物酶(myeloperoxidase, MPO)，同时还检测了 *hSOD1* G93A突变对MPO-HOCl通路的调控和MPO-HOCl通路对细胞死亡的调控，包括细胞凋亡、铁死亡和自噬。研究发现，细胞模型中 *hSOD1* G93A突变可以促进MPO-HOCl通路激活，导致细胞发生了不可逆的脂质过氧化反应，进而提高细胞凋亡和铁死亡。除了NSC-34细胞，SH-SY5Y细胞也经常应用于ALS的相关研究。Jeon等应用TDP-43及鱼藤酮诱导SH-SY5Y细胞产生神经毒性，模拟构建了类似ALS神经毒性的细胞模型，并研究发现羟钴胺素可以通过降低SH-SY5Y细胞中的氧化应激和线粒体功能障碍，从而发挥抑制TDP-43引发的细胞毒性作用，提示口服羟钴胺素可能是治疗TDP-43诱导蛋白疾病的一种潜在的治疗干预手段。Sandra Diaz-Garcia等同样将SH-SY5Y细胞模型应用到了ALS的病理机制研究。研究发现，RNA结合蛋白ELAVL3的错误定位可以比TDP-43的异常提前数周被检测到，说明ELAVL3是ALS发病过程中的一种可早期获得的RNA结合蛋白，作用机制主要是细胞功能缺失，而非细胞毒性。

虽然细胞系因其操作简单、易于获得、便于干预等因素被广泛应用于ALS的病理机制、调控因素及通路研究等诸多方面，但目前应用较为广泛的细胞系基本是来自于动物的，如大鼠、小鼠、胎鼠等，这些动物来源的细胞系与人源细胞相比，通常还是存在一定差异的，不能完全反映体内真实的病理变化。

（三）诱导多能干细胞

诱导多能干细胞（iPSC）由日本京都大学山中伸弥教授在 2006 年最早报道。他们将 Oct3/4、Sox2、c-Myc 和 Klf4 这四种转录因子基因克隆入病毒载体，然后导入小鼠成纤维细胞，发现可诱导其发生分化，产生的 iPSC 在形态、基因和蛋白表达、表观遗传修饰状态、细胞扩增能力、类胚体和畸形瘤生成能力、分化能力等方面都与胚胎干细胞相似。2007 年 11 月，Thompson 实验室和山中伸弥课题组几乎同时报道，利用 iPSC 技术同样可以诱导人皮肤成纤维细胞成为几乎与胚胎干细胞完全一样的多能干细胞。2008 年，美国哈佛大学 George Daley 实验室利用诱导细胞重新编程技术将采自 10 种不同遗传病患者的皮肤细胞转变为 iPSC，表明了 iPSC 作为人源细胞体外构建疾病模型的可行性。iPSC 的出现在干细胞、表观遗传学及生物医学研究领域都引起了强烈的反响，这不仅是因为它在基础研究方面的重要性，更是因为它为人类疾病研究带来的巨大应用前景。在基础研究方面，它的出现让人们对多能性调控机制有了突破性的新认识。细胞重编程是一个复杂的过程，除了受细胞内因子调控外，还受细胞外信号通路的调控。在实际应用方面，iPSC 的获得方法相对简单和稳定，不需要使用卵细胞或胚胎细胞，这在技术上和伦理上都比其他方法更有优势。iPSC 的建立进一步拉近了干细胞和临床疾病治疗的距离，iPSC 在细胞替代性治疗及发病机制的研究、新药筛选方面具有巨大的潜在价值。此外，iPSC 在神经系统疾病、心血管疾病等方面的研究和治疗作用也日益呈现，iPSC 在体外已成功分化为神经元细胞、神经胶质细胞、心血管细胞和原始生殖细胞等，在临床疾病的病理机制研究中具有巨大应用价值。iPSC 技术的出现对 ALS 的研究也发挥了巨大的推动作用，因为可以直接利用家族性或散发性 ALS 患者的体细胞构建个体化神经元细胞模型。研究人员利用携带 *C9orf72* 基因突变的 ALS 患者的 iPSC 诱导培养骨骼肌，发现 ALS 患者来源的骨骼肌细胞有明显的 TDP-43 上调和过度磷酸化现象，还发现骨骼肌细胞中线粒体基因表达和氧化应激水平均存在异常。此外，还可以利用患者来源的 iPSC 分化为一种或多种与 ALS 相关的甚至直接参与 ALS 疾病过程的细胞类型，如星形胶质细胞、小胶质细胞、少突胶质细胞等。因此，越来越多的研究者开展了基于 iPSC 细胞模型的 ALS 研究。Fujimori 等基于 iPSC 技术，利用不同散发性 ALS 患者来源的体细胞生成了多种干细胞和分化细胞，建立了大量的散发性 ALS 体外细胞模型，分别保留了每一名患者的完整遗传信息。这些模型显示不同病例在体外神经元变性模式、异常蛋白聚集类型、细胞凋亡机制及这些表型的发生和进展方面均存在差异，为 ALS 的个体化诊断和治疗提供了依据。Chen 等应用 ALS 患者来源的体细胞构建了 iPSC，并分化为神经元细胞进行后续研究。分化得到的神经元细胞分别具有 *SOD1* A4V 和 *SOD1* D90A 突变。研究发现，iPSC 分化的神经元细胞中既没有 SOD1 的毒性聚集，也没有线粒体异常。但是，在分化得到的脊髓运动神经元中观察到了神经纤维丝的聚集要早于神经元中 *SOD1* 的异常表达和毒性聚集，表明运动神经元中神经纤维丝的聚集可能是 ALS 发病的早期标志，也可能是 ALS 潜在的治疗靶点，可作为 ALS 临床早期诊断与治疗的生物标志物。

应用 iPSC 进行 ALS 研究解决了人和动物之间的物种差异问题，消除了不同患者之间的个体差异。然而，作为一种体外研究模型，iPSC 同样具有一定的局限性，最常见的就是缺少细胞间联系，缺乏组织之间的连通性和功能的复杂性。

二、细胞模型的缺陷与不足

ALS 细胞模型的应用具有广泛的生物学意义,可充分模拟 ALS 发生发展过程中起显著作用的变异基因,这些变异基因通常是引发或调控 ALS 进程的关键基因,是 ALS 治疗的敏感位点,有助于 ALS 的精准治疗。同时,不同家族、不同患者所携带的不同致病基因也决定了 ALS 的药物治疗敏感性。不仅如此,1 例 ALS 患者通常带有多个遗传变异的位点,因此,ALS 突变个体体细胞来源的人 iPSC 的应用,大大促进了科学家对 ALS 的发病原因和发病机制研究的进程。然而,细胞模型也存在体外实验所具有的普遍缺陷,如体外培养的细胞模型不能完全模拟体内微环境,细胞培养通常是在二维静态的培养条件下,而体细胞都是处于三维动态微环境中的;细胞模型通常是一种细胞单独培养,或是几种细胞共同培养,然而,体内细胞均是处于复杂的整体环境中,受到多种细胞、多种调控因子、多种理化因素共同调控;细胞模型通常缺少培养标准及实验操作标准,使结果有时缺乏重复性和可比性。组织和细胞离体后必须独立生存在人工的培养环境中,虽然是模拟体内环境,但是与体内环境还是有很大的不同的。所以当利用培养细胞做实验时,不应该认为人工培养环境等同于体内环境,轻易得出与体内相同的结果。最重要的是,哪怕是患者来源的干细胞 ALS 模型,与患者原始 ALS 表型相比依然不同,因为培养方式的限制,蛋白质表达和细胞生物学特性与正常人体是存在差异的,单纯应用细胞模型不能直接反映人体 ALS 的动态变化,因此目前使用的 ALS 细胞模型仍不能满足 ALS 研究的实际需求。

第二节　肌萎缩侧索硬化症的动物模型

科学家为了揭示某种具有普遍规律的生命现象,选定某种特定的生物物种进行科学研究,这种被选定的生物物种就是模式生物。模式生物一般具有以下三大特点:①生理特征、遗传信息能够代表生物界的某一大类群;②世代短、子代多、易于在实验室条件下饲养繁殖、遗传背景清晰;③易于进行实验操作,特别是遗传操作及表型分析。实验室常用的模式生物有酵母、线虫、果蝇、斑马鱼、小鼠、大鼠、猪、犬、非人灵长类动物等。在人类疾病研究过程中,许多疾病是无法直接以人体作为实验对象的。但是,生物是从共同的祖先演化而来的,所以对生命活动有重要功能的基因在进化上是高度保守的。因此,可以通过选用一些比较容易研究的生物物种作为模型来研究其基因的结构和生物学功能,以及这些物种的生理、生化、病理、遗传和行为等特征,将由此获得的生物学信息应用于其他比较难以研究的生物物种,特别是应用于人体疾病的研究。也就是说,可以利用合适的模式生物构建适用于研究多种生物功能、分子生物学特性和病理机制的疾病模型。

在对 ALS 的研究中,模式生物发挥了非常重要的作用。研究者通过药物诱导、基因编辑等技术手段,构建了多种类型的 ALS 疾病模型,通过对模式生物的多维度研究,如基因水平、分子水平、蛋白水平、表型变化等,研究者不仅了解了 ALS 可能的诱发因素、其在发生发展过程中的基因通路、特异性蛋白及表型变化,而且发现了许多 ALS 早期诊断的生物标志物,还通过对模式生物的相应操控,探索了针对 ALS 治疗的一些可行方法。由此可见，模式生物模型在揭示 ALS 的发生发展机制、调控因素、治疗方法探索及药物研发等方面都发挥着不可或缺的重要作用，对人类疾病的治疗有着重要的借鉴意义。

在生命科学研究的不同领域中，选择哪一种模式生物取决于所探索的生物学问题。研究简单的分子生物学问题，应用简单的模式生物通常方便快捷，而其他问题如发育问题、疾病机制问题通常需要使用更复杂的模式生物来解决。例如，线虫和果蝇，因具有很好的遗传系统，可用于研究发育和行为学方面问题；更高等的模式生物，如啮齿类动物、哺乳类动物等，尽管不如线虫和果蝇容易研究，体内系统复杂，但因为是哺乳动物，所以更多地作为人类生物学和人类疾病研究的模式动物。

本章第一节介绍了 ALS 的细胞模型，本节将重点介绍广泛应用于 ALS 研究的模式生物模型，即线虫、果蝇、斑马鱼、啮齿类动物和非人灵长类动物等。在对 ALS 的研究过程中，这些经典的模式生物受到广泛关注，也得到了极大的发展。

一、肌萎缩侧索硬化症研究中的模式生物模型

（一）线虫模型

目前，我们在实验中所用到的线虫，通常为秀丽隐杆线虫（*Caenorhabditis elegans*，*C.elegans*），20 世纪 70 年代最早由分子生物学家 Sidney Brenner 开始应用。线虫是一种无毒无害、可独立生存的生物物种，其个体微小，成熟个体仅 1.5mm 长，绝大多数为雌雄同体，仅约 0.2% 的线虫个体为雄性。线虫的生命周期短，可自体繁殖，在 20℃ 环境下，从受精卵发育到成虫期仅需要 3.5 天，若在 25℃ 条件下，则仅需 2 天。线虫具有强大的繁殖力，雌雄同体线虫在一个生命周期内平均可产卵 300～350 个；若与雄性交配，产生后代可多达 1400 个以上；线虫仅有不足 1000 个体细胞，基因组序列已经全部测出；线虫以大肠杆菌为食，易于在实验室培养，无需特殊环境。基于以上发育和遗传特点，再加上近现代发展起来的基因编辑、显微注射等分子生物学技术，使线虫很容易产生大量的突变表型并稳定遗传，特别适合于具有遗传特性和显著表型的疾病研究。并且，由于线虫具有雌雄同体和雄性两种性别，这也使线虫在具有遗传特点的疾病研究上具有无可比拟的优势。一方面，具有不同遗传基因的线虫可以进行雌雄交配，产生的后代为同时携带两种或多种遗传基因的杂合子，可进行多基因相互作用的研究及遗传学分析；另一方面，通过基因编辑和显微注射技术得到的具有新型表型和遗传性状的线虫个体，可以不必再进行杂交或筛选等操作，新型表型和遗传性状在后代中即可稳定表达。因此，自 20 世纪 60 年代起，就有科学家利用线虫作为分子生物学和发育生物学研究领域的模式生物。

以线虫作为模式生物进行 ALS 研究时，采用的主要手段为利用基因注射、杂交等方法，将人类编码 ALS 基因的同源基因，或者直接将人源基因导入并整合到线虫基因组，体外构建 ALS 的线虫模型，再利用线虫的遗传、发育、生理、病理等变化，研究 ALS 的发病机制、发展进程及干预方法等。Xu 等研究者将人源的 *SOD1* G93A 基因通过微量注射的方式转入线虫体内，并将该基因整合入线虫基因组，构建了带有 *SOD1* G93A 突变的线虫 ALS 模型，并通过蛋白分析、表型观测、应激反应等指标检测，验证了这一模型用于人 ALS 研究的可行性。随后，研究人员应用这一模型，研究了二甲双胍通过激活模型线虫体内的自

噬反应，抑制运动神经元凋亡、提高应激反应能力、改善运动损伤，最终抑制 ALS 线虫瘫痪的运动表型变化，从而发挥延缓衰老、延长寿命的作用。类似地，Tossing 等同样利用显微注射技术，构建了表达 FUS 突变的 ALS 线虫模型。研究结果表明，DLK-1 通路作为调控轴突细胞降解的主要通路，参与到了 ALS 模型线虫轴突凋亡的过程，其中，多聚核糖核酸聚合酶被认为是 DLK-1 通路中调控轴突细胞降解的主要调控分子。通过随后的药物干预实验，发现多聚核糖核酸聚合酶抑制剂可以减少 ALS 线虫中轴突细胞的凋亡，并且改善瘫痪运动表型的变化，进一步验证了 DLK-1 通路对 ALS 的重要调控作用。随着基因编辑相关技术的进步，对线虫进行基因改造的方法也有了很大的发展和进步，越来越多的新技术被应用于线虫的疾病模型构建。例如，Baskoylu 等就是应用了 CRISPR-Cas9 基因编辑技术，直接对线虫进行基因组编辑，从而构建了带有 FUS R524S 和 FUS P525L 突变的 ALS 线虫模型，并且进行了后续的表型变化、蛋白分析、运动神经元降解和寿命表征等系列研究。

上述对线虫进行基因编辑进而构建 ALS 模型的方法，是将外源性基因导入，也就是"knock-in"的方法，使线虫携带新的外源性基因，从而产生一系列的表型和遗传学变化。而利用线虫进行遗传学研究时采用的另一种主要手段为 RNA 干扰，其是一种由双链 RNA 诱导的基因沉默现象。双链 RNA 可以通过显微注射的方法进入线虫，也可以将线虫成虫浸泡在含有双链 RNA 的高浓度溶液中，或者喂食含有双链 RNA 的大肠杆菌。其中，显微注射方法操作费时、成本高且技术难度大，不宜用于大规模的基因功能分析。浸泡法与显微注射方法相比，能够同时进行大批量的线虫处理，但双链 RNA 的使用量较大，成本高。喂食法通过构建合适的载体，在干扰菌体内诱导表达双链 RNA，通过扩增的方法得到大量的含有双链 RNA 的干扰菌，再将其作为食物喂食线虫，操作简便、省时省力、节约成本，且可同时进行大规模的干扰实验。具体到 ALS 的模型构建研究中，主要是通过 RNA 干扰技术，选择性沉默目的片段，通过"loss-of-function"的实验方法，判断目的片段在 ALS 发生发展过程中的调控作用。Shen 等就是应用了 RNA 干扰技术，敲除了转基因线虫体内的 tdp-1 基因（人 TDP-43 的同源基因），构建了一种线虫的 ALS 模型。通过蛋白表达、运动、神经元降解、寿命等指标的考察，验证了 tdp-1 在神经退行性疾病中的多重调节作用。

尽管线虫是一种相对简单的生物体，缺乏明确的组织和器官，包括大脑和血液。但是由于线虫基因组明确、遗传简单、易于操控等，目前还是有大量研究工作是基于线虫构建的 ALS 模型，进而进行神经退行性疾病研究及毒性评价等。在利用线虫模型研究疾病基因之间的相互作用时，特别是针对神经退行性疾病调控基因的大规模筛选时，线虫都是一种比较理想的模式生物模型。

（二）果蝇模型

果蝇全称为黑腹果蝇，广泛存在于温带及热带气候区，其主食为酵母菌，而腐烂的水果易滋生酵母菌，因此果蝇经常出现在果园、菜市场等地，"果蝇"这一名称也由此而产生。与线虫类似，果蝇也是遗传学、生物医学等学科研究中常用的一种模式生物，因为人们对果蝇的基因编码与定位、染色体组成与蛋白表型等方面的研究已经比较深入，认识清晰。果蝇基因数量较少，基本没有重复基因；所有人类疾病基因中，超过 60% 的基因与果蝇存在直系同源性，超过 50% 的蛋白与果蝇存在序列同源性；果蝇的基本信号通路和生化途径与人类存在高度保守的关系。果蝇作为模式生物主要具有以下优点：①个体小，生命周期短，一般为 12 天，易于大量培养和进行突变体筛选；②胚胎发育快，易于观察卵裂、早期胚胎发育、躯体模式形成和各器官的结构变化；③具有几十个易于诱变分析的遗传特征，具有大量的突变体；④只有四对染色体，组成简单，基因数量少，基因测序已经完成；⑤幼虫体腔内的各对"成虫盘"相应发育为成虫的不同器官结构，发育去向明确清晰；⑥相对高等动物而言，果蝇在基因分子进化、细胞生长、代谢、分化、繁殖和器官发育等方面具有高度保守性，对研究遗传发育规律具有重要的指导意义。果蝇作为模式生物进行生物医学研究的优势还包括易于饲养、占用空间小、成本低、经济性高等。这些方面的优势使得果蝇非常适合作为模式生物应用于生命科学及生物医学研究，特别是 ALS 等神经退行性疾病的研究，因为转基因果蝇能够直观重现 ALS 的许多表型变化，如运动障碍、线粒体功能障碍、运动细胞凋亡等，并且这些表型变化在整个疾病的发展进程中是可以通过特定的技术方法进行监测的。

表达人类 SOD1 基因并带有突变位点（G85R、A4V、G37R、G41D 等）的果蝇表现出运动神经元功能障碍、攀爬障碍、局部 SOD1 蛋白聚集、线粒体受损及氧化应激等表型变化，并且，有研究表明多种抗氧化物对 SOD1-ALS 果蝇模型具有神经保护作用，能够降低 ALS 果蝇模型运动神经元中 SOD1 蛋白的异常聚集、改善运动障碍，进而延长寿命。Baldwin 等构建了表达 FUS 基因的果蝇模型，并且发现转基因果蝇表现出了年龄依赖性轴突转运体障碍和运动神经元损害，表明了 FUS 在 ALS 发展进程中的关键作用。类似地，Langellotti 等通过过表达和敲低果蝇体内 TDP-43 基因的表达，构建 ALS 模型，发现了 TDP-43 在神经退行性疾病中的重要作用及关键调节蛋白。可以说，应用果蝇为模式生物构建的 ALS 模型在所研究的基因类型和表型变化等方面，与线虫相比有很多相似性，但因为果蝇在遗传学和运动行为上的优势，比线虫更适合应用于 ALS 模型的构建。然而，我们也应该清楚地认识到，果蝇作为研究神经退行性疾病的模式生物，其最大的局限性在于其大脑解剖结构与人类大脑解剖结构的巨大差异，相较之下，脊椎动物更适合作为可用于行为学分析的动物模型。

（三）斑马鱼模型

斑马鱼是生活中比较常见的一种热带观赏鱼，其体型小巧纤细，略呈纺锤形，全身布满多条纵纹，游动时犹如斑马，因此被称为"斑马鱼"。和传统的哺乳动物模型相比，斑马鱼具有许多天然的优势。斑马鱼个体小，成鱼体长 3～4cm，幼鱼体长仅 1～2mm，可用多孔板进行操作，适合高通量分析；饲养成本低，占地空间小，培养试剂及药物用量少（微克级）；产卵周期短，单次产卵量大（100～200 枚/次），适合大规模繁育；体外受精、体外发育，极易获得用于生物医学研究和药物研发的胚胎；胚胎发育迅速，从受精卵发育到完整的胚胎只需要 24 小时，受精后 3～5 天即可发育成幼鱼，身体内部主要类似于人体的部分器官均已建成；实验周期短，大部分实验可在 1 周内完成；斑马鱼在发育的前 7 天身体是透明的，可直接观察内部器官，结合活体染料、核酸探针等方法能够观察斑马鱼活体样本；斑马鱼和人类疾病的信号转导通路高度保守。2013 年 4 月，英国桑格测序中心协同全球最权威的 14 家斑马鱼研究机构，将斑马鱼全基因组和人类基因组进行比较分析发现，斑马鱼基因组含有的 26 206 个蛋白编码基因与人类基因高度同源，人类 2 万多个蛋白编码基因至少可以在斑马鱼体内找到 1 个同源基因与之对应，两者相似度达 87%，某些疾病相关基因与人类基因保守性高达 99%，这就意味着以斑马鱼为模式生物进行的药理学研究及药物反应实验在很大程度上近似于人体，而这些基因组信息资源则为科学家利用斑马鱼进行生物医学研究和新药开发提供了极为有利的条件。以上多种优势使得斑马鱼越来越受到科学家的注意和重视，逐渐成了生命科学及生物医学研究的新宠。目前，全球范围内约有 1500 多个斑马鱼实验室，而且经过几十年的应用研究和系统发展，现已有约 20 多种斑马鱼品系。随着斑马鱼细胞标记技术、组织移植技术、单倍体育种技术、基因突变技术、转基因技术、基因活性抑制技术等的飞速发展，现已有数以千计的斑马鱼突变体，可用于研究生命科学的基础问题，有的也可用于构建人类疾病的模式生物模型，是研究疾病分子机制的特殊优质资源。

到目前为止，在斑马鱼中已经能够成功模拟多种神经退行性疾病，如阿尔茨海默病、亨廷顿舞蹈病及 ALS 等。为了在斑马鱼中研究 ALS，科学家将 *SOD1* 突变基因导入斑马鱼基因组内，转基因斑马鱼表现为运动神经元缺失、肌肉降解、神经肌肉接头损伤及运动行为异常等，最终因游动能力下降而寿命下降。也有研究表明，斑马鱼过表达 *SOD1* 突变体，会导致蛋白质错误折叠、高尔基体转运功能障碍及细胞质内 *TDP-43* 错误定位，最终会导致斑马鱼的运动功能障碍。在斑马鱼中，内源性 *FUS* 的下调或一些人类缺陷型 *FUS* 同源基因的过表达也会导致一种病理性运动障碍表型。*TARDBP* 突变同样会引起类似的运动障碍表型。并且有研究发现，突变型 SOD1 和突变型 FUS 的共同表达比突变型 SOD1 独立表达更能促进转基因斑马鱼运动障碍表型的产生，提示在斑马鱼的 ALS 模型中，通常存在多种致病途径。最近，Campanari 等在 ALS 斑马鱼模型中发现，在运动障碍表型出现之前，转基因斑马鱼的神经肌肉接头处即可观察到病理性改变，提示了在 ALS 斑马鱼模型中也可发生轴突病变的现象，再次证实了体内 *TDP-43* 缺失可在 ALS 疾病早期导致运动功能异常。相较于其他的 ALS 模式生物模型，斑马鱼也存在部分不足，如缺失上运动神经元及缺少相应抗体进行蛋白表征等。

（四）小鼠模型

目前，在生命科学及生物医学研究中，应用最为广泛的模式生物为哺乳纲的小鼠。小鼠主要是由小家鼠演变而来，它广泛分布于世界各地，经过长期的人工饲养和选择培育，已经育成 1000 多种近交系、杂交系和独立的封闭群。小鼠成熟早，繁殖力强，6～7 周龄时性成熟，性周期为 4～5 天，妊娠期为 19～21 天，哺乳期为 20～22 天，每胎产仔数为 8～15 只，一年产仔胎数为 6～10 胎，属全年多发情性动物，繁殖率很高，生育期为 1 年；可根据实验要求选择不同品系或同胎小鼠做实验，也可选择同一品种（或品系）、同年龄、同体重、同性别的小鼠做实验，由于小鼠遗传均一，个体差异小，实验结果精确可靠；小鼠体型很小，是啮齿目实验动物中较小型的实验动物，也是哺乳动物中体型最小的动物，一只小鼠出生时仅有 1.5g 左右，哺乳 1 个月后可达 12 ～15g，饲养 1.5～2 个月体重达到 20g 以上，即可满足实验需要，因此在短时间内可提供大量的实验动物；小鼠的饲料消耗量少，一只成年小鼠的食料量为 4～8g/d，饮水量为 4～7ml/d，需要的饲养条件也较简单，因个体小，可节省饲养场地；小鼠经长期的培育，在用于实验研究时，性情温顺、易于抓捕，不会主动咬人，操作起来安全方便，是理想的实验动物；小鼠对外来刺激极为敏感，对于多种毒素和病原体具有易感性，反应灵敏。早在 17 世纪就有科学家用小鼠做实验，可以通过基因修饰模拟几乎人类的任何疾病，在病理机制研究和药物研发过程中发挥着至关重要的作用，并且小鼠近交系的基因均匀性能确保研究的精确性和可重复性，因此是一个非常经济和高效的研究工具，现已成为使用最广泛、研究最详尽的哺乳类模式实验动物。

Zhang 等应用 *SOD1* 野生型及 G93A 突变型小鼠，研究体内小胶质细胞激活与运动神经元损伤的动态相互作用，以及变化过程中 CX3CL1-CX3CR1 通路的调控作用。其中，CX3CL1 主要表达于运动神经元，而 CX3CR1 则在脊髓前角区小胶质细胞中大量表达。研究发现，老年 ALS 小鼠体内，脊髓前角中 CX3CL1 的表达逐渐降低，而运动神经元中的 CX3CR1 表达却是逐渐升高的。此外，小胶质细胞中 M1/M2 水平也是逐渐升高的，表明了小胶质细胞激活。结果说明，在 ALS 的发展进程中，CX3CL1-CX3CR1 是存在动态变化的，并且 M1/M2 比例的失衡也说明了小胶质细胞存在异常激活的现象，这一发现为 ALS 的治疗提供了潜在的分子靶点。Kirby 等同样应用 *SOD1* 野生型及 G93A 突变型小鼠，研究 ALS 发展过程中运动神经元的凋亡情况。研究发现，在 3 月龄小鼠的颈部和腰部脊髓中，出现 α 运动神经元降解及 γ 运动神经元大量凋亡的现象。同时，在皮质脊髓束中，运动神经元也出现了类似的凋亡现象。这一结果表明 ALS 小鼠模型中，腰部脊髓和皮质脊髓中的运动神经元更容易发生变性。Konopka 等则是利用 *TDP-43* 野生型及 A315T、Q331K 突变型 ALS 小鼠模型研究 *TDP-43* 在运动神经元中 DNA 损伤及修复过程中的作用。结果表明，野生型 *TDP-43* 在 DNA 损伤处富集，并通过 NHEJ 途径参与到 DNA 损伤的修复过程中，而 ALS 相关的突变型 *TDP-43* 则失去了这一功能，并且还会因为在 DNA 中异常聚集、胞质定位异常及应激小体的形成而进一步促进 DNA 损伤，提示 *TDP-43* 的病理性突变在运动神经元损伤过程中的负向调控作用。除了上述典型的突变型 ALS 小鼠模型之外，近年来，以 *C9orf72* 转基因突变株构建的小鼠 ALS 模型应用也日渐广泛。Herranz-Martin 等应用腺病毒诱导的方式构建了 C9*orf72* 转基因小鼠 ALS 模型，研究发现小鼠模型神经肌肉连接异常、海马区 CA1 异常扩散、运动神经元细胞凋亡增强，最终表现出步态不稳和认知功能障碍。与之类似的，Riemslagh 等以 *C9orf72* 序列构建了小鼠 ALS/FTD 模型，该模型表达 36×纯 GGGGCC 重复序列。研究发现，在阿霉素诱导 6 个月后，小鼠脑中开始出现散发性二肽重复蛋白的表达和聚集，但并没有明显的神经元降解。而诱导 4 周内，体内其他部位表达的 GGGGCC 重复序列则会导致二肽重复蛋白在器官中大量聚集，导致小鼠体重下降、神经肌肉接头异常断裂，继而产生运动障碍的表型。这种二肽重复蛋白的异常聚集及运动障碍症状的发展可通过在 1 周之内快速阻断 GGGGCC 重复序列的表达而得到缓解。如果 2 周之后 GGGGCC 重复序列的表达仍未被阻断，那么即便是能够降低体内二肽重复蛋白的水平，上述表型也不会得到缓解。这就表明，早期诊断和治疗对 ALS/FTD 患者来说至关重要。

（五）其他模式动物模型

尽管小鼠是研究 ALS 及其他神经退行性疾病最常用的模式动物模型并被广泛应用，但是近年来，随着转基因技术、基因编辑技术、基因敲除等的进一步发展，还有其他哺乳动

物模型也逐渐被应用于 ALS 的研究，如大鼠、犬、猪及非人灵长类动物等。这些模式动物
有与人类相似的部分生理特征，并且有比其他小型动物更大的大脑和体型，在实验操作中
还具有更好的抗压性，因此比小型模式生物具有更为明显的优势（表 8-1）。然而因为饲养
环境、物流、经济性和伦理等原因，这些模型动物的应用相对较少。

表 8-1　肌萎缩侧索硬化症模式动物模型

种属	模型构建机制
酵母菌	*SOD1*（1A4V-G93A-G93C-L38V-S134N）
	TDP-43（Q331K-M337V-Q343R-N345K-R361S-N390D）
	FUS（转入人源性 *Fus* 基因）
	C9orf72（转入上游激活序列）
线虫	*SOD1*（G93A-G37R-1A4V-T70I）
	TDP-43（A315T-G348C-A382T）
	FUS（R495x-H519Q-R521G）
	C9orf72（转入上游激活序列）
果蝇	*SOD1*（G93C-G37R-1A4V-G41D-I113T-G85R-1H71Y-1H48R）
	TDP-43（G294A-M337V-D169G-Q298S-A315T-M337V-N345K-G287S-G348C-A382T-N390D-Q367X）
	FUS（R518K-R521C-R521G-R521H-R524S-P525L）
	C9orf72（转入上游激活序列）
斑马鱼	*SOD1*（G93A-G37R-1A4V-T70I）
	TDP-43（A315T-G348C-A382T）
	FUS（R495X-H517Q-R521G-R521C）
	C9orf72（转入上游激活序列）
小鼠、大鼠	*SOD1*（G93A-G37R-G86R-G85R-H46R）
	TDP-43（A315T-M337V-G298S-Q331K-G348C-F210I）
	FUS（R521C 过表达）
	C9orf72（基于 CRISPR-cas9 技术的 *C9orf72* 基因编辑）
	ALS2（261delA-553delA-G660A-1130delAT）SEXT（R2136H-L389S）
	OPTN（Q398X-E478G-D477N-D474N）
	UBQLN2（P497H-P506T-P497S-P497H）
	PNF1（G118V-C71G）
	VCP（R155H-A232E）
	VAPB（P56S-T46I-del160-D130E-A145V-S160Δ-V234I）
	L-BMAA 诱导模型
豚鼠	抗坏血酸缺乏饮食模式
	实验性自身免疫性灰质疾病
	实验性自身免疫性运动神经元疾病
	胆碱乙酰转移酶免疫性疾病
犬	*SOD1*（T18S-E40K）
猪	*SOD1*（G93A）
	TDP43（M337V）
非人灵长类动物	*TDP-43*（*Tdp-43* 基因过表达模型）

有研究者应用大鼠模型研究了 ALS 发展过程中的神经元变化。他们在携带 *SOD1* G93A 突变基因的大鼠模型中，证明了血-脊髓屏障的破坏可直接导致运动神经元变性，并且发现静脉注射健康的间充质干细胞到这些大鼠体内可延缓 ALS 疾病进展，保留了血-脊髓屏障的功能，提高了神经营养因子的表达，进一步保护了运动神经元。除此之外，也有研究者应用大鼠构建 ALS 模型，观察到了随发展进程而表现出的运动神经元凋亡、神经肌肉接头节点损伤及运动功能障碍等。

犬退行性脊髓病（canine degenerative myelopathy，CDM）被认为是一种在特定犬品系中发生的，由 *SOD1* 基因突变引起的自发性脊髓疾病，表现为成年后的神经退行性脊髓紊乱及运动功能的进行性损伤，确切地说，CDM 的特征是渐进性轴突变性、肌肉萎缩、反射减退、星形胶质细胞增生、外周脱髓鞘及 SOD1 蛋白聚集。有研究表明，在实验犬中，*SOD1* G118A 突变含量高，因此这种实验犬适合于 ALS 的发展和进程研究。也有研究表明，CDM 犬 *SOD1* 基因中存在 T18S 和 E40K 突变，这两种突变都不会引起歧化酶结构域破坏，虽然能够促进 SOD1 蛋白聚集，但只影响蛋白疏水性而不影响其稳定性，因此产生了蛋白聚集的毒性作用，这些病理特征与人 ALS 患者的病理反应部分吻合。考虑到自发性 CDM、SOD1 与 ALS 的相关性及人类和犬类在复杂神经系统中的相似性，对犬类 ALS 模型的研究将更好地促进科学家对 ALS 发病机制和发展进程的了解和认识。

近年来，猪逐渐发展为一种新的模式动物，因为其在解剖学、生理学等方面具有与人类相似的生理生化特征，主要包括基因组、模型反应症状及神经疾病特征等，因此，有的科学家应用猪构建神经退行性疾病模型，其中就包括 ALS 模型。Chieppa 研究组首个构建了表达人 *SOD1* G93A 基因的猪模型，转基因猪表现出年龄依赖性胶质细胞增生、运动神经元变性、SOD1 蛋白聚集及后肢运动缺陷，并且以上特性可随种系传播，有遗传性。具体表现为，在发病早期，突变的人 SOD1 蛋白并不形成包涵体，但是能够在大脑中形成泛素化聚集体，进而在发病后期，过多的蛋白聚集产生细胞毒性，引起运动神经元的炎症和坏死，导致骨骼肌病变，引发运动障碍或瘫痪。Wang 研究组构建了首个表达 *TDP-43* M337V 突变的转基因猪模型，并且伴有严重的表型变化和早死现象。在转基因猪模型的脊髓和脑神经元的细胞质中可检测到大量表达的 TDP-43 突变体，可以与 NeuN 相关的蛋白相关 RNA 剪接因子相互作用，改变神经元的 RNA 剪接，进而引发运动神经元降解及运动缺陷，这一表型变化在 ALS 患者中也有报道。

非人灵长类（non-human primate，NHP）动物是在遗传学、生理学、行为学和进化上最接近人类的物种，许多生理结构、认知能力和生理功能特征与人类高度相似，它们具有复杂的大脑网络，具有发挥类似人类大脑功能的能力，如思考能力、推理能力、判断能力和决策能力。因此，非人灵长类动物模型在一些生物医学和转化医学研究领域中发挥着至关重要的作用，成为模拟许多人类疾病，特别是神经退行性疾病的最佳物种，也是一种模拟 ALS 的理想模型。猕猴因体积小、易操作、可快速获得转基因个体等特点，是目前最常用的一种用于模拟人类神经退行性疾病的非人灵长类动物。例如，通过向髓鞘内传递编码 *SOD1* 特异性 miRNA 的腺相关病毒，构建了 *SOD1* 相关的 ALS 模型，并观察到在运动神经元和脊髓组织中 *SOD1* 表达水平降低。有研究者用类似方法构建了食蟹猕猴的 ALS 模型，通过向脊髓输送靶向 *SOD1* 的 miRNA，运动神经元中的毒性 *SOD1* 被有效沉默，证明了针对 ALS 患者进行基因治疗的可行性和安全性。此外，有科学家应用食蟹猕猴，通过宫颈注射含有 *TDP-43* 编码序列的腺相关病毒，构建了 *TDP-43* 过表达的猕猴 ALS 模型。这些转基因猕猴模型均表现出肌肉萎缩、进行性运动无力、*TDP-43* 定位错误及抑半胱氨酸蛋白酶聚集，与人类 ALS 发病后症状相似，验证了猴模型用于人类 ALS 模拟及机制研究的可行性。

二、肌萎缩侧索硬化症研究中模式动物的不足

无论是小型模式动物，如线虫、果蝇、斑马鱼及小鼠，还是大型模式动物，如大鼠、犬、猪、猴等，都可以作为研究模型应用于 ALS 相关的研究，因为每一种模式动物都有其特殊的生物学特性，可以用于表征 ALS 的一项或多项病理学特点，如兴奋性毒性、氧化应激、内质网应激、线粒体自噬、蛋白质异常、胶质细胞增生和炎症等。然而，我们也必须认识到，因为种属差异性、个体差异性等诸多因素的限制，要想深入了解 ALS 的病因和发病机制，单纯只基于模式动物模型是不够的，还需要寻找更加可靠、更加近似人体的疾病模型和研究平台（表 8-2）。

表 8-2　肌萎缩侧索硬化症模式动物优缺点

模型分类	优点	缺点
细胞	易于操控	无组织、细胞间相互作用
	单一体系	缺少血管系统、神经系统、免疫系统等微环境
	单一细胞类型	
	便于基因编辑	
	易于培养	
	无个体差异	
线虫	通体透明	个体小
	生命周期短	缺少脑和血液系统
	繁殖力强	寿命短，不利于研究慢性疾病
	神经系统简单	
果蝇	神经系统简单	个体小
	分子通路与人类相似	神经系统与人类差异大
	疾病表型产生快速	寿命短
	高繁殖力、生命周期短	
	与人类同源基因多	
	易于进行基因编辑	
	费用低	
斑马鱼	易于繁殖	个体小
	神经系统简单	缺少上神经系统
	寿命长度合适	
	基因组信息完整	
	与人类同源基因多	
	易于基因编辑	
	费用低	

续表

模型分类	优点	缺点
小鼠、大鼠	基因组信息完整	费用高
	寿命长度合适	伦理问题
	与人类同源基因多	生命周期长
	神经系统功能和分子通路与人类相似	神经系统复杂
		基因编辑难
大型动物	有脊椎动物	伦理问题
	与人类相似生理特点多	费用高
	基因组信息完整	时间长
	与人类同源基因多	繁殖力低
		生命周期长、寿命长
		神经系统复杂
		基因编辑技术要求高

第三节　肌萎缩侧索硬化症的类器官模型

随着生命科学的发展，人类想要更好地了解自己，探索生命的本质，攻克各种难以治愈的疾病，已经不能仅仅满足于细胞模型或动物模型，体外仿生和重建人类器官（类器官）成为科学家们努力发展的方向之一。

类器官，即类似于组织的器官，它本身是一种基于体外的三维细胞培养系统建立的与体内来源的组织或器官高度相似的一种器官模型。这些体外的三维培养系统可以仿生出已经分化的组织器官的复杂空间形态，并且能够表现出细胞与细胞之间、细胞与周围基质之间的空间位置和相互作用。就其本身而言，类器官可以做到与体内组织器官具有相似的生理功能和生理反应，与其来源组织具有高度相似性，因此被称为"类器官"。与传统的二维细胞培养模式相比，三维培养的类器官包含多种细胞类型，突破了细胞单层平铺的生长方式和细胞间单纯的物理接触式联系，形成了细胞与细胞之间、细胞与基质之间更为紧密、更为复杂的相互联系和相互作用，能够更好地模拟组织器官的疾病发生过程和病理状态，在基础研究及临床诊疗方面具有广阔的应用前景。目前，已有方法可以构建肝脏、结肠、肠道、肾脏、肺脏、前列腺、胰腺、胃、视网膜和类脑等多种组织器官，应用领域涉及多个方面，包括遗传、发育、肿瘤、疾病模型构建、药效及毒理学评价等。在疾病模型构建领域，主要是使用患者的 iPSC，定向分化为特殊的功能化组织器官，并后续应用于疾病机制研究、药物疗效及毒性评估、个性化治疗等。

一、肌萎缩侧索硬化症研究的类器官模型

2018 年，Osaki 等分别通过 iPSC 和人源成肌细胞诱导培养三维的运动神经元球状体和肌肉束，将两者共培养后形成了类似体内神经肌肉接头的连接组织，同时结合光遗传技术，实现了运动神经元电信号的调控，进而控制肌肉束的收缩，为后续 ALS 致病机制的研究及

药物筛选开拓了新思路。来自英国剑桥大学的研究团队构建了一种应用 iPSC 衍生的大脑类器官切片模型。研究人员发现，该模型再现了成熟的脑皮质结构，并显示了 ALS 早期的分子病理学特征。通过单细胞 RNA 测序和生物分析相结合的方法，揭示了星形胶质细胞和神经元中基因转录、蛋白质合成和 DNA 修复等各方面的功能障碍。他们还应用该 ALS 类器官模型，发现星形胶质细胞的自噬信号蛋白 p62 表达水平升高，神经元中多聚丙氨酸–甘氨酸存在异常聚集，以及 DNA 损伤等，说明了应用患者特异性 iPSC 衍生的大脑皮质类器官是研究临床前 ALS 机制及个性化治疗方法的重要创新性平台。

二、肌萎缩侧索硬化症研究的类器官模型的不足

与传统的细胞培养及动物模型相比，类器官技术构建了一个具备三维结构的器官样组织，相较于动物模型，类器官的优势体现在其实现了应用人源性组织进行实验研究。但也要看到，类器官领域仍处于起步阶段，即使对于心脏、肝脏等这些研究较为广泛的组织类器官，也不是很成熟，还有许多局限性，具体如下：①相较于细胞系的培养，类器官的体外培养需要消耗更多的时间和资源；②类器官相较于人体正常组织器官的生理环境，缺乏结缔组织、血管和免疫细胞等微环境；③类器官培养过程中的某些外部因素，如细胞外基质、培养条件等可能会对实验结果有较大的影响，缺乏重复性和一致性。只有将类器官技术与其他前沿技术有效结合，才有可能解决当前的技术缺陷，最终使类器官技术在疾病模型构建和药物研发领域取得长足的进展。

总之，在 ALS 的发病机制尚未完全明了的前提下，尽管目前所应用的 ALS 生物模型多种多样，但没有一种生物模型是能够完全模拟人类运动神经元病特点的。为了进一步明确 ALS 的发病机制和防治措施，立足于寻找一种与人类 ALS 更为相似的生物模型显得尤为重要。

（乐卫东　许　慧）

参 考 文 献

Baldwin K R, Godena V K, Hewitt V L, et al, 2016. Axonal transport defects are a common phenotype in Drosophila models of ALS. Hum Mol Genet, 25（12）: 2378-2392.

Baskoylu S N, Chapkis N, Unsal B, et al, 2022. Disrupted autophagy and neuronal dysfunction in C. elegans knockin models of FUS amyotrophic lateral sclerosis. Cell Rep, 38（4）: 110195.

Borel F, Gernoux G, Sun H, et al, 2018. Safe and effective superoxide dismutase 1 silencing using artificial microRNA in macaques. Sci Transl Med, 10（465）: eaau6414.

Campanari M L, Marian A, Ciura S, et al, 2021. TDP-43 Regulation of AChE Expression Can Mediate ALS-Like Phenotype in Zebrafish. Cells, 10（2）: 221.

Cashman N R, Durham H D, Blusztajn J K, et al, 1992. Neuroblastoma x spinal cord（NSC）hybrid cell lines resemble developing motor neurons. Dev Dyn, 194（3）: 209-221.

Chen H, Qian K, Du Z, et al, 2014. Modeling ALS with iPSCs reveals that mutant SOD1 misregulates neurofilament balance in motor neurons. Cell stem cell, 14（6）: 796-809.

Chieppa M N, Perota A, Corona C, et al, 2014. Modeling amyotrophic lateral sclerosis in hSOD1 transgenic swine. Neurodegener Dis, 13（4）: 246-254.

Diaz-Garcia S，Ko V I，Vazquez-Sanchez S，et al，2021. Nuclear depletion of RNA-binding protein ELAVL3（HuC）in sporadic and familial amyotrophic lateral sclerosis. Acta Neuropathol，142（6）：985-1001.

Fujimori K，Ishikawa M，Otomo A，et al，2018. Modeling sporadic ALS in iPSC-derived motor neurons identifies a potential therapeutic agent. Nat Med，24（10）：1579-1589.

Gomes C，Sequeira C，Likhite S，et al，2022. Neurotoxic astrocytes directly converted from sporadic and familial ALS patient fibroblasts reveal signature diversities and miR-146a theragnostic potential in specific subtypes. Cells，11（7）：1186.

Jeon Y M，Kwon Y，Lee S，et al，2021. Vitamin B_{12} reduces TDP-43 toxicity by alleviating oxidative stress and mitochondrial dysfunction. Antioxidants（Basel），11（1）：82.

Kimura S，Kamatari Y O，Kuwahara Y，et al，2020. Canine SOD1 harboring E40K or T18S mutations promotes protein aggregation without reducing the global structural stability. Peer J，8：e9512.

Kirby A J，Palmer T，Mead R J，et al，2022. Caudal-Rostral progression of alpha motoneuron degeneration in the SOD1（G93A）mouse model of amyotrophic lateral sclerosis. Antioxidants（Basel），11（5）：983.

Konopka A，Whelan D R，Jamali M S，et al，2020. Impaired NHEJ repair in amyotrophic lateral sclerosis is associated with TDP-43 mutations. Mol Neurodegener，15（1）：51.

Langellotti S，Romano V，Romano G，et al，2016. A novel fly model of TDP-43 proteinopathies：N-terminus sequences combined with the Q/N domain induce protein functional loss and locomotion defects. Dis Model Mech，9（6）：659-669.

Osaki T，Uzel S G M，Kamm R D，2018. Microphysiological 3D model of amyotrophic lateral sclerosis(ALS)from human iPS-derived muscle cells and optogenetic motor neurons. Sci Adv，4（10）：eaat5847.

Peng J，Pan J，Mo J，et al，2022. MPO/HOCl facilitates apoptosis and ferroptosis in the SOD1（G93A）motor neuron of amyotrophic lateral sclerosis. Oxid Med Cell Longev，2022：8217663.

Riemslagh F W，van der Toorn E C，Verhagen R F M，et al，2021. Inducible expression of human C9ORF72 36x G4C2 hexanucleotide repeats is sufficient to cause RAN translation and rapid muscular atrophy in mice. Dis Model Mech，14（2）：dmm044842.

Shen L，Wang C，Chen L，et al，2020. TDP-1/TDP-43 potentiates human α-Synuclein（HASN）neurodegeneration in Caenorhabditis elegans. Biochim Biophys Acta Mol Basis Dis，1866（10）：165876.

Szebényi K，Wenger L M D，Sun Y，et al，2021. Human ALS/FTD brain organoid slice cultures display distinct early astrocyte and targetable neuronal pathology. Nat Neurosci，24（11）：1542-1554.

Teyssou E，Chartier L，Roussel D，et al，2022. The amyotrophic lateral sclerosis M114T PFN1 mutation deregulates alternative autophagy pathways and mitochondrial homeostasis. Int J Mol Sci，23（10）：5694.

Tossing G，Livernoche R，Maios C，et al，2022. Genetic and pharmacological PARP inhibition reduces axonal degeneration in C. elegans models of ALS. Hum Mol Genet，31（19）：3313-3324.

Uchida A，Sasaguri H，Kimura N，et al，2012. Non-human primate model of amyotrophic lateral sclerosis with cytoplasmic mislocalization of TDP-43. Brain，135（Pt 3）：833-846.

Wang G，Yang H，Yan S，et al，2015. Cytoplasmic mislocalization of RNA splicing factors and aberrant neuronal gene splicing in TDP-43 transgenic pig brain. Mol Neurodegener，10：42.

Xu H，Jia C，Cheng C，et al，2022. Activation of autophagy attenuates motor deficits and extends lifespan in a C. elegans model of ALS. Free Radic Biol Med，181：52-61.

Zhang J，Liu Y，Liu X，et al，2018. Dynamic changes of CX3CL1/CX3CR1 axis during microglial activation and motor neuron loss in the spinal cord of ALS mouse model. Transl Neurodegener，7：35.

第九章　肌萎缩侧索硬化症的中医辨证论治

　　肌萎缩侧索硬化症（ALS）是发病后快速进展的致命性神经退行性疾病，散发性占绝大多数，临床可表现为渐进性的肌肉痿软无力、萎缩、颤动、僵硬、疼痛，或以构音障碍、饮食呛咳、吞咽困难、呼吸障碍为首发症状。我国也称肌萎缩侧索硬化症为运动神经元病（MND）。古代中医文献资料中未见其相关病名的记载，近现代医家多根据其临床症状，将肌萎缩侧索硬化症归属不同的疾病范畴，如以肌肉无力、萎缩为主要症状者，可立为"痿病"论治；肌肉颤动、肢体痉挛较著者，可立为"颤病、痉病"论治；苦于声嘶、言语謇涩者，可立为"失语"论治；诸多症状相合，舌喑不能语，足废不为用者，可立为"喑痱"论治等。虽然对肌萎缩侧索硬化症中医病名有不同见解，但因其临床以肌无力、肌萎缩为主要突出表现，大多学者仍将其归属中医学"痿病"范畴论治，临床病因病机与辨证论治研究也多从古今两方面论述。

　　近年来中医药治疗肌萎缩侧索硬化症显示出较大的潜力，但中医病因病机尚不明晰，临床诊疗实践中也证实肌萎缩侧索硬化症的证型会随病程发展而变化，因此中医研究治疗方面多审证求因，或仅论病时之病因病机。对于其病机认识，多数医家认为本病多以本虚为主，或虚实夹杂，本虚以脾、肾、肺、肝亏虚为要，标实则多为痰、瘀、湿、热、毒邪蕴结，晚期阴阳俱损，神气离决。国家中医药管理局于1994年组织发行的《中医病症诊断疗效标准（中华人民共和国中医药行业标准）》编著有"痿病"一章，而且注明了证候分类和临证方药，并于2017年发行了第2版。但基于同病异治、异病同治的中医辨证论治特点，现代中医学家常因时、因地、因人制宜进行各具特色的临床诊疗，因此上述诊断标准并未达成全局共识。

第一节　肌萎缩侧索硬化症辨病论治

一、以"痿"论治

　　《黄帝内经》最早提出痿之病名，并具体论述了痿的症候表现、病因病机与治疗原则。此后医家多在此基础上进行继承与发展。

　　《素问·生气通天论》提出小筋弛长为痿；《素问·痿论》提出皮毛虚弱薄弱为皮痿，枢折不挈、胫纵不可任地为脉痿，筋急而挛为筋痿，胃干渴、肌肉不仁为肉痿，腰脊不举、骨枯髓减为骨痿，并首先指出痿病的病因病机包括"肺热叶焦"引起五脏热而致痿；也有"逆之则伤肾，春为痿厥，奉生者少"及"脾病者，身重善肌肉痿，足不收行"，即五脏虚而致痿；另有"因于湿，首如裹，湿热不攘，大筋软短，小筋弛长，软短为拘，弛长为痿"，提出湿热致痿；"岁土太过，雨湿流行……甚则肌肉萎，足痿不收"，提出湿邪致痿；"厥阴司天，风气下临……体重肌肉萎"，提出风邪致痿；"阳明司天，燥气下临……筋痿不能久立"，提出燥邪致痿；"太阴司天之政……初之气……风湿相薄，雨乃后。民病血溢，筋络拘强，关节不利，身重筋痿"，提出了风湿致痿；"太阳司天之政……民病寒湿，发肌肉痿，足痿不收"，提出了寒湿致痿。同时，《黄帝内经·素问》也基于脏腑经络理论最早提出了痿证的针药治疗原则——"各补其荥而通其俞，调其虚实，和其逆顺"及"治痿独取阳明"。

《难经》提出"阴跷为病，阳缓而阴急，阳跷为病，阴缓而阳急"及"阴阳不能自相维，则怅然失志，溶溶不能自收持"，其所述之肢体拘挛筋急，弛缓不收，运动不协调的症状与痿病相似，为后世从奇经论治痿病打下基础。

《伤寒论》提出"伤寒吐下后，发汗、虚烦、脉甚微……久而成痿"，论述伤寒后吐下后又复发汗，阴阳气血俱虚，不能濡养筋脉乃至久而成痿，提出误治致痿、过食咸味致痿，并从六经辨证的角度对痿病的辨治进行补充。

宋代陈无择所著的《三因极一病证方论》中写道："夫人身五体之皮毛、血脉、筋膜、肌肉、骨髓以成形，内则肺心脾肝以主之，若随情妄用，喜怒不节，劳逸兼并致内脏精血虚耗，荣卫失度，发为寒热，使皮毛、筋骨、肌肉痿弱无力以运动，故致痿躄"。首次重审内经痿论之旨，强调内脏虚损致痿，且明确区分了痿与柔风、脚弱，指出"柔风脚弱皆外所因，痿躄则属内脏气不足之所为也，宜审之"。其所论五痿治法，也一脉相承于内经治疗原则——"诸治痿法，当养阳明与冲脉"。

金元时期，刘完素认为治痿当重肺，提出"诸气郁病痿，皆属肺金"、"肺居上部，病则其气满奔迫，不能上升，至于手足痿弱，不能收持"及"肺金本燥，燥之为病，血液衰少，不能营养百骸故也"，使"痿犹萎"，"故秋金旺，则雾气蒙郁而草木萎落，病之象也"。张从正则强调火热致痿，尤重肺热病因，提出"痿病无寒"，认为"总因肺受火热叶焦之故，相传于四脏，痿病成矣"，"皆因客热而成，好欲贪色，强力过极，渐成痿疾"，"肾水不能胜心火，心火上烁肺金，肺金受火制，六叶皆焦，皮毛虚弱，急而薄著，则生痿辟，辟者，足不能伸而行也"。

朱丹溪认为痿病主要责之于肺脾受火邪煎灼，水涸火旺为初始病机，以肺为初始病位，火邪犯肺，肺虚，肝木寡于畏而侮其所胜，脾土遂受风木之邪而伤，形成东方实而西方虚之格局，从而丧失原有生理功能，导致精气营血输布不及。究其根本，实乃肾水不济，君火相火交相妄动，提出痿病的根本病机为"肺热则不能管摄一身，脾热则四肢不为用，而诸痿之病作矣"，并在《黄帝内经》"治痿独取阳明"的治疗原则上，根据"实则泻其子，虚则补其母"的治法，将治疗重点着重于补北方之阴水，泻南方之心火，同时也间接顾护中州，提出痿病"泻南补北"的治疗原则，以及"甘寒泻火，苦寒泻湿热"的具体治法，并将痿病分为湿热、湿痰、气虚、血虚、瘀血五种证候类型。

明清时期，唐容川认为痿病"总系阴虚热灼，筋骨不用之所致"，"痿废之原，虽在于胃，而其病之发见，则在于筋骨"，提出"欲阴之生，莫如独取阳明"，提倡用滋阴降火的琼玉膏或玉女煎加减治疗，同时辅以强筋壮骨之品，主张"凡虎骨、龟板、鹿筋、猪脊髓、牛骨髓、狗脊、骨碎补、牛膝、苡仁、枸杞子、菟丝子、续断，皆可加入，以为向导"。除此以外，唐容川也强调五痿分治，分别用天王补心丹、四物汤、地黄汤、大补阴丸、清燥救肺汤等治疗。费伯雄也主张"五脏之痿，可以次第区别"，基于专方治疗专病的理论基础创制了玉华煎、调荣通脉汤、水木华滋汤、坤顺汤、滋阴补髓汤共 5 个分治五痿的方剂。秦景明所著的《症因脉治·痿症论》将痿分为外感与内伤，外感痿症又分为风湿痿软、湿热痿软、燥热痿软三种类型，内伤痿症则以五脏分论肺热痿软、心热痿软、肝热痿软、脾热痿软、肾热痿软五种类型，治则论述又根据不同兼证的症与脉继续辨证施治，如湿热痿软可分为湿热在表与积热在里；燥热痿软可分燥火伤气与燥伤阴血；肺热痿软可分为肾火上炎与肺中伏火；脾热痿软可分为水湿生热与膏粱积热等。陈士铎认为"痿症无不成于阳明之火"，根据胃火成痿的不同病机，针对胃火冲金、胃火冲心、太阴火旺、肝火之熠、肾火引动胃火、热中有湿、肺胃热盛阴伤等病机，提出从胃论治的不同治则和治法。此期的其他医者在延承先人理论的基础上，也提出不同的治痿观点，认为痿证"非尽为火证"，治痿可取阳明，但不当独取阳明。如张景岳认为痿病"非尽火证……元气败伤，则精虚不能灌溉，血虚不能营养者，亦不少矣。若概从火论，则恐真阳亏败，及土衰火涸者，有不能堪"，"治痿独取阳明者，非补阳明也"，基于此提出了"酌寒热之浅深，审虚实之缓急，以施治疗，庶得治痿之全"、"治阳明之火邪，毋使干于气血之中"的治疗原则。吴昆也认为"痿证亦有寒者，痹证亦有热者，此不可泥也"。同时强调了痿病与肾和督脉的关系，"肾主督脉，督脉者行于脊里，肾坏则督脉虚，故令腰脊不举。"林佩琴在《类证治裁》中明确提出从奇经论治痿病，从奇络并治的角度将痿病分为肾督阳虚，太阳督脉，跷维不用等不同证型并创立相应的治疗方法。叶天士也强调辨经论治，并重正经与奇经，也并重奇经与络脉共治，他指出痿证"不外乎肝肾肺胃四经之病"，提出"冲任虚寒而成痿者，通阳摄阴，兼实奇脉为主"，"肾阳奇脉兼虚者，用通纳八脉，收拾散越之阴阳为主"，"胃阳肾督皆虚者，两固中下为主"，"阳明虚，营络热，及内风动而成痿者，以清营热，熄内风为主"及"邪风入络而成痿者，以填补精髓为主"，也提出治痿当以证为先——"无一定之法，用方无独执之见"。龚廷贤提出精血亏损致下部痿软不能步履，应当注重培补元气。张锡纯提出大气虚损致痿，将痿病分为大气虚损致痿、宗筋失养、肾虚骨痿三类，并创制专方振颓汤及振颓丸。王清任认为痿病多见"气虚不能周流于下"，治疗应当益气活血、化滞通络，创补阳还五汤。

　　肌萎缩侧索硬化症的西医病名于 20 世纪 19 年代才正式确立，此后逐渐泛见于世界各国报道。我国大多数中医学者依据其肌肉痿软无力的主症将其归于痿病论治。如王宝亮明确提出肌萎缩侧索硬化症当归属中医学"痿病"范畴，并根据其各自不同的临床表现，可分属不同的中医病证。以病因病机作为出发点，提出痿病的发病是因五脏虚损，但重在脾肾不足。同时注重标本的差异，认为五脏亏虚是病证之本，同时重视湿、痰、瘀、风在发病中的作用。对肌萎缩侧索硬化症与痿证相关的发病基础进行了论证。因此以"痿"论治肌萎缩侧索硬化症仍是国内中医学界的主流观点。裴昌林认为《医林类证集要·痿门》中的"四肢不举，舌本强，足痿不收，痰涎有声"等描述与肌萎缩侧索硬化症的肌肉无力、行走困难、吞咽不利、呕吐痰涎等症状极为相似，以此为起病症状者当以痿病论治。高振海认为"痿病"包括运动神经元病，因外感或内伤后伤及精血，肢体筋脉弛纵，肌肉萎废无力，发展至严重时可出现手不能握，足不能任地，腕、肘、踝、膝等关节知觉减退，肌肉逐渐萎缩且不能自由活动，是机体功能消退减弱的一种临床表现，并提出营卫痿证模型来解释痿病发病的机制。

二、以其他病名论治

《灵枢·热病》提出："痱之为病也，身无痛者，四肢不收，智乱不甚，其言微知，可治，甚则不能言，不可治也"。《奇效良方·风门》提出："喑痱之状，舌喑不能语，足废不为用"。上述论述与肌萎缩侧索硬化症所具有的肢体萎废不用、延髓麻痹、构音不清等基本特征尤为相符。因此王继明等认为以喑痱作为运动神经元病的中医病名，更能涵盖其临床特征及不同分型，更加具有临床意义，如以构音不清、饮食呛咳等为主要症状者，可以单用"喑"名之，以肢体萎废不用为主要症状者，可以单用"痱"名之；当肌萎缩侧索硬化症发展至上下运动神经元同时受累，出现以上 2 种临床症状时，又可以统一用"喑痱"名之。裘昌林也认为若出现吞咽不利、饮水呛咳、构音障碍等咽喉部症状，同时伴有肢体活动不利，可将肌萎缩侧索硬化症归属中医学"喑痱"范畴。刘清泉则认为肌萎缩侧索硬化症所致的瘫痪、无疼痛、无意识障碍等表现与《古今录验》中对"风痱"的论述相似，并以小续命汤原文"并治但伏不得卧，咳逆上气，面目浮肿"为论点，提出风痱可同时伴有肺气郁遏的症状，与肌萎缩侧索硬化症患者后期呼吸困难有相通之处，故当诊断肌萎缩侧索硬化症为风痱。汤聪等认为在疾病发生的早期，上肢肢体无力还不显著时总先出现肌束颤动的表现，这与中医学"颤证"的症状相似。随着病情的不断发展，肢体筋肉受累，尤以下肢为甚，出现痉挛性步态和对称性肌强直时，可归属中医学"痉证"范畴。谢仁明提出可根据肌萎缩侧索硬化症患者不同的临床症状，归属"痿痹并病"或"痿痱并病"。邓铁涛教授则认为肌萎缩侧索硬化症是一种慢性顽固性疾病，归属中医学"虚损病"范畴，主张以健脾益肾为主，息风、化痰、祛瘀随症而用。冯瑞华等认为可以将此病作为中医的一个独立研究对象，并将其按照国际化诊断标准明确界定。

第二节　肌萎缩侧索硬化症辨证论治

一、医　家　观　点

中医学派一源多流，不同医家对肌萎缩侧索硬化症给出了不同的辨证，并以此为据对各期肌萎缩侧索硬化症开展个体化治疗。

（一）肌萎缩侧索硬化症辨证

1. 脏腑辨证　源自《黄帝内经》有关五脏痿的论述，包括肺、脾、肝、肾、心等脏腑出现病变而致痿，后世医家在此基础上或对脏腑亏虚致痿进行全面和深入的总结，或侧重于论述某一脏腑或部分脏腑相合致病及病案举隅，为后世医家提供了较为翔实的理论和实际病案依据，以支持辨证治疗肌萎缩侧索硬化症。脏腑辨证论治主要有单一脏腑辨证及脏腑相兼辨证，不同于《黄帝内经》时代五脏痿学说，近现代医家认为肌萎缩侧索硬化症相关的脏腑病变主要发生在肺、脾、肝、肾，四脏之中又以脾肝肾亏虚为要。

（1）单一脏腑亏虚为病

1）脾脏亏虚：临床该病见肢体软弱，支撑无力，倦怠乏力，甚则肌肉萎缩，精神萎靡不振，舌淡，少苔，脉细弱，如《证治汇补》言："气虚痿者，因于饥饿劳倦，脾胃气虚，百骸溪谷，皆失所养，以致宗筋弛纵。凡人病后手足痿弱者，皆属气虚。所谓脾病不能为胃行其津液，四肢不得禀水谷气，故不用者是也"。张玉芹等认为，由于饮食不节，或久处湿地，或思虑过度，致脾胃受伤。脾为后天之本，主肌肉及四肢，脾气亏虚，运化失常，精微不能输送，肌肉失于荣养。姚树田亦认为，本病以中气不足、清阳下陷为主要病机。潘卫东、朱旭莹同样遵循"脾主四肢肌肉"之旨，认为肌萎缩侧索硬化症当从脾论治，以健脾益气为要。

2）肝脏亏虚：肌萎缩侧索硬化症患者在肌肉没有完全萎缩之前，往往具有肌肉跳动、肢体僵硬强直、痉挛步态、强哭强笑面容、反射亢进、病理反射等表现，中医理论认为"风性主动"，"肝主筋"，正如《素问·至真要大论》言："诸风掉眩，皆属于肝"。因此，以肌跳、僵硬等为主要表现者辨证应当以"风"为主，尤应以"肝风"为主，从肝从风论治。李燕娜等在临床中发现很多肌萎缩侧索硬化症患者在肌肉未完全萎缩之前，即本病初期即有肌肉跳动症状，不同于痿证而类似中医的"肌肉瞤动"，主张辨证应以"风"为主，尤应以"肝风"为主，从肝从风论治。另外也常见痉挛步态、强哭强笑等肝风内动的表现，这些症状越明显其疾病进展越快，李燕娜等结合尚尔寿经验提出肌萎缩侧索硬化症的辨证不可忽略肝风。谢仁明等亦认为虚风内动是本病进展的重要病理环节。刘友章等也提出本病不单纯是虚，还与肝有关，肝藏血，主筋、主风、主动，肾精亏虚，虚阳浮动，肝血不能濡养筋脉。但凡肌肉跳动、肢体痉挛、腱反射亢者，责之于肝。陈金亮等指出肝风内动，导致经络气血逆乱，可致肌肉跳动明显加重，全身肌肉消瘦加快，促使病情发展。

3）肾脏亏虚：中医认为"肾为先天之本"，主骨生髓，元气是人体最基本、最重要的气，是人体生命活动的原动力。肾元亏虚，则人体生命动力不足，骨和脊髓容易发生病变，可见患者肌肉萎缩、胸闷气短、纳少、情绪低落、干咳、声音嘶哑、舌质红、苔薄、脉细弦。胡敏棣认为肾元亏虚与西医遗传机制假说颇为相似，5%～10%的肌萎缩侧索硬化症患者有遗传史，而且散发性肌萎缩侧索硬化症也有部分患者存在基因缺失，故先天不足、肾元亏虚是肌萎缩侧索硬化症发病的重要基础。同时，肾元亏虚者常见肾之阴阳失调致虚，《灵枢·经脉》的理论认为肾精虚不能营养筋骨，则四肢萎废、言语不利，金培强基于此提出肾精不足，阴阳失衡为本病的主要病机。马国通过临床观察，同样认为肌萎缩侧索硬化症为肾虚而致。肾阳不足则脾阳衰弱，不能濡养经脉，出现肌肉萎废不用等症状。肾阴虚则"水不涵木"，肝血失养，血不濡筋，发为"筋痿"。肾阴不足则肝火亢盛，肝之经火上炎于咽喉，络于舌本，以致言语含糊，饮水呛咳，舌肌纤颤，后期肾髓受累，肺金失养，无气以行息道，以致构音障碍，甚至不能言语。戴恩来认为肾阳为一身阳气之根本，脾阳根于肾阳，痿厥是足少阴肾经的主病，故提出肾阳不足、筋脉失温是痿病的主要病机，主张以温补肾阳为主要治则。

（2）脏腑相兼亏虚为病

1）两脏腑相兼为病：①肺脾亏虚。郑瑜等认为肌萎缩侧索硬化症早期多表现为脾胃亏虚的症状，如肌无力、肌萎缩、形体瘦削等。《诸病源候论》云："咽喉者，脾胃之候"，于祖望等提出"诸窍空清统于土"之说，认为咽与脾肺联系密切。脾为肺之母，肺为脾之子，咽为肺门。随着病情发展，"母病及子"（脾病及肺）或"母子同病"（肺脾同病），肌萎缩侧索硬化症患者可出现气短、乏力、易汗出、吞咽困难、饮水呛咳、言语不清、痰多咳吐无力等肺气不足、肺失宣肃的表现。裴正学指出脾胃虚弱常夹湿热，灼伤肺津，津伤不补，筋脉失养而最终致痿。②脾胃亏虚。脾胃互为表里，胃为水谷之海，主受盛水谷；脾可为胃行津液，布散精微而周达全身。《素问·痿论》言："阳明者，五脏六腑之海，主润宗筋，宗筋主束骨而利机关也"，只有脾胃功能正常，气血充沛，肌肉得以濡养，才能使萎废的机体恢复功能。相反，脾胃功能不足，精血生化乏源，湿气内蕴，痰液积聚，气血失运，则难以恢复。曹洪欣认为痿病发生的根源在于气血化源不足。脾胃为后天之本，气血生化之源，五脏六腑、四肢百骸，皆赖其养，又有主统血，主四肢肌肉等重要的生理功能。若素体脾虚，或饮食不节，饥饱失宜，损伤脾胃；或忧思伤脾，或情志不舒，郁怒伤肝，木不疏土；或病后体虚，纳差食少，则均可致运化无能，气血生化乏源，久而成痿。张玉芹及徐振亚也主张从脾胃虚弱出发，以补益脾胃为主要治疗手段。③肝肾亏虚。《素问·痿论》中写道："肝主身之筋膜，脾主身之肌肉，肾主身之骨髓"，三脏受损或邪气侵袭可生筋痿、肉痿或骨痿。肾气亏虚，水不涵木，肝失所养，发为筋厥，故肌萎缩侧索硬化症患者可见筋骨失荣，肌肉萎缩。林通国将筋痿、筋厥归为本证之标，真阳亏损、肝木失调归为本证之本。另外，临床上除肢体软弱、活动不灵、肌肉消瘦萎缩外，常同见腰膝酸软、头晕目眩、舌红少苔、脉细数，甚者见肢体痿弱发凉、脉沉细。中医认为，肾为先天之本，藏精，主骨生髓，脑为髓之海，肾精亏损必脑髓空虚，肾之精气亏虚，则五脏之精血无以化生，精枯血虚，经脉筋骨失于濡养，形成痿病。在此基础上，顾明昌结合现代医学认为，肌萎缩侧索硬化症主要损害脑及脊髓，部分痿病患者有家族遗传史或出生时即具有痿病表现，或伴有生长发育异常，因此痿病可因先天禀赋不足所致，并将本病病机概括为肝肾精亏而致脑髓失养，主张肌萎缩侧索硬化症的治疗应着眼于补益肝肾。④脾肾亏虚。《素问·太阴阳明论》曰："脾病不能为胃行其津液，四肢不得禀水谷气，气日以衰，脉道不利，筋骨肌肉，皆无气以生，故不用焉"。中医学认为"脾为先天之本，肾为后天之本"，今脾虚不主四肢肌肉，四肢肌肉失养而痿弱无力，先天肾气得不到后天脾胃气血精津的充养，肾精血亏虚，精虚不能灌溉诸末，血虚不能荣养筋骨肌肉，加重四肢肌肉痿弱无力，导致先天之本及后天之本均亏的现象，尤见于该病终末期。支惠萍等立肾髓不足为痿病之本，脾胃虚弱为痿病发生发展的关键因素。邓铁涛等进一步提出本病不同于一般的"痿病"，程度更深，病情更重，虚而难复，他根据本病首发症状为渐进性手足痿弱无力，病前无明显外感温热之邪灼肺耗津的过程特点，结合中医学脾主四肢、肌肉，先天禀赋不足等理论，提出脾胃虚不能奉养先天肾精，肾气亏虚，无力助脾健运。脾胃收纳运化失职，亦不能行气血、濡筋骨，四肢肌肉失养而痿弱无力，气血化生乏源则无力司呼吸和行气血，瘀血内停，痹阻经脉，可见气短、少气和舌质紫暗等，终至呼吸肌麻痹而亡，基于此认为脾肾亏虚是肌萎缩侧索硬化症的基本病机，贯穿病程始终，风动、痰阻、血瘀是病变不同阶段所派生的标象。李任先等也认同本病以脾肾亏虚为本，虚风内动为标，强调肝风内动之根源在于脾肾亏虚。他指出脾肾两脏功能的恢复和强健对治疗和巩固本病起着十分重要的作用，所以在治疗中必须重视调理脾肾脏气。连新福等取法于肌萎缩侧索硬化症先天肾不足、后天脾不运化的病机制论，使用寓有补益先、后天的中药治疗，获得了较好的疗效。⑤肝脾亏虚。《灵枢·九针论》说："肝主筋"，《素问·痿论》说："肝主身之筋膜，脾主身之肌肉"，肝主筋之伸展，脾胃主肌肉并充养四肢百骸。临床见手足肌肉震颤、肢体麻木、屈伸不利、肌肉瘦削，软弱无力，甚至萎弱不用等症状，当归属肝脾亏虚，邓自耀根据"治痿独取阳明"及"筋痛必当醉肝"理论，从肝脾论治，拟定健脾胃、养肝血基本方，随症加减，有一定疗效。

2）三脏腑相兼为病。①肝脾肾亏虚：由于五脏相生相克，疾病后期患者出现五脏均受累表现，尤以肝脾肾受累为主。李任先认为，肌萎缩侧索硬化症发病以脾肾为本，而脾胃居中，运转上下，脉为阳明，阳明虚，于五脏无所禀则不能行气血、营阴阳、濡筋骨、利关节，发为痿病，由于肾脏亏虚，精血不足，肝失所养，而致阴虚不能制阳，阳升无制，亢逆而动，出现强直、震颤等病理现象。黄培新认为本病以元气亏虚为主要病因，病位涉及肝、脾、肾。②肺脾肾亏虚：脾虚日久，气血化生乏源，胸中宗气日渐亏虚，则无力司呼吸。肾为气之根，主受纳肺吸入之清气。脾肾既虚，日久则吐纳无力，病至上焦，动辄气短，甚则呼吸衰竭，而成肺、脾、肾三脏亏虚。

2. 病理因素辨证

（1）血瘀：张立文等根据瘀血形成的病理机制将血瘀辨证为以下三证。①气虚血瘀证：因气虚致瘀者可以辨证为本证。本病患者脾气虚，气虚则无力鼓动血行，血行不畅，停为瘀血，此即所谓"气虚血瘀"之证。②阴亏血瘀证：多有肝肾不足，肝不足则血虚，肾不足常有阴精亏虚，阴血不足不能濡润脉道，致脉道干涩、血流不畅而阴血亏虚成瘀。③痰阻血瘀证：脾气亏虚，不能运化津液，则湿浊内生，聚而成痰，痰浊阻滞脉道，则造成瘀血之证，使筋骨肌肉失于濡养，阴阳不能自和，疾病难以痊愈。

李仙任等也提出肌萎缩侧索硬化症辨证过程中不可忽略患病过程中瘀血阻滞、脉络不通的病机，提出肌萎缩侧索硬化症瘀血形成的4项病机。一者气虚致瘀：肌萎缩侧索硬化症患者脾气必虚，气虚则无力鼓动血行，血行不畅，发为瘀血。二者血虚致瘀：精血亏虚，血虚则脉道干涩，血流不畅成瘀。三者阴虚致瘀：本病患者多有肝肾不足，肝血亏虚，肾精不足，致脉道干涩，发为血瘀。四者痰凝成瘀：脾虚则痰浊内生，阻滞脉道，则造成瘀血之证。

（2）湿邪：《素问·痿论》云："有渐于湿，以水为事，若有所留，居处相湿，肌肉濡渍，痹而不仁发为痿"。谢仁明明确指出本病与外来的湿邪有密切关系，他发现有相当一部分患者有海滨居住史或潮湿环境居住史。另外，大多数患者有明显的腻苔、滑苔等湿浊中阻之象，提示病位在脾、胃。脾失健运，湿浊内生，以致水谷精微不能布散四肢、筋骨而致痿病。解建国认为湿热邪气导致痿证发生的情况最为多见。无论是外湿，还是内湿，病久均可伤津耗液，可引起气血运行受阻，筋肉瘀滞和气血亏虚加重了筋脉失养，发为痿病。

（3）毒邪：张立文等认为外来毒邪侵犯人体，长期客于督脉和络脉，耗伤气血，阻滞络脉，败坏形体，引动肝风，致生本病。同时，内生的湿浊、痰热之邪也可酝酿成毒，阻滞脉络，致生本病。

3. 气血阴阳辨证

（1）元气亏虚：刘茂才等认为本病以元气亏虚为主要病因，治疗上遵循"形不足者，温之以气"，重用大剂量补气药，兼以养血益肾。

（2）气血亏虚：气为人体生命活动的原动力，气根于肾，生成于肺脾，升发疏泄于肝，帅血贯脉而周行于心，当肌萎缩侧索硬化症患者后期因进食困难等各种因素导致五脏皆受累之时，气血虚表现明显，如大肉脱，少气懒言，倦怠乏力，自汗，舌淡，脉虚无力，当以补益气血为主。苏国良等将肌萎缩侧索硬化症所致痿病的病机总结为外邪或内伤导致津液灼伤，气血亏虚，脏腑不足，筋脉肌肉失养。这与张介宾在《景岳全书·痿证》中说的"元气败伤，则精虚不能灌溉，血虚不能营养者，亦不少矣"相合，说明气血与痿病关系密切。临床见肌萎缩侧索硬化症患者上肢肌肉痿软，相隔数日，下肢也发生肌肉无力或动作不协调，疲乏无力的症状，但无明显肌肉萎缩，可归因于脾胃气虚，精血不足。

（3）阴阳俱损：谢文正认为肌体之温、四肢之用，全赖阳气温煦。阳气充沛则精神爽慧，筋脉柔和，肢节屈伸活动自如，肌体气机升降出入运转正常。经脉流行则筋骨强劲，关节清利，肢节得安，分肉得温，皮肤得充，腠理致密。本病病因为本元内伤，精血不足，阳气衰弱，阴阳俱损，气化不及。本证多由六淫侵袭，劳役过度所诱发。阳不化气，阴难成形，所以表现为退行性病变。

4. 经络辨证

（1）正经辨证：《素问·痿论》曰："阳明者，五脏六府之海，主润宗筋，宗筋主束骨而利机关也……故阳明虚，则宗筋纵，带脉不引，故足痿不用也。"《灵枢·根结》言："阖折则气无所止息而痿疾起矣，故痿疾者取之阳明，视有余不足。"提示五脏六腑均受于胃中腐熟生化的水谷精微的濡养，阳明主宗筋，阳明充则宗筋润，而能束骨利机关，因而古代先贤们多宗《黄帝内经》原旨，常用阳明经治痿。现代医家则拓展阳明之意，将大肠经也纳入治痿体系。大肠与肺相表里，所以大肠经能助泻肺热，助肺行气，符合《黄帝内经》"肺热叶焦，则生痿躄"的病机。魏炯明认为"《内经》指出：'独取阳明'，故以手阳明为主，兼泄肺热，宣行肺气"。大肠连胃属腑，因此大肠经能通降胃气，助胃泄热；此外，肌萎缩侧索硬化症常见上肢肌无力肌萎缩，尤以大肠经所过的肌肉丰厚处萎缩最明显。除阳明经外，膀胱经亦是现代医家行针灸治疗的常用正经。肌萎缩侧索硬化症多以四肢无力收缩为主症，筋脉弛纵，肌肉萎缩则无力运动。膀胱经主筋病，筋脉连骨而带动肌肉运动，因此膀胱经通过疏通筋脉来治疗该病。再者，膀胱经穴多以肝、脾、肾等脏腑的背俞穴为主，背俞穴是脏气输注于背的腧穴，故能调理肝、脾、肾等脏腑功能，符合现代医家认为肌萎缩侧索硬化症的病机多为肝、脾、肾三脏亏损，且膀胱经从头走足，循行范围广泛，联系脑，络肾属膀胱的观点，也符合肌萎缩侧索硬化症的西医病位的观点。

（2）奇经八脉辨证：吴以岭认为，奇经八脉对调节全身气血、阴阳、经络、脏腑均有重大影响。奇经亏损，八脉失养，致人体十二经脉五脏六腑皆失气血阴阳之温煦润养，可致痿废之变。吴以岭立足于《清代名医医话精华·徐玉台》所说"筋痿""骨痿"皆属奇经络病，主张肌萎缩侧索硬化症的辨证应从奇经论治，结合五脏分证及三焦分治，将本病的病机归纳为"奇阳虚乏，筋脉失于温煦濡养"。尤其是奇经之督脉，《难经·二十八难》云："督脉者，起于下极之俞，并于脊里，上至风府，入属于脑"，督脉虚损，奇阳虚乏，不仅统帅、督促全身阳气的作用减弱，且循行部位受累。邓铁涛等亦认为奇经督脉循行路线在骨髓与脑，督脉虚损，奇阳虚乏，使全身阳气的作用减弱，失去统帅，脊髓与脑皆失温养而发病。督脉功能失调，出现肌萎无力、手足拘挛、僵硬等症状。肌萎缩侧索硬化症的基本病变部位在脊髓侧索及延脑脑桥，其临床影响部位与督脉经循行分布部位相似。郭海燕等取《黄帝内经·素问》中"治痿独取阳明"之意，认为阳明经为多气多血之经，督脉与膀胱经皆夹脊而行，督脉别走太阳，与膀胱经相互联络，共主一身之阳，故通过针刺夹脊穴能使督脉及足太阳经的经气畅通，阴阳调和。且五脏之背俞穴均在膀胱经上，故督脉与膀胱经穴对于调节五脏六腑之阴阳平衡有着重要的作用。张秀国立足于"阳明虚，则宗筋纵带脉不引，故足痿不用"，认为督脉虚使阳明气血亏虚不调而发为痿病。

（3）络脉辨证：肌萎缩侧索硬化症在病程发展过程中，由于脾、肾、肝三脏虚损，阴血不足、瘀血、毒邪与痰浊阻滞等因素，导致瘀毒阻滞络脉，络脉不通而形成络病。络脉是十五别络、孙络、浮络的统称，气血津液运行的通道，同时络脉亦是留邪之场所和传病之途径。络病则是病邪内侵，客于络脉而发生的病变，以络脉阻滞为特征。叶天士所著的《临证指南医案》指出："凡久病、久痛诸症，多因络脉瘀滞而引起"。谢仁明认为虚损、邪毒、瘀血客于络脉，败坏形体，继而又常加重病情，变生诸病，形成恶性循环，使得肌萎缩侧索硬化症缠绵难愈。张立文认为络病是本病的病位，又是其核心机制，其核心的病理因素是虚、毒、瘀，病位在络。

5. 标本辨证　由临床及研究报道可见，大多数医家均认为本虚为肌萎缩侧索硬化症的主要病机，同时不少医家还提出在病程中常出现痰、湿、寒、热、瘀等病理产物。李任先认为患病过程中存在瘀血阻滞、脉络不通。陆小青等认为，本病中、晚期可见肺、肾亏虚，湿、热、瘀、寒并存现象。

王殿华等提出肌萎缩侧索硬化症病程中可见不同程度的脾虚症状，晚期则每每夹有瘀血、痰湿、络阻、阳气失展，甚至阳气亏虚，因此肌萎缩侧索硬化症早、中期的证治当补奇经五脏、祛邪解毒以扶正，后期多从虚从瘀论治，应着重补益元气，调节气机升降，兼以祛痰或活血化瘀而提高疗效。

周绍华认为此病以脾肾亏虚、肝肾阴虚、气血津精不足为本，痰阻、血瘀、风动为标，治疗以温补脾肾、祛风通络、活血化痰为基本原则，强调治疗该病以辨病为主，结合辨证，且四诊合参，以症为重，必要时舍舌脉从症状。临床中结合该病的特点，气血津液亏虚、脾肾阳虚、肝肾阴虚本虚多见，所以仅在个别患者痰浊、瘀血等标实症状突出时以祛邪为主，大部分均以扶正为主，强调该病"本虚问题多，滋补不为过"。

解建国认为肌萎缩侧索硬化症的发病以先后天失温为本，脾主四肢肌肉，脾气虚则筋肉痿；气为阳，气虚日久导致阳虚，阳虚又加重气虚气滞，导致气机不可得温而运，气生血的功能受到抑制，影响其后血液化精，精微生髓，使脾虚肾亏，则气血难旺。此外，肌萎缩侧索硬化症起病缓，病程长，久病亦耗气，气虚运化无力，津液不得布散，聚湿成痰，痰瘀互结，阻滞气机，因此以痰湿瘀血阻络为标。

郑绍周认为肌萎缩侧索硬化症多涉及运动系统的病变，此病的发生与先天不足及后天失养密切相关。肾与脾各为先、后天之本，主骨与肉，同为人体元气之根。肾主骨生髓，肾虚精亏，骨枯髓空，脏腑衰惫，气血乏源，肢体失养，故可致痿。肾虚精亏，精虚则不能灌溉，血虚则不能营养，复因阴虚内热，又更灼伤津液，筋骨经脉失去濡养，而致本病。脾主运化升清，水谷精微需靠脾阳输布于四肢，脾阳需依赖肾阳的温煦才能强盛，肾阳亏虚，导致脾不主运化，气血生化之源不足。脾主四肢、肌肉，脾不运化导致四肢、肌肉无以濡养，导致萎废不用。另外，若过食肥甘厚味，饮食不节，损伤脾胃，以致湿热蕴结，壅滞脉络，影响气血运行，亦可渐至成痿。脾肾虚弱，导致运化水谷失职，气血运行不畅而成瘀滞，日久痰瘀互结，阻滞经络以致气血津液不能濡养经脉，出现手足萎废不用等症。因此郑绍周认为肌萎缩侧索硬化症的发病以脾肾亏虚为本，以湿热痰瘀毒为标，且热邪贯穿本病始终。

邓铁涛根据肌萎缩侧索硬化症的首要症状为渐进性手足痿弱无力，结合中医学脾主四肢、肌肉及先天禀赋不足等理论，认为其基本病机是以脾肾亏虚为本，虚风内动、痰瘀阻络为标，派生于疾病的不同阶段。首先，脾胃居中，运转上下，统阳明脉，脾胃虚则阳明虚，不能奉养先天肾精，亦不能行气血、营阴阳、濡筋骨、利关节，发为痿病；其次，脾阳根于肾阳，脾之健运与化生精微都需借助肾中元阳的推动，肾气旺助脾健运，则脾胃纳化有权，四肢肌肉不断得到气血精津的充养而健壮有力。一旦肾气亏虚，无力助脾健运，脾胃纳化失职，气血精津化生乏源，脾不主四肢肌肉，四肢肌肉失养而痿弱无力。脾肾亏虚，纳化失职，精血化生乏源，肾精不能化生肝血，加之病程日久患者多见情志抑郁，化火伤阴耗血，致水不涵木，肝失所养，肝阳亢逆而致虚风内动，患者可出现肌束颤动，肢体关节僵硬，肌肉痉挛，肌腱反射亢进和锥体束病理征阳性等，此时虚风内动之证为标，其根本原因在于脾肾亏虚。此临床表现类似于中医学的肌肉瞤动，源于肝主筋，风性主动，这是肌萎缩侧索硬化症又一特有的且与一般痿病不同的地方。这些症状和体征越明显，表明病情进展越快。脾虚运化失职，水湿内停而为痰浊，肝风夹痰走窜经脉，痹阻经脉窍道，可出现舌謇不能言、吞咽不利、喉间痰鸣等。脾虚日久，气血化生乏源，胸中宗气日渐亏虚，无力司呼吸和行气血，从而呼吸和行血功能减退，瘀血内停，痹阻经脉，可见气短、少气和舌质紫暗等，终至呼吸肌麻痹而亡。基于上述理论基础，邓铁涛在辨证论治肌萎缩侧索硬化症时主张以健脾益肾为主，息风、化痰、祛瘀随症配用；不主张分型过细，而是以补益脾肾统治其本，随症加减，权衡其标。

（二）肌萎缩侧索硬化症论治

1. 分期分型论治 中医学派一源多流，由于地域、流派传承等因素，不同医家对肌萎缩侧索硬化症的分型持有不同意见。

（1）成方论治：周少华主要从 3 个证候类型入手治疗本病。①气血津液亏虚证：症见肌肉萎缩，四肢无力，肢体僵硬，肌肉跳动，舌体颤抖，言语不清，吞咽障碍，呛水呛食，伴有神疲乏力，心悸气短，自汗，大便无力，数日一行。舌淡苔白，脉沉细。治以大补元气、益气养血，佐以强筋壮骨。方选十全大补汤加减。②脾肾阳虚证：症见肌肉萎缩，四肢无力僵硬，肌肉跳动，舌体颤抖，吞咽障碍，呛水呛食，言语不清，伴见头晕头昏，耳鸣，畏寒肢冷，精神萎靡。舌淡胖，苔白或腻，脉沉迟缓。治以温补脾肾、强筋壮骨。方选右归丸合四君子汤加减。③肝肾阴虚证：症见肢体痿软无力，肌肉萎缩，筋脉拘急，筋惕肉瞤，形体消瘦，舌体颤抖，言语艰涩，吞咽困难，头晕，耳鸣耳聋，潮热盗汗，五心烦热。舌红少苔，脉细数。治以补肾填精、强筋壮骨。方用虎潜丸合玉女煎加减。同时提出各型患者若合并有肢体拘紧，可酌情加用天麻、地龙祛风止痉，加木瓜缓急止痛，加萆薢通利关节。筋惕肉瞤严重者，可加虫类药，如全蝎、蜈蚣、白僵蚕、地龙息风止痉；气血亏虚明显者，可加阿胶、鹿角胶、龟板胶、黄精、紫河车补益精血。

裘昌林根据本病病因病机不同，分为4型进行辨证论治。①肝肾阴虚型：治以补益肝肾，滋阴柔筋。方用地黄饮子加减：熟地黄15g，肉苁蓉15g，山茱萸12g，巴戟天12g，石斛12g，石菖蒲12g，肉桂（后下）5g，淡附子6g，全蝎6g，蕲蛇6g，砂仁（后下）6g，姜半夏9g。②阴虚火旺型：治以滋补肝肾，育阴清热。方用虎潜丸加减：狗骨（先煎）30g，炙龟甲（先煎）30g，生地黄30g，熟地黄30g，制何首乌30g，黄柏12g，知母12g，白芍15g，川牛膝15g，地骨皮15g，陈皮6g，牡丹皮10g。③脾肾阳虚型：治以温肾健脾，荣血养肌。方用右归丸加减：熟地黄15g，淮山药15g，枸杞子15g，杜仲15g，淫羊藿15g，白术15g，吴茱萸12g，菟丝子12g，鹿角霜12g，当归12g，制附子10g，黄芪30g。④气虚血瘀型：治以益气活血，通络起痿，重在升举阳气。方用补阳还五汤加减：生黄芪30～50g，赤芍12g，川芎12g，炒当归12g，地龙9g，蝉衣9g，红花、全蝎各6g。

刘磊等将本病分为4型。①肺热津伤型：以清热生津，养阴润肺为治则。方用清燥汤和保元汤加减：黄芪、苍术、白术、人参、陈皮、泽泻、茯苓、升麻、当归、猪苓、生地黄、麦冬、神曲、黄柏、黄连、柴胡、五味子、肉桂、甘草、紫河车、马钱子粉。②肝肾阴虚型：治疗上重在调补肝肾，以补益肝肾、益精填髓为治则。方用虎潜丸加减：虎骨、龟甲、知母（酒炒）、熟地黄、陈皮、干姜、黄柏、白芍、锁阳、马钱子粉、紫河车。③脾胃虚弱型：以益气健脾、养血生津为治则。方用补中益气汤或十全大补汤加减：黄芪、白术、党参、炙甘草、柴胡、当归、升麻、陈皮、山药、熟地黄、川芎、白芍、紫河车等。④肾虚痰瘀型：以滋肾阴、补肾阳、开窍化痰为治则。方以地黄饮子加减：熟地黄、山萸肉、肉桂、石斛、巴戟天、制附子、肉苁蓉、远志、白茯苓、麦冬、五味子、石菖蒲、薄荷、黄芪、龟甲胶、马钱子等。

王宝亮将本病分为4型，均以通络汤为基础方（紫河车、鹿茸、水蛭、蜈蚣、全蝎）。①脾肺气虚型：治以滋阴健脾益气，方用通络方加黄芪、西洋参、升麻、知母、白术、茯苓、麦冬、当归、柴胡、陈皮、炙甘草。②脾肾阳虚型：治以温补脾肾，方用通络方加黄芪、熟附子、白术、锁阳、茯苓、肉桂、淫羊藿、巴戟天、杜仲、补骨脂。③肝肾阴虚型：治以滋养肝肾，方用通络方加山茱萸、知母、白芍、菟丝子、枸杞子、鳖甲、龟板、阿胶、黄柏、甘草。④痰瘀互阻型：治以化痰祛瘀、活血通络，方用通络方加陈皮、半夏、茯苓、制天南星、竹茹、石菖蒲、枳实、藿香、地龙、地龙、桃仁、川芎。

刘爱芹等根据患者的临床表现、舌脉特征将本病分为4型。①燥热伤津型：以清燥救肺汤为主方随症加减。生地黄25g，麦冬10g，木瓜10g，玉竹10g，天花粉10g，石斛10g，白芍10g，当归15g，枸杞子15g，桂枝6g，甘草8g。②湿热浸淫型：以清泄湿热为主，以加味二妙丸为主方随症加减。苍术15g，牛膝15g，防己10g，黄柏10g，当归尾10g，萆薢10g，龟甲20g。③肝肾阴虚型：重在滋补肝肾、强壮筋骨，以虎潜丸合地黄饮子为主方随症加减。枸杞子15g，麦冬15g，泽泻15g，鸡血藤15g，白术15g，杜仲15g，黄柏12g，当归12g，牛膝20g，木瓜24g。④脾肾两虚型：以补益脾肾的补中益气汤为主方随症加减。黄芪15g，鸡血藤15g，补骨脂、党参、鹿角霜、肉苁蓉、菟丝子、白芍、当归各10g，川续断8g，牛膝8g，白术8g，炙甘草8g，白术8g。根据证型对患者进行分组治疗，治疗后患者总有效率达80%，患者的呼吸困难、吞咽困难及肺功能均有所改善，生存质量得到提升。

孙亮根据患者的临床症状、舌脉等四诊信息将本病分为 4 型。①脾肾阳虚型：治法拟温补脾肾、养血荣肌，方用右归丸加减。熟地黄 20g，附子 15g，肉桂 10g，鹿角胶 15g，巴戟天 15g，淫羊藿 15g，山萸肉 10g，枸杞子 15g，当归 15g，杜仲 15g，牛膝 15g，鸡血藤 20g。②脾胃虚弱型：治拟健脾养血、益气补血，方用补中益气汤加减。黄芪 20g，党参 15g，白术 10g，当归 10g，牛膝 15g，鸡血藤 20g，菟丝子 10g，桑枝 10g，升麻 10g，柴胡 12g，陈皮 6g，炙甘草 5g。③肝肾阴虚型：治拟补益肝肾、养血活络，方用杞菊地黄丸加减。熟地黄 20g，枸杞子 15g，山萸肉 10g，牡丹皮 10g，龟甲（先煎）、鳖甲（先煎）各 30g，山药 20g，鸡血藤 20g，菟丝子 10g，白芍 15g，茯苓 10g，泽泻 10g。④脉络瘀阻型：治拟益气养营、活血行瘀，方用圣愈汤加减。熟地黄 20g，白芍 15g，川芎 10g，党参 20g，当归 15g，黄芪 15g，鸡血藤 20g，菟丝子 10g，天麻 10g，枸杞子 15g，木瓜 10g，杜仲 10g。

翟磊将本病分为 5 型论治。①肺热津伤型：治拟清热养阴、生津润燥，方用清燥救肺汤加减。热盛者加羚羊角粉冲服清热息风；咳重痰多者加瓜蒌、贝母化痰止咳。②湿热浸淫型：治拟清利湿热、通利经脉。方用四妙散加减。肢体困重明显者加木瓜、薏苡仁等祛湿；四肢麻明显者加鸡血藤、伸筋草舒筋；红肿明显者加土茯苓、赤小豆解毒祛湿。③肝肾亏虚型：治拟补益肝肾、滋阴清热，方用虎潜丸加减。眩晕明显者加天麻息风定惊、消风化痰；舌咽干燥明显者加枸杞子、麦冬、罗汉果养阴利咽。④脾胃虚弱型：治拟补中益气、健脾升清，方用补中益气汤加减。纳呆为主者加焦三仙、砂仁消食运脾；便溏明显者加芡实、五味子收敛固涩；两肋不舒、喜叹气者加佛手、香橼疏肝解郁。⑤气虚血瘀型：治拟益气养血、活血化瘀，方用阳还五汤加减。四肢无力明显者黄芪可适当加量，加人参补气活血；舌暗瘀斑明显者加三棱、莪术等破血通经。

谢仁明等按初起当祛邪解毒以扶正，久病多从虚从瘀论治进行辨证，将此病分为 6 型。①湿浊阻滞型：治拟化湿祛湿、祛邪外出，方用达原饮合二妙散；②浊毒侵犯型：治拟解毒、化浊、通络，方用二妙散、四妙散等；③痰热互结型：治拟清化热痰，方用黄连温胆汤加伸筋通络之品；④脾胃气虚型：治拟健脾益气，常用参苓白术散、补中益气汤等；⑤肝肾亏虚型：治拟补益肝肾、滋阴清热，常用虎潜丸（《丹溪心法》）；⑥脉络不通（络病）型：治拟活血通脉，常用桃红四物汤。

马广斌将本病分为 6 型。①脾胃虚弱型：治以健脾养血、益气补血，方用圣愈汤加减；②肝肾阴虚型：治以补益肝肾、养血活络，方用左归丸加减；③脾肾阳虚型：治以健脾补肾、养血荣肌，方用右归丸加减；④气虚血瘀型：治以益气养血、活血通络，方用补阳还五汤加减；⑤肺气不足型：治以益气养肺，方用保元汤合清燥汤加减；⑥肾阴阳两虚型：治以滋肾阴补肾阳、开窍化痰，方用地黄饮子加减。

刘清泉等以疏风通络为主要治则，选用《古今录验》中的续命汤（麻黄、桂枝、人参、当归、干姜、生石膏、甘草各 3 两，川芎 1 两，杏仁 40 枚）治疗患者 2 例，后又在此方基础上进行加减，治疗后患者呼吸困难等症状均有好转。

王宝亮等选用《脾胃论》中的清燥汤，针对患者病情及阴阳盛衰进行加减，治疗后患者病情发展得以减缓。

潘卫东等以健脾益气补虚为主要治则，采用具有健脾益气疗效的加味四君子汤（人参

18g，黄芪 30g，肉苁蓉 18g，白术 15g，茯苓 12g，甘草 9g）进行肌萎缩侧索硬化症的临床与临床前治疗研究。其所在团队对 24 例患者进行治疗，发现采用加味四君子汤治疗 6 个月后，虽然没有减轻肌萎缩侧索硬化症的症状，但在延缓肌萎缩侧索硬化症进展方面表现出了一定的优势，尤其是对以四肢为首发症状者疗效更佳。与使用利鲁唑的对照组患者相比，使用加味四君子汤的治疗组患者同时具有相对较好的依从性及较少的不良反应（表9-1）。他们还观察了加味四君子汤对肌萎缩侧索硬化症小鼠模型运动功能减退与神经病理生理指标的影响，发现该方对小鼠模型的运动功能减退具有明显的疗效，与利鲁唑相比，该方能在一定程度上延迟发病时间，延缓疾病进展，减少胶质细胞增生，以及减少 SMI-31的表达水平。

表 9-1　加味四君子汤治疗前后所有肌萎缩侧索硬化症患者及以四肢为首发症状肌萎缩侧索硬化症患者 ALSFRS 评分的变化

	所有肌萎缩侧索硬化症患者治疗前后评分				以四肢为首发症状治疗前后评分		
组别	观察时点	例数（例）	ALSFRS 评分（分）	组别	观察时点	例数（例）	ALSFRS 评分（分）
治疗组	治疗前	24	38.2 ± 6.3	治疗组	治疗前	18	37.1 ± 7.6
	3 个月	24	36.1 ± 8.7		3 个月	18	35.2 ± 7.4
	6 个月	23	$34.4\pm7.9^{*}$		6 个月	18	$30.6\pm9.1^{*}$
对照组	治疗前	24	37.9 ± 7.7	对照组	治疗前	17	37.4 ± 9.2
	3 个月	24	34.3 ± 6.8		3 个月	17	34.5 ± 4.5
	6 个月	19	$30.6\pm9.1^{*}$		6 个月	17	$31.6\pm8.9^{*}$

注：与本组治疗前比较，$*P<0.05$。

吴媚等以虚则补之，损则益之为原则，选用补中益气汤加减对患者进行治疗，取得了良好的疗效。

王付等认为运动神经元病患者如有局部疼痛剧烈难以屈伸，遇寒、遇湿加重，舌淡苔薄、脉沉或涩，提示存在寒、虚、湿、瘀，可用乌头汤加减治疗。

谢文正尊"人之大宝，只此一息真阳"之旨，以《全国中药成药处方集》北京健步虎潜丸为底方，去附片，以虎骨易豹骨、龟板易龟胶，并另加海马、海龙、蕲蛇、淫羊藿、鹿筋、薏苡仁、桂枝、陈皮，组成加味健步虎潜丸，以治疗阴阳俱损型肌萎缩侧索硬化症，在控制病情发展、改善全身症状、减轻患者痛苦方面初见成效。

曹洪欣以李东垣脾胃学说立论，常选用如升阳益胃汤、补中益气汤、益气聪明汤等健脾益气系列方剂，治疗上以甘温之品，如黄芪、党参、白术等温养胃气；以升提之品，如葛根、升麻等鼓舞脾气，使肌肉得养、骨髓充实。另外也重视兼证治疗：在脾胃气虚的基础上，若发热可辨证为气虚发热，以甘温除热之法治之；若兼见口干、口渴，可加石斛、麦冬以免阴伤。若兼见唇紫舌暗，有瘀点、瘀斑，脉涩者，多为血瘀，宜酌加活血之品，如桃仁、红花、血藤等；若兼面色淡白唇淡白，女性月经量少者，多为血虚，宜加四物汤、阿胶等补血；若有胸闷烦热、身重困倦、小便黄赤、舌苔黄腻，说明湿热浸淫，此时补气宜缓，当先清湿热，方用二妙散、清燥汤一类；若湿热兼阴虚者，多用甘露饮；若有腰膝酸软、头昏目眩、遗精早泄、耳鸣等症，多属肝肾亏虚，先补肝肾，方用地黄饮子、虎潜丸加减，强调肌萎缩侧索硬化症的治疗，应调补诸脏，以平为期。

戴恩来临证重视温阳，以温补肾阳为肌萎缩侧索硬化症的主要治则，方用麻黄附子细辛汤。其中，麻黄宣肺散寒，附子壮元阳、补命火，可搜逐深陷之寒邪，细辛走经窜络，能入髓透骨，温经通窍止痛，实为郑钦安所说"交阴阳、温经散寒"之方，认为凡见阳虚阴寒证都可以用附子进行治疗。临床治疗中使用炮附子，且用量一般都在 30g 以上，先煎 1h 以上；同时注重配伍，配生地黄、知母，辛热加甘寒，有温润作用，可治阳虚兼有热证，生地黄与知母能制约附子的辛热之性而解毒。附子配麻黄、细辛、干姜，有温阳散寒作用，主治阳虚阴寒证。

（2）自拟方论治：许文杰等将 80 例患者分为治疗组和对照组，每组 40 例，治疗组采用补肾健脾疏肝的自拟方（生黄芪、生地黄、淫羊藿、巴戟天、山茱萸、茯苓、石斛、怀牛膝、柴胡、郁金等）治疗，对照组采用利鲁唑片治疗。结果显示治疗组与对照组的总有效率分别为 55.0% 和 30.0%。

刘友章等对 40 例患者给予健脾补肾息风中药方（黄芪 30～120g，五爪龙 30～100g，白术 12g，茯苓、杜仲、巴戟天各 15g，熟地黄 20g，山药、菟丝子各 30g，甘草 6g，全蝎 6g）治疗。结果显示治疗后较治疗前部分症状积分明显下降（$P<0.05$）。罗雪花等采用健脾益肺方中药颗粒（黄芪 9g，党参 4.5g，白术 4.5g，干姜 1g，五味子 1g，杜仲 1g，菟丝子 0.5g，麦冬 3g，陈皮 0.5g，法半夏 0.5g，僵蚕 0.5g，紫菀 3g，杏仁 1g，桔梗 2g，柴胡 1g，制马钱子 0.1g，炙甘草 2g）治疗患者 28 例。结果显示治疗 1 个月平均有效率为 93.5%，治疗 2 个月平均有效率为 87.2%。

骆丽娜等自拟健脾益气通络汤（黄芪 25g，当归 10g，柴胡 10g，白术 10g，陈皮 10g，人参 6g，炙甘草 6g，红花 6g，苍术 6g，白芍 6g，泽泻 15g），配合针灸、物理疗法，患者吞咽功能、肺功能明显有善，患者的世界卫生组织生存质量测定简表（the World Health Organization quality of life-BREF，WHOQOL-BREF）评分也有所提高。

冯怡等以扶土培元为治疗原则，自拟藿苓生肌方（由淫羊藿、黄芪、麸炒白术、山茱萸、茯苓、生地黄组成），治疗患者 33 例，治疗总有效率为 33.33%。朱旭莹等对 50 例患者选用加味四君子汤（炙黄芪 20g，党参 20g，白术 10g，茯苓 10g，炙甘草 10g，当归 10g）治疗，治疗前后患者修订版肌萎缩侧索硬化症功能评定量表（amyotrophic lateral sclerosis functional rating scale-revised，ALSFRS-R）评分及中医脾虚症状评分比较，差异均有统计学意义。

张利涛运用健脾补气的原则，对 60 例患者运用自拟方药（黄芪 90g，人参 20g，茯苓 10g，杜仲 10g，甘草 10g，当归 15g，白术 15g，牛膝 15g，桑枝 15g）为主进行加减，总有效率为 94.44%。

高鹏琳等以温补肾阳、敛阴涩精、健脾燥湿为基本原则，自拟敛肾枫心汤（由枫心木、党参、炙黄芪、茯苓、炒白术、金樱子、甘草、玉米须组成），患者治疗后的夜间活动量、一昼夜（24h）流涎总量和夜尿次数均较治疗前显著减少（图 9-1），生存质量显著提高。

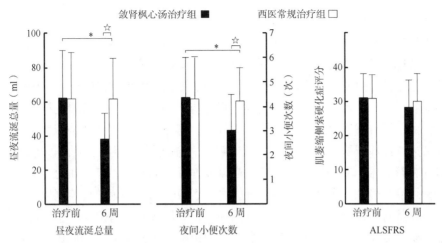

图 9-1　敛肾枫心汤治疗前后肌萎缩侧索硬化症患者昼夜流涎总量、夜间小便次数和 ALSFRS 变化

*P＜0.05，与敛肾枫心汤治疗组治疗前比较；☆P＜0.05，与西医常规治疗组治疗后比较

　　翟磊根据"久病多虚"、"久病多瘀"、"久病入络"及"久病多风"等中医理论，以及本病特点，自创益气补肾通络汤，治疗本病中医辨证为虚证者，药物组成包括黄芪、党参、当归尾、丹参、杜仲、牛膝、升麻、泽泻、蜈蚣、夜交藤。黄芪可益气健脾升阳，治疗本病要重用黄芪，但不可骤补，以免助生湿热；党参补中益气、健脾益肺；当归尾、丹参可活血通经；杜仲、牛膝补肝肾；升麻升阳、解毒；泽泻利水、渗湿、泄热；蜈蚣息风通络；夜交藤安神养血、祛风通络，共奏益气、补肾、活血通络之功。他在临证处方时常用杜仲、牛膝、山茱萸、巴戟天等补肾药物治脑，也常用虫类药制成丸剂，藤药治脑，以达生髓通滞之功，同时也善用单药、对药、角药、方药治疗肌萎缩侧索硬化症。

　　解建国基于多年治疗肌萎缩侧索硬化症的临床经验，提出了治痿五法：①健脾胃以养后天为治痿之源；②补肝肾以强筋骨为治痿之本；③温脾肾重先后天为治痿之重；④清湿热以利关节为治痿之机；⑤活血脉以通经络为治痿之枢。强调治疗应用温而不燥、补而不滞的温肾健脾之品，以固先天后天之本，他以温补脾肾、舒筋涤痰活络为治疗原则自创解氏补土救痿方（炙黄芪 120g，土炒党参 15～25g，土炒山药 30g，土炒薏苡仁 30g，陈皮 10g，制附子 10～40g，白芍 30g，制何首乌 15～30g，忍冬藤 30g，怀牛膝 15～30g，草果仁 15g，砂仁 10g，炒白术 30g，桂枝 10g，冬桑枝 15～30g，红参 10～20g）治疗肌萎缩侧索硬化症，炙黄芪、土炒党参为君，意在健脾益气，臣以土炒山药、土炒薏苡仁、炒白术、陈皮、砂仁、草果仁，意在健脾祛湿，佐以制附子、红参，意在温补脾肾，制何首乌、桂枝、怀牛膝、白芍、忍冬藤、冬桑枝，意在补肝肾、强筋骨。临证时根据证候的标本主次进行选择，紧密联系治法和方药。脾属土，土入脾，土炒是为了增强健脾的作用，方中土炒党参、土炒山药可进一步加强补脾的作用。此外，由于病情较重，部分假性延髓麻痹的患者会出现感情障碍，如强哭或强笑，所以其在临证处方时，也常酌加疏肝解郁之品。

　　郑绍周认为治疗肌萎缩侧索硬化症当以健脾补肾为主，配以清热化湿活血之品，以期通过健脾固肾达到治疗目的。他提出疾病发展过程中湿热内蕴，容易造成伤津耗液，故在补肾方面，当选用补阳而不劫阴、滋阴而不耗阳之药物，通常选用淫羊藿、巴戟天、肉苁蓉之类补肾阳药物，配合熟地黄、山萸肉、玄参等滋阴药物，以达补肾阴阳平衡；在健脾方面，当以温补为佳，选用黄芪、党参、白术、茯苓等健脾补气之药物；在清热利湿化瘀方面，则多选用重楼、六月雪、赤芍等清热利湿、活血化瘀药物以辅助辨证治疗；在治疗过程中应当分早期、中期、晚期，每期都有不同的治疗侧重点，早期患者都为单一的肢体、单侧肢体症状，都为本虚标实之证，当以补脾肾与祛邪相兼，在补脾肾的同时，同时配合清热解毒治法，以补脾肾之品配以重楼、六月雪、僵蚕、蜈蚣等祛风清热解毒之品，中期患者本虚渐进，毒邪渐祛，病损加深，病势缠绵，气血渐亏，痰湿、瘀血等病理产物渐生，此期当以补脾肾为主，兼顾祛邪，治疗上当以补脾肾之品配合赤芍、川芎、半夏、胆南星等化痰祛瘀之品，晚期患者元气亏虚，脏腑之气衰败，阴阳两虚，此期当以大补元气，补阴调阳，补益脾肾，以健脾养血、滋肾补阳为主，当以大补脾肾之品为主，配合益气复脉之品，如人参、麦冬、五味子等；随症加减治则包括：①肌束震颤、肢体关节僵硬多为肝风内动引起，在健脾固肾基础上加用生龙骨、生牡蛎、制龟板、制鳖甲等重镇潜阳、滋阴息风药物；②伴吞咽困难、呛咳、言语不利，多为风痰上扰，导致经络痹阻，通常加用半夏、胆南星、九节菖蒲以化痰开窍，配合全蝎、僵蚕、地龙以加强祛风通络之效。另外，郑绍周也提出肌萎缩侧索硬化症患者的免疫力较正常人低，容易合并他证，提高免疫力也是治疗肌萎缩侧索硬化症的重要方法，强调血肉有情之品的配合使用，如鹿角胶、龟板胶等，他认为其具有滋补强壮、填精益髓的功效，除了自身的补虚疗损作用，还能引药达所，健脾益胃，使滋补药物的养分能充分被人体吸收，从而补充人体五脏的物质亏损，增强功能活动，改善衰弱状态，提高机体免疫力。同时，他还提出血肉有情之品服药最好是在上午 9～11 时进食，此时阳气初生，有助于大补元气的药物发挥药效；患者感觉不饱也不饿，使得肠液既不会因为空腹而在胃内停留时间过短，也不会因饱餐后和胃肠道的接触面积减少而影响吸收。

顾锡镇教授认为本病应注重脾肾两脏的调补，重用升阳药调补阳气，配以健脾胃之品以助运化，药用炙黄芪 20～120g，炒白术 30g，山药 30g，太子参 10g，山萸肉 10g，杜仲 10g，淫羊藿 10g，牛膝 10g，乌梢蛇 10g，鸡内金 10g，春柴胡、升麻各 6g，炒谷芽 15g，麦芽 15g。

邓铁涛临证治疗时常用黄芪、五爪龙、白术、茯苓等健脾益气，补骨脂、肉苁蓉、熟地黄、巴戟天等补肾益髓，陈皮理气消滞，选用虫药如全蝎、僵蚕、地龙、土鳖虫祛风通络。主方：黄芪 30～180g，五爪龙 30～100g，白术 15g，茯苓 15g，熟地黄 20g，巴戟天 15g，肉苁蓉 15g，陈皮 5g，升麻 10g，柴胡 10g，僵蚕 10g，水蛭 10g。水煎服，每天 1 剂。加减：伴纳差、腹胀、便溏等脾气虚明显者，去熟地黄，加砂仁（后下）6g，鸡内金 12g，炒白扁豆 15g；伴便干者，白术加至 30g，肉苁蓉加至 20g；伴肢冷、尿清、腰酸痛、舌淡嫩、脉沉细无力等肾阳虚症状者，加鹿角霜（先煎）30g，狗脊 20g；伴肌束颤动、肢体关节僵硬等肝风症状者，加生龙骨（先煎）、生牡蛎（先煎）各 30g，制龟板（先煎）15～30g，蜈蚣 1～2 条；伴吞咽不利、呛水、舌謇、言语不利等风痰上扰、痹阻经脉窍道者，加法半夏、僵蚕、石菖蒲各 10g，远志 6～12g；伴舌紫暗或有瘀点、瘀斑，或舌下脉络迂曲紫暗、四肢固定疼痛性痉挛等瘀血痹阻经脉者，加赤芍 15g，桃仁 10g；口干、舌苔花剥者，加石斛 10g 以养胃阴；舌苔白厚或白浊，加茯苓 15g，薏苡仁 20g 以化湿；咳嗽多痰者，加紫菀、百部、橘络各 10g 以化痰；咽痛者，加千层纸、桔梗、玄参各 10g 以利咽止痛；夜寐多梦，心烦失眠者，加酸枣仁、夜交藤各 30g 以养心宁神；血压偏高者，加用桑寄生、草决明各 30g，杜仲 12g，同时升麻和柴胡适当减量；吞咽困难者，以枳壳易陈皮，加桔梗一升一降，以调气机。

（3）针灸论治：针灸作为中医的一种治疗方法，可以改善肌无力、肌萎缩、肢体运动功能障碍等症状，针刺可以疏通经络，调和阴阳，扶正祛邪，具有良性的双向调节作用，灸法多温经散寒，温阳补虚，可治脏腑阳虚之证。《素问·痿论》中的"各补其荥而通其俞，调其虚实，和其逆顺"仍是针灸治疗肌萎缩侧索硬化症的一个重要原则，目前肌萎缩侧索硬化症的临床针灸治疗仍以针刺为主，灸法为辅。

1）针刺治疗：许阳以补气血、养津液、清邪热、调整阴阳作为针刺治疗的出发点，主穴取大椎穴、肺俞穴、胃俞穴、肝俞穴、肾俞穴。上肢肌无力配肩井穴、肩髃穴、曲池穴、合谷穴、阳溪穴。下肢肌无力配髀关穴、梁丘穴、足三里穴、解溪穴，采用单纯针刺治疗方式，行针方式为用 0.3mm×40mm 银针，大椎穴以双手持针直刺，得气后沿双侧夹背穴左右各行针 3 次，脾俞穴、肝俞穴、肾俞穴均取双侧穴位，强刺激留针配穴要求针感沿上肢或下肢传至远端，有放电感为佳。留针 30min，每 10min 行针 1 次，每日 1 次，10 次为 1 个疗程，疗程间隔 2 日。治疗 3 个疗程观察疗效。他以上述方案治疗本病患者 25 例，以四肢活动度、肌力及肌电图检查作为疗效标准。结果显示痊愈 6 例，显效 12 例，好转 5 例，无效 2 例，总有效率为 92%，并提出本病以早期、及时治疗效果较好。若病程迁延日久，肢体肌力逐渐减弱或消失，再行针刺治疗，则其疗效不佳。

郑路采用多种针刺法结合治疗本病患者 20 例，取大椎穴、手三里穴、曲池穴、合谷穴、足三里穴、阳陵泉穴、悬钟穴等进行针刺；取曲池穴、合谷穴、足三里穴、三阴交穴、血海穴等，用维生素 B_{12} 和当归注射液进行穴位注射；取关元穴、气海穴、脾俞穴、肝俞穴、肾俞穴、胃俞穴及病变侵犯相应节段的华佗夹脊穴进行穴位埋线。结果：治愈 4 例，显效 10 例，好转 4 例，无效 2 例，总有效率达 90%。

2）针灸联合应用：赵立杰等运用温针灸观察肌萎缩侧索硬化症的疗效，主要选用阳明经的腧穴：上肢取肩髃穴、手五里穴、曲池穴、手三里穴、合谷穴；下肢取梁丘穴、足三里穴、上巨虚穴、解溪穴、血海穴、阴陵泉穴、三阴交穴、关元穴、气海穴；背部选肺俞穴、心俞穴、肝俞穴、脾俞穴、肾俞穴；延髓麻痹者可加廉泉穴；针刺以补法为主，配合平补平泻。选取其中的肩髃穴、手三里穴、合谷穴、足三里穴、上巨虚穴、解溪穴、血海穴、三阴交穴、关元穴、气海穴、肝俞穴、脾俞穴、肾俞穴进行温针灸，每穴灸 2 壮，1 次/日，10 次为 1 个疗程，隔日进行下一个疗程。3～6 个疗程后判定疗效，结果总有效率达 70%。

2. 综合治疗 岳茂兴等综合治疗本病患者 286 例，选用自拟中药滋痿膏（主要成分：葛根、黄芪、山茱萸、赤芍、防风、骨碎补、柏子仁、五味子、玄参、麦冬、桔梗、黄芩、丹参、枳壳、甘草）口服，西医方面选用一组能够促进神经损伤修复的复合药物静脉滴注，治疗后患者的国际 ALSFRS-R 评分上升比例占 20.3%，另外有 15.0% 的患者评分维持不变，64.7% 的患者国际 ALSFRS-R 评分呈持续下降趋势，患者的 MND 疾病进展率与治疗前相比具有统计学意义。

张大国等运用针药结合方法治疗 8 例肌萎缩侧索硬化症患者，针刺选穴：背部取华佗夹脊穴、肝俞穴、肾俞穴、脾俞穴等；四肢取三阴交穴、太溪穴、足三里穴、血海穴、阳陵泉穴等。背部腧穴与四肢腧穴交替进行，四肢腧穴采取排刺，针刺用中等强度补法，留针 30min，每日 1 次，10 次为 1 个疗程，每个疗程间隔 2 日，治疗 2 个月；中药运用益髓汤合大补元煎加减，以滋补肝肾、健脾益气，每日 1 剂，连续服用。8 例患者的总有效率为 75%。

张志军等采用针药结合综合治疗本病，以自拟方药治疗为主（黄芪 60g，党参 30g，淫羊藿 30g，当归 30g，鸡血藤 30g，巴戟天 30g，地龙 30g，金银花 30g，伸筋草 30g，连翘 20g，黄柏 15g，知母 15g，红花 15g，水蛭 10g，白芥子 10g）。同时辅以针灸治疗，穴位主要选取手足阳明经穴、督脉经穴、背俞穴、华佗夹脊穴，治疗结果提示显效 18 例，有效 12 例，无效 2 例，有效率为 93.75%。

翁国盛对 23 例肌萎缩侧索硬化症患者采用针灸联合推拿治疗，针灸治疗以阳明经穴位为主：上肢取曲池穴、外关穴、合谷穴、风池穴、手三里穴、内关穴等，下肢取足三里穴、上巨虚穴、下巨虚穴、三阴交穴、内庭穴、阳陵泉穴，躯干部取脾俞穴、肾俞穴、肝俞穴、命门穴、膻中穴、大椎穴，以补法为主，留针 30min；艾灸神阙穴、关元穴、气海穴，以瘢痕灸为主。推拿主要运用阳明经顺经推、揉、点按法，辅以太阳经、少阴经和督脉，隔日 1 次，10 日为 1 个疗程。推法以皮肤发热为佳，时间为 5～8min；揉法根据肌肉的承受情况施以中等力度，时间约为 8min，接着顺经点按，重点点按脾俞、肾俞、肝俞、命门（每穴每次 10～15s）。总有效率为 78.26%。

陈霄等治疗 30 例肌萎缩侧索硬化症患者，随机分为治疗组和对照组，每组 15 例。治疗组采用穴位注射联合中药、艾灸治疗。药用黄芪注射液注射双侧内关穴、足三里穴，进针后提插捻转至得气，嘱患者做快速吞咽动作的同时快速注入药液 1ml，注射结束后局部适量按压。两组穴位交替使用，1 次/日，10 次为 1 个疗程。同时配合艾条灸背部督脉及膀胱经背俞穴及口服生肌强筋止颤汤；对照组予以口服利鲁唑 50mg，2 次/日。治疗 3 个月后观察疗效，治疗组总有效率为 66.67%，对照组总有效率为 36.36%，两组总有效率比较有显著性差异。

王竹行取本病患者 12 例，辨证论治后采用针刺、艾灸、穴位注射、中药煎服和药物静脉注射的综合中医疗法治疗。结果显示，治疗前症状总积分为 41 分，治疗后症状总积分为 21 分，积分明显下降，症状明显改善。

李种泰取本病患者 27 例辨证分型，采用口服中药、针刺治疗和甲钴胺注射液（弥可保）穴位注射的复合治疗，结果显示，治愈率为 18.5%，总有效率为 85.2%。

翁国盛取本病患者 23 例，采取针灸、艾灸并结合推拿治疗。结果显示，治愈 9 例，显效 2 例，好转 7 例，无效 4 例，死亡 1 例，总有效率为 78.26%。

二、肌萎缩侧索硬化症辨证论治荟萃分析

覃小兰等研究 163 例肌萎缩侧索硬化症患者的四诊信息，结合症状及舌脉的统计结果显示，脾虚症状占总病例数的 40.34%，脾虚证和肾虚证在本病中占重要地位，同时有湿邪

之象。王勤鹰等据此列出了肌萎缩侧索硬化症常见的 3 个类型及相关症候、治则及选方。①脾胃虚弱证：症见肢体痿软无力，神疲乏力，面色少华，少气懒言纳呆，舌质淡，舌苔薄或白腻，脉细弱或沉细无力，治拟健脾益气、养血生津，常选用补中益气汤或十全大补汤或圣愈汤加减治疗；②肝肾阴虚证：肌肉萎缩无力，筋骨拘挛，肌肉跳动，腰膝酸软，眩晕耳鸣，两目干涩，恶心烦热，盗汗，口燥咽干，舌质红，舌苔少，舌体萎小，脉弦细，治拟养血活络、潜阳息风，常用左归丸或虎潜丸或杞菊地黄丸加减；③脾肾阳虚型：症见肌肉萎缩无力，畏寒肢冷，面色无华，纳呆食少，或兼肌肉跳动，或心悸头眩，舌质淡，舌体萎小舌淡苔薄白，脉沉细无力，治拟健脾补肾，助阳化气，养血荣肌，常用右归丸或益髓汤加减治疗。该作者通过文献梳理同时也列出了肌萎缩侧索硬化症其他 10 种辨证类型及相应的治则选方，分别为：①脾肺气虚者治拟益气养阴、健脾益肺，常用补中益气汤；②痰瘀互阻者治拟补益肝肾、健脾、化痰祛瘀，常用地黄饮子和二陈汤；③肺热津伤者治拟清热生津、养阴润肺，常用清燥汤和保元汤；④肾虚痰阻者治拟滋肾阴、补肾阳、开窍化痰，常用地黄饮子；⑤湿困中焦者治拟健脾燥湿，常用平胃散加芳香醒脾化湿之品，湿邪偏重可选用三仁汤加味，热邪偏重则用温胆汤加味；⑥脾阳虚弱者治拟补中益气、温补脾阳，常用补中益气汤，伴肺气不固选用参苓白术散；⑦脉络瘀阻者治拟益气养营、活血行瘀，常用圣愈汤治疗；⑧气虚血瘀者治拟益气养血、活血通络，常用补阳还五汤治疗；⑨肺气不足者治拟益气养肺，常用保元汤合清燥汤加减治疗；⑩痰热瘀阻者治拟清热除痰、活血通络，常用涤痰汤加减治疗。

宋玉明等基于方证相关的理念对肌萎缩侧索硬化症进行研究后，总结出 7 个证型，分别为：①血虚肝热、筋脉拘急，治拟养血清肝、柔筋通络，方用大定风珠加减；②肝肾阴虚、筋肌枯萎，治拟滋补肝肾、养血柔筋，方用地黄饮子加减；③脾胃气虚、精血不足，治拟益气养血、生精润脉，方用补中益气汤加减；④阴虚内热、精亏肉陷，治拟益精填髓、育阴清热，方用大补阴丸合左归丸加减；⑤脾肾两虚、津精匮乏，治拟温肾健脾、固精生肌，方用右归丸加减；⑥气虚血滞、筋肌失煦，治拟益气活血、壮筋起痿，方用人参归脾汤合虎潜丸加减；⑦邪中廉泉、喑痱失语，治拟滋补肝肾、开关通窍，方用地黄饮子加减。

王明哲等根据《中医病证诊断疗效标准》及相关文献资料，对超过 500 例患者进行回顾性分析后将肌萎缩侧索硬化症分为 7 型。①脾肾亏虚型：主症为羸瘦无力、形寒肢冷，次症及舌脉为纳差便溏、面色㿠白、舌淡胖、脉沉细无力；②肝肾亏虚型：主症为头晕目眩、腰膝酸软，次症及舌脉为失眠多梦、遗精盗汗、舌红少苔、脉细数；③脾胃亏虚型：主症为肢体痿软无力、纳少便溏，次症及舌脉为不思饮食、完谷不化、舌胖大、苔白滑、脉沉迟无力；④气血两虚型：主症为神疲无力、头晕目眩，次症及舌脉为颜面爪甲苍白、心悸失眠、舌质淡嫩、脉细无力；⑤痰湿阻滞型：主症为胸闷气短无力、痰多色白或清稀，次症及舌脉为气喘痰鸣、肢体重浊无力、舌淡、苔白腻、脉滑；⑥气虚血瘀型：主症为神疲乏力、胸胁或其他部位局部刺痛，次症及舌脉为少气懒言、自汗、舌质淡紫或有紫斑、脉沉涩无力；⑦中焦湿热型：主症为身体重着无力、口臭纳呆，次症及舌脉为烦躁恶心、便秘尿赤或热结旁流、舌红或胖大、苔黄或黄腻、脉滑或数（图9-2）。

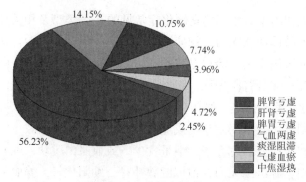

图 9-2　肌萎缩侧索硬化症 7 种辨证分型及占比

扫封底二维码获取彩图

王明哲等根据 2011 年意大利专家提出且被国际认可的肌萎缩侧索硬化症分类方法将肌萎缩侧索硬化症分为经典型、延髓型、连枷臂综合征、连枷腿综合征、锥体束征型、呼吸型、纯下运动神经元综合征、纯上运动神经元综合征 8 种分型；另外采用伦敦分期法将肌萎缩侧索硬化症分为 5 期：Ⅰ期为出现症状（第 1 区域受累），但不能确诊；Ⅱa 期为确诊肌萎缩侧索硬化症，Ⅱb 期为合并第 2 区域受累；Ⅲ期为第 3 区域受累；Ⅳa 期为需行胃造瘘术，Ⅳb 期为需无创呼吸机辅助通气；Ⅴ期为行气管插管/切开术或死亡者，在此基础上采用回顾性研究方法，研究 530 例肌萎缩侧索硬化症患者不同临床分型与分期的中医证候分布特征。结果显示，就中医证候而言，超过 2/3 的肌萎缩侧索硬化症患者属脾肾亏虚或肝肾亏虚证候，且经典型、延髓型及连枷腿综合征患者以脾肾亏虚证候居多，这些患者大多属中晚期；在疾病早期（Ⅰ期），肌萎缩侧索硬化症患者以痰湿阻滞、气虚血瘀及中焦湿热等实证为主，提示肌萎缩侧索硬化症患者早期并不都属于脾肾亏虚或肝肾亏虚证候，也存在以实证为主的病例，随着疾病进展至肌萎缩侧索硬化症中晚期（Ⅳ～Ⅵ期），脾肾亏虚、肝肾亏虚、脾胃亏虚等虚证逐渐增多（图 9-3）。由此他们提出在肌萎缩侧索硬化症早期，治疗应不拘泥于"治痿独取阳明"理论，当辨证施治，对症治疗，这可能对早期肌萎缩侧索硬化症有更好的疗效；在疾病中晚期或属于Ⅱb 期以上患者，以脾肾亏虚或肝肾亏

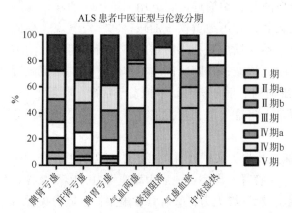

图 9-3　肌萎缩侧索硬化症患者不同临床分型与分期的中医证候分布特征及关联

扫封底二维码获取彩图

虚为主，治疗应以健脾补肾（温肾）为主要治疗原则，主张用加味四君子汤或温肾健脾汤治疗。

健脾补肾方可改善肌萎缩侧索硬化症患者临床评分，动物实验提示可有效减缓肌萎缩侧索硬化症小鼠运动能力减退，为探讨其作用机制，上海中医药大学附属曙光医院林佳成等通过网络药理学技术，从分子机制和物质基础的角度研究健脾补肾方的作用机制。他们利用疾病数据库与中药数据库获取健脾补肾方治疗肌萎缩侧索硬化症的潜在靶点

（图 9-4），利用 DAVID 进行 KEGG 和 GO 富集分析（图 9-5，图 9-6），利用 STRING 建立蛋白-蛋白互作网络（图 9-7），利用 Cytoscape 建立和分析靶点网络。结果显示，KEGG 富集结果提示健脾补肾方治疗肌萎缩侧索硬化症的机制可能涉及对细胞存活（PI3K-AKT 通路）、炎症（MAPKs 通路）、钙离子信号通路的调控。GO 分析结果提示健脾补肾方主要调控细胞凋亡和蛋白磷酸化、蛋白结合过程等。

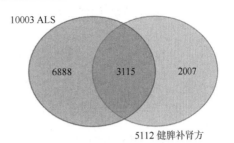

图 9-4　健脾补肾方治疗肌萎缩侧索硬化症的潜在靶点图

PPI 网络提示谷氨酸离子型受体家族、MAPKs、半胱氨酸蛋白酶家族是健脾补肾方主要调控的蛋白家族。靶点网络分析细胞凋亡相关基因 *CASP3*、*CYCS*、*TP53* 是健脾补肾方调控的主要靶点。槲皮素、木犀草素、山奈酚等可能是健脾补肾方的主要有效成分。

宋玥波等则研究了肌萎缩侧索硬化症中医病位与伦敦分期的相关性，他们收集了 240 例肌萎缩侧索硬化症患者的四诊信息，通过专家经验辨证归纳出的肌萎缩侧索硬化症中医病位大致可分为脾胃、肝肾、心肺 3 组，其中以脾胃最多，共 205 例，频率为 85.42%；其次为肝肾，共 199 例，频率为 82.92%；再次为心肺，共 37 例，频率为 15.42%（表 9-2）。其后进行的关联规则分析显示 240 例患者伦敦分期结果以 2b 期（78 例）及 3 期（74 例）最多，分别占 32.50% 及 30.83%；1 期患者 36 例，占 15.00%；2a 期患者 27 例，占 11.25%；

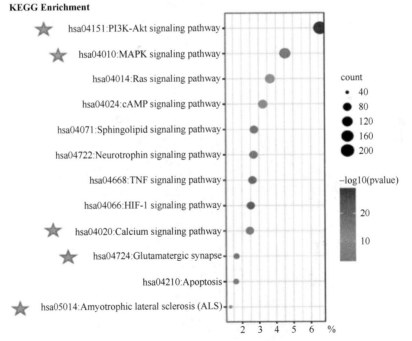

图 9-5　健脾益肾方治疗肌萎缩侧索硬化症的 KEGG 通路富集图

扫封底二维码获取彩图

GO Enrichment

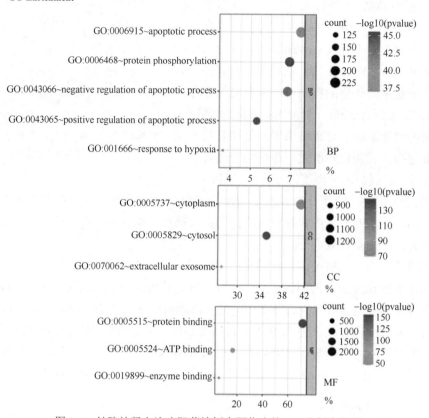

图 9-6　健脾补肾方治疗肌萎缩侧索硬化症的 GO 分析富集图

扫封底二维码获取彩图

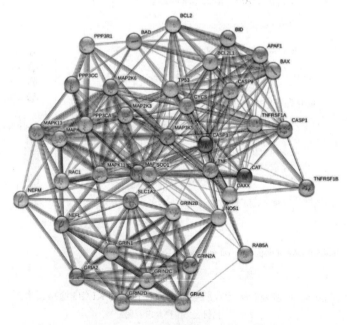

图 9-7　健脾补肾方治疗肌萎缩侧索硬化症的 PPI 图

扫封底二维码获取彩图

4b 期患者 20 例，占 8.33%；4a 期（3 例）及 5 期（2 例）患者较少，分别占 1.25% 及 0.83%（图 9-8）。伦敦分期Ⅲ期与脾胃病位呈正相关，其次为Ⅱb 期；Ⅳb 期与肝肾病位呈正相关，其次为Ⅲ期，再次为ⅡB 期；Ⅳb 期与心肺病位呈强正相关（图 9-9）。根据关联规则分析结果，脾胃病位与 3 期、2b 期关联性大，且肌萎缩侧索硬化症患者中约 64% 为 3 期或 2b 期（表 9-3），从病证结合的角度来看，反映了脾胃虚弱为肌萎缩侧索硬化症早、中期的重要病理基础，故补益脾胃之法是治疗本病本虚之证的基本治法。在用药方面，气虚明显者可用红芪、生晒参，以加强益气补虚之功。但病位在脾胃者不总以虚证为主，亦多见本虚标实，患者在脾胃虚弱的基础上常合并湿浊、湿热等不同的实证表现，故治疗原则上应明确补益与清利孰先孰后，避免一味补益而留邪。另外，中医病位与伦敦分期的相关性显示，3 期与脾、胃呈正相关，其次为 2b 期，4b 期与肝、肾呈正相关，其次为 3 期，再次为 2b 期，提示早、中期脾胃虚弱患者可向中、后期肝肾不足进展。因此，临床治疗早、中期患者虽以补益脾胃为先，但亦应辅以顾护肝肾之品，可收良效，待患者肝肾已竭、大肉已脱再行补养之法恐收效不佳。关联规则结果同时也显示出脾胃、肝肾与Ⅱb 期存在一定关联，提示肌萎缩侧索硬化症虽多起于脾胃，传于肝肾，但亦存在病起于肝肾的变证，此类患者先天不足、后天失养，往往进展更快，预后不佳，并得出结论：肌萎缩侧索硬化症的中医病位在脾胃、肝肾、心肺，其中脾胃虚弱为本病早、中期的重要病理基础，肝肾亏虚为本病中、晚期的常见证候，宗气不足患者病情常已发展至病程末期；提倡在伦敦分期早期即接受中医药治疗以延缓病位演变进程，改善预后；在具体治疗措施上，应重视本病起于脾胃，上至心肺，下至肝肾的传变规律，遵循中医整体观及治未病的理念，调理本脏时及早顾护它脏，以提高临床疗效。

表 9-2　240 例肌萎缩侧索硬化症患者中医病位分布的频数与频率

病位	频数（例）	频率（%）
脾胃	205	85.42
肝肾	199	82.97
心肺	37	15.42

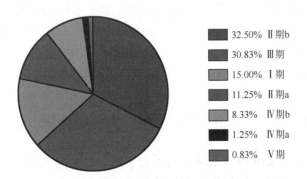

图 9-8　240 例肌萎缩侧索硬化症患者伦敦分期及比例
扫封底二维码获取彩图

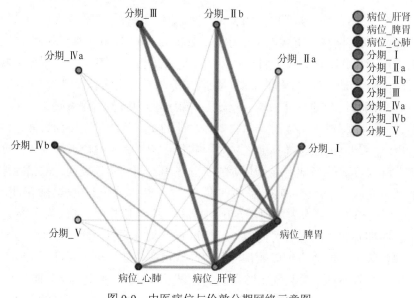

图9-9 中医病位与伦敦分期网络示意图

扫封底二维码获取彩图

表9-3 中医病位与伦敦分期的关联规则分析

伦敦分期与中医病位关联规则			支持度（%）	置信度（%）	提升度
3期	大于等于	病位-脾胃	30.83	98.65	1.16
4b期	大于等于	病位-心肺	8.33	95.00	6.16
4b期	大于等于	病位-肝肾	8.33	95.00	1.15
3期	大于等于	病位-肝肾	30.83	94.60	1.14
2b期	大于等于	病位-肝肾	32.50	91.03	1.10
2b期	大于等于	病位-脾胃	32.50	85.90	1.01

　　李华强等根据《中医病证诊断疗效标准》及相关文献资料将肌萎缩侧索硬化症分为6型：①脾胃亏虚型；②脾肾亏虚型；③肝肾亏虚型；④痰湿阻滞型；⑤瘀血阻络型；⑥气阴亏虚型。他们对288例肌萎缩侧索硬化症患者医疗资料进行回顾性中医四诊信息辨证分型后发现脾胃亏虚型占比39%（112例）、脾肾亏虚型占比34%（97例）、肝肾亏虚型占比15%（42例）、痰湿阻滞型占比9%（27例），瘀血阻络型7例（2%）、气阴亏虚型3例（1%）。提示脾胃亏虚型和脾肾亏虚型临床更为多见。生存函数对比结果也显示在肌萎缩侧索硬化症患者中，脾肾亏虚型及脾胃亏虚型运用中药治疗的生存情况较肝肾亏虚型和痰湿阻滞型患者更优，诊断为此2型的患者可以考虑使用益气、健脾、补肾等补益类中药延缓疾病进展，提高其生存质量。

　　王荟清等基于现代文献检索系统，对肌萎缩侧索硬化症的穴位使用进行初步整理、分析、归纳发现肌萎缩侧索硬化症的现代针灸治疗常用的十四经经脉主要有大肠经、胃经、膀胱经、督脉、胆经、任脉，其中又以阳明经和膀胱经为要。重用胃经、膀胱经、大肠经、胆经腧穴，重视四肢尤其是下肢的腧穴。重视特定穴尤其是五输穴中的合穴，肩髃穴为使用最多的交会穴，合谷穴为选用最多的原穴，内关穴为最常用的络穴，下合穴中选用最多的是足三里穴，郄穴以梁丘穴为最，八脉交会穴中以内关穴运用最多，八会穴中最常用阳陵泉穴，背俞穴中选用最多的为肾俞穴，关元为运用最多的募穴。刺灸方法包括针刺、穴位注射、针灸均用、烧山火、艾灸、蜂针、火针、刺血、梅花针、合谷刺10种，以针刺补法为主，依据虚实，灵活选用灸法、泻法等不同方法治疗。使用刺灸方法的穴位总频数为467穴次，其中只运用针法的穴位频数和为322穴次，占68.95%，提示针刺为现代治疗肌萎缩侧索硬化症主要刺激方法，运用针刺方法的常用穴有合谷穴、曲池穴、足三里穴、肩髃穴、阳陵泉穴、大椎穴、手三里穴、三阴交穴、夹脊穴、风池穴、廉泉穴、肾俞穴、髀关穴、丰隆穴、解溪穴、绝骨穴、肝俞穴、太溪穴、太冲穴、环跳穴，总频次达184次，占总针刺方法的57.14%，高于1/2。补泻方法则涉及补法、平补平泻、捻转补法、提插补法、提插泻法、迎随补泻法、泻法、捻转泻法、雀啄泻法9种不同的补泻方法，其中补法穴位频数和为71穴次，占59.17%，为肌萎缩侧索硬化症的主要治疗手法，运用补法的常用穴有足三里穴、合谷穴、阳陵泉穴、曲池穴、手三里穴、肩髃穴、太溪穴、夹脊穴、肾俞穴、三阴交穴、绝骨穴、解溪穴、风府穴、大椎穴，总频次为64次，占57.14%，高于1/2。足三里穴、曲池穴、合谷为应用最多的穴位（频次为22～24次）。

三、专业学会及相关教材观点

中华中医药学会1994年出版了第一部中华人民共和国中医药行业标准《中医内科病证诊断疗效标准》（ZY/T001.1-94），该书首次提出将痿病的证候统一分为以下5型。①肺热津伤型：发热多汗，热退后突然出现肢体软弱无力，皮肤干燥，心烦口渴，呛咳咽燥，便干，尿短黄。舌质红，苔黄，脉细数。②湿热浸淫型：肢体逐渐痿软无力，下肢为重，麻木不仁，或发热，小便赤涩热痛。舌红，苔黄腻，脉濡数。③脾胃虚弱型：起病缓慢，渐见下肢痿软无力，时好时差，甚则肌肉萎缩，神倦，气短自汗，食少便溏，面色少华。舌淡，苔白，脉细缓。④瘀阻脉络型：四肢痿软，麻木不仁，肌肤甲错，时有拘挛疼痛感。舌质紫暗，苔薄白，脉细涩。⑤肝肾亏虚型：病久肢体痿软不用，肌肉萎缩，形瘦骨立，腰膝酸软，头晕耳鸣，或二便失禁。舌红绛，少苔，脉细数。

《中医内科学》同样以痿论治本病，提出痿病当辨病位与虚实。痿病初起，发热，咳嗽，咽痛，或在热病之后出现肢体软弱不用者，病位多在肺；四肢痿软，食少便溏，纳呆腹胀者，病在脾胃；下肢痿软无力明显，甚则不能站立，腰膝酸软，头晕耳鸣，遗精阳痿者，病在肝肾；因感受温热毒邪或湿热浸淫者，多急性发病，病程发展较快，属实证，热邪最易耗津伤正，故疾病早期常见虚实错杂，内伤积损，久病不愈，多属虚证，但又常兼夹湿、热、痰、瘀等实邪。痿证的治疗，总以扶正补虚为主。肺热伤津者，宜清热润燥；湿热浸淫者，宜清热利湿；瘀阻脉络者，宜活血行瘀。虚证者，宜扶正补虚为主；脾胃虚弱者，宜益气健脾；肝肾亏虚者，宜滋养肝肾。虚实兼夹者，又当兼顾之，由此将本病分为5个证型。①肺热津伤型：主症见发病急，病起发热，或热后突然出现肢体软弱无力，可较快发生肌肉瘦削；次症见干燥，心烦口渴，咳呛少痰，咽干不利，小便黄赤或热痛，大便干燥。舌脉见舌质红，苔黄，脉细数。治拟清热润燥，养阴生津。方用清燥救肺汤加减。常用北沙参、西洋参、麦冬、生甘草甘润生津养阴；阿胶、胡麻仁养阴血以润燥；生石膏、霜桑叶、杏仁、枇杷叶清热宣肺。身热未退，高热，口渴有汗，可重用生石膏，并加金银花、连翘、黄芩；咳嗽痰多加瓜蒌、桑白皮、川贝母；咳呛少痰，咽喉干燥，加桑白皮、天花粉、芦根。身热已退，兼见食欲减退，口干咽干较甚，宜用益胃汤加石斛、薏苡仁、麦芽。②湿热浸淫型：主症见起病较缓，逐渐出现肢体困重，痿软无力，尤以下肢或两足痿弱为甚。兼次症见手足麻木微肿，扪及微热，喜凉恶热，或有发热，胸脘痞闷，小便赤涩热痛。舌脉见舌质红，舌苔黄腻，脉濡数或滑数。治拟清热利湿，通利经脉。方用加味二妙散。方中苍术、黄柏清热燥湿；萆薢、防己、薏苡仁渗湿分利；蚕沙、木瓜、牛膝利湿、通经活络；龟甲滋阴益肾强骨。湿邪偏盛，胸脘痞闷，肢重且肿，加法半夏、厚朴、茯苓；夏令季节加藿香、佩兰；热邪偏盛，加忍冬藤、连翘、蒲公英；湿热伤阴，可去苍术，重用龟甲，加玄参、山药、生地黄；久病兼有瘀血阻滞，酌加丹参、赤芍、红花、鸡血藤。③脾胃虚弱型：主症见起病缓慢，肢体软弱无力逐渐加重，神疲肢倦，肌肉萎缩。兼次症见少气懒言，纳呆便溏，面色㿠白或萎黄无华，面色浮肿。舌脉见舌淡，苔薄白，脉细弱。治拟补中益气，健脾升清。方用参苓白术散合补中益气汤。方中人参、白术、山药、扁豆、莲子肉、甘草、大枣补脾益气；黄芪、当归益气养血；薏苡仁、茯苓、厚朴、陈皮健脾理气化湿；升麻、柴胡升举清阳；神曲消食行滞。脾胃虚加麦芽、山楂、神曲；气血虚甚，重用黄芪、党参、当归，加阿胶；兼有血瘀加丹参、川芎、红花；肥人痰多或脾虚湿盛，六君子汤加减。④肝肾亏损型：主症见起病缓慢，渐见肢体痿软无力，尤以下肢明显，甚至步履全废，腿胫大肉渐脱。次症见腰膝酸软，不能久立，或伴有眩晕耳鸣，舌咽干燥，遗精或遗尿，或妇女月经不调。舌脉见舌红少苔，脉细数。治拟补益肝肾，滋阴清热。方用虎潜丸加减。方中虎骨（以狗骨代）、牛膝壮筋骨利关节；熟地黄、龟甲、知母、黄柏填精补髓，滋阴补肾，清虚热；锁阳温肾益精；当归、白芍养血柔肝；陈皮、干姜理气温中和胃，既防苦寒败胃，又使滋补而不滞。病久阴损及阳，阴阳两虚，兼有神疲、怯寒、怕冷、阳痿早泄，晨尿频而清，去黄柏、知母，加淫羊藿、鹿角霜、附子，或服用鹿角胶丸；气血亏虚加黄芪、党参、何首乌；腰脊酸软加续断、补骨脂；热甚去锁阳、干姜，或六味地黄丸加牛骨髓、鹿角胶、枸杞子；阳虚畏寒佐以右归丸。⑤痰瘀阻络型：主症见久病体虚，或外伤之后四肢痿弱，甚至瘫痪，肌肤麻木不仁。次症见肌肉瘦削，或挛缩，或活动时隐痛。舌脉见舌痿不能伸缩，或舌胖质暗淡，或有瘀斑，苔厚腻，脉细涩。治拟豁痰祛瘀，益气养营。方用圣愈汤合补阳还五汤加减。方中人参、黄芪益气；当归、川芎、熟地黄、白芍养血和血；川牛膝、地龙、桃仁、红花、鸡血藤活血化瘀通脉。手足麻木，舌苔厚腻，加橘络、木瓜；下肢痿软无力加杜仲、锁阳、桑寄生；肌肤甲错，形体消瘦，手足痿弱，为瘀血久留，可用圣愈汤送服大黄䗪虫丸，以丸图缓。

小　结

肌萎缩侧索硬化症作为神经系统疑难疾病，近年逐渐成为学界研究的重点，现代医学对其还未找到一种有效的药物及治疗方法，本病仍是一个世界性的难题。其病因、病机目前仍不明确，中医辨证及诊断仍缺乏系统性及规范性。相对一致的观点认为本病多以本虚为主，或虚实夹杂，其中本虚以脾、肾、肺、肝等亏虚为主，标实多为痰、瘀，或湿、热、毒邪等，晚期阴阳俱损。但在具体的临床诊疗上，即便有行业指南和教材作为参考，各家仍各持己见。

由于肌萎缩侧索硬化症的致病因素、病理变化及临床症候复杂且多样，一旦切入点不同，就会导致本病的分型也具有多样性。目前大多数医家按照痿病的分型进行辨证，有些医家按照临床收集的四诊症状进行分型，另外有些医家根据疾病发展的过程进行分型，但无论采取何种分型标准，都应该从疾病发病的本质出发进行辨证论治，以此达到最佳的治疗效果。

辨证论治源出于《黄帝内经》，形成理、法、方、药完备体系则始于《伤寒论》。辨证论治是中医学的基本特点之一，也是中医学认识疾病和治疗疾病的基本原则，是中医治疗疾病的最大特色，内涵包括同病异治及异病同治。随着时代的发展和中西医融合，"病证结合"逐渐成为中医辨证论治新的内在含义，"病证结合"强调在疾病诊断明确的基础上，针对独特的证候特征进行诊治。每一种疾病均有其发展的内在规律，会表现出该疾病特殊的证候演变模式，因此关注肌萎缩侧索硬化症特有的基本病机及演变模式对其治疗、转归、预后至关重要。相较于其他类型痿病，如吉兰-巴雷综合征、重症肌无力等，肌萎缩侧索硬化症发病更加隐匿，进展较快，死亡率较高，临床表现因受累脊髓节段不同及叠加而有规律可循，因此肌萎缩侧索硬化症的中医病位具有特殊的演变模式，需要区别于其他类型的痿病。而且，大量中医临床实践显示肌萎缩侧索硬化症患者的中医病位不同，相应的治疗策略及转归亦有区别，因此需要明确该病特有的中医病位及演变规律，以优化肌萎缩侧索硬化症的治疗方案，提高预后判断的准确性。

中医作为我国的传统医学，以整体观念和辨证论治为主导思想的系统诊疗过程及中药、针灸、推拿等特色治疗方法有着有别于西医的优势。中医治疗不仅能促进病变运动神经元的恢复，改善病情或延缓病情的发展，还能有效改善各类症状，且以其"简便廉验"的特点被广泛认可，但仍存在着许多不足之处。①从总体上看，目前尚无针对本病病因病机的大系统调查和演变规律的研究，多是各医家根据患者的症状及发病过程总结出的观点，进而导致辨证的多样性，但没有一个全面的认识和统一的标准。②虽然中药在治疗本病上取得了一定的疗效，但缺乏规范化的基础实验及临床试验来揭示其作用机制，各方剂中药的种类及用量不同，治疗效果也存在差异，究竟如何揭示其量效关系，现在仍处于初期探索阶段。③单纯的针刺、中药或多种中医治法配合对于本病的治疗均有一定的效果，但究竟如何配合才能使疗效达到最佳，各类治法之间是协同作用，又或是拮抗作用，更是一个复杂的问题。④在临床中对于本病的疗效观察，都是在一个相对较短的时间内完成，这些治法究竟需要多长时间才产生疗效，其后续疗效、遗留效应又是怎样的情况，都需要更进一步地深入研究。

（潘卫东　郑煊璐）

参 考 文 献

安晓旭，张进领，杜宝新，2010. 肌萎缩侧索硬化症的中医临床系统辨证初探. 中医药学报，38（4）：58-60.

李盼盼，张林，王芮，2018. 论痿证的中医病机及治法研究. 环球中医药，11（12）：1969-1971.

裘昌林，2014. 肌萎缩侧索硬化症病名病机治疗思路探讨. 浙江中西医结合杂志，24（3）：187-190.

王荟清，辛随成，2014. 肌萎缩侧索硬化症的现代针灸文献整理及分析. 新疆中医药，32（3）：28-32.

佚名，2016. 痿病的诊断依据，证候分类，疗效评定——中华人民共和国中医药行业标准《中医内科病证诊断疗效标准》（ZY/T001.1-94）. 辽宁中医药大学学报，18（8）：153.

余小萍，方祝元，2018. 中医内科学. 3版. 上海：上海科学技术出版社.

周诗远，石学敏，2018. 运动神经元病的中医研究进展及治疗现况. 中华中医药杂志，33（6）：2468-2471.

第十章　肌萎缩侧索硬化症的中药治疗

肌萎缩侧索硬化症是一种致命的神经退行性疾病，由运动皮质、脑干和脊髓的运动神经元退化引起的进行性肌肉麻痹。肌萎缩侧索硬化症患者因为肌肉麻痹，会出现吞咽困难、说话困难和呼吸困难。其中以肌无力、肌萎缩为主证的肌萎缩侧索硬化症归属中医学"痿病""脾痹"范畴；以延髓麻痹为主证的肌萎缩侧索硬化症归属中医学"风痱""喑痱"范畴。中医认为肌萎缩侧索硬化症的主要病因病机是由于外邪或内伤，内脏精气损伤、气血亏虚，经脉、肌肉失养，病性虚实夹杂、本虚标实。五脏皆能致痿，其发病与肝、脾、肾三脏虚损均相关，但病位最常责于脾胃，多从脾胃补益论治施治，本病属于疑难杂症，中医药干预治疗肌萎缩侧索硬化症有助于延缓肌萎缩、延髓麻痹等症状的进展，延长患者生存期，在减轻患者经济负担、提高生存质量方面占据明显优势。

第一节　肌萎缩侧索硬化症的用药思路及辨证思路

一、用药重视补益脾胃

"治痿者独取阳明"，中医治疗痿病以治阳明为主。阳明属胃，受纳水谷精微，化生气血，营养宗筋。阳明经脉总会于宗筋，宗筋具有滑利关节的作用，所以痿病多与阳明有关。阳明充盛，气血充足，筋脉得以濡养，则筋脉柔软，关节滑利，运动灵活。而阳明胃的功能与脾密切相关，脾胃亏虚，气血不足，则宗筋失养，而见肌肉、关节痿弱不用。

二、持续服药，徐徐图之

肌萎缩侧索硬化症属于疑难杂症，目前尚无治愈方法。疾病的性质决定了其治疗过程不可一蹴而就，要徐徐图之。本病病情缓慢，病程较长，中医药在延缓本病进展上有一定的疗效且经济实惠，但需长期坚持服药才可获得稳定的疗效。除了药物以外，还要进行饮食、情志疗法，调节情志，加强营养，有利于病情恢复。

三、久病伤络，从络论治

肌萎缩侧索硬化症的病理产物多为瘀血阻滞经络所致，故通常加用活血化瘀、舒筋活络之法。根据叶天士在《临证指南医案·胁痛》中指出："久病在络，气血皆窒"，认为肌萎缩侧索硬化症的病位在于络。常使用通络、逐瘀、补虚、扶正之法；用桃红四物汤佐以全蝎、僵蚕、地龙等虫类药物以达搜风通络之功，再予以益气养血扶正之品。

四、气中求血，阳中求阴

肌萎缩侧索硬化症本质为肝肾精血不足，筋脉失于濡养，或阴虚风动而发病，但病久则血损及气，阴损及阳，故临床久病者多兼见气虚、阳虚，因而对此治疗要气中求血，阳中求阴。

五、肌萎缩侧索硬化症的辨证思路

本病多与肝、脾、肾亏损有关。肝主筋、藏血，经脉之所宗；脾主肌肉，为后天之本，气血生化之源；肾主骨，藏精，五脏六腑之本。一旦将息失宜，房劳过度，则肝肾阴亏虚以致衰竭而发为"痿厥"。治疗肌萎缩侧索硬化症，需要从痿病的病因病机出发，调节中焦脾胃功能，兼顾运行气血，以通利筋脉，治疗上多用补益脾胃的方法，再根据患者的临床症状，佐以或清热，或养阴之法。中药通过调节脾胃运化，健脾补气，化痰通络，促进机体阴阳平衡，使髓海得充，神机得用。

第二节　各症型肌萎缩侧索硬化症中药辨证处方及方解

一、肺 热 津 伤

（一）证候特点

病起发热之时，或热退后突然肢体软弱无力，皮肤枯燥，心烦口渴，咽干咳呛少痰，小便短少，大便秘结，舌红苔黄，脉细数。

（二）治法

泻热润肺，濡养筋脉。

（三）方药

清燥救肺汤。桑叶（经霜者，去枝、梗，净叶）9g（图10-1），石膏（煅）8g，甘草、胡麻仁（炒，研）、真阿胶、枇杷叶（刷去毛，蜜涂，炙黄）各 3g，麦冬（去心）4g，人参2g（图10-2），杏仁（泡，去皮尖，炒黄）各2g。

（四）方解

方中以人参、麦冬、生甘草甘润生津，益气养阴；生石膏、霜桑叶、苦杏仁、火麻仁宣肺清热，润燥降逆；蜜炙枇杷叶、阿胶、炒胡麻仁润肺滋阴清燥。若壮热，口渴，汗多，则重用生石膏，还可加金银花、连翘以清热解毒，养阴生津。若咳呛少痰，加炙瓜蒌、桑白皮、川贝母、知母润肺止咳化痰。咽干不利者，加花粉、玉竹、百合养阴生津。若身热退净，食欲减退，口燥咽干较甚者，证属肺胃阴伤，宜用益胃汤加薏苡仁、山药、生谷芽之类益胃生津。

本证肺热而津已伤，勿滥用苦寒、香燥、辛温之品重亡津液，可佐养胃清火之药，如沙参、玉竹、山药之类，胃火清则肺金肃，也是"治痿独取阳明"之法。

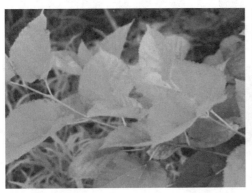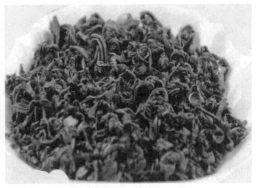

图 10-1　桑叶

桑叶的功效为疏散风热，清肝明目，清燥润肺

扫封底二维码获取彩图

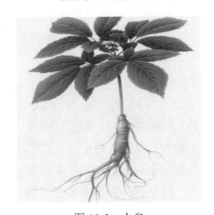

图 10-2　人参

人参为五加科植物，其性味甘、微苦、平，入脾、肺、心经，具有大补元气、补脾益肺、生津止渴、安神益智的功效

扫封底二维码获取彩图

二、湿 热 浸 淫

（一）证候特点

四肢痿软，肢体困重，或微肿麻木，尤多见于下肢，或足胫热蒸，或发热，胸脘痞闷，小便赤涩；舌红苔黄腻，脉细数而濡。

（二）治法

清热燥湿，通利筋脉。

（三）方药

加味二妙散。黄柏（图10-3）、苍术、牛膝、当归（图10-4）、泽兰叶、薏苡仁、乳香、没药各 10g，穿山甲、甘草各 5g，水蛭 3g。

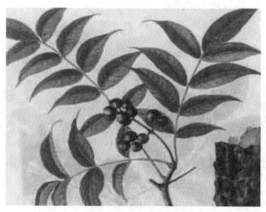

图 10-3　黄柏

黄柏的药用部位为植物的干燥树皮，功效为清热燥湿、泻火除
蒸、解毒疗疮

扫封底二维码获取彩图

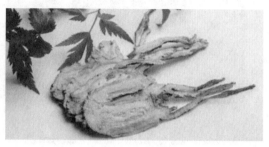

图 10-4　当归

扫封底二维码获取彩图

（四）方解

黄柏苦寒清热燥湿；苍术健脾燥湿；泽兰利水消肿；当归、牛膝活血通络；薏苡仁利湿健脾；乳香、没药活血化瘀；穿山甲通行经络；水蛭破血逐瘀。全方合用，有清化下焦湿热，而又不伤阴之效。若湿盛，伴胸脘痞闷，肢重且肿者，可加厚朴、薏苡仁、茯苓、泽泻理气化湿。若长夏雨季，酌加藿香、佩兰芳香化浊。若形体消瘦，自觉足胫热气上腾，心烦，舌红或苔中剥，脉细数，为热甚伤阴，上方去苍术，加生地黄、麦冬以养阴清热。若肢体麻木，关节运动不利，舌质紫，脉细涩，为夹瘀之证，加赤芍、丹参、红花活血通络。

本证重在清热燥湿，不可急于填补，以免助湿恋邪，或热已伤阴，则应清养，仍需注意养阴而不得碍湿。

按其部位不同，当归可分为当归头、当归身、当归尾、全归四种。根部膨大部位为当归头，根部中间主干部位为当归身，两者均擅长补血、润肠通便；根部末端支根部位为当归尾，当归尾擅长活血调经、止痛；全当归集头、身、尾于一体，故既能补血、润肠通便，又能活血调经、止痛。

三、脾 胃 亏 虚

（一）证候特点

肢体痿软无力日重，食少纳呆，腹胀便溏，面浮不华，神疲乏力，舌淡，舌体胖大，苔薄白，脉沉细或沉弱。

（二）治法

补脾益气。

（三）方药

参苓白术散。莲子肉 12g，薏苡仁 9g，砂仁 6g，桔梗 6g，白扁豆 12g，甘草 9g（图 10-5），白术 15g（图 10-6），山药 15g，茯苓 12g，人参 5g。

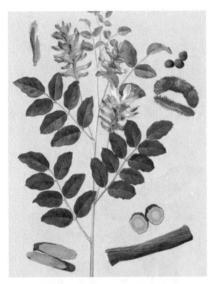

图 10-5　甘草

甘草的药用部位主要是根部和茎部，功效为补气、清热解毒、止咳、镇痛、调和诸药

扫封底二维码获取彩图

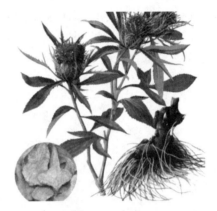

图 10-6　白术

白术性味苦、温、辛、烈，有燥湿、化浊、镇痛之效

扫封底二维码获取彩图

（四）方解

方中人参、白术、山药、扁豆、莲子肉甘温，可健脾益气；茯苓、薏苡仁健脾渗湿；陈皮、砂仁和胃醒脾。若肥人多痰，可用六君子汤补脾化痰。中气不足，可用补中益气汤。心悸气短者，加黄芪、当归益气生血。如肌肉麻木不仁，苔白腻者，加橘络、白芥子化痰通络；消瘦，舌质紫暗者，可用圣愈汤益气养血，再加桃仁、红花、牛膝活血化瘀。

四、肝肾亏损

（一）证候特点

起病缓慢，四肢痿弱无力，腰脊酸软，不能久立，或伴眩晕、耳鸣、遗精早泄，或月经不调，甚至步履全废，腿胫大肉渐脱，舌红少苔，脉沉细数。

（二）治法

补益肝肾，滋阴清热。

（三）方药

虎潜丸。虎胫骨 30g，牛膝 60g，陈皮 60g，熟地黄 90g，锁阳 45g，龟板 120g，干姜 30g，当归 45g，知母 90g，黄柏 90g，白芍 60g。

（四）方解

方中虎骨（可用狗骨代）、牛膝壮筋骨、利关节；锁阳温肾益精；当归、白芍养血柔肝荣筋；黄柏、知母（图 10-7）、熟地黄、龟板滋阴补肾清热；少佐陈皮（图 10-8）以利气，干姜以通阳。本方可治肝肾阴亏有热的痿病，为肝肾亏损证的基本方。热甚者去锁阳、干姜，或用六味地黄丸加牛骨髓、猪骨髓、鹿角胶、枸杞子、砂仁治之。若兼见面色萎黄不华，心悸，舌淡红，脉细弱者，加黄芪、党参、当归、鸡血藤以补养气血。

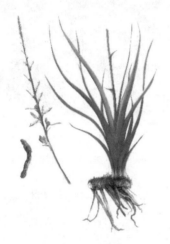

图 10-7　知母
知母的药用部位是根茎，功效为泻火，清热润燥，通便
扫封底二维码获取彩图

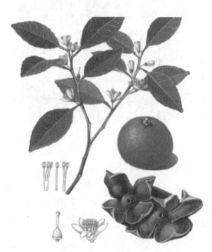

图 10-8　陈皮
陈皮的功效为理气健脾，燥湿化痰
扫封底二维码获取彩图

若久病阴损及阳，症见怕冷、阳痿、小便清长、舌淡、脉沉细无力者，不可用凉药以伐生气，虎潜丸去黄柏、知母，酌加鹿角片、补骨脂、肉桂、附子等补肾壮阳。此外，也可加紫河车粉，或用牛骨髓、猪骨髓煮熟，捣烂入米粉，再用白糖或红糖调服。本证以阴虚挟热者为多，但应分清有热无热，虚火当滋肾，无火当填精，阳虚者则又当以温煦为治。

第三节　肌萎缩侧索硬化症中成药治疗

一、痹祺胶囊

1. 适应证　适用于气血亏虚，风湿瘀阻证。

2. 药物组成　马钱子粉、地龙、党参、茯苓、白术、甘草、川芎、丹参、三七、牛膝。

3. 用法、用量　每次 4 粒，每日 2～3 次。

二、通络生骨胶囊

1. 适应证　适用于气血瘀滞证。

2. 药物组成　通络生骨成方。

3. 用法、用量　每次 4 粒，每日 3 次。

三、珍　宝　丸

1. 适应证　适用于热扰心神，气血瘀滞证。

2. 药物组成　石膏、丁香、诃子、川楝子、栀子、红花、肉豆蔻、白豆蔻、决明子、草果仁、苘麻子、枫香脂、土木香、木香、甘草、檀香、降香、地锦草、白巨胜、黑种草子、方海、海金沙、沉香、荜茇、肉桂、人工麝香、人工牛黄、珍珠（制）、水牛角浓缩粉。

3. 用法、用量　每次 13～15 粒，每日 1～2 次。

四、益　髓　颗　粒

1. 适应证　适用于髓海不足，肾阳亏虚证。

2. 药物组成　熟地黄、枸杞子、丹参、巴戟天、山茱萸、牡丹皮、黄芪、紫梢花、马钱子粉、冬虫夏草、当归、川芎、鹿茸、黄精、山药、鸡血藤、人参、牛脊髓（鲜）。

3. 用法、用量　每次 7.5g，每日 2 次。

五、强力健身胶囊

1. 适应证　益肾，养血。用于治疗肝肾亏损，阴血不足，头晕目眩，面色萎黄，健忘失眠，肾虚腰痛。

2. 药物组成　鸡血藤、黄精、金樱子（盐水制）、牛大力、女贞子（盐水制）、鸡睾丸、菟丝子（盐水制）、甘草、远志（甘草制）、山薄荷、肉苁蓉（盐水制）、黑老虎根、熟地黄、淫羊藿、蚕蛾（炒）。辅料为空心胶囊。

3. 用法、用量　用黄酒或温开水送服，每次 4～6 粒，每日 2 次。

第四节　名医方药论坛

一、邓铁涛治疗肌萎缩侧索硬化症经验

（一）病因病机

《素问·太阴阳明论》曰："四肢皆禀气于胃，而不得至经，必因于脾，乃得禀也。今脾病不能为胃行其津液，四肢不得禀水谷气，气日以衰，脉道不利，筋骨肌肉，皆无气以生，故不用焉"。肌萎缩侧索硬化症首发症状为渐进性手足痿弱无力，结合中医学脾主四肢、肌肉及先天禀赋不足等理论，认为其基本病机是以脾肾亏虚为本，以虚风内动、痰瘀阻络为标。

（二）重视面部望诊，尤重鼻准

望诊具有悠久的历史，《黄帝内经》中就有望色诊病的详细记载，如《素问·五脏生成》描述了五脏常色、死色的具体表现，用于指导判断疾病的预后和转归。

脏腑有病变时，可在面部对应的区域出现色泽变化，观察面部不同区域的色泽变化，有助于判断病变的具体脏腑定位。鼻准（鼻尖）居面之中央，足太阴脾位居中焦，主开合，为阴阳枢纽，故准头对应脾。望准头色泽变化对肌肉病的预后判断有重要意义。健康人鼻色红黄隐隐，明润光泽，提示脾胃精气充足。脾胃的生理活动特点是阳升阴降，若色泽过于鲜红则为上升疾病，若色变晦暗，为滞，为痛，为向下。若鼻准胖白，并伴湿滞黄，往往表明脾气为湿所困，失去上升功能；鼻准色白，属脾寒；鼻准干燥则出现便秘；鼻准色淡红有光泽，则疾病向愈；病情进一步好转，鼻准应现黄色，恰合红黄隐隐之意。疾病的变化十分复杂，所以面部脏腑分部的望诊不能过于机械，一定要结合患者的不同病情灵活运用，并将面部色诊、分部色诊和其他四诊资料综合分析判断。

二、伊达伟主张"治痿独取阳明"的基本治法

（一）病因病机

痿病早期以标实为主，常由寒湿、湿热、肺热等外因致病，后期则多为本虚或以虚为主，兼夹实邪。痿病后期外邪渐去，阳明虚则成为痿病不愈的主要原因。阳明为诸脉之长，是肢体气血输送运行的主要途径，阳明主肉、主润宗筋的生理功能也因于此。所以脾胃功能健旺，气血旺是阳明经气旺盛的物质基础，而脾胃虚弱，气血生化无源，气衰血少则阳明经脉空虚，其主肉、主润宗筋的功能减弱或消失，则肢体痿废不用。故阳明虚致痿的根本原因在于气虚血亏，所以"治痿独取阳明"。

（二）肝脾同治，重视情志

中医学认为，情志活动与五脏（包括脑）的生理功能息息相关，尤其与肝的关系更为密切。肝的疏泄有助于脾胃的运化功能，肝郁气结，脾胃运化功能受到障碍，从而出现脘腹胀满，纳食不佳，肌肉消瘦，甚至肌肉显著萎缩。在药物治疗的同时配合心理疗法，消除患者的焦虑情绪，增强患者信心，从而提高疗效。

三、周仲瑛强调肝脾肾三脏同治

（一）病机关键

气为血之帅，血为气之母，气行则血行。肝肾阴虚，元气亏虚，气不周流，血液推动无力，血滞生瘀，瘀血阻络，经脉既阻，则阳气不能畅达，阴津不得布散，气血失于通和，肌肉失养，筋脉弛缓。久病脉络瘀阻是发病的关键。

脾肾亏虚、大气虚损为本。肾为先天之本，藏精而主骨生髓，脾胃为后天之本，气血生化之源。肝主身之筋膜，脾主身之肌肉，肾主身之骨髓。肝肾同源，肝肾之精血有赖于

脾胃生化。若先天禀赋不足或后天失养，感受外邪，四肢百骸失于濡养，皮肤、筋肉、肌肉痿弱，无力以运动，而发为痿病。叶天士云："至虚之处，便是留邪之地"。张锡纯亦强调胸中大气虚损是痿病的重要病因："痿证实由于胸中大气虚损。该大气旺，则全体充盛，气化流通，风寒痰涩，皆不能为恙。大气虚，则腠理不固，而风寒易受，脉管湮瘀，而痰涎易郁矣"。

（二）善用活血祛瘀之品

虫类药性偏辛咸，具有攻坚破积、活血化瘀、定痉息风等功效。对于瘀血胶结经络顽症，周老常加用蜈蚣、僵蚕、地龙等品搜风通络，能外达皮肤，内通经络。张锡纯认为蜈蚣"走窜之力最速，内而脏腑，外而经络，凡气血凝聚之处皆能开之……其性尤善搜风，内治肝风萌动"。临床治疗时应辨证明确，用药精当，注意配伍、剂量和疗程，掌握"邪去不伤正，效捷而不猛悍"。以补益肝肾、益气养血、祛瘀通络为治疗大法，用药温化清补行清并用。

四、郑绍周分期论治肌萎缩侧索硬化症

（一）早期

患者都为单侧肢体症状，都为本虚标实之证，当以补脾肾与祛邪相兼，在补脾肾的同时，配合清热解毒化痰治法，以补脾肾之品配以重楼、六月雪、僵蚕、蜈蚣等祛风清热解毒之品。

（二）中期

患者本虚渐进，毒邪渐祛，病损加深，病势缠绵，气血渐亏，痰湿、瘀血等病理产物渐生，此期当以补脾肾为主，兼顾祛邪，治疗上当以补脾肾之品配合赤芍、川芎、半夏、胆南星等化痰祛瘀之品。

（三）晚期

患者元气亏虚，脏腑之气衰败，阴阳两虚，此期当以大补元气，补阴调阳，补益脾肾，以健脾养血、滋肾补阳为主，当以大补脾肾之品为主，配合益气复脉之品，如人参、麦冬、五味子等。

五、李军以三焦气化理论论治

宋代《圣济总录》提出："三焦主持所有气的运行，其有名而无形，以象三才之用"。三焦作为充和之本，只有三焦运行通畅，气机条达，五脏六腑才能各司其职。该书提倡进行疾病辨证时应当从三焦入手，调畅气机，疾病即可向愈。三焦气化理论的核心是中焦脾胃的气机运动和谐。脾胃之间存在密切的气化关系，机体各脏腑生理功能与脾胃气化密切相关。李军教授认为，痿病为多因素兼夹致病，累及多个脏腑及多条经络，病情复杂多样，涉及三焦。机体年老及生病后，三焦的气化功能逐渐减退，继而气、血、津、液、精生成

不足，机体抵抗力减弱，邪毒乘机侵入，加重病情，损伤三焦气化功能。痿病当疏利三焦，从上、中、下三焦进行调理，调畅气机升降出入的通道。

六、顾锡镇教授从脾肾论治肌萎缩侧索硬化症

（一）病因病机

肌萎缩侧索硬化症的发病与先天禀赋不足、内伤情志、饮食劳倦及接触神经毒性物质相关，致使五脏受损，精血津液亏虚，肌肉筋脉失去濡养。病变部位虽在筋脉肌肉，但根底在于五脏虚弱，脾肾为要，具体可将病程分为 3 期。①早期：中气不足，临床表现为四肢无力，肌肉萎缩，抬举费力，少气懒言，纳谷不香；②中期：脾肾双亏，临床表现除了肌肉无力和萎缩加重，还会出现转颈不利，头倾视深，呼吸费力，腰膝酸软，不能久立；③后期：迁延五脏，临床表现为形神衰败，身体羸瘦，大肉尽脱，舌体瘫软，呼吸、吞咽困难，脉虚无力。

（二）健脾运脾，重用黄芪

正如《证治汇补·痿躄》云："治痿独取阳明，因阳明经为水谷之海，主化津液，变气血，以渗灌溪谷，而润筋脉者也"。常以补中益气汤为基础方，且重用黄芪，起始剂量多为20g，逐渐加量，最大可至120g。

（三）重视肾阳，随症加减

《理虚元鉴》载："治虚有三本，肺、脾、肾是也。肺为五脏之天，脾为百骸之母，肾为性命之根"。由此可见，补肾在治虚中的重要性。常予以淫羊藿、杜仲、山药、巴戟天等温补肾阳、强健筋骨，同时配以熟地黄、山茱萸滋补肾阴以达到"阴中求阳"。临床应根据患者的病情变化在主方基础上随症加减，痰湿重者加苍术、姜半夏；伴心烦易怒，舌红、苔黄腻者加黄芩、焦山栀；伴肌束颤动者，多从肝风论治，加天麻、钩藤；夹有血瘀者，加川牛膝、乌梢蛇；正虚易感者，加灵芝、天山雪莲；伴有抑郁者，多从肝郁论治，常加柴胡、龙骨牡蛎汤；伴自主神经功能障碍，如口水较多、尿频者，加山药、乌药、益智仁；伴有肌肉痉挛疼痛者，多从气血虚痹论治，加鸡血藤、桑枝、炒白芍。

第五节　肌萎缩侧索硬化症专家验方

一、专 家 验 方

（一）愈痿汤（蔺恒永）

组成：党参 18g，黄芪 15g，白术 10g，茯苓 10g，丹参 12g（图 10-9），陈皮 10g，紫河车粉 5g（冲），鹿角胶 10g，阿胶 10g，枸杞子 10g，山药 10g，山茱萸 10g（图 10-10），杜仲 10g，桑寄生 10g，甘草 6g，生姜 5 片，大枣 5 枚。

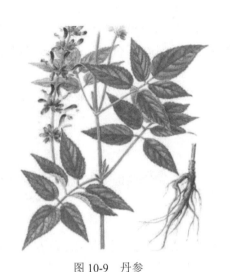

图 10-9　丹参

丹参为唇形科植物丹参的干燥根和根茎，功效为活血
祛瘀、通经止痛、清心除烦、凉血消痈
扫封底二维码获取彩图

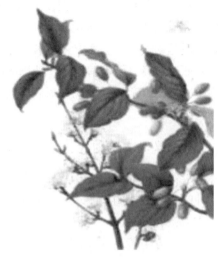

图 10-10　山茱萸

山茱萸为山茱萸科植物山茱萸的干燥成熟果肉，功效为
补益肝肾、收涩固脱
扫封底二维码获取彩图

主治：肝肾亏虚，气血不足证。

加减：血瘀甚者加三棱、莪术、红花；气虚甚者去党参，加人参；阳虚者加金匮肾气丸，9g 大蜜丸每次 4.5g，每日 2 次；阴虚者加六味地黄丸，每次 6g，每日 2 次。

（二）止痿汤（李如奎）

组成：党参（图 10-11）、黄芪各 30g，鹿角霜、栀子各 5g，炙鳖甲 10g，郁金 9g（图 10-12）。

主治：脾胃亏虚，脾肾阴虚，脾肾阳虚，湿热浸淫，气血不足。

加减：随中医分型而增减。

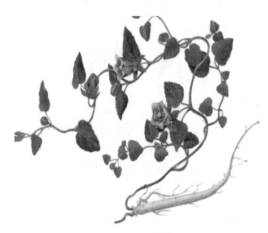

图 10-11　党参

党参为桔梗科植物党参、素花党参或川党参等的干燥根，味甘，
性平，功用为补中益气、止渴、健脾益肺、养血生津
扫封底二维码获取彩图

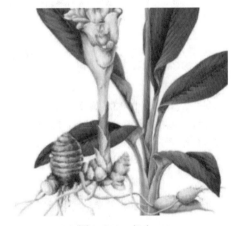

图 10-12　郁金

郁金为姜科植物温郁金、姜黄、广西莪术或蓬莪术的干燥块根，
功用为活血止痛、行气解郁、清心凉血、利胆退黄
扫封底二维码获取彩图

方解：用药重在益气温阳，配以清热药以求补阳而不伤阴，使阳气温复，阴气自生，水湿浊瘀而得化。方中重用黄芪、党参大补元气，《本草正义》谓："力能补脾养胃，润肺生津，健运中气，本与人参不甚相远。其尤可贵者，则健脾运而不燥；滋胃阴而不滞；润肺不犯寒凉；养血而不偏滋腻，鼓舞清阳，振动中气，而无刚燥之弊"。方中鳖甲、鹿角霜同为血肉之品，前者补肾阴，后者补肾阳，根据中医分型，而剂量有所偏重，使机体阴阳趋于平衡。

（三）益气强肌汤（苏国良）

组成：黄芪 60g（图 10-13），党参 30g，淫羊藿 30g，茯苓 20g，生地黄 20g，制大黄 6g，升麻 20g（图 10-14），甘草 6g。

主治：肝肾阴虚。

方解：方中黄芪补气，为君药，气足则形充体健，功能旺盛。臣以生地黄养阴，淫羊藿补阳，党参益气养阴。茯苓健脾益胃，佐以君药。升麻引药上行，甘草调和诸药，为使药。黄芪、淫羊藿得生地黄、党参可制其湿热之性，而无阳旺阴亏之患；生地黄、党参得黄芪、淫羊藿可减寒凉、滋腻之性，以免伤及脾胃之气，有碍消化。四药相配，寒湿合用，阴阳并补，标本兼顾，相得益彰，正所谓善补阴者，阳中求阴则源泉不竭，善补阳者，阴中求阳则生化无穷。

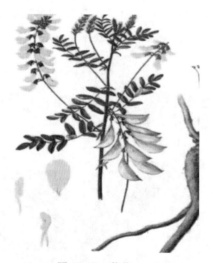

图 10-13 黄芪

黄芪为豆科黄芪属植物蒙古黄芪或膜荚黄芪的根，功用为健脾补中、升阳举陷、益卫固表、利尿、托毒生肌

扫封底二维码获取彩图

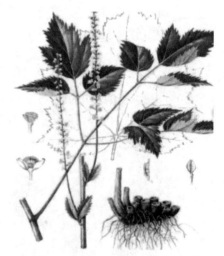

图 10-14 升麻

升麻为植物大三叶升麻、兴安升麻或升麻的根茎，功用为发表透疹、清热解毒、升阳举陷

扫封底二维码获取彩图

（四）柴葛二陈桃红四物汤（李军）

组成：北柴胡、葛根、茯苓、姜半夏、陈皮、桃仁、红花、川芎、赤芍、生地黄、当归、䗪虫、水蛭。

主治：痰瘀滞络证。

方解：方用北柴胡、葛根，合为君药，北柴胡辛、苦、微寒，和解退热疏表之功显著。葛根甘、辛、凉，具有解肌退热、生津止渴、升阳止泻、通经活络之功效。两药合用，解外邪之热，透阳明之热，相辅相成，共奏奇效。臣以桃仁活血祛瘀、润肠通便，是治疗各种瘀血阻滞病症的要药。红花有活血通经，散瘀止痛之功。佐以当归、川芎、赤芍、熟地黄，一则补血调血，二则行脉道阻滞，三则养阴行气，动静相宜，刚柔并济，补血不滞血，行血不破血，补中有散，散中有收，消除阻滞于经络的毒邪痰浊。又因瘀浊阻滞日久多生痰湿，须以二陈汤除去甘草为用。陈皮既能燥湿化痰，又能理气宽胸。姜半夏辛既能内服消痰散结，又能外用消肿止痛。茯苓在健脾的同时利水而不伤正，又善渗泄水湿，从而湿邪无所聚集，痰邪无可产生。以上诸药配伍，既能散瘀消瘀、化痰消痰、利水渗湿，又能活血调血、健脾行气，瘀痰皆除，浊毒皆消，故阳明得健，中气充足，气血旺盛，痿病自除。

（五）通络汤（王宝亮）

组成：紫河车、鹿茸（图10-15）、水蛭、蜈蚣、全蝎。

加减：①脾肺气虚型。治以滋阴健脾益气，通络方加黄芪、西洋参、升麻、知母、白术、茯苓、麦冬、当归、柴胡、陈皮、炙甘草。②脾肾阳虚型。治以温补脾肾，通络方加黄芪、熟附子、白术、锁阳、茯苓、肉桂、淫羊藿、巴戟天、杜仲、补骨脂。③肝肾阴虚型。治以滋养肝肾，通络方加山茱萸、知母、白芍、菟丝子、枸杞子、鳖甲、龟板、阿胶、黄柏、甘草。④痰瘀互阻型。治以化痰祛瘀、活血通络，通络方加陈皮、半夏、茯苓、制天南星、竹茹、石菖蒲、枳实、藿香、地龙、桃仁、川芎。

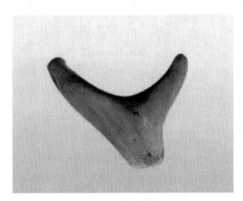

图 10-15　鹿茸

鹿茸是指梅花鹿或马鹿的雄鹿未骨化而带茸毛的幼角，善于补肾壮阳、生精益血、补髓健骨

扫封底二维码获取彩图

二、单 方 验 方

（一）补肾健脾方

组成：党参12g，黄芪15g，当归9g，川芎9g，枸杞子12g（图10-16），白芍12g，僵蚕6g，钩藤15g，石菖蒲10g，佛手9g，陈皮12g，伸筋草15g，每日1剂，煎2次，共浓

缩成 200ml, 温服。

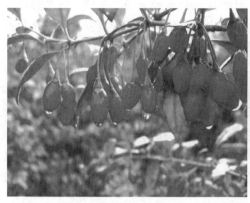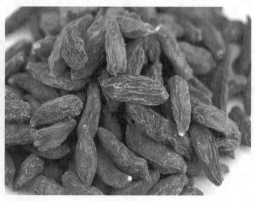

图 10-16 枸杞子

枸杞子的功能为滋肾, 润肺, 补肝, 明目

扫封底二维码获取彩图

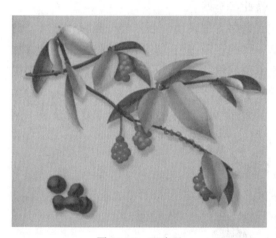

图 10-17 五味子

五味子为木兰科植物五味子的干燥成熟果实, 具有收敛固涩、
益气生津、补肾宁心之功效

扫封底二维码获取彩图

加减: 肺热津伤型加麦冬 6g, 五味子 6g (图 10-17), 沙参 9g, 石斛 9g; 肝肾阴虚型加龟板 10g, 知母 9g, 黄柏 6g, 桑寄生 9g; 脾胃虚弱型加焦三仙各 9g, 白术 12g, 茯苓 15g, 神曲 9g; 脾肾阳虚型加肉苁蓉 9g, 锁阳 9g, 牛膝 12g, 杜仲 9g。

方解: 党参、黄芪益气健中, 使机体气血充沛, 三焦气机通畅, 水津四布正常。当归、白芍、川芎、枸杞子滋养肝肾, 使肝肾阴血充足, 自脊上达之督脉通畅, 带脉收引, 筋脉、肌肉功能恢复。陈皮、佛手理气健脾, 使脾湿得运, 受纳运化功能正常, 津液精血生化有源, 筋脉肌肉得养。僵蚕、钩藤、石菖蒲去风化痰, 伸筋草疏通筋络, 使停留于筋骨皮脉的风寒湿痰之邪得以祛除。本方共奏调虚实, 和顺逆, 清热化湿, 养血通络之效。

（二）健脾益气通络汤

组成: 黄芪 25g, 白术、当归、柴胡、陈皮各 10g, 人参、红花、炙甘草、白芍、苍术各 6g, 泽泻 15g。

其中黄芪为多年生草本豆科植物, 可补肺健脾, 性温升阳, 方中辅以人参, 能补中益气, 治肌萎缩侧索硬化症患者脾虚之症; 当归可辅助黄芪发挥补气养血之功效; 陈皮理气和胃; 白术健脾益气; 柴胡疏肝解郁、升阳气; 红花与当归联用可活血通经; 炙甘草为气血双补、阴阳并调之中药; 白芍平抑肝阳、敛阴止汗; 苍术燥湿健脾、祛风散寒; 泽泻利水、泻热、渗湿, 诸药合用补而不泻。痿病的发生发展主要与肝、脾、肾三脏功能失调有关，其中以脾弱气虚、脾肾阳虚最为常见，但部分患者也表现为寒热兼杂或虚中夹实，治疗时应温清并用，其中以健脾益气通络汤疗效较佳。

（三）补气益脾汤

组成：炙黄芪 20～120g，太子参 10g，春柴胡 6g，升麻 6g，杜仲 10g（图 10-18），山萸肉 10g，淫羊藿 10g，牛膝 10g（图 10-19），山药 30g，炒白术 30g，炒谷芽、炒麦芽各 15g，鸡内金 10g，乌梢蛇 10g。

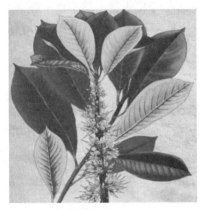

图 10-18　杜仲
杜仲为杜仲科植物杜仲的树皮，功效为补肝肾、强筋骨、
安胎
扫封底二维码获取彩图

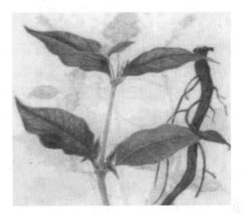

图 10-19　牛膝
牛膝为苋科植物牛膝的干燥根，具有逐瘀通经、补肝肾、
强筋骨、利尿通淋、引血下行的功能
扫封底二维码获取彩图

方中重用黄芪，与升麻、白术、甘草合用，有补中益气汤之义，以补正气为要。更予以枸杞子、杜仲补益肝肾，灵芝、谷芽、麦芽、鸡内金健运脾胃。方中佐以红景天、全蝎、川芎等活血通络之品。便秘者，加瓜蒌仁、生地黄、制大黄；失眠多梦者，加茯神、夜交藤、酸枣仁；夹有痰浊，表现为肢体沉重、舌苔白腻脉滑者，加苍术、薏苡仁、姜半夏；夹有热象，表现为目眩面赤、心烦易怒、口干、舌苔黄腻脉弦者，加黄芩、焦栀子；气机不畅、胃脘痞闷者，加藿香、佩兰、草果；便泄不爽者，加石榴皮、赤石脂。

第六节　现代中药药理研究

肌萎缩侧索硬化症患者因为肌肉麻痹，会出现吞咽困难、说话困难和呼吸困难的症状。主要分为 2 种类型：散发性（特发性）和家族性。90% 的病例可归为散发性。这些病例是未知的环境因素和遗传因素共同作用的结果，可能包括遗传、谷氨酸介导的兴奋毒性、氧化应激、神经炎症反应、线粒体功能障碍、蛋白聚集、加速的细胞凋亡、自身免疫、自噬和反转录病毒感染等，其中谷氨酸的兴奋毒性、氧化应激、神经炎症反应是肌萎缩侧索硬化症发病机制中最为重要的因素，它们可以形成恶性循环，加重运动神经元损伤。

一、单味中药的药理研究

（一）瞿麦

免疫细胞群在肌萎缩侧索硬化症中差异性扩增和活化。随着病情恶化，在肌萎缩侧索硬化症患者及小鼠模型上发现 CD8$^+$和 CD4$^+$T 细胞浸润中枢神经系统，外周 Th1/Th17 淋巴细胞增多，调节性 T 细胞减少及功能下降。瞿麦为石竹科植物瞿麦或石竹的干燥地上部分，有利尿通淋、活血通经的功效。文献报道瞿麦含有皂苷类、环肽类、黄酮类、酚酸类、蒽醌类、酰胺类、香豆素类及挥发油等多种化学成分。现代药理学研究表明瞿麦具有抗菌、保护肾、兴奋子宫、抗肿瘤、免疫抑制、神经保护及成骨细胞增殖等多种药理作用。目前的研究表明瞿麦还具有调控免疫细胞分化的作用，但其药效物质基础尚不清楚。在自身免疫性神经炎模型小鼠中，瞿麦可显著改善 EAN 模型小鼠的临床症状，外周血 Th1 细胞和 Th17 细胞的数量均较发病时明显降低，而 Th2 细胞和 Tregs 明显增加；酶联免疫吸附实验显示外周血肿瘤坏死因子-α（tumor necrosis factor-α，TNF-α）、白细胞介素-1β（interleukin-1β，IL-1β）和 γ 干扰素（interferon-γ，IFN-γ）水平明显降低，表明瞿麦可能是 T 细胞免疫抑制佐剂。

（二）毛叶藜芦

毛叶藜芦是百合科、藜芦属较高大草本植物。其根状茎及根入药，有涌吐风寒、杀虫治疮的作用。毛叶藜芦中提取出的白藜芦醇是一个高效的抗氧化剂，又是一个核因子红细胞系 2 相关因子 2（nuclear factor erythroid 2-related factor 2，Nrf2）和 Sirtuins 的激动剂，以及非编码小 RNA（micro ribonucleic acid，miRNA）表达的调控剂，因此上述作用方使白藜芦醇能够发挥其对神经系统退化性疾病的保护作用。对于肌萎缩侧索硬化症，有学者通过 2000 个抗氧化剂和化合物的试验筛选结果表明，白藜芦醇对肌萎缩侧索硬化症有明显的作用，莱菔硫烷可以激活 Nrf2-ARE 信号通路，而 Nrf2-ARE 信号通路的激活可诱导一系列内源性抗氧化酶和抗氧化蛋白上调，加强细胞清除活性氧（reactive oxygen species，ROS），维持细胞内的还原电位。莱菔硫烷的运动神经元数目较苏–羟天冬氨酸组明显增加，而Ⅱ相酶 NADPH：醌氧化还原酶-1（NAD(P)H：quinoneoxidoreductaseNQO1：EC1.6.99.2，NQO-1）和血红素加氧酶 1（heme oxygenase-1，HO-1）表达则明显升高，表明莱菔硫烷可通过诱导Ⅱ相酶 NQO-1 和 HO-1 的表达来预防苏-羟基天冬氨酸引起的运动神经元损伤。此通路有望成为神经变性疾病治疗的新靶点。

（三）胡黄连

胡黄连为玄参科植物胡黄连或西藏胡黄连的根茎。功能为清热、凉血、燥湿。可治疗痔疾、惊痫、泻痢、劳热骨蒸、自汗、盗汗、吐血、衄血、火眼、痔瘘、疮疡等疾病。胡黄连苷-Ⅱ（Picroside Ⅱ）是从中药胡黄连中提取的活性成分，体内实验可以显著提高小鼠脑中 SOD1（superoxide dismutase 1，SOD1）的活性；而胡黄连苷-Ⅱ预处理 PC12 细胞发现，细胞存活能力提高，谷氨酸诱导的细胞内 ROS 水平降低。由此可知，胡黄连苷-Ⅱ在防止氧化应激造成神经损伤方面有治疗潜力。过多 ROS 可引起肌萎缩侧索硬化症的发生和发展，目前认为治疗肌萎缩侧索硬化症最有可能的机制是清除 ROS，增强抗氧化酶活性的能力。

（四）银杏叶

银杏叶为银杏科植物银杏的干燥叶，具有活血化瘀、通络止痛、敛肺平喘、化浊降脂的功效。在临床上可用于瘀血阻络，胸痹心痛，脑卒中偏瘫，肺虚咳喘，高脂血症。银杏叶制剂对脑循环和脑功能有明显的保护作用，并用于治疗脑功能减退、衰老等与脑内兴奋性损伤有关的疾病。EGb761 对谷氨酸诱导的海马神经元兴奋毒性损伤有明显的保护作用，L-谷氨酸可使培养的大鼠小脑神经元大量死亡，预先加入 EGb761 或银杏内酯，可明显抑制谷氨酸的神经毒性，提示 EGb761 可能作用于 GluR 活化水平，抑制受体活化后引起的一系列级联活化和离子通道的开放，从而抑制谷氨酸的兴奋性毒性作用。进一步的研究表明，去除银杏酸预处理的 EGb761 能明显提高细胞的存活率，减少 LDH 泄漏率。银杏叶制剂可提高损伤海马神经元的活力，提高 NeuN$^+$细胞数，降低神经元凋亡率。无论是 mRNA 水平还是蛋白质水平，EGb761 均能明显阻断突触活化后 Snk-SPAR 途径的激活，并减少谷氨酸刺激，使得神经元突起上 Snk 分布增多，SPAR 分布减少。但普通银杏叶制剂为较大分子药物，较难透过血脑屏障，脑内药物吸收率低。

（五）雷公藤

雷公藤为卫矛科植物雷公藤的根、叶及花。夏、秋采收。功能为杀虫，消炎，解毒。雷公藤红素主要具有免疫抑制和抗炎活性、抗癌活性，其对神经退行性疾病也有很好的拮抗作用。实验研究表明，雷公藤红素对帕金森病、阿尔海默病、亨廷顿病，以及肌萎缩侧索硬化症都有明显的作用，这与其能清除自由基及过氧化物、诱导热休克反应、影响 κB 抑制因子激酶及核因子-κB（nuclear factor-κ-gene binding，NF-κB）信号通路功能和蛋白酶体抑制剂等有关。有研究表明雷公藤红素处理的肌萎缩侧索硬化症模型鼠腰背神经元数目增加 30%，G93ASOD1 转基因小鼠脊髓部位 TNF-α、诱导型一氧化氮合酶（inducible nitric oxide synthase，iNOS）、CD40 和胶质纤维酸性蛋白均有所降低，而热休克蛋白 70 免疫反应增加。将雷公藤红素用于治疗 G93A 转基因小鼠，结果显示 G93A 小鼠脊髓腰段 TNF-α 和 iNOS 表达下降，CD40 免疫反应性和胶质纤维酸性蛋白受抑制，表明雷公藤红素可以延迟疾病发作，明显改善运动功能。还有研究发现，雷公藤红素可通过抑制脂多糖活化的有丝分裂原活化蛋白酶、细胞外信号调节激酶 1/2（extracellular regulated protein kinases1/2，EPK1/2）和 NF-κB 的磷酸化，诱导衰减 NO 和促炎细胞因子的产生。

（六）陈皮

陈皮为芸香科植物橘及其栽培变种的干燥成熟果皮。药材分为陈皮和广陈皮。采摘成熟果实，剥取果皮，晒干或低温干燥。功效为理气健脾，燥湿化痰。陈皮的提取物橙皮苷，具有抗氧化、抗炎、降低胆固醇、抗癌、防止骨质疏松、抗病毒，以及对胃肠功能和平滑肌具有兴奋作用等。近有研究表明，橙皮苷对新生大鼠对缺氧缺血性脑损伤具有保护作用，橙皮苷对脂多糖（lipopolysaccharide，LPS）对小鼠开场行为、脑损伤小鼠强迫游泳行为、下丘脑–垂体–肾上腺（the hypothalamic-pituitary-adrenal axis，HPA）轴和感染性脑损伤小鼠自主活动均发生有利的影响，提示橙皮苷及其代谢产物有可能进入血脑屏障并发挥影响。

（七）积雪草

积雪草是伞形科、积雪草属多年生草本植物，以全草入药。性寒，味苦、辛，具有清热利湿、解毒消肿的功效，临床上用于治疗湿热黄疸、痈疮肿毒、跌打损伤、解砒霜中毒、毒蕈中毒、解暑、传染性肝炎、流行性脑脊髓膜炎等。羟基积雪草苷为积雪草提取物，可以保护运动神经元，降低丙二醛含量，同时谷胱甘肽（glutathione，GSH）水平和脑源性神经营养因子蛋白表达显著升高，增强抗氧化性。从中药川芎提取的川芎内酯 I 可明显诱导EPK1/2 磷酸化，有助于氧化应激和神经毒性损伤下 Nrf2 的活化，Nrf2 是内源性调节神经元抗氧化应激的重要防御反应，表明川芎内酯具有抗氧化应激能力。

二、基 础 研 究

（一）氧化应激及中药的治疗作用

研究发现，家族性肌萎缩侧索硬化症患者 *SOD1* 基因发生突变，过量的 ROS 最终可导致神经元死亡。Ⅱ相酶诱导剂是当今研究的一个非常热点，核转录因子 Nrf2 以 ARE 信号通路介导并激活多种抗氧化基因和Ⅱ相解毒酶基因的转录，从而减轻 ROS 和亲电子物质引起的细胞损伤，维持机体氧化–抗氧化的平衡。大量的实验研究表明，Nrf2 与肿瘤、神经退行性疾病、脑缺血及缺血再灌注损伤、糖尿病等密切有关，尤其是Ⅱ相酶诱导剂对运动神经元损伤具有明显的保护作用，以及一些小分子化合物等。Ⅱ相酶诱导剂 5，6-二氢环戊烯并 1，2-二硫杂环戊烯-3-硫酮（CPDT）、二相酶诱导剂 3 氢-1，2-二硫杂环戊二烯-3-硫酮（D3T）、特丁基对苯二酚（tBHQ）还具有分子量小和相对亲脂的特点，故具有潜在的治疗多种神经变性疾病的作用。七叶亭除了抗菌作用以外，还有抗肿瘤作用、神经保护作用等。此外，七叶亭还可能是Ⅱ相酶诱导剂。对神经保护作用而言，七叶亭对 1-甲基-4-苯基-1，2，3，6-四氢吡啶（1-methyl-4-phenyl-1，2，3，6-tetrahydropyridine，MPTP）诱导的帕金森小鼠模型有明显的保护作用，并可降低 Aβ25-35 诱导的 HEK293 细胞 Tau 蛋白 Ser396 位点和Ser199 位点的过度磷酸化，从而可能对老年斑和神经元纤维缠结发挥影响，并对中枢缺血再灌注小鼠有明显的保护作用。有研究表明，星形胶质细胞在 SOD1G93A、SOD1G86R 和TD-43 的影响下，七叶亭能强烈阻止 c-Ab1 活化和保护运动神经元死亡。大蒜素（diallyltrisulfide，DATS）是大蒜油主要成分，已被证明为Ⅱ相酶诱导剂，可以改善氧化应激，保留抗氧化酶活性并具有保护肌萎缩侧索硬化症神经元的作用。当给予临床发作阶段的 SOD1G93A 小鼠口服 DATS 治疗时，可以诱导 HO-1 在 *ALS* 转基因小鼠腰椎脊髓的表达，而 HO-1 的活性直接影响氧化损伤能力，结果显示口服 DATS 可显著延长小鼠寿命。研究指出，荜茇生物碱具有抗感染和抗氧化的作用，检测生物碱预处理组大鼠，发现 ROS 生成明显减少，从而起到神经保护作用。

（二）兴奋性氨基酸毒性及中药的治疗作用

作为中枢神经系统中的兴奋性神经递质，谷氨酸介导突触传递。神经元的生长、成熟和突触可塑性也需要谷氨酸。而谷氨酸过量释放会触发神经元的死亡，运转错误可促使谷氨酸在突触间隙或细胞外液的积累，最终导致神经毒性。

咖啡酸苯乙酯主要来自蜂胶。咖啡酸苯乙酯是 NF-κB 的抑制剂，其能够阻止人 T 细胞白血病病毒 I 结合蛋白 3（Tax）与核因子 κb 抑制因子 α（α inhibitor of NF-κB，IκBα）结合，阻止 IκBα 降解，抑制 NF-κB 活性，对癌症和其他相关疾病具有重要的预防和治疗作用。实验研究表明，咖啡酸苯乙酯能对抗谷氨酸的神经毒性，拮抗谷氨酸所致的神经细胞死亡和 PC12 细胞损伤，防止神经细胞变性，引起 Nrf2 和 HO-1 表达增强而产生作用。另外，咖啡酸苯乙酯还能对抗丙烯醛所致小鼠海马细胞 HT22 的神经毒性，对抗 6-羟多巴胺所致的多巴胺能神经元缺失，对黑质多巴胺能神经元的影响包括 HO-1 和脑源性神经营养因子两种机制。

天南星科植物石菖蒲的提取物 β-细辛醚是诱导复苏的基础物质。β-细辛醚通过封闭 N-甲基-D-天门冬氨酸受体（N-methyl-D-aspartic acid receptor，NMDAR）功能，抑制 NMDA 或谷氨酸盐诱导兴奋性毒性，发挥神经保护作用。石杉碱甲（Huperzine A）能保护运动神经细胞系（即 NSC34 细胞系），具有对抗毒素诱导细胞死亡的能力。通过添加过氧化氢（H_2O_2）、羰基氰化物间氯苯腙或 L-(-)-苏-3-羟基天冬氨酸诱导神经元死亡，发现石杉碱甲可以保护运动神经元，并且可以作为治疗肌萎缩侧索硬化症患者的一种辅助疗法。此外，还有许多中药可以抑制氨基酸毒性，保护神经元，如刺五加提取物，能增加 HO-1 的表达，从而减少 LPS 诱导的 NO/ROS 的产生，而 HO-1 的表达可以保护细胞抑制谷氨酸诱导的神经元死亡。还有学者提出姜黄素通过下调腺苷酸活化蛋白激酶，抑制内质网应激相关基因 TXNIP/NLRP3 炎性体的激活，从而减弱谷氨酸诱导的神经毒性，保护神经细胞。中药抑制谷氨酸毒性的研究可以为谷氨酸毒性引起的肌萎缩侧索硬化症治疗提供一个新的思路。

（三）钙的细胞毒性及中药的治疗作用

当电压-门控钙通道打开，钙离子内流导致兴奋性氨基酸-谷氨酸大量释放，大量钙离子通过 NMDA/AMPA 受体、代谢性谷氨酸受体和电压依赖性钙通道大量进入细胞，激活蛋白酶、脂酶、各种激酶、核酸酶和 NOS，自由基的形成和一氧化氮的合成加剧了神经元的损害。由于激活细胞凋亡基因，导致细胞程序性死亡。因此，目前认为神经保护药物主要是通过阻止钙内流、调节兴奋性氨基酸的兴奋毒性，以及调节微血管炎症反应等途径发挥作用。用芍药苷预处理的 PC12 细胞可以扭转由兴奋性谷氨酸引起的细胞内钙水平上升和降低细胞凋亡比率，从而对细胞起保护作用。研究发现，川芎的另一种提取物川芎嗪可以通过降低细胞内钙水平，抑制神经细胞谷氨酸的释放，从而保护神经细胞。为了证实川芎嗪的保护作用，有研究者先用基质细胞衍生因子-1（stromal cell derived factor-1，SDF-1）刺激神经细胞，SDF-1 能增加细胞内钙离子水平调节电子流，然后治疗组给予川芎嗪处理，结果发现给予川芎嗪组 SDF-1 诱导钙离子水平明显降低，表明川芎嗪可降低钙离子水平，保护神经细胞，可作为抵抗钙细胞毒性的神经保护药物。

（四）神经炎症与中药的治疗作用

神经炎症是肌萎缩侧索硬化症的病理学表现之一。神经炎症是由活化的小胶质细胞、星形胶质细胞及浸润的 CD4$^+$和 CD8$^+$T 淋巴细胞引起，与肌萎缩侧索硬化症病程有关。研究发现，神经炎症可能由退化的运动神经元与周围小胶质细胞之间的相互作用引起的，而小胶质细胞介导的突触修剪可能导致肌萎缩侧索硬化症神经突触的进行性丢失。肌萎缩侧索硬化症的发生与中枢神经系统炎症反应之间存在重要的关系，因此抑制小胶质细胞的活化和抑制炎症能够减轻肌萎缩侧索硬化症的发生发展。小胶质细胞在中枢神经系统中有双重作用：一方面，在生理情况下，小胶质细胞是中枢神经系统最主要免疫防线；另一方面，在病理情况下激活的小胶质细胞能分泌促炎介质的表达，诱导促炎细胞因子，如肿瘤坏死因子，一氧化氮合酶或白细胞介素等有神经毒性的物质，参与肌萎缩侧索硬化症的发病。

蜂毒素作为我国传统药物，已被证明有抗炎的作用。研究发现蜂毒可以减轻神经炎症反应，延缓 SOD1 小鼠生命，抑制佛波酯（PMA）中介的基质金属蛋白酶 9 基因活化。蜂毒肽可以延缓肌萎缩侧索硬化症小鼠模型脑和脊髓的神经炎症反应，并改善肌萎缩侧索硬化症动物模型器官炎症。蜂毒肽处理的 *hSOD1G93A* 转基因鼠可降低 Iba-1 和 CD14 炎症蛋白表达，特别是症状性 *hSOD1G93A* 转基因小鼠的肺和脾，这一发现可认为蜂毒肽可能是肌萎缩侧索硬化症器官损伤的调节剂，且可改善肌萎缩侧索硬化症患者的呼吸功能。*ALS* 转基因小鼠注射蜂毒肽，结果发现在脊髓和脑干中小胶质细胞数量减少，磷酸化 P38 表达降低，运动功能明显改善，神经元死亡减少，因而认为蜂毒肽可以抑制神经炎症，可作为抗炎药物用于治疗肌萎缩侧索硬化症。羟基积雪草苷不仅具有抗氧化功能，还能通过 PI3K 信号通路防止 Aβ 诱导的自噬和炎症反应，从而保护神经元。

（五）免疫学假说

目前的证据表明先天免疫系统在肌萎缩侧索硬化症中起作用。在神经退行性变的部位已经显示出小胶质细胞的激活。在肌萎缩侧索硬化症进展期间，激活的小胶质细胞代表了神经保护 M2 表型（通过释放神经保护因子促进组织修复并支持神经元存活）和毒性 M1 表型（产生细胞因子增加炎症并进一步支持 M1 极化）之间的连续统体，从而导致神经元死亡。小胶质细胞在肌萎缩侧索硬化症中非常重要，在 *SOD1G93A* 小鼠模型中，经典的 NF-κB 激活是诱导运动神经元死亡的必要条件。这些研究也得到了肌萎缩侧索硬化症患者正电子发射断层扫描成像结果的支持。研究人员发现受影响的脑区小胶质细胞激活增加。另外，小胶质细胞激活水平已被证明与肌萎缩侧索硬化症患者临床症状的严重程度呈正相关。有研究表明，先天免疫系统通过至少 3 种机制影响肌萎缩侧索硬化症运动神经元的功能和存活。首先，突变体 SOD1 的聚集体可以通过结合 toll 样受体 2（toll-like receptor 2，TLR2）、TLR4 和 CD14 激活相邻的小胶质细胞，从而诱导神经元细胞死亡。其次，促炎细胞因子的释放已被证明会导致运动神经元损伤。最后，表达突变 SOD1 的小胶质细胞表现出运动能力受损，清除神经元细胞碎片的能力降低，从而导致疾病进展基础上免疫刺激蛋白的积累。

50μM 紫河车于 LPS 激活前刺激 BV2 小神经胶质细胞，结果发现，紫河车可降低 24%

的 LPS 所致的小神经胶质细胞死亡，其中抑制了 LPS 所致的 c-Jun 氨基末端激酶活性的达23%抑制，p42/44MAP 激酶活性的达 34%，紫河车还能降低小神经胶质细胞中的前炎症蛋白表达，如 iNOS 和环氧化酶 2 分别降低 34%和 28%，可见紫河车对 LPS 刺激所致的 MAPK 的激活和包括神经毒性在内的炎症抑制显示出明显的保护意义。

大麻是一种古老的药物，其主要成分为四氢大麻酚和大麻二酚，其在神经系统中的保护作用主要表现为减少细胞钙内流、抑制谷氨酸能神经递质、抗氧化、抗神经炎症反应、调节神经细胞发育和分化、细胞外信号调节激酶的激活、抑制诱生型一氧化碳合酶的表达等，四氢大麻酚可延迟 hSOD1G93A 转基因小鼠疾病的进展，可用于肌萎缩侧索硬化症患者的治疗，而内源性大麻素可增强 hSOD1G93A 转基因鼠的神经保护作用。多数学者认为大麻素或内源性大麻素对肌萎缩侧索硬化症有明显的作用。

（六）线粒体的结构和功能异常

线粒体功能障碍在运动神经元变性中起重要作用。线粒体是膜结合的细胞器，在细胞内能量产生、细胞呼吸、钙稳态和细胞凋亡控制等重要过程中具有重要作用。线粒体形态和生物化学异常可引起肌萎缩侧索硬化症。肌萎缩侧索硬化症患者的骨骼肌和脊髓运动神经元的胞体及近端轴突存在功能缺陷和线粒体形态改变，如网络断裂、肿胀和嵴增大。在肌萎缩侧索硬化症患者的脊髓中，突变体 SOD1 沉积在线粒体外膜和基质的细胞质上。脊髓线粒体中错误折叠突变体 SOD1 的增加是引起线粒体功能障碍的主要原因，可导致 ATP 生产、钙稳态、线粒体的轴突运输和凋亡触发异常。线粒体是每个细胞的动力来源，它将能量转化为 ATP，这是细胞新陈代谢所必需的。肌萎缩侧索硬化症患者的骨骼肌活检中存在能量稳态紊乱和 ATP 缺乏。突变 SOD1 干扰电子传递链的正常过程，导致 ATP 产生减少。一些研究表明，呼吸链复合物 Ⅰ 和 Ⅳ 的活性降低与能量代谢缺陷有关。双甲氧姜黄素是姜黄素的类似物，是泛素–蛋白酶体系统和自噬的诱导剂，可加速异常蛋白的降解。双甲氧姜黄素可以下调线粒体解偶联蛋白 2（uncoupling protein 2，UCP2）的表达，提高线粒体跨膜电势，改善线粒体复合物 1 的活动和线粒体的形态，进而保护神经元。此外，研究显示，双甲氧姜黄素可以改善自噬体溶酶体的融合障碍，增强自噬性清除毒性蛋白的能力。Q331K 突变的 TDP-43 可增加运动神经元样细胞动作电位频率，减小阈电位，诱导神经元处于高兴奋状态，这种高兴奋性是突变 TDP-43 介导神经元变性的重要通路之一。双甲氧姜黄素可有效下调动作电位的频率，上调阈电位，降低运动神经元样细胞的兴奋性，对神经元有明显的保护作用。人突变 TDP-43 在 NSC-34 细胞中能引起线粒体功能障碍，双甲氧姜黄素在细胞水平对 TDP-43 所致的线粒体功能障碍具有保护作用，具体表现为改善线粒体形态异常；恢复复合酶 Ⅰ 活性；恢复线粒体膜电位；下调 UCP2 异常高水平。

除了能量稳态，线粒体在神经元中的另一个主要功能是缓冲细胞内钙水平。因此，阐明异常线粒体、钙失调和神经元死亡之间的关系对于理解肌萎缩侧索硬化症的发病机制至关重要。钙是最重要的细胞内信使之一，在代谢途径、神经元发展和突触传递的调节中发挥重要作用。突变型 SOD1 会破坏钙稳态。一些研究表明肌萎缩侧索硬化症患者的细胞内钙调节不当，较低的细胞质 Ca^{2+} 缓冲能力是运动神经元损伤的主要危险因素。多项研究报道称，肌萎缩侧索硬化症患者运动神经元中的 Ca^{2+} 结合蛋白（如钙结合蛋白-D28K 和小清蛋白）丢失。这些研究与发现都表明由于缺乏 Ca^{2+} 结合蛋白，肌萎缩侧索硬化症发育早期的神经元的细胞质 Ca^{2+} 缓冲能力较低。同时，增加细胞质 Ca^{2+} 缓冲能力可减少运动神经元变性。

（七）蛋白稳态受损

受损蛋白质的积累会导致多种神经退行性疾病，包括阿尔茨海默病、亨廷顿舞蹈病和帕金森病，并且也已成为肌萎缩侧索硬化症的一个关键特征。最常见的 *ALS* 基因突变（SOD1、C9ORF72、TARDBP 和 FUS）都会在肌萎缩侧索硬化症患者的神经元中产生聚集的蛋白质。尽管聚集蛋白质是肌萎缩侧索硬化症病理学的中心，但这些聚集体的形成、作用和毒性仍然存在疑问。有证据表明，2 种主要的蛋白质清除途径、自噬和泛素–蛋白酶体系统（ubiquitin-proteasome system，UPS）的破坏与肌萎缩侧索硬化症发病机制有关。自噬是一种细胞内途径，参与蛋白质和细胞质细胞器的降解和再循环，对于维持多细胞生物体内的稳态很重要。在 UPS 通路中，蛋白质在被蛋白酶体识别和降解之前被泛素化标记为降解。一些 *ALS* 相关基因编码参与自噬或 UPS 的蛋白质，包括 C9ORF72、OPTN、SQSTM1、VCP 和 UBQLN244.45。海藻糖是一种自然界中广泛存在的非还原性双糖，可以稳定生物膜和蛋白质的结构、保护生物体免受热和干燥的损伤、保护生物体免受氧化应激的损伤、保护生物体免受缺氧的损伤等。海藻糖可以通过增强运动神经元的自噬发挥保护作用，他们的细胞培养实验证明，海藻糖可以通过诱导自噬降解 NSC34 运动神经元内突变的 SOD1，也可以对抗突变 *SOD1* 转基因星形胶质细胞对原代运动神经元的毒性。海藻糖导致主要的自噬相关基因在 mRNA 水平上明显上调，包括 LC3、Becnl、Sqstml 和 At95。FOX01 是一种参与神经元自噬激活的重要转录因子，与这些变化相一致，海藻糖还增强了 FOX01 的核易位。海藻糖可通过增强自噬对肌萎缩侧索硬化症发挥保护作用。

三、临 床 研 究

叶健等自拟强筋丸治疗肌萎缩侧索硬化症 17 例。自拟强筋丸组成为黄芪、淫羊藿、人参、龟胶、丹参、赤芍、熟地黄、枸杞子、杜仲、川续断、牛膝、木瓜、秦艽、薏苡仁、陈皮各 30g，蛇 3 条，海马、补骨脂、知母、黄柏、桂枝、羌活、独活、防风各 15g。共研细末，水泛为丸。用法：6~9g/次，2~3 次/日，疗程半年，视年龄、体质及病情增减用量。同时配合低频脉冲电刺激治疗 17 例肌萎缩侧索硬化症患者，通过观察 Norris 评分改善情况，发现有效 9 例，占 53%；无效 8 例，占 47%。

任洪丽等研究应用自拟复元生肌颗粒与利鲁唑比较治疗肌萎缩侧索硬化症的临床效果，通过观察改良 Norris 评分及中医证候评分发现复元生肌颗粒延缓患者肌萎缩侧索硬化症进展的效果与利鲁唑相当，差异无统计学意义（$P>0.05$）。

肌萎灵制剂主要由人参、鹿茸、何首乌等制成。研究者将 320 例肌萎缩侧索硬化症患者随机分为 2 组，治疗组 240 例以肌萎灵注射液治疗为主，根据患者不同临床症状再分别给予口服肌萎灵胶囊系列制剂；对照组联合使用神经营养因子和利鲁唑。结果显示，肌萎灵注射液配合肌萎灵系列胶囊口服治疗可有效改善肌萎缩侧索硬化症患者的临床症状和体征，尤其对影响患者生命的延髓麻痹症状和呼吸功能障碍有明显改善作用，对延长患者生存期、提高生存质量具有重大意义。3 个疗程后，治疗组总有效率为 85.42%，差异有显著统计学意义（$P<0.01$）。另一研究者用肌萎灵注射液治疗的 710 例中，肌萎缩侧索硬化症 332 例；对照组 142 例中，肌萎缩侧索硬化症 67 例。除静脉注射肌萎灵注射液之外，并根据病情口服肌萎灵胶囊 1～3 号；对照组 142 例，静脉注射神经营养因子，并口服利鲁唑，两组皆治疗 3 个疗程，结果治疗组总有效率为 86.34%，对照组为 3.52%，治疗组能显著改善肌萎缩侧索硬化症的主要症状与体征。

陈霄等将 30 例肌萎缩侧索硬化症患者随机均分为 2 组，治疗组予以口服生肌强筋止颤汤，配合针灸治疗；对照组予利鲁唑片 50mg，每日 2 次口服，通过观察改良 Nonis 评分及中医证候评分，发现治疗组有效率为 66.67%，差异有统计学意义（$P<0.05$）。

健脾补肾息风方组方为黄芪 30～120g，五爪龙 30～100g，白术 12g，茯苓、杜仲、巴戟天各 15g，山药、菟丝子各 30g，甘草、全蝎（研末，分 2 次冲服）各 6g，熟地黄 20g。刘友章以此方为基础，随症加减运用，治疗 40 例肌萎缩侧索硬化症患者。通过肌萎缩侧索硬化症功能等级评分量表分析，表明该方可改善患者临床症状，提高患者生存质量，延缓疾病的发展。

陈丽鸽等用地黄饮子治疗肌萎缩侧索硬化症，分为治疗组 104 例，平均病程为 4～25 个月；对照组 72 例，平均病程为 1～24 个月。治疗组初诊患者如未服用西药者直接服用中药黄饮子加减[熟干地黄（去心）25g，巴戟天（去心）12g，山茱萸 15g，石斛 12g，肉苁蓉（酒浸、焙干）12g，制附子 6g，五味子 15g，肉桂 9g，白茯苓 15g，麦冬（去心）15g，石菖蒲 12g，远志（去心）15g，薄荷 3g]。对照组坚持按规定量服用原西药利如唑或弥可保。同对照组比较，治疗组改善情况明显优于对照组。

罗日永等采用强肌灵综合疗法。基本药物组成：黄芪 45g，五爪龙、太子参各 30g，肉苁蓉、紫河车、山茱萸各 10g，杜仲、白术、何首乌各 15g，全蝎 6g，土鳖虫、甘草各 5g。肌束颤动甚者，加僵蚕 10g 或蜈蚣 1～3 条；肌肉萎缩甚者，加鹿角胶（鹿角霜）30g；肢体乏力甚者，加千斤拔、牛大力各 30g；痰涎多加猴枣散支；舌质暗红苔腻浊加川芎 10g，薏苡仁 20g；兼外感加千层纸 10g，豨莶草 15g。治疗显效 6 例，有效 15 例，无效 5 例，总有效率为 80.76%；随访 1 年，显效 3 例，有效 11 例，无效 2 例，总有效率为 53.84%。

李燕娜等应用复肌宁片（组成为天麻、全蝎、蜈蚣等中药），每次 5 片，每日 3 次，随症加减补肝强肌汤（组成为胆南星、石菖蒲、伸筋草、黄芪、杜仲等）。85 例中显效 23 例，好转 44 例，无效 18 例，总有效率为 78.82%。

覃小兰等采用多渠道大剂量补气药治疗。口服复方北芪口服液 20ml，每日 3 次，疗程为 3 个月；口服补元汤（黄芪 45g，党参、太子参、丹参各 20g，何首乌、白芍、鸡血藤各 30g，紫河车、山茱萸、杜仲、巴戟天各 15g，陈皮 6g）。兼语塞、吞咽困难加全蝎 6g，石菖蒲 12g，马钱子粉（冲）0.5g；兼肌肉震颤加龟板胶（烊）20g，当归 10g，木瓜 30g；兼咽干、心烦不寐加玄参、生地黄、麦冬各 15g，疗程 3 个月。31 例中显效 8 例，有效 15 例，无效 8 例，总有效率为 74.19%。

潘卫东等以温肾健脾方为主加减，制成温肾健脾中药热敷贴（传统四君子汤、黄芪、肉苁蓉、淫羊藿、红景天），治疗 4 个月后，虽没有达到减轻肌萎缩侧索硬化症症状的效果，但温肾健脾中药热敷贴在延缓肌萎缩侧索硬化症进展方面具有一定的优势,与治疗前相比,治疗4个月后,2组患者的 ALS-SSIT 评分及 ALS-FRS 评分均显示疾病进展,但在延缓疾病进展程度上采用温肾健脾中药热敷贴治疗的患者优于对照组患者。潘卫东等通过网络药理学的研究方法,从分子机制和物质基础的角度 KEGG 富集结果提示健脾补肾方治疗肌萎缩侧索硬化症的机制可能涉及对细胞存活(磷脂酰肌醇 3-激酶/蛋白激酶 B 通路,PI3K/Akt 通路)、炎症(丝裂原活化蛋白激酶通路,MAPKs 通路)、钙离子信号通路的调控。GO 分析结果提示健脾补肾方主要调控细胞凋亡、蛋白磷酸化、蛋白结合等过程。蛋白质相互作用网络提示其主要调控的蛋白家族为谷氨酸离子型受体家族、MAPKs、半胱氨酸蛋白酶家族。靶点网络分析提示其调控的主要靶点为细胞凋亡相关基因,包括半胱氨酸蛋白酶 3、胱抑素 C、肿瘤蛋白 53。

许文杰等则以补肾健脾疏肝方(生黄芪、生地黄、淫羊藿、巴戟天、山茱萸、茯苓、石斛、怀牛膝、柴胡、郁金等)为治疗组,对照组以利鲁唑为主,疗程为 6 个月,结果表明,补肾健脾疏肝方在延缓肌萎缩侧索硬化症功能量表评分下降趋势方面的效果与利鲁唑相似,且能有效改善痿病中医证候,尤其是对次要症状的改善效果更加明显。

霍印堂以补益后天为原则,用益髓汤治疗本病 110 例。益髓汤方组成为生黄芪、熟地黄、鸡血藤各 15g,台参、白术、当归、白芍、鹿角胶或鹿角霜、补骨脂、川续断、川牛膝各 9g,甘草 3g,制龟板、枸杞子、菟丝子各 12g,盐知母、盐黄柏各 6g,总有效率为 92.70%。

四、循证研究

中医药治疗肌萎缩侧索硬化症可持续改善症状,减轻西药的不良反应,降低西药的耐药性,中西药合用可提高疗效。

眭淑彦等采用随机对照的原则,纳入肌萎缩侧索硬化症患者共计 64 例。其中,男性 38 例,女性 26 例,年龄平均为(54±12)岁。采用随机方法,由 Excel 生成随机数,根据临床病例先后顺序随机分组,将患者分为治疗组 33 例和对照组 31 例。治疗组患者给予藿苓生肌方(由淫羊藿、黄芪、麸炒白术、山茱萸、茯苓、生地黄组成)口服,每日 1 剂,水煎取汁 200ml,每次 100ml,早晚分 2 次服用。对照组患者给予利鲁唑口服,每次 50mg,每日 2 次。2 组治疗周期均为 12 周。治疗组 33 例中,男性 18 例,女性 15 例,年龄在 31~78 岁,平均年龄为(54.00±11.96)岁;肌萎缩侧索硬化症功能量表评分为(71.16±20.09)分,痿病中医证候评分为(13.36±6.73)分。对照组 31 例中,男性 20 例,女性 11 例,年龄在 28~80 岁,平均年龄为(54.00±11.92)岁;肌萎缩侧索硬化症功能量表评分为(75.48±14.90)分,痿病中医证候评分为(13.97±6.20)分。治疗后,治疗组和对照组的总有效率分别为 15.15%和 16.13%,组间比较差异无统计学意义($P>0.05$)。中医证候评分比较,治疗前,两组患者的中医证候单个症状评分及总分比较,其差异均无统计学意义($P>0.05$)。治疗后,治疗组患者的气短乏力、自汗出、口渴咽干、心烦、腰膝酸软、耳鸣症状的评分及证候总分较治疗前均显著降低($P<0.05$,$P<0.01$),且治疗组患者的心烦、气短乏力症状评分及证候总分低于对照组($P<0.05$,$P<0.01$)。本研究结果发现,藿苓生

肌方不仅可在一定程度上延缓肌萎缩侧索硬化症的病情发展，还能改善患者气短乏力、自汗出、口渴咽干、心烦、腰膝酸软、耳鸣等症状，提高患者的生活质量，且药物价格低廉，安全性好，在肌萎缩侧索硬化症的治疗中具有一定的优势。

郑玉林等采用随机对照的方法，选取 63 例患者，随机分为治疗组与对照组，其中治疗组 33 例，男性 18 例，女性 15 例，在开始治疗前均行神经系统体格检查、腰穿脑脊液常规检查、血清肌酸磷酸激酶活性、神经电生理检查（肌电图、运动诱发电位）、头颅磁共振检查，排除脊髓压迫症、颈椎病等，所有病例均排除心、肝、肾及血液系统严重疾病。对照组给予利鲁唑 50mg 口服，每日 2 次，可加用鼠神经生长因子、维生素 B_1、维生素 B_{12}，连用 20 周。治疗组给予补中益气汤加味，处方：黄芪 30g，人参 6g，白术 20g，当归 20g，升麻 15g，柴胡 10g，陈皮 15g，炙甘草 6g；燥热者加桑叶、生地黄、麦冬、石斛；气虚者加重黄芪、人参用量；痰湿者加半夏、陈皮、苍术、黄柏、石菖蒲、泽泻、薏苡仁；阴虚者加知母、熟地黄、龟板、牡丹皮；肝肾虚者加巴戟天、桑寄生、杜仲、淫羊藿、菟丝子、鹿角胶、山茱萸、女贞子等；血瘀者加牛膝、鸡血藤、红花、川芎；风动者加钩藤、白芍、僵蚕、蜈蚣、地龙、马钱子。可配合针灸、穴位封闭治疗，连用 20 周。以上每个月随访 1 次，每次随访均进行神经系统体格检查，评估患者的症状和肌力，并复查肾功能和血常规。经治疗，治疗组显效 8 例，有效 11 例，无效 10 例，恶化 4 例，总有效率达 57.58%。对照组显效 3 例，有效 7 例，无效 12 例，恶化 8 例，总有效率达 33.33%。两组疗效经 Ridit 分析，$P < 0.05$，有统计学意义。全部病例治疗过程中无肝、肾功能损害等不良反应。药理学研究认为，人参皂苷对中枢神经有调节修复作用，促进造血，有抗衰老、抗肿瘤等功能；黄芪皂苷还能促进新陈代谢，调节机体免疫力及抗疲劳作用，对干扰素系统有促进作用，能提高机体的抗病能力，实验研究表明黄芪有促进神经再生的作用；白术挥发油对肠管有双向调节作用，能促进蛋白质的合成；甘草皂苷具有祛痰解毒之功；当归挥发油及水溶物有抗血栓形成的作用，能够促进蛋白质与红细胞的生成；陈皮挥发油能清除自由基脂质过氧化物；升麻煎剂有解热、抗炎、抗血小板凝聚的作用；柴胡皂苷可增强免疫力。诸药合用，在治疗运动神经元病中发挥协同作用。

唐胜英等采取随机对照的方法，将 52 例患者随机分成 2 组。治疗组 30 例，对照组 22 例。治疗组的西药治疗同对照组，中药用基本方辨证加入相应药味。基本方组成为党参 12g，黄芪 15g，当归 9g，川芎 9g，枸杞子 12g，白芍 12g，僵蚕 6g，钩藤 15g，石菖蒲 10g，佛手 9g，陈皮 12g，伸筋草 15g，每日 1 剂，煎 2 次，共浓缩成 200ml，温服，出院后改用基本方制成的丸药。肺热津伤型（4 例）予以基本方，选加麦冬 6g，五味子 6g，沙参 9g，石斛 9g，出院后改用养阴清肺丸和治痿基本方丸剂。肝肾阴虚型（8 例）予以基本方选加龟板 10g，知母 9g，黄柏 6g，桑寄生 9g，出院后改用虎潜丸和基本方制成的丸药。脾胃虚弱型（12 例）予以基本方选加焦三仙各 9g，白术 12g，茯苓 15g，神曲 9g，出院后改用参苓白术散和治痿丸剂。脾肾阳虚型（6 例）予以基本方选加肉苁蓉 9g，锁阳 9g，牛膝 12g，杜仲 9g，出院后改用金匮肾气丸和治痿基本方制成的丸药。对照组：MN-81 变构蛇神经毒剂 2ml，肌内注射，每日 1 次。促甲状腺释放激素 1.5mg，静脉点滴，每日 1 次。出院后继续用 MN-81 治疗。以上 2 组病例连续用药 3 个月为 1 个疗程，均在治疗 30 日后统计，3 个月后随访。治疗组 30 例，显效 3 例（占 10%），有效 17 例（占 56.7%），无效 10 例（占

33.3%），总有效率为 66.7%。对照组 22 例，显效 0 例，好转 5 例（22.5%），无效 7 例（77.2%），总有效率为 22.5%。经 76～90 日好转者 5 例（100%），平均治愈时间为 84.4 日，经统计学处理 2 组疗效有显著性差异（$P<0.01$），好转所需时间治疗组较对照组缩短 24%。25 例患者出院后进行 6 个月至 2 年随访，坚持中西医结合治疗，18 例复查肌电图，其改善程度与临床疗效一致。

苏国良等采取随机对照的方法将 35 例患者纳入治疗组和对照组，其中治疗组给予西药力如太 50mg，每日 2 次，同时用益气强肌汤。基本方为黄芪 60g，党参 30g，淫羊藿 30g，茯苓 20g，生地黄 20g，制大黄 6g，升麻 20g，甘草 10g。每日 1 剂，水煎服，分早晚 2 次服。对照组给予单纯口服力如太 50mg，每日 2 次。2 组疗程均为 3 个月。治疗 3 个月后，2 组正中神经复合肌肉动作电位波幅（CMAP）降低值的比较无统计学意义，而中医症候评分减少有统计学意义，治疗组中医证候评分减少明显大于对照组，用改良的 Norris 量表在治疗前后对肌萎缩侧索硬化症患者进行全面的状态、功能和病情程度的评估，由统计分析结果可以看出，用力如太合益气强肌汤治疗 3 个月后，患者功能状态方面的改变和力如太对照组差别不明显。但根据中医证候评分，治疗 3 个月后，治疗组中医证候评分减少（4.7±4.9）分，而对照组中医证候评分减少（0.8±1.5）分，中西医结合治疗在改善证候方面有明显优势，中药益气强肌汤能改善患者气短乏力、自汗、心烦、腰酸等症状，对患者进行综合调理，从而提高生存质量。说明力如太联合益气强肌汤治疗肌萎缩侧索硬化症疗效优于单用西药。

王骏等采用随机、对照临床研究，将 125 例患者按照随机数字表分为复元生肌颗粒组（100 例）和利鲁唑组（25 例）。治疗组用复元生肌颗粒，每次 15g，每日 2 次，口服；对照组接受利鲁唑，每次 50mg，每日 2 次，口服。疗程为 12 周。复元生肌颗粒在改善痿病中医证候量表的总分及改善气短乏力、心烦、口渴咽干症状方面优于利鲁唑（$P<0.05$）。两组治疗前后血常规、尿常规、肝肾功能均无显著变化（$P>0.05$）。研究发现复元生肌颗粒能延缓痿病中医证候积分的进展，说明中医药在改善患者症状方面有一定的优势，而且复元生肌颗粒有良好的安全性，且其价格相对低廉。

朱旭莹等采用随机、双盲、安慰剂对照临床研究。将 58 例脾肾亏虚型肌萎缩侧索硬化症患者随机分为治疗组 30 例和对照组 28 例，2 组西医治疗开放，治疗组用健脾补肾方治疗，对照组加用安慰剂治疗，疗程为 12 个月，分别于治疗前、治疗后 3 个月、6 个月、9 个月和 12 个月观察患者 ALSFRS 评分、中医症候评分、运动单位数目估计（motor unit number estimation, MUNE），结果显示治疗组患者 ALSFRS 评分下降缓慢，治疗 12 个月时，两组 ALSFRS 评分下降幅度有显著性差异（$P<0.05$），健脾补肾方可延缓 ALSFRS 评分的进展，改善患者中医症候症状。中药治疗组的 MUNE 下降较安慰剂组缓慢，提示健脾补肾方可能可以延长患者的生存期。

岳茂兴等将 286 例肌萎缩侧索硬化症患者为研究对象进行前瞻性自身对照研究，其中肌萎缩侧索硬化症 124 例。采用一种用于促进神经损伤修复的药物组合物静脉输注与中药滋痿膏口服的中西医结合治疗方法治疗的 564 例患者，现将其中至少完成 1 个疗程并连续观察 6 个月的 286 例患者的治疗效果。其中中药治疗为嚼化或冲服中药滋痿膏（主要成分为葛根、骨碎补、益智仁、山茱萸、柏子仁、五味子、地黄、玄参、丹参、麦冬、桔梗、防风、黄芪、黄芩、枳壳、赤芍、甘草等，发明专利号：ZL2011101571868），2 次/日，饭后 2h 服用，吞咽困难患者可从鼻饲管（胃造瘘管）注入。除药物治疗外，常规注意呼吸道、消化道的功能。若流涎显著增多，可给予少量抗组胺药；若咳痰增多或痰难以咳出，可给予雾化吸入及化痰药；如出现情绪低落，给予心理干预或抗抑郁治疗等。此外，还要多翻身以防止压疮的发生。出现严重进食障碍者，可给予鼻饲或经皮胃造瘘（PEG）等。在治疗前后分别记录症状及体征改善情况、ALSFRS-R 评分结果、疾病进展率等。对所有患者治疗前后的疾病进展率进行配对样本的 Wilcoxon 符号秩和检验发现，治疗后的疾病进展率［0.583（0.478）分/月］低于治疗前［0.600（0.533）分/月］，差异有统计学意义（$Z=-2.088$，$P<0.05$）。国际 ALSFRS-R 评分上升的患者占 20.3%（58/286），评分维持不变的患者占 15.0%（43/286）；仍有 64.7%（185/286）的患者在经过治疗后评分持续下降，但评分下降的速度较治疗前有所减缓。本方案经过临床疗效观察证实，的确对改善患者的病情有一定助益。

小　结

　　肌萎缩侧索硬化症是运动神经元疾病中最常见的一种，近年来越来越得到人们的关注，虽然其发病机制尚未完全阐明，但是我们可以从中医的角度入手，辨证论治，改善患者的症状甚至可以延缓疾病的进展。本病的病位主要在脾、肝、肾。病机则以脾肾亏虚为本，虚风内动、痰瘀阻络为标。疾病的本质为肝肾精血不足，筋脉失于濡养，或阴虚风动而发病，但病久则血损及气，阴损及阳，故临床久病者多兼见气虚、阳虚，因而治疗时要气中求血，阳中求阴。在临床中根据患者症状辨证论治，治法可分别予以益气补血、活血化瘀、健脾益肾、柔肝养血、化痰祛热、滋水涵木、补肾填精等。此外，在临床选方用药时要从络论治，同时注意血瘀、痰湿等兼夹证候，以达最佳的治疗目的。

（潘卫东　王呈蕙）

参 考 文 献

陈丽鸽，2002. 地黄饮子加减治疗运动神经元病 104 例疗效观察. 河南中医药学刊，（6）：50-51.

董筠，2008. 周仲瑛教授治痿证辨证用药经验. 湖南中医杂志，（5）：35，42.

顾剑雄，蒋昱雯，顾锡镇. 2020. 顾锡镇教授从脾肾论治肌萎缩侧索硬化症经验. 天津中医药，37（4）：438-441.

郭春莉，周绍华，2021. 周绍华治疗运动神经元病验案四则. 中医文献杂志，39（1）：66-68.

霍印堂，1985. 进行性脊肌萎缩和肌萎缩侧索硬化症 110 例临床疗效观察. 天津中医，4（6）：16.

贾妮，2020. 名医李军巧用补肾健脾法诊治痿证思路探析. 亚太传统医药，16（12）：117-118.

李娜，詹青，2018. 肌萎缩侧索硬化中医药研究进展. 神经病学与神经康复学杂志，14（1）：46-49.

林佳成，郑煊璐，王呈蕙，等，2022. 基于网络药理学原理探讨健脾补肾方治疗肌萎缩侧索硬化症的机制. 上海中医药大学学报，36（S1）：180-186.

蔺恒永，刘爱英，王海萍，2002. 愈痿汤治疗运动神经元病 39 例. 山东中医杂志，21（8）：475-476.

刘爱芹，李晓敏，朱德友，等，2017. 三联疗法治疗运动神经元病 20 例. 光明中医，32（9）：1234-1235.

刘磊，张怀亮，牛媛媛，2016. 运动神经元病的中医治疗体会. 光明中医，31（20）：3008-3009.

刘永新，管英俊，陈燕春，等，2016. 中药治疗肌萎缩侧索硬化症的研究进展. 中国老年学杂志，36（14）：3597-3599.

陆小青，李如奎，2003. 止痿汤治疗运动神经元病临床观察. 山西中医，19（4）：17-18.

罗日永，刘友章，刘小斌，等，2002. 中医药治疗肌萎缩侧索硬化症 26 例疗效观察. 新中医，34（12）：17-19.

骆丽娜，卢明，许浩游，等，2018. 健脾益气通络汤联合针灸、物理疗法对神经运动元病患者吞咽功能、肺功能及生活质量的影响. 辽宁中医药大学学报，20（6）：219-221.

潘卫东，吴春岚，Kwak S，等，2013. 加味四君子汤对肌萎缩侧索硬化症 AR2 小鼠运动功能的影响. 上海中医药大学学报，1（6）：1.

邱连利，2005. 伊达伟老师治疗痿证的经验. 甘肃中医学院学报，22（2）：3-4.

裘昌林，2007. 肌萎缩侧索硬化症中医诊治现状与展望. 浙江中西医结合杂志，17（3）：133-135.

裘冯卓，金庆文，2021. T 细胞调控及中药瞿麦在肌萎缩侧索硬化症治疗中的应用. 中国临床神经科学，29（2）：224-231.

苏国良，张金生，洪永，2006. 益气强肌汤治疗肌萎缩侧索硬化症 25 例. 中西医结合心脑血管病杂志，4（5）：452-453.

眭淑彦，王优杰，支惠萍，等，2016. 霍苓生肌方治疗肌萎缩侧索硬化症的临床疗效观察. 上海中医药大学学报，30（2）：23-26.

孙丽霞，杜宝新，2014. 健脾益肺汤治疗肌萎缩侧索硬化症 25 例分析. 中医临床研究，6（35）：19-21.

覃小兰，杨志敏，何德平，等，2001. 重用补气药治疗运动神经元病 31 例疗效观察. 新中医，33（8）：12-13.

唐胜英，付华彪，1997. 中西医结合治疗运动神经元病临床观察. 天津中医，14（5）：196-198.

汪双双，杨晓军，邓铁涛，等，2010. 邓铁涛教授治疗肌萎缩侧索硬化症经验整理. 广州中医药大学学报，27（3）：310-312.

巫遥，顾锡镇，2014. 顾锡镇辨治运动神经元病经验. 辽宁中医杂志，42（5）：941-943.

许文杰，秦勇，王琦伟，等，2015. 中医药治疗肌萎缩侧索硬化症的研究进展. 中国药房，26（23）：3301-3303.

岳茂兴，周培根，郝冬琳，等，2018. 中西医结合创新治疗运动神经元病 286 例报告. 中华卫生应急电子杂志，4（5）：273-280.

张鼎，贾妮，李军，2021. 李军应用柴葛二陈桃红四物汤诊治痿证经验. 吉林中医药，41（8）：1022-1024.

张红智，司马旦旦，Schroder J，等，2021. 温肾健脾热敷贴治疗肌萎缩侧索硬化症的随机对照临床试验. 上海中医药大学学报，35（4）：25-28.

郑玉林，王宝亮，2014. 补中益气汤加味治疗运动神经元病 33 例. 山东中医杂志，33（8）：645-646.

朱旭莹，2012. 健脾补肾方治疗肌萎缩侧索硬化症的随机、双盲、安慰剂对照临床研究. 2012 中国医师协会中西医结合医师分会神经病学专家委员会学术年会论文汇编，182.

Pan WD，Su XJ，Bao J，et al，2013. Open randomized clinical trial on WSJZ decoction for the treatment of ALS patients. Evid Bas Complem Altern Med，11：347525.

第十一章　肌萎缩侧索硬化症的西药治疗

肌萎缩侧索硬化症（amyotrophic lateral sclerosis，ALS）是一种神经系统变性疾病，上、下运动神经元均可受累。患者主要表现为进行性延髓性麻痹及四肢、胸腹肌肉进行性无力和萎缩，通常没有感觉神经、自主神经和眼球运动神经受累。发病后 3～5 年患者可因呼吸衰竭死亡。我国 ALS 发病率约为 0.6/10 万人，患病率约为 3.1/10 万人，男性的患病率略高于女性。目前，ALS 仍然是一种无法治愈的疾病，现有的治疗方法只能尽可能地延缓病情，对症支持。随着基础研究的不断推进，人们逐渐揭示了 ALS 可能的发病机制，包括谷氨酸兴奋毒性、氧化应激、蛋白质错误折叠和降解障碍、线粒体功能障碍、内质网应激、炎症等，并在这些机制通路中找到了潜在的治疗靶点。新兴药物不断出现，基础研究和临床试验揭示了这些药物的潜能，为这种"不治之症"带来了一线曙光。

根据中国《罕见病诊疗指南（2019 年版）》，ALS 患者的推荐治疗可分为 4 个部分：药物治疗、营养管理、呼吸支持和综合治疗。这些治疗方案可以延缓疾病进展，改善生活质量，但无法逆转病程，改变患者的结局。

第一节　肌萎缩侧索硬化症的药物治疗

目前，美国 FDA 主要批准了两种小分子药物用于 ALS 治疗，即利鲁唑（riluzole）和依达拉奉（edaravone），这两种药物也写入了我国《罕见病诊疗指南（2019 年版）》。此外，根据不同患者的具体症状，还可以选择其他药物和技术手段进行对症支持治疗。

一、利　鲁　唑

（一）利鲁唑的药理学机制

谷氨酸兴奋毒性是 ALS 的主要发病机制之一。谷氨酸过度分泌会导致运动神经元细胞内钙离子水平异常升高。钙离子水平升高可以诱发膜脂质过氧化，损害 RNA 和 DNA，破坏线粒体，最终导致细胞死亡。此外，线粒体损伤产生的超氧阴离子和过氧化氢等活性氧（reactive oxygen species，ROS）也会进一步诱导氧化应激，加剧神经元损伤。利鲁唑是一种谷氨酸拮抗剂，具有抗兴奋毒性作用。利鲁唑可能通过 3 种方式作用于神经元，起到抑制神经元过度兴奋的作用。

（1）抑制兴奋性神经递质谷氨酸和天冬氨酸的突触前释放。这种抑制作用并非通过钠离子通道来实现的，可能与百日咳毒素敏感的 G 蛋白相关。利鲁唑对抑制性神经递质甘氨酸和 γ-氨基丁酸也有抑制作用。

（2）非竞争性抑制 N-甲基-D-天冬氨酸受体（N-methyl-D-aspartate receptor，NMDAR）介导的反应。利鲁唑可能通过一种间接作用抑制 NMDAR 的功能，如通过激活百日咳毒素敏感的 G 蛋白，抑制 NMDA 诱发的小脑颗粒细胞内钙离子浓度增加。此外，利鲁唑也可以抑制红藻氨酸盐诱导的反应。

（3）稳定电压依赖性钠离子通道的失活状态。利鲁唑可能结合在钠离子通道的 α 亚基，对失活状态钠通道的亲和力远高于静息或关闭状态。这种结合作用独立于其对兴奋性神经递质的影响。

此外，利鲁唑还具有神经保护作用，主要体现在它能提高神经毒素作用下的细胞活力，在 ALS 动物模型中延长小鼠生存时间等。在其他的疾病模型中，如脑血管病或神经退行性疾病模型中，其也可以起到减少神经元损伤的作用。

（二）利鲁唑的药代动力学

用法用量：口服，每日 2 次，每次 50mg，饭前 1 小时或饭后 2 小时以上服用。利鲁唑的口服生物利用度差异较大（30%～100%），平均生物利用度为 60% 左右。口服本药后 1～1.5 小时达最大血浆浓度，5 天内达到稳定的血浆浓度。蛋白结合率约为 96%，其主要与白蛋白及脂蛋白结合，可以通过血脑屏障。高脂饮食会降低最大血药浓度（maximum blood concentration，Cmax）和浓度-时间曲线下面积（area under the concentration-time curve）。利鲁唑主要以原形形式存在于血浆，大部分在肝中由细胞色素 P450 1A2（cytochrome P450，family 1，subfamily A，polypeptide 2，CYP1A2）代谢，也可在肝外由细胞色素 P450 1A1（cytochrome P450，family 1，subfamily A，polypeptide 1，CYP1A1）代谢。血浆半衰期为 9.2～14.7 小时，与药物剂量无关。利鲁唑主要随尿液排出，代谢产物以葡萄糖醛酸衍生物为主，2% 可以原形存在尿液中。利鲁唑血清水平的个体间变异很大，可能与个体间 CYP1A2 的代谢速率差异相关。CYP1A2 抑制剂可能会降低利鲁唑的清除率，而 CYP1A2 诱导剂则相反。肝功能受损的患者利鲁唑清除率降低。吸烟可能诱导 CYP1A2 加速清除利鲁唑。

常见的不良反应有肝酶异常、恶心和乏力。神经系统症状有眩晕、感觉异常等，此外，还可有胃肠道、呼吸道、精神、皮肤、睡眠等异常。利鲁唑开始治疗的 3 个月内可发生丙氨酸转氨酶（alanine aminotransferase，ALT）的一过性升高，2～6 个月可部分恢复至正常水平的 2 倍以下。

口服给药存在一定的缺陷。ALS 患者可出现吞咽困难，对于这类患者，口服给药可能存在障碍。此外，口服给药使得胃肠道和肝脏代谢负担较大，而利鲁唑的胃肠道不良反应和肝功能异常较为明显。针对这些情况，近年来，一种舌下给药的利鲁唑口腔速崩片（orally disintegrating tablet，ODT）BHV-0223 研发成功。口崩片作为一种新的剂型，可以快速、高效吸收，对胃肠道和肝脏的影响小，既可以在较低剂量达到全身药物浓度，又可以减轻利鲁唑对胃肠道和肝脏的不利影响。临床试验证实了 40mg 口崩片与 50mg 口服片的生物等效性及口崩片的安全性。与口服片相比，BHV-0223 在药代动力学上的变异性更低，剂量依赖肝毒性小，这可能是由于胃肠道吸收和肝脏首过效应减少。食物对 BHV-0223 的全身药物暴露没有影响。虽然在服用 BHV-0223 的患者中观察到轻度短暂的口腔感觉异常及吞咽困难，但是评估表明其并不会造成临床上的持久影响。

（三）利鲁唑的临床特征

（1）利鲁唑是目前唯一可以延长 ALS 患者生存期的药物，但是对患者的功能改善作用有限。

1994 年，一项针对 155 例 ALS 患者的随机、双盲、安慰剂对照临床试验证实了利鲁唑（50mg，每日 2 次）可以减慢病程，提高患者的生存率。在试验的第 12 个月利鲁唑治疗组的患者死亡率降低 38.6%，在第 21 个月死亡率降低 19.4%。此外，利鲁唑对患者生存率的影响与发病状态有关，延髓起病的患者相比肢体起病的患者效果更佳。虽然撤药反应在利鲁唑治疗组的患者中更多见，但是总体来说利鲁唑对患者生存的益处大于其不良反应。除了对病程的影响，利鲁唑还可以减慢肌肉功能的恶化。1996 年，另一项多中心试验也证实了利鲁唑降低死亡率的效果，并且对利鲁唑的使用剂量进行了进一步的研究。该研究招募了 959 例临床可能或确诊 ALS 的患者，随机给予 50mg/d、100mg/d、200mg/d 剂量的利鲁唑。结果证明，药物剂量与死亡风险呈负相关，其中在 100mg/d 的剂量下，死亡风险在第 18 个月降低 35%，不同剂量对患者肌肉、呼吸等功能的影响没有明显差别，给予 200mg/d 剂量的患者不良反应最常见。综合分析不同剂量利鲁唑的受益风险比，100mg/d 的剂量是最佳的选择。有研究将这 959 例患者划分成 5 个健康状态，并进行 18 个月的随访，发现利鲁唑可以使患者更长时间地停留在较好的健康状态。类似地，将 959 例患者分成 3 个疾病阶段（阶段 2、3、4），利鲁唑可以延长阶段 4 患者的生存时间。1998～1999 年，两项临床试验证实了利鲁唑在 ALS 运动单元和皮质内兴奋性中的非急性作用。2015 年，一项我国的真实世界队列研究指出长期使用利鲁唑对患者预后更有益。该研究表明利鲁唑累积限定日剂量（cumulative defined daily dose，CDDD）≥16800mg 的患者组有着更好的预后，这意味着使用利鲁唑超过 6 个月对患者生存有益，然而这种效果仅在男性患者及肢体起病的患者中观察到。此外，研究也表明 CDDD≥16800mg 在年龄≥42 岁的患者中有效。

这些临床研究共同证明了利鲁唑在 ALS 病程中延长患者生存期的功效，这种作用是慢性的，可能在病程的后期更显著。

（2）利鲁唑在不同患者群体中都有着良好的耐受性。2000 年，一项临床试验指出利鲁唑的不良反应可见于约 50.3% 的患者，最常见的不良反应是胃肠道紊乱、肝毒性和乏力，也可有皮肤、血液、神经精神和代谢等异常。然而，另一项来自德国 919 例患者的研究发现，仅 1.7% 的患者有药物相关的严重不良反应，最常见的是服用后 3 个月内的一过性肝酶改变。该研究认为大部分的不良事件并非利鲁唑的药物作用引起的，而是 ALS 病程进展的结果，尤其是肺功能恶化所致。这一结论也在法国全球早期访问计划（Global Early Access Programme）的Ⅲ期试验（8383 例患者）中证实。2002 年，一项研究对利鲁唑治疗的纳入标准进行了更改，他们招募了 168 例 75 岁以上、病程后期的患者，发现利鲁唑在这一群体中仍然具有较好的耐受性。但是，利鲁唑并没有明显改善这一群体的生存状况。同年，另一项研究也揭示了利鲁唑的长期耐受性，在招募的患者中，最长的药物使用时间可达 7 年。尽管之前的临床试验肯定了利鲁唑的安全性，但是基础研究发现利鲁唑可能会损害 ALS 患者失神经肌肉纤维的乙酰胆碱受体（acetylcholine receptor，AChR）功能。

（3）利鲁唑的血清浓度在患者个体间高度变异。2003 年，一项研究揭示了利鲁唑血清浓度的高度个体间变异。血清浓度和浓度–时间曲线下面积与药物导致的腹泻呈正相关，与ALS 病情进展所致的肌肉僵直和肌束震颤呈负相关。这与之前药物剂量对患者各项功能的影响并无明显差异的结论不同，提示了利鲁唑血清浓度与疗效的正向关联。利鲁唑血清浓度在个体间的高度变异，可能是不同药物剂量下患者表现相似的原因之一。该研究还指出虽然利鲁唑血清浓度越高，不良反应越大，但是对于药物血清浓度较低的患者，适当增加剂量可能并不会导致不良反应增加，反而对患者生存更有益。

二、依 达 拉 奉

（一）依达拉奉的药理学机制

氧化应激是 ALS 的主要发病机制之一。氧化应激在运动神经元变性中发挥了重要的作用。细胞酶产生的羟自由基、过氧化氢等 ROS 可以破坏细胞成分，增加炎症反应。依达拉奉是一种自由基清除剂，具有亲脂性和亲水性，能提供电子清除超氧自由基和过氧亚硝基，发挥抗氧化作用。依达拉奉最初用于脑梗死的治疗。在脑梗死中，依达拉奉可能通过激活NRF-2-HO-1 信号通路改善血脑屏障（blood-brain barrier，BBB）的结构和功能。此外，它还能在红藻氨酸诱导的癫痫大鼠中降低海马促炎因子、核因子-κB（NF-κB）和炎症蛋白表达。在 ALS 中，依达拉奉也可以清除 ROS，保护神经元。依达拉奉的作用靶点尚未明确，可能与 peroxiredoxin-2、蛋白质二硫键异构酶 A3 和细胞凋亡相关。

（二）依达拉奉的药代动力学

用法用量：60mg 分 2 次连续 30mg/100ml 静脉注射，速度在 1mg/min 左右。首次用药，连续给药 14 天，然后停用 14 天。再次用药，每 14 天给药 10 天（5 天/周），然后停用 14天。以此重复，共 6 个周期。

60mg 依达拉奉的血浆暴露量为 1.4μg·h/ml，是 20mg 的 3 倍。依达拉奉不会在血浆中累积，30mg 每天 2 次连续给药 5 天后的平均血浆暴露量与单次给药后相同。低分子肝素钙注射液可以提高依达拉奉的血浆浓度。依达拉奉的血浆蛋白结合率大于 92%，其主要与白蛋白结合，可以通过血脑屏障。依达拉奉主要经肝、肾代谢，硫转移酶和多种尿苷 5'-二磷酸葡萄糖醛酸转移酶（uridine 5'-diphosphate glucuronate transferase，UGT）可将其转变为非活性硫酸盐和葡萄糖醛酸结合物，其中 UGT1A9 活性最高。依达拉奉的血浆半衰期约为2.5 小时，主要随尿液排出，70%以葡萄糖醛酸结合物的形式存在。年龄和种族并不影响依达拉奉的药代动力学。

药物不良反应主要为肝功能异常、皮疹等。肝功能异常主要表现为天冬氨酸转氨酶（aspartate aminotransferase，AST）、ALT 等指标升高及黄疸。严重不良反应可有急性肾衰竭等。肝、肾功能障碍患者及高龄患者慎用。

静脉注射给药对患者来说有一定的缺陷，长期注射给患者带来了很大的负担，静脉注射形式也使得患者需要频繁就诊。因此，临床研究对口服给药形式的安全性和效果进行了验证。Ⅰ期临床试验证实了口服依达拉奉的安全性，单次口服 300mg 及多次口服 120mg/d持续 8 天均表现良好的耐受性。没有观察到人种对口服药物的药代动力学影响，也没有明显的药物相互作用。有研究指出，105mg 依达拉奉口服混悬液与 60mg/60min 静脉注射具有生物等效性。相比静脉注射，口服给药下非活性代谢物的血浆浓度较高，药物排泄模式相似。

（三）依达拉奉的临床特征

目前，该药已在日本、韩国、美国、加拿大、瑞士、中国和印尼被批准使用。大型随机对照临床试验仅在日本有相关报道。

依达拉奉在特定患者亚群可能减慢功能性运动障碍进展。2006 年，一项临床研究证实了依达拉奉在 ALS 患者中的有效性和安全性。该研究招募了 20 名受试者，5 名给予 30mg/d，15 名给予 60mg/d，均溶解于 100ml 生理盐水中进行静脉滴注。给药时间共 6 个月，首次连续给药 2 周，停用 2 周进行观察；之后连续 2 周每周给药 5 天，停用 2 周，重复 5 次。结果证明相比开始依达拉奉治疗前，治疗后患者修订的肌萎缩侧索硬化症功能评分量表（amyotrophic lateral sclerosis functional rating scale-revised，ALSFRS-R）评分下降明显减缓；在 60mg 患者组，脑脊液中的氧化应激标志物、3-硝基酪氨酸水平明显下降甚至检测不出；除 1 名 60mg 组的患者有软便和腹泻外，其余患者均未表现出药物相关的不良反应。该团队在 2016 年再次证实了依达拉奉减慢功能性运动障碍进展的作用，并进一步调查了该药对氧化应激的作用。此次研究招募 26 名患者，给药方案为 30mg/d，1～4 次/周，持续 3～6 个月。与未经治疗的患者相比，治疗组有明显的 ALSFRS-R 评分改善和血浆尿酸（过氧亚硝酸盐清除剂）水平增加。将患者分为 ΔALSFRS-R≥0、–1～–4、<–5 三组，相比第三组，前两组的组织氧化损伤标志物血浆游离脂肪酸（free fatty acid，FFA）水平、棕榈烯酸和油酸比例明显下降，证实了依达拉奉通过抗氧化作用改善患者功能。然而，在 ALS 患者中观察到的氧化辅酶 Q10 百分比（%CoQ10）增加并未在依达拉奉治疗后下降，提示这种抗氧化作用仍然存在局限性。

大样本随机对照试验结果与小样本试验有所不同。2014 年，另一团队进行的临床试验（MCI186-16）并未证实依达拉奉对患者功能性运动障碍的疗效。该研究招募了 246 名患者，在 24 周给药期的基础上增加了 12 周的给药前观察阶段，采用 60mg/d 的药物剂量，并且规定了静脉滴注时间为 60 分钟以上。虽然依达拉奉治疗组的 ALSFRS-R 评分下降速度确实比对照组小，但是没有统计学差异。此外，不良事件的发生频率在两组患者间也没有明显差别。依达拉奉是否仅对部分患者有效呢？该团队进行了详细的事后分析，总结了可能对依达拉奉有反应的患者亚群（dpEESP2y）：ALSFRS-R 评分每项均≥2 分，用力肺活量≥80% 基线水平，根据 Airlie House 诊断标准（即修订版 El Escorial 诊断标准）可能或明确诊断为 ALS，病程≤2 年。他们将这些指标作为纳入标准再次进行了 137 名患者的随机对照试验（MCI186-19），证明了依达拉奉在既定的患者亚群（"日本 ALS 严重程度分级 1～2 级"，dpEESP2y）对 ALSFRS-R 评分的影响。事后分析进一步揭示了依达拉奉在 ALSFRS-R 的 12 个项目和 4 个功能领域（延髓、精细运动、粗大运动、呼吸）的广泛作用，其中呼吸功能改善最差。发病状态对药物疗效没有明显的影响，延髓起病和肢体起病的患者药物作用相当。在该双盲试验的基础上对其中的 123 名患者继续进行了 24 周的开放试验，依达拉奉治疗组（E-E 组）和安慰剂对照组患者（P-E 组）均给予 6 个循环的依达拉奉治疗（每 14 天给药 10 天，停药 14 天为 1 个循环）。结果证明 E-E 组 ALSFRS-R 评分接近线性，没有突然的病情恶化，较为平稳；两组不良事件的发生率相近。事后分析指出从双盲期给药后的第 48 周，E-E 组的 ALSFRS-R 评分下降幅度明显小于 P-E 组，表明 E-E 组病情进展延缓。此外，在双盲时期两组患者病情进展存在显著差异，而在开放期，两组均给予依达拉奉治疗，病情进展没有明显差别，这意味着依达拉奉在原安慰剂组也有疗效。值得注意的是，在开放期开始前，只有 15% 左右的安慰剂对照组患者符合最初的纳入标准（dpEESP2y），因此依达拉奉或许在其他患者亚群也有潜在的疗效。另一项事后分析对这些患者进行了临床分期，发现依达拉奉在早期阶段的 ALS 患者中疗效更佳。

这些研究共同证明了依达拉奉通过抗氧化作用在特定患者亚群减慢功能性运动障碍进展的作用，早期和持续的依达拉奉治疗对患者有益。然而，关于依达拉奉的疗效依然存在很大争议。意大利和德国相继开展的临床试验均未发现依达拉奉对 ALS 疾病进展和患者生存率的有益作用，不同人种对依达拉奉的反应可能存在差异。此外，依达拉奉和利鲁唑可以联合应用，应当在治疗的早期进行。

（四）依达拉奉在高级别肌萎缩侧索硬化症患者中的作用尚未确证

针对日本 ALS 严重程度分级 3 级的患者进行药物临床试验（MCI186-18），共有 25 名患者参与最终试验，给药方式为每天 60mg/100ml，静脉灌注时间大于 60 分钟。然而，该研究并未发现依达拉奉在该患者亚群中的疗效。

（五）依达拉奉具有良好的安全性

临床试验并没有完全证实依达拉奉在不同人种及患者亚群中的疗效，但均揭示了其良好的耐受性。对日本的 MCI186-16、MCI186-18、MCI186-19 三项随机对照试验进行综合分析发现，对比依达拉奉治疗组和安慰剂对照组，两组在治疗期间出现的不良事件的总数相似，而且前者的不良事件发生率并没有随给药周期增加而增加。在依达拉奉治疗组，皮肤和皮下组织相关疾病的发病率较对照组高，尤其是湿疹、接触性皮炎、皮疹和红斑，但是并不会影响患者健康。安慰剂组更常见瘙痒和皮下出血。严重不良事件的发生率在两组间也没有明显差异，最常见的是呼吸、胸部、纵隔及胃肠道相关疾病，多为 ALS 的病情进展所致。意大利和德国的临床试验也证明了依达拉奉的安全性。

三、其 他 药 物

根据《罕见病诊疗指南（2019 年版）》，多种维生素可用于 ALS 的治疗，此外，对于患者延髓、运动功能、睡眠、精神等方面的异常，可以选择针对性的药物进行对症治疗。

（一）维生素

维生素（vitamin）A 是一组视黄醇衍生物，分为两类，一类为类视黄醇物质，一类为类胡萝卜素。维生素 A 具有中和自由基、调节细胞生长和分化等作用。对 5 项前瞻性队列研究进行分析，发现类胡萝卜素的总消耗量增加具有保护作用并且能降低 ALS 的风险。另一项研究发现相比健康对照人群，ALS 患者的血清中有较高水平的维生素 A 和维生素 E，该研究认为较高的维生素 A 水平可能与 ALS 风险增高相关。这些研究结果相互矛盾，需要更多的临床试验揭示维生素 A 对 ALS 患者的作用。

维生素 C 又称抗坏血酸。维生素 C 具有抗氧化功能，能中和超氧自由基，可以阻止过氧亚硝酸盐阴离子生成。关于维生素 C 和 ALS 关系的临床研究具有争议性。一些研究认为维生素 C 的摄入与患者的寿命和生活质量成正比。与健康人群对比，ALS 患者的维生素 C 水平较低，提示维生素 C 缺乏可能是 ALS 的风险因素。然而，与上述结果相反，有研究发现 ALS 患者的维生素 C 水平显著升高。动物实验表明，维生素 C 单一疗法或与谷胱甘肽乙酯联用并不能阻止大鼠运动神经元退化。对 5 项大型前瞻性研究进行分析表明，长期补充或通过食物摄入维生素 C 并没有影响 ALS 的患病风险。

维生素 B_1 可以在体内转化为硫胺素。硫胺素的主要活性形式是硫胺素焦磷酸（thiamine pyrophosphate，TPP），TPP 是多种酶的辅助因子。TPP 水平降低会影响酶活性，导致线粒体功能障碍，进而诱发脑损伤。一项芬兰的研究发现，在 122 名 ALS 患者中，41%存在轻度的维生素 B_1 缺乏，59%则有严重的缺乏。另一项 Meta 分析指出维生素 B_1 缺乏可能导致氧化应激，影响细胞内钙浓度，促进 ALS 进展。

维生素 B_7 又称生物素，参与能量代谢调节、脂肪酸代谢、昼夜节律调节等生理过程。一篇临床案例报道了维生素 B_7 在 ALS 患者的应用。该患者服用包含维生素 B_7 在内的多种维生素，并每天进行锻炼。该案例指出这种个体化疗法效果明显。另一项 30 名患者的研究证实了 MD1003（高剂量药物级生物素）的安全性。

维生素 B_{12} 又称钴胺素。维生素 B_{12} 对神经元的生长和分化具有重要作用，参与髓鞘形成。高剂量的甲钴胺可以增强运动神经元的功能。一项研究证实了维生素 B_{12} 用于 ALS 治疗的有益作用，维生素 B_{12} 可以降低同型半胱氨酸水平，抑制胶质细胞激活等，在患者和转基因小鼠中提高生活质量和生存时间。随机对照临床试验表明，相比安慰剂对照组，每周 2 次给患者肌内注射 25mg 或 50mg 甲钴胺并没有表现出明显的效果。但是事后分析发现甲钴胺对发病后 12 个月内确诊的患者群体有益，可以减缓该群体 ALS 的进展，延长患者的预期寿命。因此，及早诊断并使用超高剂量的甲钴胺治疗可能对患者有效。

维生素 E 又称生育酚，是一种常见的抗氧化剂。动物研究证实了维生素 E 对运动神经元存活的有益作用。临床研究也证实长期的维生素 E 补充治疗与 ALS 的风险降低相关。维生素 E 摄入 18～25mg/d，ALS 风险降至 60%。与摄入<18mg/d 相比，摄入>22mg/d 维生素 E，ALS 风险降低 50%。此外，维生素 E 也能促进患者症状改善。500mg 维生素 E 联合利鲁唑可以延缓病程，但是 5000mg 维生素 E 的联合用药并没有表现出明显的效果。临床试验也证实了维生素 E 的安全性。

此外，在 ALS 患者中检测到维生素 B_2、维生素 B_6、维生素 B_9 水平降低，提示这些维生素可能与 ALS 疾病发生发展相关。现有的临床研究较少，仍需要更多的研究证明这些推测。

（二）抗胆碱能药物

抗胆碱能药物（anticholinergic drug）是治疗流涎的首选药物。流涎也是 ALS 患者的一种常见症状，经常给患者造成困扰。ALS 的运动神经元功能障碍会导致舌痉挛、口面部肌肉无力等，口咽功能障碍又会导致分泌物吞咽困难，进而产生流涎。抗胆碱能药物与 M 胆碱受体结合，可以抑制腺体分泌，改善流涎症状。目前，有 5 种抗胆碱能药物常用于改善 ALS 患者的流涎症状，包括东莨菪碱、阿米替林、阿托品、普鲁本辛和格隆溴铵。患者流涎的严重程度和频率、吞咽困难的严重程度是药物选择的关键。根据 CARE-MND 数据库，超过 50% 的北美 ALS 患者对阿托品、格隆溴铵、阿米替林治疗有反应。然而该类药物也存在诸如精神错乱、喉部和肺部黏液分泌物增多等不良反应。除了口服给药的方式，舌下含服、皮肤贴敷等也是常用的方式。一项研究指出在接受治疗的患者中，东莨菪碱贴片对 85% 的患者有效，皮肤反应是其主要的不良事件。

（三）肉毒毒素

对于难治性流涎患者，可以尝试应用肉毒毒素（botulinum toxin）控制症状。有三种 A 型和一种 B 型肉毒毒素已被美国 FDA 批准用于其他神经肌肉疾病中的流涎。肉毒毒素是一种肉毒杆菌产生的神经毒素，可以通过抑制唾液腺胆碱能神经末梢乙酰胆碱的释放减少流涎。临床研究表明，向 ALS 患者的双侧腮腺和下颌下腺注射 A 型肉毒毒素或 B 型肉毒毒素可以改善患者流涎症状，这种作用在 8~12 周时消失。尽管肉毒毒素在一些临床试验中表现出较好的耐受性，但仍然要警惕唾液腺感染和吞咽困难等不良事件发生。除了流涎，有研究证明肉毒毒素也可以改善咬肌痉挛。向双侧咬肌注射 A 型肉毒毒素后 1 个月内可以不同程度缓解牙关紧闭、舌咬伤和下颌阵挛。此外，注射 A 型肉毒毒素也可以改善下肢痉挛。

（四）右美沙芬联合奎尼丁（DM/Q）

2010 年，美国 FDA 批准了氢溴酸右美沙芬（dextromethorphan）联合硫酸奎尼丁（quinidine）用于假性延髓情绪综合征的治疗。假性延髓情绪综合征表现为突然的、无法控制的、不适当的哭或笑，又称强哭强笑症。约 40% 的 ALS 患者有假性延髓情绪综合征。右美沙芬是一种非竞争性 NMDA 受体拮抗剂、sigma-1 受体激动剂、血清素和去甲肾上腺素再摄取抑制剂。低剂量的右美沙芬对 ALS 患者的作用有限。奎尼丁（DM/Q）是一种细胞色素 P450 2D6 抑制剂，可以抑制右美沙芬在肝脏代谢，提高右美沙芬的血浆浓度和生物利用度。右美沙芬联合 DM/Q 可以改善假性延髓情绪综合征。一项 4 周的研究证实了 30/30mg DM/Q 对假性延髓情绪综合征的有效性。另一项 12 周的随机对照试验显示 DM/Q 在 20/10mg 和 30/10mg 具有较好的疗效。2013 年，欧洲药品管理局（European Medicines Agency，EMA）批准了 DM/Q 的治疗，剂量为 20/10mg 和 30/10mg，每天 2 次。此外，DM/Q 具有良好的安全性，DM/Q 的联合治疗剂量远低于其在心律失常中的治疗剂量，在临床试验中也并未发现呼吸和循环的不良事件。一项为期一年的研究指出虽然 DM/Q 可以改善假性延髓情绪综合征，但是不能阻止延髓功能的长期恶化，对延长无创呼吸管理也无益处。DM/Q 也可能对 ALS 患者的流涎症状有效，一项随机对照研究表明，服用 20/10mg DM/Q 后，患者的神经研究中心延髓功能量表（center for neurologic study-bulbar function scale，CNS-BFS）评分轻度改善。

（五）巴氯芬

巴氯芬（baclofen）是治疗痉挛的一线药物。痉挛是指肌肉张力增加、腱反射活跃的表现，分为强直性痉挛和阶段性痉挛，在 ALS 患者中很常见。巴氯芬是一种 γ-氨基丁酸 B 型（GABA_B）受体激动剂，可以介导细胞膜超极化，抑制谷氨酸、天冬氨酸等兴奋性氨基酸释放，起到解痉的作用。口服巴氯芬吸收快速，但是该药的血脑屏障渗透性不佳，一定程度上限制了药物疗效。因此，鞘内注射巴氯芬成了补充的给药方式，低剂量药物可以通过脊髓在中枢达到较高浓度。一项临床研究指出，给有痉挛症状的 ALS 患者鞘内注射巴氯芬 25～50μg，疼痛平均减少 54%，其中 6 名患者（75%）疼痛评分下降，3 名完全缓解。此外，低剂量阿坎酸（acamprosate）（一种谷氨酸能系统调节剂）和巴氯芬的联合药物（PXT864）在动物模型中可以抑制谷氨酸兴奋毒性诱导的 TDP-43 蛋白聚集，保护神经肌肉接头和运动神经元完整性。

（六）大麻类药物

大麻（cannabis）是大麻植物提取物，成分复杂，包括 400 多种化学物质，其中约 70 种为大麻素（cannabinoid）。一项关于大麻的研究指出，大麻可能对 ALS 患者的抑郁、食欲下降、痉挛、流涎和疼痛等症状有帮助。在 ALS 的小鼠模型中，大麻可以延长神经元细胞存活时间，延缓发病，减慢病程。

大麻素是一组萜酚类化合物，具有抗兴奋毒性、抗氧化、抗炎症和神经保护等作用。大麻素可以通过抑制肿瘤坏死因子（TNF）等细胞因子发挥抗炎作用，还可以通过调节延髓腹内侧神经元产生镇痛作用。临床研究表明，大麻素可以缓解多发性硬化（multiple sclerosis，MS）患者的痉挛症状。大麻素可以通过蒸发吸入，有利于快速达到药效，也有助于减少口腔分泌物。

Nabiximols 是一种从大麻植物中提取的混合物，包含四氢大麻酚（tetrahydrocannabinol，THC）和大麻酚（cannabidiol，CBD）两种成分，因此又称 THC∶CBD。Nabiximols 是一种口腔黏膜喷雾剂，在运动神经元病患者中具有抗痉挛和镇痛作用。2011 年，Nabiximols 被批准用于 MS 患者的痉挛治疗。在 ALS 患者中，Nabiximols 通常在巴氯芬等药物不能控制痉挛症状时使用。临床研究证实了 Nabiximols 在 ALS 患者中对痉挛的疗效及安全性。此外，该药也可以缓解痉挛导致的疼痛。一项回顾性单中心队列研究表明，患者对 Nabiximols 有较高的治疗满意度。

（七）他莫昔芬

他莫昔芬（tamoxifen）是一种口服雌激素受体拮抗剂，属于萜类化合物，其化学成分与大麻素类似。他莫昔芬最初被美国 FDA 批准用于乳腺癌的治疗。然而，它在 ALS 中也有潜在的作用。蛋白激酶 C 在 ALS 中可以介导脊髓的炎症反应，他莫昔芬可以抑制蛋白激酶 C。此外，他莫昔芬可以抑制氧化应激反应。在 *TDP-43* 过度表达的小鼠模型中，他莫昔芬可以改善小鼠的运动和记忆功能。一项 Ⅱ 期临床试验揭示了他莫昔芬在 ALS 患者中的疗效和安全性。高剂量的他莫昔芬（20～40mg/d）可以增加 ALS 患者的生存率，在 2 年的观察期内，高剂量组患者的生存期延长了 4～6 个月。另一项试验随机给予 60 名患者 30g/d 肌酸、40mg/d 他莫昔芬或 80mg/d 他莫昔芬，结果证明 80mg/d 剂量组对比其他两组 ALSFRS-R 评分改善和肌力下降减慢。在大样本健康人群研究中也发现了他莫昔芬与 ALS

低发病风险的相关性。然而，一项安慰剂对照试验表明他莫昔芬虽然表现出延缓病程的趋势，但是并未达到统计学意义。临床研究表明，40mg/d 和 80mg/d 的他莫昔芬均有较好的安全性。值得注意的是，他莫昔芬对动物具有致癌性，在乳腺癌患者中也有增加其他癌症发生的风险，因此用药时需要谨慎抉择。

（八）美西律

美西律（mexiletine）是一种钠离子通道抑制剂，主要用于治疗心律失常。美西律可以通过影响钠离子通道抑制神经元超兴奋性，也可以减少肌肉痛性痉挛，因此在 ALS 患者中具有潜在的治疗作用。肌肉痛性痉挛是指突然的、疼痛性的、不自主的肌肉收缩，95%的 ALS 患者会出现肌肉痉挛。随机对照研究表明，相比安慰剂组，300mg 和 900mg 美西律可以降低患者每周肌肉痉挛的频率和严重程度。对检查前 30 天内发作 10 次及以上肌肉痉挛的患者进行分析，发现肌肉痉挛的频率和严重程度呈剂量依赖性降低。另一项研究指出给予美西律可以平均每天减少 1.8 次肌肉痉挛。一项针对 3 个随机对照试验进行的系统综述指出，服用美西律后，35%的患者出现不良事件，3.6%出现呼吸衰竭。其中最常见的不良事件是恶心和震颤。

（九）左乙拉西坦

左乙拉西坦（levetiracetam）是一种抗癫痫药物，可以通过间接调控 $GABA_A$ 和甘氨酸受体促进抑制性神经传递，以及通过抑制 N 型钙通道抑制钙电流，对痛性痉挛和痉挛状态（spasticity）均有潜在的治疗作用。左乙拉西坦可以用于偏侧面肌痉挛（hemi-facial spasm）患者和 MS 患者痉挛症状的治疗。一项小型开放式研究表明，左乙拉西坦治疗与运动神经元病患者痛性痉挛的严重性和频率及阶段性痉挛的大幅减少有关。在癫痫和 MS 相关的临床试验中，左乙拉西坦均表现出良好的耐受性。

（十）莫达非尼

莫达非尼（modafinil）是一种新型的促醒剂，用于治疗嗜睡症。莫达非尼可以刺激突触去甲肾上腺素和多巴胺释放，提高下丘脑的组胺水平。因此，莫达非尼可能有助于改善疲劳症状。疲劳是 ALS 患者常见的症状之一，主要表现为肌肉劳累引起的可逆性运动无力或全身疲劳，休息可部分缓解。疲劳与肌肉痛性痉挛和夜尿症相关，影响患者的生活质量。临床试验指出连续 4 周给予患者 300mg/d 莫达非尼，其疲劳严重程度量表（fatigue severity scale，FSS）评分相比安慰剂对照组要低。意向治疗（intention to treat，ITT）分析和完成试验者分析均揭示了莫达非尼的高反应率，提示潜在的有益作用。另一项研究表明，给予患者 200mg 或 400mg 莫达非尼，患者的 FSS 和 Epworth 嗜睡量表（Epworth sleeping scale，ESS）评分下降，功能独立性评估（functional independence measure self-report，FIM-SR）分数上升。该研究也证实了这两种剂量莫达非尼的安全性。

总体来说，ALS 患者对症治疗药物的选择主要是基于临床医生的经验，将其他疾病中的药物引入 ALS 中，即"老药新用"。这些药物的适应证和药理机制与 ALS 的症状和可能的致病机制存在关联，在 ALS 中具有潜在的应用价值。但是，大部分对症治疗药物仍然停留在理论和经验的层面，缺乏大样本、高质量的临床试验评估。因此，在进行对症治疗药物选择时应当恪守循证医学的基本要求，对于超适应证和没有临床研究支持的药物，应当慎重使用，避免不良事件发生。

第二节　肌萎缩侧索硬化症的营养管理

中国《罕见病诊疗指南（2019年版）》指出ALS患者应当保证充足的营养摄入，尤其对于有吞咽困难的患者，应当多吃营养价值高、易于食用的食物。适当的膳食纤维摄入对ALS患者也具有积极作用，更多摄入植物纤维可能降低患者脑脊液中促炎因子的水平，有利于延缓病程，延长患者生存时间。

吞咽困难是ALS患者常见的症状之一，除了会影响患者营养摄入，还可以造成食物在咽部残留，引发误吸、吸入性肺炎等危险状况。对于疾病早期的患者，应当监测延髓相关吞咽功能的损害。对于中期患者，可利用腭托来改善症状，通过借助外力提高软腭高度，增大舌运动范围，改善舌根运动，缓解吞咽困难。此外，调整饮食内容和结构也可以在一定程度上保证进食安全。对于不同质地的食物，宜采用不同的吞咽方式，如液体食物推荐低头吞咽，而固体食物则建议用力吞咽。对于晚期患者，推荐进行胃造口术或鼻胃管置入以实施肠内营养。临床研究确认了胃造口术对患者生存的正向作用，提示在体重下降的早期（小于10%）进行胃造口术可以更好地延长患者的生存时间。

值得注意的是，有研究指出辣椒素可能对吞咽障碍的患者有效。对伴有吞咽障碍的脑血管病或帕金森病患者进行的随机对照试验表明，用棉签将含有辣椒素的软膏涂抹于受试者的外耳道，单次给药30分钟、60分钟后，患者内镜吞咽评分总和显著降低；单次给药5分钟、30分钟、60分钟后，患者感觉-运动-反射-清除量表中的反射分数显著增加。

第三节　肌萎缩侧索硬化症的呼吸支持

ALS患者可有呼吸肌无力的表现，因此对于ALS患者，应当密切监控呼吸功能，至少每3个月进行1次呼吸功能检查，尽早进行辅助通气治疗。早期启动无创通气对患者的生存率和生活质量均有益。然而，无创通气可能会伴随口干、幽闭恐惧症等问题，进而影响患者的依从性，针对这些情况，可以给患者配备加湿器或替代面罩等。临床医生应当鼓励患者坚持无创通气，依从性差的患者无法获得较好的生存益处。对于无法耐受无创通气、难以管理呼吸道分泌物及危重患者，应当及时进行气管切开插管和有创通气。但是，有创通气通常导致患者交流能力丧失，应当根据实际情况进行选择。

口咽分泌物的存在会增加呼吸肌无力患者吸入性肺炎的风险。流涎、口腔分泌物黏稠过多等情况会影响无创机械通气（non-invasive ventilation，NIV）的效果，干扰呼吸支持治疗。除了上述肉毒毒素、抗胆碱能药物为主的药物治疗外，非药物治疗手段对控制流涎症状也有较好的效果。唾液腺放射治疗是减少患者流涎的一种有效方式，多数患者对此反应良好，疗效可持续数月，在药物治疗失败的情况下，可尝试唾液腺放射治疗。但是该方法在辐射类型和剂量上仍缺乏统一的标准。对于难治或依从性较差的患者，手术治疗可能是最终的选择，但一般并不推荐进行。鼓索神经切断术可以减少下颌下腺和舌下腺的分泌，但可能导致听力丧失或舌前 2/3 味觉下降等并发症。针对腮腺和下颌下腺的手术，如腮腺导管重建、下颌下腺切除等，可能存在一定的效果，但并无在 ALS 患者中的实践证明。

第四节　肌萎缩侧索硬化症的综合治疗

综合治疗即多学科综合治疗，针对患者在病程中可能出现的症状，神经、心理、营养、康复、呼吸等科室均应参与患者的诊断和治疗过程。除了药物治疗，非药物治疗手段也很重要。

对于以肢体无力起病或为主要表现的患者，疾病早期应当提供物理治疗、辅助工具等。锻炼、水疗、冷冻疗法都可以一定程度改善患者的痉挛症状。辅助设备对 ALS 患者也有重要的意义。例如，为颈肌无力的 ALS 患者开发的 Sheffield Support Snood 支撑式颈圈对患者的头颈具有支持作用，并且不限制患者的头颈移动、进食和说话。在疾病后期，由于患者呼吸肌无力症状加重，需要辅助通气、呼吸练习等措施进行干预，如使用肺复张器进行呼吸叠加练习，附在面罩上的自我充气袋可以在呼吸叠加时帮助吸气，从而达到改善肺复张和辅助咳嗽的目的。机械吸气–排气装置、体外高频胸壁振荡装置均可以辅助患者咳嗽。需要注意的是，ALS 是一种不可治愈的疾病，死亡率很高。除了躯体症状，患者通常会因为病情产生焦虑、抑郁等心理问题。临床医生应当定期评估患者的心理状况，及时给予药物和心理治疗。对于有抑郁症状的患者，推荐使用 5-羟色胺再摄取抑制剂和三环类抗抑郁药，其中最常用的药物为阿米替林、舍曲林、氟西汀和帕罗西汀。欧洲神经科学学会联合会认为阿米替林疗效最佳，该药物不仅具有抗抑郁作用，还能改善 ALS 患者的失眠和唾液过多等症状。对于有焦虑症状的患者，可以给予安定、劳拉西泮等苯二氮䓬类药物。丁螺环酮、阿片类药物等也可尝试。此外，心理治疗也有利于缓解患者的忧虑情绪，临床医生与患者的积极互动可以帮助患者克服对疾病的恐惧。构音障碍也可成为影响患者心理健康的问题之一。起病初期，患者可有痉挛性或弛缓性的言语障碍，后期则发展为混合性障碍。即便临床医生、家属、社会工作者尝试积极地与患者沟通交流，结果可能适得其反。辅助沟通交流工具，尤其是高科技辅助交流（high-tech-augmentative and alternative communication，HT-AAC）软件的发展，为解决这一难题带来了希望。沟通是心理干预和心理治疗的重要途径，HT-AAC 软件的应用将极大地帮助患者与社会重新建立联系，有利于患者的精神心理治疗。此外，类似于 HT-AAC 软件的新兴科技产品也对患者的日常生活和诊断治疗过程有所帮助，如远程会诊、物联网、可穿戴设备及具有脑机接口和眼动技术支持的增强和辅助通信设备、康复机器人等。这些新兴的科技产品可以帮助医生对患者进行远程指导，有利于提高患者的生活质量。

欧洲神经病协会联盟指南指出，在 ALS 疾病的整个病程中，应尽一切努力保持患者的自主权，应尊重患者的社会和文化背景，及早与患者和照顾者讨论临终关怀的提前指示。英国运动神经元病协会已经开发出一种"just-in-case"药盒，将预先开出的治疗 ALS 晚期症状的药物置于其中，储存在患者家中，以便护理人员或临床医生在需要时使用。这些药物包括阿片类药物、苯二氮䓬类药物、东莨菪碱、格隆溴铵等，主要用于呼吸困难、呼吸道分泌物增多、疼痛、辅助通气撤离时的焦虑、终末期躁动等终末症状。通过建立以患者为中心的决策方式，在患者和照顾者的参与下制订姑息治疗和临终关怀方案，可以在一定程度上减轻患者对疾病的恐惧和不安。

小　结

　　ALS 是一种罕见的运动神经元病，因其逐渐进展的病程又被称为"渐冻症"。病程早期患者可能有无力、疲劳等轻微症状，之后会逐渐进展为全身肌肉无力和萎缩，呼吸衰竭是患者的最终结局。目前，没有任何药物和技术手段可以逆转 ALS 的病程，国内外指南主要批准了利鲁唑和依达拉奉两种疾病修饰治疗药物。利鲁唑是目前唯一可以延长患者生存时间的药物，但其对运动症状的改善有限。依达拉奉的疗效仍然存在争议，在特定的患者群体可以表现出延缓病程的作用，但是在超出该范围的人群及不同遗传背景的人群中疗效欠佳。因此，仍需要更多的临床试验明确其适应群体。ALS 患者的对症治疗药物很多，大都参考多发性硬化、其他运动神经元病或具有类似症状的疾病。对于这些"老药"，目前仍缺乏高质量的临床试验证据支持它们在 ALS 患者中的有效性和安全性，因此应当慎重地选择和使用对症治疗药物。除了药物治疗，非药物治疗也具有重要意义。常见的非药物治疗方法包括营养补充、呼吸支持、锻炼、物理疗法等，非药物治疗可以辅助药物治疗，提高患者的生活质量。此外，应当早期给予患者必要的心理疏导和精神支持，缓解患者的恐慌和不安情绪，提高患者的依从性，有利于药物和非药物治疗的进行。现有的医疗技术仍然有限，早期识别和干预有益于患者的生存。

（陈　晟　张仪纵横　高一宁　杨　钊）

参 考 文 献

国家卫生健康委员会，2019. 罕见病诊疗指南（2019 年版）. [2022-12-04]]http：//www. nhc. gov. cn/yzygj/s7659/201902/ 61d06b4916c348e0810ce1fceb844333/files/e2113203d0bf45d181168d855426ca7c. pdf.

Abe K, Itoyama Y, Sobue G, et al, 2014. Confirmatory double-blind, parallel-group, placebo-controlled study of efficacy and safety of edaravone（MCI-186）in amyotrophic lateral sclerosis patients. Amyotroph Lateral Scler Frontotemporal Degener，15（7-8）： 610-617.

Bensimon G, Lacomblez L, Delumeau J C, et al, 2002. A study of riluzole in the treatment of advanced stage or elderly patients with amyotrophic lateral sclerosis. J Neurol，249（5）：609-615.

Bensimon G，Lacomblez L，Meininger V，1994. A controlled trial of riluzole in amyotrophic lateral sclerosis. ALS/Riluzole Study Group. N Engl J Med，330（9）：585-591.

Bryson H M，Fulton B，Benfield P，1996. Riluzole. A review of its pharmacodynamic and pharmacokinetic properties and therapeutic potential in amyotrophic lateral sclerosis. Drugs，52（4）：549-563.

Chen L，Liu X，Tang L，et al，2016. Long-Term use of riluzole could improve the prognosis of sporadic amyotrophic lateral sclerosis patients：a real-world cohort study in China. Front Aging Neurosci，8：246.

Garuti G，Rao F，Ribuffo V，et al，2019. Sialorrhea in patients with ALS：current treatment options. Degener Neurol Neuromuscul Dis， 9：19-26.

Gibbons C，Pagnini F，Friede T，et al，2018. Treatment of fatigue in amyotrophic lateral sclerosis/motor neuron disease. Cochrane Database Syst Rev，1（1）：CD011005.

Goncharova P S，Davydova T K，Popova T E，et al，2021. Nutrient effects on motor neurons and the risk of amyotrophic lateral sclerosis. Nutrients，13（11）：3804.

Groeneveld G J，Van Kan H J M，Kalmijn S，et al，2003. Riluzole serum concentrations in patients with ALS：associations with side effects and symptoms. Neurology，61（8）：1141-1143.

Hobson E V，McDermott C J，2016. Supportive and symptomatic management of amyotrophic lateral sclerosis. Nat Rev Neurol，12（9）：526-538.

Kalin A，Medina-Paraiso E，Ishizaki K，et al，2017. A safety analysis of edaravone（MCI-186）during the first six cycles（24 weeks）of amyotrophic lateral sclerosis（ALS）therapy from the double-blind period in three randomized，placebo-controlled studies. Amyotroph Lateral Scler Frontotemporal Degener，18（sup1）：71-79.

Lacomblez L，Bensimon G，Leigh P N，et al，1996. Dose-ranging study of riluzole in amyotrophic lateral sclerosis. Amyotrophic Lateral Sclerosis/Riluzole Study Group Ⅱ. Lancet，347（9013）：1425-1431.

Lacomblez L，Bensimon G，Leigh P N，et al，2002. Long-term safety of riluzole in amyotrophic lateral sclerosis. Amyotroph Lateral Scler Other Motor Neuron Disord，3（1）：23-29.

Nagase M，Yamamoto Y，Miyazaki Y，et al，2016. Increased oxidative stress in patients with amyotrophic lateral sclerosis and the effect of edaravone administration. Redox Rep，21（3）：104-112.

Pongratz D，Neundörfer B，Fischer W，2000. German open label trial of riluzole 50 mg b. i. d. in treatment of amyotrophic lateral sclerosis（ALS）. J Neurol Sci，180（1-2）：82-85.

Pugliese R，Sala R，Regondi S，et al，2022. Emerging technologies for management of patients with amyotrophic lateral sclerosis：from telehealth to assistive robotics and neural interfaces. J Neurol，269（6）：2910-2921.

Roch-Torreilles I，Camu W，Hillaire-Buys D，2000. Adverse effects of riluzole（Rilutek）in the treatment of amyotrophic lateral sclerosis. Therapie，55（2）：303-312.

Takei K，Tsuda K，Takahashi F，et al，2017. Post-hoc analysis of open-label extension period of study MCI186-19 in amyotrophic lateral sclerosis. Amyotroph Lateral Scler Frontotemporal Degener，18（sup1）：64-70.

Traynor B J，Bruijn L，Conwit R，et al，2006. Neuroprotective agents for clinical trials in ALS：a systematic assessment. Neurology，67（1）：20-27.

Writing Group on Behalf of the Edaravone（MCI-186）ALS 18 Study Group，2017. Exploratory double-blind，parallel-group，placebo-controlled study of edaravone（MCI-186）in amyotrophic lateral sclerosis（Japan ALS severity classification：Grade 3，requiring assistance for eating，excretion or ambulation）. Amyotroph Lateral Scler Frontotemporal Degener，18（sup1）：40-48.

Writing Group on Behalf of the Edaravone（MCI-186）ALS 19 Study Group，2017. Open-label 24-week extension study of edaravone（MCI-186）in amyotrophic lateral sclerosis. Amyotroph Lateral Scler Frontotemporal Degener，18（sup1）：55-63.

Writing Group，Edaravone（MCI-186）ALS 19 Study Group，2017. Safety and efficacy of edaravone in well defined patients with amyotrophic lateral sclerosis：a randomised，double-blind，placebo-controlled trial. Lancet Neurol，16（7）：505-512.

Xu X，Shen D，Gao Y，et al，2021. A perspective on therapies for amyotrophic lateral sclerosis：can disease progression be curbed. Transl Neurodegener，10（1）：29.

Yoshino H，Kimura A，2006. Investigation of the therapeutic effects of edaravone，a free radical scavenger，on amyotrophic lateral sclerosis（Phase Ⅱ study）. Amyotroph Lateral Scler，7（4）：241-245.

第十二章 肌萎缩侧索硬化症的创新治疗

对于肌萎缩侧索硬化症（amyotrophic lateral sclerosis，ALS），目前还缺乏根治手段，现阶段运用于临床的药物主要为利鲁唑和依达拉奉，其用于减缓疾病的进程，延长患者的生存期，改善患者的生活质量。因此，开发针对 ALS 的新的有效治疗药物迫在眉睫。随着近年来对 ALS 机制的研究越来越深入，人们对这一"绝症"有了许多新的认识。针对疾病的不同作用机制，许多创新疗法应运而生，目前已有大量进入临床试验的"新药"（表12-1）。其中有些创新性治疗研究已较为成熟，有望在未来成为治疗 ALS 的新的有力武器。本章主要围绕自噬靶向治疗、细胞治疗、基因疗法等对 ALS 的创新治疗进行介绍。

第一节 自噬靶向治疗

自噬是一种真核细胞中保守的分解代谢过程，参与细胞内的基本代谢，清除功能失调的细胞器和异常聚集的蛋白质，对维持神经元稳态至关重要。自噬受损是 ALS 的一个关键病理机制，ALS 中存在多种蛋白异常积聚，如铜/锌超氧化物歧化酶（superoxide dismutase 1，SOD1）、TAR DNA 结合蛋白（TAR DNA-binding protein 43，TDP-43）、肉瘤融合/脂肪肉瘤转运蛋白（fused in sarcoma/translocated in liposarcoma，FUS/TLS）、9 号染色体开放阅读框72 编码蛋白（chromosome 9 open reading frame 72，C9orf72）、囊泡相关蛋白（vesicle-associated membrane protein，VAPB）等。这些相关蛋白的基因突变或蛋白质积聚在 ALS 的发病过程中均起到一定作用。致病蛋白可直接干扰自噬细胞内维持细胞功能的组成成分，或间接干扰自噬过程，这种对自噬系统的毒性可能是导致疾病的主要原因。因此自噬调节可成为 ALS 的一种潜在治疗策略（图 12-1）。

抑制雷帕霉素复合物（mechanistic target of rapamycin complex，mTORC）和激活 unc-51样激酶（unc-51-like kinase，ULK）复合物及应激、能量缺乏、细胞内钙离子增加等均可诱导自噬。Ⅲ类磷脂酰肌醇 3-激酶（phosphoinositide 3-kinase，PI3K）复合物可以被 ULK 磷酸化，随后催化磷脂酰肌醇（phosphatidylinositol，PI）转化为磷脂酰肌醇 3-磷酸（phosphatidylinositol-3-phosphate，PI3P）并启动自噬。Atg9 囊泡从高尔基复合体中释放出来，并将 PI3K 复合物招募到下游的自噬相关蛋白中。Atg12-Atg5-Atg16L 复合物和微管相关蛋白 1A/1b 轻链 3（microtubule-associated protein 1A/1B-light chain 3，LC3）是泛素连接酶，对膜的延伸和闭合是不可或缺的。LC3 可以被 Atg4 裂解，生成的 LC3-Ⅰ与磷脂酰乙醇胺（phosphatidyl ethanolamine，PE）结合，PE 由定位于自噬小体细胞膜上的 Atg12-Atg5-Atg16L 复合物介导。动力蛋白–动力激活蛋白复合物介导细胞器沿着微管运输。由 LC3 标记的成熟囊泡沿着微管分布，LC3 与动力蛋白–动力激活蛋白复合物共定位。mSOD1 改变动力蛋白的细胞定位，抑制动力蛋白–动力激活蛋白复合物，阻碍自噬小体运输。转录因子 EB（transcription factor EB，TFEB）受 mTORC1 调控，介导自噬和溶酶体相

表 12-1 ALS 创新药物临床试验汇总

药物分类	临床试验号	临床试验阶段、受试人数	药物	治疗	时间	主要研究终点	主要结果
氧化应激	NCT00330681	Ⅲ, 206	依达拉奉(MCI-186)	安慰剂(n=104)或依达拉奉(n=102)静脉注射。在第1个周期的前14天注射超过60分钟,在第2~6个周期的前14天注射超过10分钟	2006年5月至2008年9月	ALSFRS-R	依达拉奉组的ALSFRS-R评分略有下降
	NCT01492686	Ⅲ, 137	依达拉奉(MCI-186)	安慰剂(n=104)或依达拉奉(n=102)静脉注射。在第1个周期的前14天注射超过60分钟,在第2~6个周期的前14天注射超过10分钟	2011年12月至2014年9月	ALSFRS-R	依达拉奉提高了一小部分患者的ALSFRS-R评分
自噬	UMIN000036295	Ⅰ, 12	博舒替尼	4种剂量:100mg/d, 200mg/d, 300mg/d或400mg/d	2019年3月至2021年3月	剂量限制性毒性	3名患者出现了肝功能障碍
	NCT02166944	Ⅰ/Ⅱ, 20	他莫昔芬	他莫昔芬40mg(n=10)或利鲁唑(n=8)每天服用,持续1年	2014年4月至2019年9月	ALSFRS-R	6个月中对减缓疾病进展只有轻微效果
细胞治疗	NCT01640067	Ⅰ, 18	HSSC	3例接受3次单侧hNSC注射,另1例接受双侧注射。每个注射部位共计75万个细胞(15μl)	2011年12月至2015年12月	与治疗相关的死亡率、不良事件、神经放射学和神经生理学变量	hNSC移植被证实是一种安全的细胞治疗方法,具有良好的重复性。部分患者的ALSFRS-R评分和MRC评分均有短暂的改善
	NCT01348451	Ⅰ, 18	HSSC	通过单侧注射,以5μl/min的速度注射2分钟以上,共5次注射50万个细胞(NSI-566RSC HSSC系)	2009年1月至2016年12月	不良事件	证明了颈椎和双靶向方法(腰椎和颈椎注射)的安全性和可行性
	NCT01730716	Ⅱ, 18	HSSC	每组有3名参与者。注射次数10~40次,部位:C3~C5或L2~L4),双侧注射,注射细胞(HSSC)200万~1600万个	2013年5月至2016年11月	不良事件	高剂量(20次注射,40万个细胞)是安全的,包括连续的腰椎颈椎注射

续表

药物分类	临床试验号	临床试验阶段受试人数	药物	治疗	时间	主要研究终点	主要结果
	NCT01640067	I，18	hNSC	参与者被分为3组，单侧或双侧注射（C_3~C_5或T_8~T_{11}），每次注射共75万个细胞（15μl hNSC）	2011年12月至2015年12月	与治疗相关的死亡率、不良事件、神经放射学和神经生理学变量	hNSC移植的安全性。从末后第1个月和移植后4个月开始，观察到ALSFRS-R评分短暂下降
	NCT01363401	I/II，72	BM-MSC	每个患者接受2次鞘内注射自体BM-MSC充质干细胞（$1×10^6$个细胞/kg），间隔26天。对照组（n=31，利鲁唑单独100mg）	2011年2月至2013年8月	ALSFRS-R	12个月内，2次重复鞘内注射是安全可行的
	NCT01051882	I/II，12	NurOwn®	每组6例患者接受肌内注射或鞘内注射NurOwn®	2011年6月至2013年3月	安全性评价和耐受性	安全性和耐受性良好
细胞治疗	NCT01777646	IIa，14	NurOwn®	接受肌内和鞘内联合注射	2012年12月至2015年9月	安全性评价和耐受性	FVC和ALSFRS-R评分的进展下降率有所改善
	NCT02017912	II，48	MSC-NTF细胞	MSC组（n=36）：MSC-NTF细胞。安慰剂组（n=12）：DMEM培养基，鞘内（$125×10^6$个）联合肌内注射（$48×10^6$个）NurOwn®	2014年5月至2016年7月	不良事件	在快速进展亚组（n=21）中，疾病进展率在早期得到改善
	NCT02286011	I，20	BMMNC	下肢肌肉注射自体骨骨髓MNC（1亿~12亿个细胞用2ml生理盐水稀释）	2014年11月至2017年12月	不良事件	肌内注射BMMC是安全的，并对D50指数有影响
	NCT03241784	I，4	自体Treg	共注射8次自体Treg（$1×10^6$个细胞/kg），同时皮下注射IL-2（每周3次，$2×10^5$IU/m²/注射）	2016年5月至2018年2月	不良事件	输注后Treg的数量和抑制功能增加，而Treg的功能抑制功能增加与进展速度减慢相关

续表

药物分类	临床试验号	临床试验阶段/受试人数	药物	治疗	时间	主要研究终点	主要结果
基因治疗	NCT01041222	I, 33	ISIS 333611	4组8例患者接受鞘内注射 ISIS 333611, 剂量分别为0.15mg、0.5mg、1.5mg、3mg(随机6种药物每组2种安慰剂)	2010年1月至2012年1月	安全性、药代动力学耐受性	在剂量高达3mg时, 没有发现剂量限制毒性, 并观察了剂量依赖性的脑脊液和血浆浓度
	NCT02623699	II/III, 84	Tofersen (BIIB067)	在每个剂量队列(20mg、40mg、60mg 或100mg)中, 参与者按3:1的比例随机分配, 接受5个剂量的 Tofersen 或安慰剂, 鞘内注射12周	2016年1月至2019年1月	不良事件	在鞘内注射12周内给予最高浓度的 Tofersen 时, 脑脊液 SOD1 浓度下降
兴奋毒性	NCT00444613	II/III, 273	甲钴胺(E0302)	安慰剂组(n=124)、25mg(n=124)或50mg甲钴胺组(n=125), 每周2次, 肌内注射, 持续182周	2007年4月至2014年3月	生存率、ALSFRS-R	在整个试验中没有发现明显的疗效。如果早期开始(≤持续12个月), 治疗可延长生存期并并期缓症状进展
线粒体缺陷和细胞凋亡	NCT01786603	II, 48	雷沙吉兰	雷沙吉兰组(n=60): 雷沙吉兰2mg, 每天1次, 持续12个月。安慰剂组(n=20): 安慰剂2mg, 每天1次, 连续12个月	2013年11月至2016年7月	ALSFRS-R	耐受性良好, 无严重不良事件。雷沙吉兰组的 ALSFRS-R 斜率没有改善
	NCT01879241	II, 252	雷沙吉兰	雷沙吉兰组(n=127): 利鲁唑100mg 加1mg雷沙吉兰。安慰剂组(n=125): 100mg利鲁唑加安慰剂, 共18个月	2013年6月至2016年8月	生存率	对于进展正常至快速的患者, 雷沙吉兰可能会改善疾病进展, 对生存期没有疗效
免疫调节	NCT02588677	II/III, 394	马西替尼	394例患者被随机分配(1:1:1)接受利鲁唑(100mg/d)加安慰剂或马西替尼, 每天4.5mg/kg 或 3.0mg/kg	2013年4月至2018年3月	ALSFRS-R	与安慰剂相比, 马西替尼在改善 ALSFRS-R 评分方面有显著差异

注: HSSC. 人脊髓来源干细胞; hNSC. 人源神经干细胞; BM-MSC. 骨髓间充质干细胞; FVC. 用力肺活量。

关蛋白（atg9B 和 LAMP1）的表达，进而影响自噬溶酶体形成，同时 mSOD1 也会干扰 TFEB 表达。Ras 相关蛋白 7（Ras-related protein 7，Rab7）调控自噬溶酶体的形成和成熟，并与 C9orf72 相互作用。锂和丁苯酞通过抑制 PI3K 和糖原合成酶激酶-3β（glycogen synthase kinase-3β，GSK-3β）增强自噬，雷帕霉素和 Torkinib 通过抑制 mTORC1 诱导自噬，而卡马西平、维拉帕米和海藻糖通过激活 AMP 依赖的蛋白激酶（AMP-activated protein kinase，AMPK）启动自噬。此外，海藻糖还可以调节 TFEB 的磷酸化和易位。据报道，罗匹尼罗通过 Beclin-1 依赖途径诱导自噬。HDAC6 可以控制自噬体和溶酶体融合。

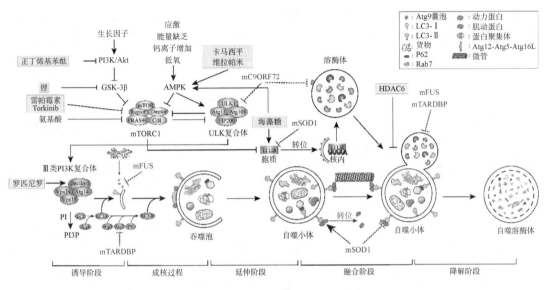

图 12-1　自噬过程及潜在诱导自噬靶点

mTORC1.mechanistic target of rapamycin complex 1，雷帕霉素复合物 1 的机制靶点；ULK1.unc-51-like kinase 1，unc-51 样激酶 1；AMPK.AMP-activated protein kinase，AMP 依赖的蛋白激酶；PI3K.phosphoinositide 3-kinase，磷脂酰肌醇 3-激酶；GSK-3β.glycogen synthase kinase-3β，糖原合成酶激酶-3β；PI.phosphatidylinositol，磷脂酰肌醇；PI3P.phosphatidylinositol-3-phosphate，磷脂酰肌醇 3-磷酸；Atg.autophagy-related protein，自噬相关蛋白；LC3.microtubule-associated protein 1A/1B-light chain 3，微管相关蛋白 1A/1b 轻链 3；PE.phosphatidyl ethanolamine，磷脂酰乙醇胺；mSOD1.mutant SOD1，突变 SOD1；TFEB.transcription factor EB，转录因子 EB；LAMP1.lysosomal-associated membrane protein 1，溶酶体相关膜蛋白 1；Rab7.Ras-related protein 7，Ras 相关蛋白 7

扫封底二维码获取彩图

一、雷帕霉素

哺乳动物雷帕霉素靶蛋白（mammalian target of rapamycin，mTOR）是一种非典型丝氨酸/苏氨酸蛋白激酶，为磷脂酰肌醇激酶相关激酶（phosphatidy-linositol kinase-related kinase，PIKK）蛋白质家族成员。雷帕霉素是一种通过抑制 mTOR 通路而被广泛使用的自噬增强剂，但在不同的 ALS 动物模型中的作用目前存在争议，这限制了其运用于 ALS 的治疗。

二、海藻糖

海藻糖是一种自噬激活剂，研究显示，海藻糖可通过调控自噬-溶酶体生成的关键转录因子 TFEB 促进自噬。使用海藻糖已被证明可以延长 SOD1^{G86R} 小鼠的寿命，延缓疾病发作，减少脊髓中 SOD1 的累积，增加运动神经元的存活率。在 SOD1^{G93A} ALS 小鼠模型中也证实了类似的治疗效果，但在疾病的后期阶段疗效减弱。

三、锂

虽然锂可以通过调节 mTOR 通路，在不同的 ALS 小鼠模型中有效地延缓疾病发作和延长寿命，但在临床试验中对患者没有疗效。然而，最近一项关于不同基因型患者疗效评价的 Meta 分析发现，锂的治疗效果在不同患者中不同。*UNC13A* 突变携带者比 *C9orf72* 突变携带者治疗效果更好，12 个月的生存率从 40.1% 提高到 69.7%。这一结果为将来的临床试验提供了新思路，我们可以标准化 ALS 的基因分型，并根据不同基因型进行有针对性的靶向治疗。

四、丁 苯 酞

丁苯酞（N-butylidenephthalide）是中药当归的主要成分。它可以通过介导内质网应激调节自噬功能。在 ALS 小鼠模型中，于发病前口服 250mg/kg 每天 2 次丁苯酞对生存率的改善作用优于利鲁唑。此外，丁苯酞可减少 SOD1^{G93A} 小鼠运动神经元损伤，改善腓肠肌功能。这些神经保护作用可能与 Akt-mTOR 通路抑制自噬作用及抗凋亡、抗炎症和抗氧化作用有关。

五、卡 马 西 平

卡马西平是一种常用的抗癫痫药物，它可通过降低细胞内肌醇水平刺激自噬。卡马西平可在有 TDP-43 蛋白病的额颞叶痴呆小鼠模型中，通过 mTOR 通路激活自噬，改善小鼠的运动功能。在 SOD1^{G93A} 小鼠中，口服卡马西平（每天 200mg/kg）可延缓发病并显著延长生存期。此外，卡马西平可通过 AMPK-ULK1 通路增加对突变体 SOD1 聚集体的清除，保护运动神经元。

六、维 拉 帕 米

有研究表明，ALS 患者运动神经元胞质中钙离子水平升高与 mTOR 通路相关的自噬调节有关。维拉帕米是一种 L 型钙通道阻滞剂，临床上将其用于心血管疾病。它可以通过降低细胞内钙离子水平激活自噬，增加自噬流。在 SOD1^{G93A} 小鼠模型中，腹腔注射维拉帕米（每天 25mg/kg）可通过增加自噬流、减少 SOD1 聚集延缓疾病发生并延长生存期。

七、Torkinib

应激颗粒在调节不溶性聚集物的形成中起着重要作用。最近，选择性 mTOR 抑制剂 Torkinib 已被证明可以逆转发生 *P525L FUS* 突变的 iPSC 来源的神经元中的应激颗粒的病理变化，从而调节自噬。

八、博苏替尼和罗匹尼罗

博苏替尼和罗匹尼罗是最近基于 iPSC 药物筛选中新发现的两种潜在的治疗 ALS 的药物，目前还处于临床研究阶段。博苏替尼是一种 Src/c-Abl 的抑制剂，可通过诱导自噬，减少错误折叠的 SOD1 和 TDP-43，以增加 iPSC 来源的运动神经元的存活率。此外，博苏替尼可以延缓 *SOD1* 突变小鼠的发病并延长生存期。针对博苏替尼的为期 12 周的 I 期临床试验已在进行中（UMIN000036295），主要考察博苏替尼在 4 种不同剂量下的安全性和耐受性（100mg/d、200mg/d、300mg/d 或 400mg/d）。罗匹尼罗是一种多巴胺 D2 和 D3 受体激动剂，在 iPSC 来源的 ALS 运动神经元中展现了线粒体靶向的抗氧化作用。最近的研究表明，D2R/D3R 激动剂可能通过 beclin-1 依赖途径促进自噬。接下来可以探究罗匹尼罗诱导的 D2R/D3R 激活是否可以通过自噬激活使异常的 RNA 蛋白复合物降解。

九、他 莫 昔 芬

TDP-43 的异常聚集是 ALS 典型的病理表现之一。他莫昔芬已被证实通过抑制 AKT-PKB 通路，mTOR 依赖的途径增强自噬，从而增加 TDP-43 聚集体的清除。我国台北已完成一项小型 II 期临床试验（NCT02166944），以探讨他莫昔芬治疗 ALS 的疗效。在 18 例患者中，10 例被随机分配接受他莫昔芬治疗（每天 40mg，连续 1 年）。前 6 个月随访结果表明，他莫昔芬组患者的 ALSFRS-R 评分下降速度较慢，但在 12 个月随访时，两组间的 ALSFRS-R 评分没有差异。这一结果表明，在 6 个月时，他莫昔芬在减缓 ALS 进展方面有一定的作用。但该试验规模小，仍需要大规模临床试验才能确定他莫昔芬的疗效。

十、组蛋白去乙酰化酶 6 靶向策略

组蛋白去乙酰化酶 6（histone deacetylase 6，HDAC6）在突变 SOD1 聚集的调控中发挥着重要作用，并且能控制自噬体与溶酶体的融合。虽然一些研究发现了与 HDAC6 抑制相关的有害影响，但最近的一项研究表明，在 ALS 小鼠中过表达 HDAC6 可以通过诱导自噬溶酶体的形成和突变体 SOD1 蛋白聚集物的降解来延长小鼠寿命。在另一项研究中，*HDAC6* 基因敲除增加了 SOD^{G93A} 小鼠脊髓前角剩余运动神经元的数量，同时显著延长了生存期。

第二节　细 胞 治 疗

干细胞是一类具有自我复制能力的多潜能细胞，可以进行自我更新，以维持干细胞池的稳定性，分化为成熟细胞；具有良好的增殖分化和迁移能力，可参与修复过程；具有可移植性，可以重建组织。目前应用于治疗的干细胞有多种来源：胚胎干细胞（embryonic stem cell，ESC）、诱导多能干细胞（induced pluripotent stem cell，iPSC）、间充质干细胞（mesenchyma stem cell，MSC）和神经干细胞（neural stem cell，NSC）等，以上干细胞均在治疗 ALS 中表现出潜在的治疗效果。越来越多的证据支持干细胞移植可能成为治疗 ALS 的一种新的替代疗法。移植的干细胞可分泌生长因子，如胶质细胞源性神经营养因子（glial cell derived neurotrophic factor，GDNF）、脑源性神经营养因子（brain-derived neurotrophic factor，BDNF）、血管内皮生长因子（vascular endothelial growth factor，VEGF）和胰岛素样生长因子-1，可提供神经营养支持，减缓运动神经元变性。到目前为止，几种具有不同特性和治疗作用的干细胞已被用于 ALS 的临床前和临床试验中。其中，NSC、MSC 和造血干细胞（hematopoietic stem cell，HSC）的应用最为广泛。

一、神经干细胞治疗

最近，一项研究将人源神经干细胞（human NSC，hNSC）移植到 $SOD1$ 突变大鼠双侧脊髓前角，移植后 40 天，hNSC 在脊髓内存活，大鼠的体重下降和运动恶化情况减缓，星形胶质细胞和小胶质细胞的激活水平下调，运动神经元的密度增加。在另一项研究中，将能分泌胶质细胞系来源 GDNF 的 hNSC 移植到 $SOD1^{G93A}$ALS 大鼠皮质，可延缓病情进展并延长生存期，且无不良反应。之前的临床研究已经证实了鞘内移植 NSC 的安全性和可行性。在 15 名志愿者中联合腰髓（L_2~L_4）和颈髓（C_3~C_5）注射 20U 的 NSC（40 万个细胞/注射），结果安全性且耐受性良好，没有加速病情进展，可见鞘内移植 hNSC 是可行的（NCT01730716）。最近一项使用高度标准化的细胞药物 hNSC 的 I 期临床试验（NCT01640067）得到了相同的结果，其 II 期临床试验目前正在准备中。如果这种标准化的细胞药物的治疗效果和安全性得到验证，则它就有望在未来规避伦理相关问题。

二、间充质干细胞治疗

间充质干细胞可从骨髓、外周血、脐带血和脂肪组织中获得。患者来源的间充质干细胞相对易于收集和扩增，排异风险小，伦理问题少，故广泛应用于神经系统疾病的研究。从脐带血中分离出来的间充质干细胞经过多次脑室内移植可保护运动神经元，但对 ALS 小鼠的生存期延长没有疗效。骨髓间充质干细胞移植于中枢神经系统的安全性和可行性已被 I 期临床试验证实。该试验将悬浮于自体脑脊液中的间充质干细胞注射到胸髓中，移植后 MRI 显示中枢神经系统未见结构或病理改变。更进一步的 I 期和 II 期临床试验证实，与运动神经元损伤相关的转化生长因子（TGF）-β 和白细胞介素（IL）-10 表达升高，单核细胞趋化蛋白 1（monocyte chemoattractant protein-1，MCP-1）表达降低，这表明鞘内注射间充质干细胞可能可以调节 ALS 患者的免疫炎症。在 II 期临床试验（NCT01363401）中，两次鞘内自体骨髓间充质干细胞的治疗（1×10^6 细胞/kg，间隔 26 天）在 ALS 患者中表现出明显的治疗效果和安全性。骨髓间充质干细胞可被诱导从而提高神经营养因子（GDNF、BDNF、VEGF）的分泌。2007 年 BrainStorm Cell Therapeutics 公司开发了一种经过处理的骨髓间充质干细胞，名为 MSC-NTF 或 NurOwn。在 I/II 期和 IIa 临床试验（NCT01051882 和 NCT01777646）中，肌内注射或鞘内注射 NurOwn 安全性且耐受性良好。此外，还观察到鞘内给药或鞘内和肌内联合给药治疗的临床效果更佳。最近，一项 II 期随机对照试验（NCT0201791）尝试了 MSC-NTF 细胞的单次移植，发现患者的依从性更好，ALSFRS-R 评分以 ≥1.5 分/个月的速率得到明显提高，神经营养因子分泌增加，炎性因子分泌减少，且具有良好的安全性，NurOwn 移植治疗有望在未来应用于临床。另一项 I/II 期临床试验

（NCT02286011）选择胫骨前肌作为移植部位，发现单次注射骨髓间充质干细胞是安全的，且 D50 指数（一种用于量化复合肌肉动作电位曲线的参数，疾病严重程度越高，其数值越低）升高。由于 ALS 主要影响肌肉功能，延缓运动单位的进行性丧失和去神经萎缩可能改善患者的功能预后或生存，因此，肌肉移植联合鞘内注射可能更加有效。这需要在将来的试验中加以验证。

呼吸功能障碍是 ALS 患者最常见的死亡原因。$SOD1^{G93A}$ 小鼠的疾病后期，观察到大量由微血管损伤引起的微出血，这将引起呼吸系统并发症。在肺内的出血性损伤的 $SOD1^{G93A}$ 小鼠中，静脉移植骨髓间充质干细胞可重建血管完整性，减轻内皮损伤。移植的细胞还可以释放 VEGF、血管生成素和囊泡，促进肺内血管生成，并介导细胞间通信。

三、调节性 T 细胞细胞疗法

调节性 T 细胞（regulatory T cell，Treg）是免疫抑制 T 淋巴细胞的一个亚群，ALS 患者常见 Treg 功能障碍。胚胎干细胞是多能干细胞，可在血液中分化出所有成熟细胞类型，包括 T 细胞。HSC 移植可以抑制炎症并调节免疫反应，其在临床中普遍运用。HSC 易于从外周血或骨髓中采集，并且可无创给药，使其成为治疗 ALS 的一种办法。通过骨髓移植重组 Treg，在 ALS 小鼠模型发现了很好的治疗效果。Appel 教授团队研发的 Treg 细胞疗法（又称 ALS001）开创了 ALS 的一种新的治疗思路。Ⅰ期临床试验（NCT03241784）发现，所有 3 名患者使用自体扩增的 Treg 进行自体输注是安全的，耐受性良好，且在 ALS 的早期和后期都观察到了疾病进展速率减慢。2021 年 7 月美国 FDA 授予了 ALS001 孤儿药指定。

第三节　基因疗法

基因疗法被用来替代或纠正与疾病发病机制有关的缺陷基因。抑制突变基因表达的最新策略包括反义寡核苷酸（antisense oligonucleotide，ASO）、RNA 干扰（RNA interference，RNAi）和 CRISPR-Cas9 基因组编辑系统。

一、反义寡核苷酸

ASO 是一种短寡核苷酸序列，可以选择性地靶向结合 mRNA，以多种不同的方式干扰其加工或转导，从而阻止或修饰有毒蛋白的表达。2016 年 nusinersen（Spinraza）治疗脊髓性肌萎缩成为美国 FDA 批准的第一个采用 ASO 治疗神经退行性疾病的药物。Ⅰ期临床试验（NCT01041222）设计为抑制 *SOD1* 表达的 ASO（ISIS333611），通过单次鞘内注射（$L_{3\sim4}$），证明了其安全性和耐受性良好。单剂量的第二代 SOD1 ASO 对 $SOD1^{G93A}$ 大鼠和小鼠的存活有积极的影响，分别延长了 50 天和 40 天生存时间，并且逆转了复合肌肉动作电位的损失。Tofersen 是一种 ASO，通过介导 SOD1 mRNA 降解减少 SOD1 蛋白合成。Tofersen 的 Ⅰ～Ⅱ期临床试验（NCT02623699）评估了 Tofersen 在携带 *SOD1* 突变的 ALS 病例治疗中的安全性、药代动力学和药效学。在这项试验中，48 名参与者被随机分配接受鞘内注射不同剂量的 Tofersen 治疗（20mg、40mg、60mg 或 100mg）或注射安慰剂。在 4 种剂量中，脑脊液中的总 SOD1 蛋白浓度降低。在第 85 天，Tofersen 组的脑脊液 SOD1 浓度和基线时的变化与安慰剂组分别相差 2%、−25%、−19%和−33%。此外，在快速进展的 ALS 亚组中，100mg Tofersen 组的 ALSFRS-R 评分比安慰剂组下降得更慢。为了进一步研究 Tofersen 的安全性和有效性，Biogen 继续进行了Ⅲ期随机双盲、安慰剂对照试验（NCT02623699）及其长期研究（NCT03070119）。可惜的是，研究没有达到主要终点（ALSFRS-R 评分从基线至第 28 周的变化），但在生物活性和临床功能的多个次要终点和探索性测定中发现了有利于 Tofersen 的趋势。

二、RNA 干扰

RNAi 是另一种对抗 RNA 介导的毒性作用的途径，即长双链 RNA 的双链首先在细胞内被处理，并被装载到 RNA 诱导沉默复合物（RNA-induced silencing complex，RISC）中。RISC 与靶向细胞 mRNA 结合，通过 RNase 介导的降解或翻译抑制来沉默 mRNA。RNAi 可以由小 RNA 双链诱导，其中最常见的 3 个双链分别是人工微 RNA(microRNA, miRNA)、短干扰 RNA 和短发夹 RNA（short hairpin，shRNA）。由于血脑屏障（blood-brain barrier，BBB）的存在，需要使用慢病毒和腺相关病毒（adeno-associated virus，AAV）的病毒载体进行治疗基因的传递。在一项动物研究中，新生 SOD1^{G93A} 小鼠注射单链 AAV9 载体，该载体编码抗人 SOD1 的人工 mRNA，结果显示小鼠存活率、运动神经元数量、神经炎症程度、脊髓前根轴突直径和肺功能都有改善。最近的一项研究表明，AAV5 介导的靶向 C9orf72 的人工 miRNA 可以减少 iPSC 来源的神经元和 ALS 小鼠模型中重复性的 C9orf72 聚积。虽然通过鞘内或脑室内传递该载体已经观察到一种等位基因特异性的沉默效应，但其传递方法仍有一些局限性。为了提高病毒传递载体的穿透性，需要更高滴度，这限制了这种基因沉默治疗的可行性、有效性和安全性。利用脊膜下传导 AAV9 介导的靶向 SOD1 的 shRNA 是一种有效的转导办法，其在减少 *SOD1* G37R 编码 mRNA 的效率方面高于鞘内注射法。此外，在 SOD1^{G37R} 小鼠中，脊膜下转导法在延缓疾病发作和遏制疾病进展方面具有显著疗效。因此，寻求合适的转导方法也应被视为未来研究的一个重要步骤。

基于 RNAi 的治疗方法的安全性和有效性在 ALS 的临床前模型中进行了测试。2 名 *SOD1* 突变的 ALS 患者接受了一次鞘内注射靶向 SOD1 的 miRNA 的 AAV 的治疗。不幸的是，患者 1 在开始治疗 15.6 个月后死于呼吸衰竭。其尸检结果显示，脊髓中的 SOD1 水平低于未接受治疗的患者。此外，患者 1 的脑脊液中 SOD1 水平短暂轻微下降。患者 2 虽然脑脊液 SOD1 水平没有变化，但在 12 个月内功能状态和肺活量状态稳定。总体来说，本研究表明鞘内注射 miRNA 可能是一种很有前景的治疗 ALS 的方法。然而，由于 ALS 的异质性和样本量不足，无法得出关于治疗效果的准确结论。

三、CRISPR-Cas9 基因组编辑系统

CRISPR-Cas9 基因组编辑系统是一种有广泛应用价值的基因编辑工具，可以在基因组水平上破坏突变基因的表达。CRISPR-Cas9 是一种Ⅱ型 CRISPR/Cas 系统，以 Cas9 作为核酸酶，引导 RNA 靶向特定的 DNA 序列。CRISPR-Cas9 已成功用于 ALS iPSC 的基因纠正。

此外，在 SOD1^{G93A} 小鼠中，通过 AAV 载体传递 CRISPR-Cas9 可破坏突变体 *SOD1* 的表达，降低突变体 *SOD1* 在脊髓中的蛋白水平，同时延长存活时间，改善运动功能。据报道，RNA 靶向的 Cas9 能够减少 *C9orf72* ALS 患者细胞中的 RNA 病灶和多聚谷氨酰胺蛋白产物。在 *C9orf72* ALS 细胞系中，失活的 Cas9 介导的转录抑制可以挽救剪接缺陷，阻断重复相关的非 ATG 翻译，从而减少毒性二肽聚合物。此外，在 *C9orf72* 突变的 iPSC 来源的运动神经元中观察到 GluA1 AMPA 受体（AMPAR）亚基的表达增加，而在 iPSC 来源的皮质神经元中没有。这是通过运动神经元中的 CRISPR-Cas9 介导的 *C9orf72* 重复序列的纠正实现的。

有报道称，*C9orf72* 通过非典型翻译机制编码的二肽重复蛋白（dipeptide repeat protein，DPR）具有神经毒性，且可通过抑制关键的 DNA DSB 修复途径增加 DNA 双链断裂的频率。通过在 C9ALS iPSC 细胞系中用 CRISPR-Cas9 消除 *C9orf72* 扩增，最终 DNA DSBs 的积聚减少，单链复性失调得到改善。这些结果表明，基因组编辑是纠正致病突变的最佳方法。然而，在转化为临床治疗之前，还需要解决安全性、靶点特异性、免疫原性及伦理等问题。

四、基因治疗的局限性

ALS 是一种致命的神经退行性疾病，没有有效的治疗方法。遗传性研究表明，约 60% 的 ALS 是由基因决定的，在有或没有家族史的患者中发现了超过 25 个基因突变。近年来，基因治疗技术的发展和基于神经性肌萎缩治疗的临床应用显示了基因治疗在神经疾病方面的巨大潜力，基因编辑方法治疗 ALS 具有良好前景。到目前为止，基因治疗在 ALS 中的应用主要集中在 *C9orf72* 纠正方面。*C9orf72* 重复扩增被认为是 ALS 和 FTD 最常见的遗传原因。扩展重复序列的异常翻译将导致与发病机制有关的功能丧失、RNA 毒性和 DPR 蛋白毒性，因此，针对突变的基因编辑技术来切割重复扩增、抑制转录或选择性地减少含有重复序列的 RNA 可能在延缓疾病进展方面很有前景。ASO 和 RNAi 治疗在减少 RNA 病灶方面的有效性已经在体外和体内被观察到。目前已经进行了针对 C9orf72 ALS 患者 C9orf72 链的 ASO 的 I 期临床试验（NCT03626012）。在患者 iPSC 中也发现了 *C9orf72* 重复扩增的基因纠正。这些结果表明，基因编辑是治疗携带单基因突变的 ALS 患者的一个有力工具。然而，既往关于 ALS 患者的单基因遗传的报道表明，早发性患者可能携带一种以上的 ALS 基因突变。在这种情况下，针对单个突变的基因治疗的效果可能会较差。另外，遗传异质性及散发性 ALS 患者中已被认识到的突变基因数量有限使治疗更具挑战性，因为不可能设计针对每个特定基因的临床试验。然而，基因突变可以分为几个亚组，它们具有共同的病理机制，具有治疗的可能。此外，诸如脱靶效应和正常基因拷贝失活等安全性问题仍有待解决。目前，还没有治疗 ALS 的有效方法，临床前和临床研究中 ASO 和 RNAi 为基础的基因治疗展现的出色结果让我们看到了治疗 ALS 的希望。

第四节　其　他　治　疗

一、大网膜移植手术

大网膜的血运十分丰富，移植后可迅速和受区组织粘连并形成丰富的侧支循环，而且抗感染及修复能力强，是一种重建血管通路理想的修复材料。2011 年，第 1 例采用大网膜移植手术治疗的 ALS 患者取得了不错的治疗效果，1 例 60 岁男性患者患延髓起病型 ALS，其在大网膜移植手术 14 周后，临床症状得以 90%改善，而且行走功能基本恢复。随后多例延髓起病型和四肢起病型 ALS 患者通过大网膜移植治疗后，神经功能得以改善。其治疗的理论基础是脊髓前动脉或脊髓前腹动脉的先天性解剖畸形或动脉粥样硬化导致脑内和脊髓相关供血区域缺血，产生自由基和氧化应激产物毒害神经元，促进 ALS 发生发展。大网膜移植可以重建血管通道，恢复锥体系和延髓的血供，供应营养物质、氧气、神经递质、神经营养因子、脂肪因子、网膜干细胞等，还可以直接提供间充质干细胞，帮助受损区域神经修复、再生及胶质细胞再生。大网膜移植手术目前并没有在临床推广，但为 ALS 的发病机制及治疗提供一种全新的视角。

二、神经保护剂

（一）奥利索西

奥利索西是一种新型的、具有口服活性的、可渗透中枢神经系统线粒体的靶向神经保护化合物。在 SOD1 转基因小鼠模型实验中观察到其可以提高运动能力，延迟疾病发病时间及延长生存时间，但Ⅱ/Ⅲ期临床试验仍以失败告终。

（二）普拉克索

普拉克索是人工合成的氨苯噻唑的衍生物，对中枢神经系统有多种生物活性作用。其主要用于治疗帕金森病及其综合征。动物实验证明普拉克索在 SOD1 转基因模型小鼠中可轻度延长生存时间，其Ⅲ期临床试验虽有良好耐受性，但与安慰剂组没有差异。

（三）TCH346

TCH346 是一种糖酵解酶，是通过与甘油醛-3-磷酸脱氢酶（glyceraldehyde 3-phosphate dehydrogenase，GAPDH）结合，阻断 GAPDH 参与的凋亡通路的小分子药物，具有抑制细胞凋亡的作用。在 PMN 动物模型实验中观察到其可延缓疾病进程及提高生存率。

（四）扎利罗登

扎利罗登是为数不多的几种未在 SOD1 转基因小鼠模型取得阳性结果即开始临床研究的药物。扎利罗登是一种低相对分子质量的非肽类化合物，可以促进几种内生性生长因子分泌及其受体活化。与 TCH346 一样，其在 PMN 动物模型实验中也观察到可延缓疾病进程及提高生存率。扎利罗登的 2 项Ⅲ期临床试验也是最大规模的，累积入组患者超过 2000 例，根据患者是否有利鲁唑治疗史分为研究 1 和研究 2，但这两项研究最终没有观察到终点获益及与对照组有任何显著差异。

三、神经营养因子

许多神经营养因子被公认为可以促进神经元生存和再生，因此在 ALS 动物模型中开展了多项应用与研究，包括脑源性神经营养因子、亲胆碱能神经元因子、神经胶质源神经营养因子、胰岛素样生长因子-1、血管内皮生长因子、成纤维细胞生长因子、肝细胞生长因子、重组人骨形态发生蛋白-7 和粒细胞集落刺激因子。其中对脑源性神经营养因子、亲胆碱能神经元因子和胰岛素样生长因子-1 进行了大规模的临床研究，但是，其在 ALS 患者中均没有发现任何临床获益。

四、其他药物

（一）Mito Q

Mito Q 是一种抗氧化剂，已被证明可以减轻神经退行性疾病模型中的氧化损伤。Mito Q可以在线粒体内累积，改善氧化应激作用下不同神经元细胞的线粒体功能。以往的研究表明，用 Mito Q 预处理 SOD1^{G93A} 星形胶质细胞，可以预防突变 SOD1 毒性作用，改善运动神经元中 ATP 生成减少情况。此外，出现早期症状的 SOD1^{G93A} 小鼠，通过口服 Mito Q 改善线粒体功能并减少腰脊髓和股四头肌的氧化损伤，显著保护了神经肌肉的连接，增加了后肢的力量，延长了寿命。

（二）甲钴胺

甲钴胺在生理上相当于维生素 B$_{12}$，对皮质神经元中谷氨酸酰胺诱导的细胞毒性具有保护作用。维生素 B$_{12}$ 和叶酸的复合维生素治疗可显著延缓疾病发生，延长 SOD1^{G93A} 小鼠的平均寿命。此外，经腹腔注射大剂量甲钴胺后，观察到小鼠的运动症状和神经病理变化的延迟。在最近报道的一项 Ⅱ/Ⅲ 期临床试验（NCT00444613）中，证实了肌内注射超高剂量甲钴胺在 ALS 患者中的安全性和有效性，虽然主要生存终点和 ALSFRS-R 评分变化均未显示甲钴胺（25mg 和 50mg）和安慰剂组之间的差异，但事后分析表明，50mg 甲钴胺在早期（症状出现 12 个月后）可延长生存期并延缓症状进展。

（三）雷沙吉兰

雷沙吉兰是一种单胺氧化酶 B 抑制剂，对改善帕金森病症状具有较好的疗效，在 ALS的临床前动物研究中单独应用雷沙吉兰或与利鲁唑联合应用都延长了动物的生存期。在美国一项针对 80 名 ALS 患者和 177 名安慰剂对照者的小型研究中，单独应用雷沙吉兰（2mg/d）既没有改变疾病进展，也没有显示出生物标志物证据。Albert Ludolph 及其同事对 252 名 ALS 患者进行了 Ⅱ 期随机对照试验（NCT01879241），将雷沙吉兰（1mg/d）作为利鲁唑的附加治疗药物。虽然在雷沙吉兰组和安慰剂组之间的主要生存结果上没有观察到差异，但事后分层分析显示，ALSFRS-R 初始斜率大于每个月 0.5 分的患者可能有生存获益且功能下降较慢。

（四）马西替尼

马西替尼是一种靶向抗癌药物，通过其针对小胶质细胞的免疫调节特性及在中枢神经系统和周围神经系统中的巨噬细胞活性成功在 SOD1^{G93A} 小鼠中展现了潜在的治疗效果。一项Ⅱ/Ⅲ期临床试验中，马西替尼作为利鲁唑附加治疗药物进行了 48 周的治疗（NCT02588677），其中 394 名 ALS 患者被随机分配接受利鲁唑（100mg/d）加安慰剂或马西替尼（每天 3.5mg/kg 或 4.5mg/kg）。与安慰剂组相比，接受利鲁唑加马西替尼的患者的功能下降率显著减缓了 27%，对次要终点如 ALS 评估问卷、用力肺活量和发病时间等也有显著的效果。

（五）AMX0035

AMX0035 是由苯丁酸钠和牛磺酸二醇两种已经获得美国 FDA 批准治疗其他疾病的药物组成的复方制剂。线粒体是细胞的"能量中心"，多种蛋白的生产和修饰在内质网进行，这两类细胞器的失常会导致蛋白折叠错误、能量代谢异常等问题，造成神经细胞死亡。这两种药物通过改善细胞内线粒体和内质网的健康状态，可以延缓神经细胞死亡。在多中心Ⅱ期安慰剂对照试验中，评估口服 AMX0035 对 ALS 患者的疗效，6 个月时，药物组和安慰剂组的 ALSFRS-R 总分平均变化率有显著差异，疾病进展减缓约 25%，与安慰剂组相比，在基线时随机分配应用 AMX0035 的组有 6.5 个月的生存优势。AMX0035 是首款在随机对照临床试验中同时在延长患者生命和改善患者运动功能方面提供获益的 ALS 疗法。

（六）吡仑帕奈

吡仑帕奈是一种选择性、非竞争性的 AMPA 受体拮抗剂，可以抑制 AMPA 受体介导的钙离子内流，增加皮质兴奋阈值，减少神经元过度兴奋，已批准用于癫痫治疗。谷氨酸兴奋毒性、腺苷脱氨酶 ADAR2 水平下调导致的 AMPA 受体-GluA2 亚单位异常及 TDP-43 的错误定位是 ALS 患者可能的致病机制。基础研究证据提示，AMPA 受体功能异常引起的钙离子内流增加可能与 TDP-43 的错误定位相关，进而引起运动神经元损伤。吡仑帕奈可以抑制 AMPA 受体介导的钙离子内流，可能通过直接抗兴奋毒性及对 TDP-43 定位的间接影响来改善 ALS 症状，具有潜在的应用价值。动物研究证实了吡仑帕奈在 ALS 小鼠模型中的有效作用，给药 14 天能促进小鼠运动神经元 TDP-43 病理正常化，给药 90 天能阻止 ALS 进展和 TDP-43 相关的运动神经元死亡。然而，吡仑帕奈的有效性和安全性在临床研究中存在争议。有研究表明，在服用单次剂量吡仑帕奈后 2 小时，患者的运动阈值有明显的提高，并且未发现该药的不良反应。但是该研究仅证实了单次剂量下短时间内的药物作用和安全性。Ⅱ期随机对照试验指出，相比安慰剂对照组，连续 48 周服用 8mg/d 吡仑帕奈的患者 ALSFRS-R 评分明显下降，尤其是延髓评分。此外，在该组患者中观察到更频繁的严重不良事件。在另一项开放式研究中，研究者最初给予患者 2mg/d 吡仑帕奈，随后每周增加 2mg/d，直到最大剂量 8mg/d。然而，该研究因大量不良事件发生而中止。仅 6 名患者参与研究，4 名患者因不良事件退出试验。所有患者均出现不良事件，停药后消失。这些证据均表明吡仑帕奈的安全性欠佳。值得注意的是，在治疗癫痫的过程中，吡仑帕奈的使用剂量为 4mg/d，该剂量下患者治疗有效且有较好的耐受性。未来的研究可以参考癫痫治疗，改进吡仑帕奈在 ALS 患者中的给药剂量和方法。

小　结

得益于近些年来 ALS 受到的广泛关注，人们对这一罕见病有了更普遍、更深入的认识。随着对 ALS 病因及发病机制的不断探索，以及生物医学技术的不断进步，ALS 的治疗开始从传统的药物治疗转向直接纠正病因的干细胞治疗、基因疗法等，对治疗方式的探索有了全新的思维模式。期待在不久的将来，有更多的基础研究投入临床转化，更多的创新药物进入临床试验，为 ALS 患者带来更多的希望，使 ALS 不再成为无药可医的"绝症"。

（陈　晟　周勤明　徐晓皎）

参 考 文 献

Aizawa H，Kato H，Oba K，et al，2022. Randomized phase 2 study of perampanel for sporadic amyotrophic lateral sclerosis. J Neurol，269（2）：885-896.

Akamatsu M，Yamashita T，Hirose N，et al，2016. The AMPA receptor antagonist perampanel robustly rescues amyotrophic lateral sclerosis（ALS）pathology in sporadic ALS model mice. Sci Rep，6：28649.

Hotait M，Ismail H H，Saab G E，et al，2021. An open label pilot study of the safety and tolerability of perampanel in amyotrophic lateral sclerosis. Muscle Nerve. 64（4）：504-508.

Lenglet T，Lacomblez L，Abitbol J L，et al，2014. A phase II-III trial of olesoxime in subjects with amyotrophic lateral sclerosis. Eur J Neurol，21（3）：529-536.

Meininger V，Bensimon G，Bradley WG，et al，2004. Effcacy and safety of xaliproden in amyotrophic lateral sclerosis：results of two phase III trials. Amyotroph Lateral Scler Other Motor Neuron Disord，5（2）：107-117.

Miller R，Bradley W，Cudkowicz M，et al，2007. Phase II/III randomized trial of TCH346 in patients with ALS. Neurology，69（8）：776-784.

Oskarsson B，Mauricio E A，Shah J S，et al，2021. Cortical excitability threshold can be increased by the AMPA blocker Perampanel in amyotrophic lateral sclerosis. Muscle Nerve，64（2）：215-219.

Rafael H，Mego R，Amezcua J P，et al，2011. Omental transplantation for amyotrophic lateral sclerosis：case report. J Neurol Sci，28（1）：101-108.

Xu X，Shen D，Gao Y，et al，2021. A perspective on therapies for amyotrophic lateral sclerosis：can disease progression be curbed. Transl Neurodegener，10（1）：29.

第十三章　肌萎缩侧索硬化症的中西医结合治疗

西医在治疗肌萎缩侧索硬化症方面历史悠久。从 1874 年肌萎缩侧索硬化症被正式命名至今，西医在肌萎缩侧索硬化症的诊断和治疗模式上更趋于规范化和统一化。与西医相比，中医治疗肌萎缩侧索硬化症更多地表现为个体化治疗模式。但对于肌萎缩侧索硬化症的治疗，无论是中医还是西医，都有其局限性。因受限于肌萎缩侧索硬化症发病机制的多样化和复杂性，西医目前治疗肌萎缩侧索硬化症的手段有限，疗效欠佳。而中医因其独特的理论体系，临床多见个体化治疗案例，缺乏准确的治疗靶点和机制通路研究。因此，两者单独使用虽各有疗效，但无法达到逆转肌萎缩侧索硬化症的理想目标。在医疗技术飞速发展的今天，我们应该将中医和西医两种不同理论体系下的诊疗方法有效地结合起来，优势互补，融合发展，以冲破肌萎缩侧索硬化症的治疗瓶颈，取得真正的突破和发展。

第一节　肌萎缩侧索硬化症的中西医结合诊断

一、肌萎缩侧索硬化症的西医诊断

肌萎缩侧索硬化症是运动神经元病最常见的类型，也称为经典型。它是一种同时累及上运动神经元（大脑、脑干、脊髓）和下运动神经元（脑神经核、脊髓前角细胞）的神经变性疾病。肌萎缩侧索硬化症虽然发病率不高，但致死率极高，10%的病例为遗传性的，又称为家族性肌萎缩侧索硬化症，但大多数病例为散发性的。目前基因学研究揭示，肌萎缩侧索硬化症的发病与很多单基因的突变有关，如 SPTLC1 变异导致鞘脂蛋白过度形成，SOD1 基因的突变，ANXA11（一种编码 Ca^{2+} 依赖性磷脂结合蛋白的基因）突变导致肌萎缩侧索硬化症患者神经元细胞的钙离子稳态失调和蛋白质异常聚集，SMN1、SMN2（一种编码存活运动神经元蛋白的基因）的变异引起脊髓性肌萎缩。除了遗传背景下的基因变异以外，星型胶质细胞与小胶质细胞功能障碍、免疫系统的激活、炎症反应、氧化应激等也参与肌萎缩侧索硬化症的病理发病机制。

肌萎缩侧索硬化症的临床症状多样，累及四肢者表现为肢体肌肉无力、萎缩、肌束颤动，累及延髓者表现为言语不利、咀嚼力弱、吞咽困难，累及呼吸肌者可出现呼吸困难。患者可以以上述任何一组临床表现起病，发展至病程终末期常合并上述其他症状。肌萎缩侧索硬化症起病多隐匿，早期临床症状多样，缺乏特异性生物确诊性指标。临床诊断需要详细的病史资料、细致的体格检查及规范的电生理检查，对早期诊断至关重要。影像学检查和其他一些检查对鉴别诊断有一定意义。目前根据 2012 年《中国肌萎缩侧索硬化诊断和治疗指南》提出的肌萎缩侧索硬化症诊断基本条件有 4 项：①病情进行性发展，通过病史、体检或电生理检查，证实临床症状或体征在一个区域内进行性发展，或从一个区域发展到其他区域；②临床神经电生理或病理检查证实有下运动神经元受累的证据；③临床体检证实有上运动神经元受累的证据；④排除其他疾病。临床诊断分级如下。①临床确诊肌萎缩侧索硬化症：通过临床或神经电生理检查，证实在 4 个区域中至少有 3 个区域存在上、下运动神经元同时受累的证据；②临床拟诊肌萎缩侧索硬化症：通过临床或神经电生理检查，证实在 4 个区域中至少有 2 个区域存在上、下运动神经元同时受累的证据；③临床可能肌萎缩侧索硬化症：通过临床或神经电生理检查，证实仅有 1 个区域存在上、下运动神经元同时受累的证据，或在 2 个或 2 个以上区域仅有上运动神经元受累的证据。

二、肌萎缩侧索硬化症的中医诊断

肌萎缩侧索硬化症在中医学中并无对应的病名，根据临床症状可归属中医学"痿病""喑痱"等范畴。"痿病"是指肢体筋脉弛缓，软弱无力，日久不用或伴有肌肉萎缩的一类病证，临床以双下肢痿弱不用多见，故又称"痿躄"，"痿"是指肢体痿弱不用，"躄"是指下肢软弱无力，不能步履。《黄帝内经》首次提出"痿"之病名，详细介绍了"五体痿"（痿躄、肉痿、骨痿、脉痿、筋痿）的各自症状。如"肉痿"的"痹而不仁"，"骨痿"的"足不任身""腰脊不举"，类似于下运动神经元损伤所致的迟缓性瘫痪；"脉痿"的"枢折挈，胫纵而不任地"，"筋痿"的"筋急而挛"类似于上运动神经元损伤所致的痉挛性瘫痪。《灵素节注类编》解释："躄者，行步不便也"。《黄帝内经》还提出"肉苛"之名，指的是"不仁且不用"的肌肉无力及麻木症状。《难经》提到"五损损于骨，骨痿不能起于床"，"从上下者，骨痿不能起于床者死"。对骨痿的典型症状，称骨痿无力，症状蔓延全身提示预后不良。

"喑痱"是指以舌体僵硬不能言语、下肢痿软不能行走为主症的一类病证。最早见于《素问·脉解》，其言："所谓入中为喑者，阳盛已衰故为喑也。内夺而厥，则为喑痱，此肾虚也，少阴不至者厥也"。《黄帝内经素问集注·脉解》曰："俳当作痱，痱之为病，四肢不收，盖不能言而兼之四肢不收，此肾虚厥逆之所致也"，指出"喑痱"是由于肾虚内夺而导致的以言语困难、四肢废用为主症的一类风病，后世喑痱有"音痱""瘖痱""喑俳"等不同写法。

现代中医研究者对"痿病""喑痱"的病因病机归纳为既有外感因素，也有内伤原因，且具有虚实、寒热错杂的特点，可分为脏腑病变、外感六淫、七情致病、过劳致病、病理产物五个方面。

（一）脏腑病变

1. 脾胃虚弱　《素问·痿论》论述："阳明者五脏六腑之海，主润宗筋，宗筋主束骨而利机关也"。又言："故阳明虚，则宗筋纵，带脉不引，故足痿不用也"。亦曰："脾病者，身重，善饥肉痿，足不收行"，指出脾胃是水谷精微化生之所，是四肢活动的动力来源，脾在体为肉，脾胃虚弱则四肢不用发为痿病。朱丹溪认为："脾伤则四肢不能为用，而诸痿之病作"。清代李用粹所著的《证治汇补》提出："凡人病后手足痿弱者，皆属气虚。所谓脾既病，不能为胃行其津液，四肢不得禀水谷气而不用者是也"。清代陈歧所著的《医学传灯》也提到："痿症固属肺热，若阳明气虚，宗筋失养，亦令足痿"。医家均在《黄帝内经》的基础上不断解释发挥，强调阳明脾胃虚弱在痿病发病中的重要作用。

2. 肺热叶焦 《素问·痿论》曰："五脏因肺热叶焦，发为痿躄"。肺热叶焦是肺脏阴虚内热之极的状态，是导致痿病的总病机。肺叶焦燥则难以输布水谷精微至四肢五官九窍，故发为痿病。在肺出现阴虚内热之后，其余四脏的虚热之证通过影响其主管的五体而导致痿病。刘河间认为："由肺金本燥，燥之为病，血液衰少，不能营养百骸故也"。张子和所著的《儒门事亲》认为："总因肺受火热，叶焦之故，相传于四脏，痿病成矣，直断曰痿病无寒"，进一步补充了《黄帝内经》认为肺热叶焦为痿证发病总前提之说。朱丹溪认为："肺热则不能管摄一身，脾伤则四肢不能为用，而诸痿之病作"。故《医碥》中也说："五脏皆有热，热者，火也，火属心而伤肺。又制火者水，金为水之源，源伤则流绝，重其源之伤，故总归于肺热也"。这强调了肺热叶焦对脾胃虚弱病机发生的先导作用。清代唐容川所著的《血证论》认为："虽分五脏，而总系阴虚热灼，筋骨不用之所致"。汪蕴谷所著的《杂症会心录》提出："下部属肝肾，根由阴亏而髓空……水益亏，火益炽，筋为热灼，未有不痿躄者也"。唐、汪二人虽重视阴虚在痿病发病中的作用，但不拘泥于肺。

3. 肾精亏虚 《素问·四气调神大论》曰："逆之则伤肾，春为痿厥，奉生者少"。《素问·痿论》曰："思想无穷，所愿不得，意淫于外，入房太甚，宗筋弛纵，发为筋痿"。首提肾虚致痿之说。李用粹提到："阴虚痿者，由于酒色过度，下焦阴火燔灼筋骨，以致腿膝痿，行步艰难，脉来涩弱，或左大无力"，补充了肾虚作痿的典型症状。张锡纯所著的《医学衷中参西录》论述痿病"骨软不能履地"的病机是"有筋非拘挛，肌肉非痹木，惟觉骨软不能履地者，乃骨髓枯涸，肾虚不能作强也"，强调了肾阴虚对痿病发病的重要意义。

《素问·脉解》中的"内夺而厥""阳盛已衰""此肾虚也"奠定了喑痱总体的病因病机，以肾虚为本。隋代《黄帝内经太素》首先对病机做出解释："少阴，肾脉也。足少阴脉不通，则血气不资于肾，故厥为喑痱也"，认为足少阴肾经经脉不畅导致气血难以荣养肾脏，肾虚则发为喑痱。宋代《圣济总录》则结合肾脉的循行路线进一步阐释："盖肾脉侠舌本，肾气内夺，气厥不至舌本，故不能语而为喑，肾脉循阴股循内联踝。入足下，肾气不顺，故足废而为俳"，提出肾气虚损，难达经脉之说，强调下肢为肾经循行之处，故肾气虚则下肢废，之后的医家多遵循此说。

（二）胃热炽盛

汪蕴谷提出："阳明为热所灼，而筋脉弛长，痿病之作"，这是对"大筋痉短，小筋弛长"原因的进一步发挥，说明阳明与热邪的共同作用在疾病发生发展的影响。陈士铎所著的《辨证录》谓："痿症无不成于阳明之火"，强调了五痿由阳明胃火熏结而成。

（三）外感六淫

1. 湿热之邪 我国古医家对痿病外感邪气论述最多的为湿热之邪。外感湿热主要指久处湿地或涉水冒雨，或外邪直接浸淫经脉，或日久郁而生热，营卫运行受阻，气血运行不畅，导致筋脉失于滋养而成痿病。早在《素问·生气通天论》中提出："因于湿，首如裹，湿热不攘，大筋缑短，小筋弛长。缑短为拘，弛长为痿"。《素问·痿论》提出："有渐于湿，以水为事，若有所留，居处相湿，肌肉濡渍，痹而不仁，发为肉痿"。脾土之气通于湿气，内外湿邪最容易伤脾，湿热伤筋，可以生痿。结合五运六气理论，也提出了一些观点，《素问·气交变大论》曰："岁土太过，雨湿流行……甚则肌肉萎，足痿不收"，另外《灵枢·九宫八风》曰："犯其两湿之地，则为痿"，可见《黄帝内经》中十分强调外感湿邪对痿病的影响，论述详尽。李杲在《脾胃论》中指出："六七月之间……燥金受湿热之邪，绝寒水生化之源，源绝则肾亏，痿厥之病大作"，补充了湿热之邪与肺、肾之间的关系。

除了外感湿热以外，后世医家不断发挥，总结出内生湿热的重要发病观。内生湿热主要指过食肥甘厚味或饮酒过多，助生湿热，或脾气素亏，难以运化水湿，郁而化热。明代秦景明在《症因脉治》中提出："时令之湿热加临，肥甘之湿热内积，或湿热中于皮肤，传合经络"。此处所指的湿热之邪包括外感湿热与内生湿热。丹波元坚在《杂病广要》中论及："痿之一症，全在湿热。由乎酒色太过，气血空虚，反加劳碌，筋骨有损，由是湿热乘之。热伤于气，不能舒畅其筋，故短而为拘挛者矣。湿伤其血，则血不养筋而筋不束骨，故小筋弛长而为痿弱者矣"。其理论逐渐从外湿剥离出来，强调内生湿热的作用；清代陈廷儒在《医案》中提出："痿由肺热，传入五藏，热蒸则湿郁，气机为之不利，与风病外感，善行数变者不同"。明确内生湿热与外感湿热之不同。清代王秉衡所著的《重庆堂随笔》提及："若但两足痿软者，固属下焦精虚骨痿，然脾胃主四肢，阳明主束骨而利机关，其中枢湿盛酿热，足痿不能用者，亦宜取阳明而攘湿热也"。以上论断均说明湿热之邪在痿病发病中起重要作用。

2. 其他邪气　《黄帝内经》对其他外感六淫致痿之说主要结合五运六气理论。提到风邪致痿，曰："厥阴司天，风气下临……体重肌肉痿"；燥邪致痿，曰"阳明司天，燥气下临……筋痿不能久立"。而寒湿也能致痿，曰："凡此太阳司天之政……民病寒湿，发肌肉萎，足痿不收"；且风湿夹杂也可致痿，曰："凡此太阴司天之政……风湿相薄，雨乃后。民病血溢，筋络拘强，关节不利，身重筋痿"等。结合各自邪气的致病特性，诸痿病表现出多变的临床特征。

（四）七情致病

《黄帝内经》认为长期的不良情绪刺激可以导致痿病的发生。《素问·痿论》说："悲哀太甚，则胞络绝，胞络绝，则阳气内动，发则心下崩数溲血也。故本病曰：大经空虚，发为肌痹，传为脉痿"。过于悲伤的情绪影响气血运行过程，导致任脉（胞络）凝滞，阳气郁动，伤及心藏象的功能，影响小肠功能，出现尿血，局部肌肤无血液灌溉，故发为肌痹；整条脉络无血液充盈则成为脉痿。"思想无穷，所愿不得，意淫于外，入房太甚，宗筋弛纵，发为筋痿"。思虑太过则伤血，所愿不得则伤阴，入房太甚则伤精。阴血虚损，宗筋不得濡润，所以弛纵不得收缩，则骨酸筋软，痿病成矣。明代秦景明所著的《症因脉治》也提到："有志不遂，所求不得，郁而生火，火来克金，肺热叶焦，清化不行，金不生水，则肺热痿之症作矣"，"恼怒伤肝，肝气怫郁，木燥火生，则筋膜干急，而肝热痿弱之症作矣"。补充了愤怒情绪对本病发病的影响。

（五）过劳致病

对于痿病的发病，过劳主要指房劳过度和劳力过度两种。与普遍认同的劳力过度损伤气血的理论不同，医家多认为在痿病的发病过程中，房劳过度和劳力过度均能损伤肾精。两者最终均会影响筋脉的功能和骨肉的荣盛，而发生痿病。

1. 房劳过度　古代医家对论述颇多，《素问·痿论》曰："思想无穷，所愿不得者，意淫于外，入房太甚，宗筋施纵，发为筋痿，及为白淫，故《下经》曰：筋痿者生于使内"。首提房劳过度，损伤肾精，而致痿病。金元时期朱丹溪在《丹溪手镜》中提及："肾衰水不能制火，火削肺金则生痿不能用，因色欲之过，宜降火补虚"，提出肾阴虚之甚，不能制约虚火，煎灼筋脉而成痿病之说。明代孙志宏在《简明医彀》中指出："盖痿之始，必因纵欲伤精，肾水虚败，不能制火，火克肺金，致肺热叶焦也"。清代张璐在《张氏医通》中论及："痿之为状，两足痿弱不能行。皆由肾水不能胜心火，心火上烁肺金，肺受火制，六叶皆焦，皮毛虚弱，急而薄者，则生痿躄。躄者，足不能伸而行步然也。肾乃肺金之子，今肾水衰少，随火上炎，肾水既衰，则骨髓衰竭，由使内太过所致"。孙、张二人均进一步发挥丹溪之说，论述了房劳过度导致肾脏阴虚火旺和肺热叶焦之候。

2. 劳力过度　《素问·痿论》有云："有所远行劳倦，逢大热而渴，渴则阳气内伐，内伐则热舍于肾，肾者水脏也；今水不胜火，则骨枯而髓虚。故足不任身，发为骨痿。"从过度劳力导致阴虚内热角度论述本病。清代叶天士在《叶选医衡》中提到："如因七情劳役，酒色无节，既非冲寒受湿之邪，又无卒倒暴厥之证，日渐痿疲，而至精枯髓减，筋骨痿弱，缓纵不收，此痿证也"。由此可知，过劳造成人体正气虚弱，是痿病发病的内在因素。

（六）痰、瘀为标

痿病常夹杂着湿痰、瘀血等病理产物，同时这些病理产物又是痿病发生或加重的原因。金元时期朱丹溪所著的《丹溪心法》曰："痿证断不可作风治，而用风药。有湿热、湿痰、气虚、血虚、淤血"，强调痿病虚实夹杂的病理特点。明代皇甫中所著的《明医指掌》曰："诸痿多因肺热生，故云痿独取阳明……然或有湿热，或痰……或死血，或食积，妨碍不得降者，比比皆然，当审而疗之，尤当淡薄滋味焉"，强调瘀血、食积、痰浊等病理产物对痿病发病的直接作用。清代吴谦所著的《杂病心法要诀》曰："是知病痿者，胃家必有故也，或湿热，或积热，或湿痰"，补充了阳明脾胃实证的发病观。痿病病程中可因实致虚，也可因虚致实，常存在虚实杂病机。

在"痿病""喑痱"的病因病机的历代论述中，五脏病变中以"脾胃虚弱"、"肺热叶焦"和"肾精亏虚"论述最多，外感六淫中强调湿热邪气的作用，七情、过极易诱发本病，多种病理产物使得痿病病机层次更加复杂。

三、肌萎缩侧索硬化症的中西医结合诊断要点

"西医辨病，中医辨证"是中西医结合诊断的高度概括。肌萎缩侧索硬化症的临床

表现多样，早期临床症状不典型，所以在进行肌萎缩侧索硬化症中西医结合诊断时，临床医生要细致采集临床病史，综合分析临床表现、体格检查及电生理表现，完成临床疾病诊断。再通过"望、闻、问、切"进行中医病症诊断，做到西医辨病明确，中医辨证准确。

1. 西医辨病明确　　首先根据临床症状及体格检查、电生理表现确认是否为肌萎缩侧索硬化症（本书其他章节已做阐述，此处不再赘述）。其次评估疾病严重程度及分期。目前国际通用的用于评估肌萎缩侧索硬化症疾病分期及严重程度的量表主要有伦敦分期（King's staging）、肌萎缩侧索硬化症功能评分量表（ALS functional rating scale-revised，ALSFRS-R）及适用于中医疗效评估的肌萎缩侧索硬化症中医疗效评价量表（ALS-SSIT 量表），对患者疾病严重程度进行评估，并作为随访疗效的参考。伦敦分期根据病程中患者最近一次受累区域的不同，将肌萎缩侧索硬化症分为 5 期：1 期为出现症状（第一区域受累）；2 期 A 为确诊，2 期 B 为第二区域受累；3 期为第三区域受累；4 期 A 为患者需要经皮胃肠造瘘，4 期 B 为患者需要无创通气；5 期为死亡或进行机械通气。各期平均存活时间及 5 年生存率均不同。ALSFRS-R 量表是国际通用的肌萎缩侧索硬化症评价量表，由 4 个领域（共 12 个条目）组成。4 个领域包括：①口咽部功能（语言、唾液分泌、吞咽）；②生活功能（书写、切割食物和使用餐具、穿衣及卫生自理）；③运动功能（在床上翻转及整理被褥、行走、爬楼梯）；④呼吸功能（呼吸困难、端坐呼吸、呼吸不足）。每一个条目的最低评分为 0 分（严重受损），最高评分为 4 分（正常）；总评分为 0~48 分。近年来广泛征询肌萎缩侧索硬化症研究领域中医专家的意见和建议，制定了针对肌萎缩侧索硬化症患者生活质量和症状的 ALS-SSIT 量表。该量表以生活能力损害和功能障碍的程度作为评价内容，包含 3 个领域（共 10 个条目），总评分为 0（正常）~40 分（严重受损），ALS-SSIT 量表评价中医治疗肌萎缩侧索硬化症疗效的可行性、信度、效度和灵敏度均较好，适于临床推广应用。

2. 中医辨证准确　　通过中医四诊采集中医临床证候要素，进行脏腑、阴阳、虚实、寒热辨证，以确定患者的病位病机及临床证型，对于指导拟方用药十分重要。只有精准的辨证，才能根据患者不同时期的病机变化，个体化调整处方用药。王明哲等研究发现肌萎缩侧索硬化症患者以经典型、延髓型为主，中医证候以脾肾亏虚、肝肾亏虚、脾胃亏虚居多。经典型、延髓型、连枷腿综合征肌萎缩侧索硬化症患者脾肾亏虚证候的占比均超过 50%。肌萎缩侧索硬化症早期（Ⅰ期、Ⅱa 期）患者中，痰湿阻滞、气虚血瘀、中焦湿热证候的比例较高；中晚期（Ⅱb 期后）患者中，脾肾亏虚、肝肾亏虚、脾胃亏虚证候的占比逐渐增多。可见，肌萎缩侧索硬化症早期可见到以痰湿、血瘀及湿热为主的本虚标实之象，而到中晚期，则以虚证为主。宋玥波等进一步探索肌萎缩侧索硬化症中医病位与伦敦分期的相关性，发现肌萎缩侧索硬化症的中医病位在脾、胃、肝、肾、心、肺，其中脾胃虚弱为本病早、中期的重要病理基础，肝肾亏虚为本病中、晚期的常见证候，宗气不足患者病情常已发展至病程末期。提倡在伦敦分期早期即接受中医药治疗以延缓病位演变进程，改善预后。在具体治疗措施方面，应重视本病起于脾胃，上至心肺，下至肝肾的传变规律，遵循中医整体观及治未病的理念，调理本脏时及早顾护它脏，以提高临床疗效。具体中西医结合诊断流程图如图 13-1。

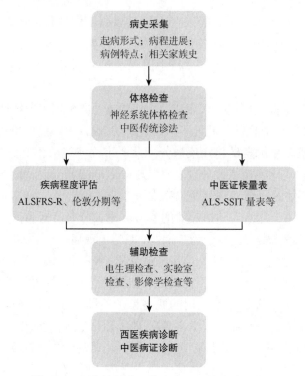

图 13-1　肌萎缩侧索硬化症中西医结合诊断流程

第二节　肌萎缩侧索硬化症的中西医结合治疗

一、肌萎缩侧索硬化症的西医治疗

　　至今为止，肌萎缩侧索硬化症仍是一个无法治愈的疾病，被称为神经内科的"不治之症"。目前经美国 FDA 批准用于肌萎缩侧索硬化症治疗的药物仅有 2 种，其一是利鲁唑（一种抑制兴奋性氨基酸释放的药物），该药是目前唯一经多项临床研究证实可以在一定程度上延缓病情发展的药物。其二是 2017 年批准的依达拉奉，有可能减轻中枢神经系统神经元的氧化应激损伤。为了进一步寻求可能对肌萎缩侧索硬化症治疗有帮助的药物，近年来，国际多个临床医疗中心开展了很多 2～3 期随机、双盲、安慰剂对照临床试验，迄今未得到确切的临床疗效。其中 Tofersen 是一种反义寡核苷酸，可介导超氧化物歧化酶 1（superoxide dismutase 1，SOD1）信使 RNA 的降解，从而 SOD1 蛋白合成减少。在意大利进行的一项多中心、随机、双盲、安慰剂对照 Nabiximols（包含 delta-9 四氢大麻酚和大麻二酚的口腔黏膜喷雾剂）2 期临床试验显示，Nabiximols 对改善肌萎缩侧索硬化症患者的痉挛状态具有积极作用。前期临床研究使用经颅磁刺激和阈值跟踪神经传导研究证明肌萎缩侧索硬化症皮质和脊髓运动神经元的过度兴奋性，使用抗癫痫药物瑞替加滨，能够降低肌萎缩侧索硬化症患者皮质和脊髓运动神经元的兴奋性。奥扎珠单抗是一种抗神经突生长抑制剂 A（Nogo-A）的单克隆抗体，在小鼠研究中得到了阳性结果，但在一项招募 307 人的 2 期临床试验中并未显示出疗效，同时观察到了呼吸衰竭的严重不良事件。另基于雷沙吉兰是一种在帕金森病中具有神经保护作用的单胺氧化酶 B 抑制剂，开展了一项使用雷沙吉兰联合利鲁唑治疗肌萎缩侧索硬化症患者 18 个月的临床观察，结果显示生存率未见明显改善（雷沙吉兰组 0.43%*vs* 安慰剂组 0.53%）。

除了以上药物治疗，对于肌萎缩侧索硬化症患者的营养管理、康复治疗、呼吸机辅助治疗及心理治疗等综合支持治疗也是疾病管理过程中比较重要的环节。

二、肌萎缩侧索硬化症的中西医结合治疗

肌萎缩侧索硬化症是一组选择性侵犯运动神经元的神经系统变性疾病，近年来研究发现肌萎缩侧索硬化症患者出现了典型的累及四肢肌肉及舌肌、咀嚼肌和呼吸而表现为四肢无力肌肉萎缩、言语吞咽障碍、呼吸障碍等症状，同时也可见到很多非典型症状，如流涎、便秘、小便异常、排汗异常、睡眠障碍、焦虑等非典型症状。中医在"痿病""不寐""便秘"等治疗领域的运用历史源远流长，给运动神经元病的治疗带来新的前景和希望，通过辨证论治，中药辅以针灸治疗可以明确改善患者的肌力和吞咽功能，延缓病情发展和生活质量。尤其在一些肌萎缩侧索硬化症合并的非典型症状方面，中医药治疗有其不可替代的优势，在西医治疗的基础上，针对每个患者的不同特点进行个体化的辨病辨证施治，是中西医结合治疗的精髓。

（一）肢体肌肉萎缩无力

肌萎缩侧索硬化症患者主要临床症状肌肉萎缩无力，归属中医学"痿病"范畴。本病以肾虚为本，肺热为标，病位在筋骨、肌肉，主要涉及肺、胃、肝、肾。临证以"脾胃虚弱"、"肾精亏虚"为本，可兼有湿热、痰湿、瘀血等实证，七情、过极易诱发本病，多种病理产物使得痿病病机层次更加复杂。

1. 中医辨证施治

（1）肺热伤津

症见：起病发热，或温热病后突然出现肢体软弱无力，皮肤枯燥，呛咳少痰，心烦口渴，咽干不利，小便短赤，大便秘结，舌质红，苔黄，脉数。

治法：清热润燥，养阴濡筋。

方药推荐：清燥救肺汤（《医门法律》）加减。

药物：石膏、桑叶、麦冬、阿胶、火麻仁、杏仁、枇杷叶、人参、甘草加减。

（2）湿热浸淫

症见：肢体痿软，身体重着，倦怠或麻木、微肿，以下肢多见，或足胫热蒸，或有发热，脘闷，小便赤涩，苔白腻，脉濡数。

治法：清热利湿，通利筋脉。

方药推荐：加味二妙散（《医略六书》）加减。

药物：苍术、黄柏、龟板、萆薢、知母加减。

（3）脾肾亏虚

症见：肢体痿软无力逐渐加重，甚则言语不清，呼吸吞咽困难，眼睑肌肉松弛，平素

食少便溏，腹胀，气短，神疲，苔薄白，脉细。

治法：健脾益气。

方药：人参白术散加减（《太平惠民和剂局方》）加减。

药物：人参、白术、茯苓、桔梗、莲子、白扁豆、砂仁、山药、薏苡仁、甘草加减。

（4）肝肾阴虚

症见：起病缓慢，下肢痿软无力，膝胫痿软，不能久立，甚则步履全废，腰背酸软或伴目眩发落，遗精早泄，遗尿，舌红少苔，脉细数。

治法：补养肝肾，养阴清热。

方药推荐：虎潜丸（《丹溪心法》）加减。

药物：虎骨（可用狗骨代替）、锁阳、黄柏、知母、熟地黄、龟板、当归、白芍加减。

（5）瘀血阻络

症见：症见四肢痿软，麻木不仁，肌肤甲错，时有拘挛痛感，舌质紫暗有瘀斑，苔薄白，脉细涩。

治法：益气养营，活血行瘀。

方药推荐：补阳还五汤（《医林改错》）加减。

药物：黄芪、赤芍、川芎、当归、地龙、桃仁、红花加减。

2. 现代中西医结合治疗　现代中医学家在历代医家的经验基础上总结和发展，临证中注重补益脾肺，以增"气血生化之源"，肺气足，则津液得布，四肢肌肉得充。郑瑜等自拟补肺健脾方（黄芪、党参、白术、五味子、杜仲、菟丝子、麦冬、陈皮、法半夏、僵蚕、杏仁、桔梗、柴胡、制马钱子、炙甘草等）治疗 36 例肌萎缩侧索硬化症患者 8 周，发现治疗前后患者用力肺活量（forced vital capacity，FVC）、最大吸气压（maximal inspiratory pressure，MIP）保持稳定，提示经治疗肺功能情况基本保持稳定。随访观察发现患者 ALSFRS-R 评分每个月下降均值仅为 0.66，提示经治疗后肌萎缩侧索硬化症患者病情进展得到一定的延缓。

3. 针灸治疗　肌萎缩侧索硬化症患者肌肉萎缩，肢体无力可行"通督温阳"针刺法治疗。取督脉穴腰俞、腰阳关、命门、脊中、中枢、筋缩、至阳、灵台、神道、身柱、陶道、大椎、百会、神庭。命门、腰阳关直刺 1.0～1.5 寸，针刺得气后行小幅度捻转针法 1min；大椎、陶道、身柱、神道、灵台、至阳、筋缩、中枢、脊中、腰俞穴，针尖与皮肤呈 80° 角左右稍向上斜刺 0.8～1.0 寸，针刺得气后各穴分别行小幅度捻转针法 10s；百会针尖与皮肤呈 15°～20°向前神聪方向快速刺入帽状腱膜下层 0.5～1.0 寸，得气后行小幅度捻转手法 1min；神庭穴针尖与头皮呈 15°角向印堂方向快速刺入帽状腱膜下层 0.3～0.5 寸，得气后行小幅度捻转手法 1min；各穴针刺得气后留针 30min。

（二）言语吞咽障碍

肌萎缩侧索硬化症患者的言语含糊、吞咽障碍，可归属中医学"喑痱"范畴。"喑痱"一词的提出最早见于《素问·脉解》，其言："所谓入中为喑者，阳盛已衰故为喑也。内夺而厥，则为喑痱，此肾虚也，少阴不至者厥也"。"喑痱"之病，首责于肾，历代以补益肾脏为治疗大法，并佐以行气通络。

1. 中医辨证　本病中医辨证主要为肾阳亏虚。

症见：言语含糊，吞咽缓慢，时有咳呛，肢体痿软无力，腰膝酸软，怕冷，舌淡，苔薄白，脉细沉。

治法：温补肾阳。

方药：地黄饮子（《圣济总录》）加减。

药物：熟地黄、巴戟天、山萸肉、肉苁蓉、附子、石斛、五味子、桂枝、白茯苓、麦冬、远志、石菖蒲。

2. 针灸治疗　针灸治疗肌萎缩侧索硬化症患者言语吞咽障碍，可运用中医学中"奇经论治"结合"五脏分证、三焦分治"的理论，选取百会、太溪、命门、肾俞为一组，风池、太冲、手三里、内关为一组，膻中、关元、三阴交、气海为一组，大椎、合谷、曲池、外关、足三里为一组。四组穴位交替使用，每次取1组。行烧山火针刺手法，反复操作3次，操作的同时配合呼吸补泻法，能改善患者言语吞咽功能。

（三）呼吸功能障碍

肌萎缩侧索硬化症患者随着疾病进展会逐渐出现呼吸困难，甚至需要气管切开呼吸肌辅助通气，最终可能死于肺部感染、呼吸衰竭。目前很多西医治疗方案也均是以延长患者生存周期及延缓气管插管为主要治疗目标。从中医学角度来讲，肺主气司呼吸，主一身之气，肾主纳气，故患者的呼吸困难，主要责之于肺肾两脏，又需兼顾健脾助运化痰祛湿，因"脾为生痰之源"，"肺为贮痰之器"，若想肺气通顺，必补肺肾以扶正气，化痰浊以治其标。

1. 中医辨证施治

（1）痰浊壅肺

症见：胸膺满闷，短气喘息，稍劳即著，咳嗽痰多，色白黏腻或呈泡沫，畏风易汗，肮痞纳少，倦怠乏力，舌暗，苔薄腻或浊腻，脉小滑。

治法：化痰降气，健脾益肺。

方药：苏子降气汤（《太平惠民和剂局方》）加减。

药物：紫苏子、半夏、当归、前胡、厚朴、甘草加减。

（2）痰热郁肺

症见：咳逆喘息气粗，胸满，烦躁，目胀睛突，痰黄或白，黏稠难咳。或伴身热，微恶寒，有汗不多，口渴欲饮，溲赤，便干，舌边尖红，苔黄或黄腻，脉数或滑数。

治法：清肺化痰，降逆平喘。

方药推荐：越婢加半夏汤（《金匮要略》）、桑白皮汤（《古今医统大全》）加减。

药物：麻黄、石膏、半夏、生姜、大枣、桑白皮、苏子、杏仁、贝母、山栀子、黄芩、黄连、甘草加减。

（3）肺肾亏虚

症见：呼吸浅短难续，声低气怯，甚则张口抬肩，倚息不能平卧，咳嗽，痰白如沫，咯吐不利，胸闷心慌，形寒汗出，或腰膝酸软，小便清长，或尿有余沥，舌淡或黯紫，脉沉细数无力，或有结代。

治法：补肺纳肾，降气平喘。

方药：平喘固本汤加减。

药物：党参（人参）、冬虫夏草、胡桃肉、坎脐、五味子、炙甘草、灵磁石、沉香、紫菀、半夏、橘红加减。

2. 现代中医辨证治疗　王安琦等运用健脾益肺法（黄芪 30g，党参 15g，白术 15g，五味子 10g，杜仲 10g，菟丝子 10g，麦冬 10g，陈皮 10g，法半夏 10g，白僵蚕 10g，杏仁 10g，桔梗 5g，柴胡 5g，制马钱子 0.2g，炙甘草 10g）联合利鲁唑治疗 30 例肌萎缩侧索硬化症患者 8 周，发现治疗组与对照组（单用利鲁唑）治疗前后患者的 MRC 六级肌力评定法（the UK medical research council，MRC）肌力评分、肺功能指标，以及肌萎缩侧索硬化症功能量表得分均有降低，但观察组患者给药前后的肌萎缩侧索硬化症功能量表和 MRC 肌力评分差异无统计学意义（$P > 0.05$），与对照组比较，给药 8 周后观察组的 MRC 肌力评分及 ALSFRS 得分差异均有统计学意义（$P < 0.05$），提示运用中西医联合治疗的方法，能在一定程度上使患者运动及呼吸功能保持稳定，延缓疾病进展，有改善疾病预后的趋势，值得临床推荐。

（四）肌萎缩侧索硬化症的非典型症状

以往我们较多关注肌萎缩侧索硬化症的典型的运动症状，近年来研究发现，很多肌萎缩侧索硬化症患者可同时合并有一些非典型症状，如自主神经功能障碍、睡眠障碍、焦虑抑郁等，在这些方面西医治疗以对症通便、辅助睡眠及抗焦虑抑郁等对症治疗。

1. 排汗异常　可表现为少汗、多汗及无汗，肌萎缩侧索硬化症患者临床常见多汗表现。中医学中常见的排汗异常的病证有自汗、盗汗。不因外界环境因素影响，而白昼时时汗出称为自汗，寐中汗出，醒来自止称为盗汗。本病主要因阴阳失调，腠理不固，而致汗液外泄失常。自汗多因气虚不固，盗汗多因阴虚火旺。

（1）肺卫不固

症见：时时汗出，活动后汗出更甚，汗出恶风，易于感冒，体倦乏力，气短，面色少华，苔薄白，脉细弱。

治法：益气固表。

方药推荐：玉屏风散（《世医得效方》）加味。

药物：黄芪、白术、防风加减。

（2）营卫不和

症见：汗出恶风，周身酸楚，时寒时热，或表现为半身、某局部出汗，苔薄白，脉缓。

治法：调和营卫。

方药推荐：桂枝汤（《伤寒论》）加味。

药物：桂枝、白芍、生姜、大枣、甘草加减。

（3）阴虚火旺

症见：夜寐盗汗，或有自汗，五心烦热，或兼午后潮热，两颧色红，口渴，舌红少苔，脉细数。

治法：滋阴降火。

方药推荐：当归六黄汤（《兰室秘藏》）。

药物：当归、生地黄、熟地黄、黄连、黄芩、黄柏、黄芪加减。

2. 便秘　是肌萎缩侧索硬化症患者另一常见症状，神经系统变性导致的胃肠道功能的运动和分泌功能障碍是其主要原因。中医学认为便秘与肺脾胃肝肾功能失常有关，肺气不降，阳明积热，胃失和降，肝失疏泄，肝火偏旺，肾阴不足，肠道失润，导致肠道气机不畅，糟粕内停而成便秘。便秘治疗分虚实两类。

（1）实证

1）热秘

症见：大便干结，小便短赤，身热面赤，口干口臭，腹胀或痛，舌红苔黄燥，脉滑数。

治法：清热润肠。

方药推荐：麻仁丸（伤寒论）加减。

药物：大黄、火麻仁、白芍、枳实、厚朴、白蜜加减。

2）气秘

症见：大便秘结，欲便不得，胁腹胀满，甚则腹中胀痛，嗳气频作，苔薄腻，脉弦。

治法：顺气导滞。

方药：六磨汤（《世医得效方》）加减。

药物：木香、乌药、沉香、大黄、枳实、槟榔加减。

（2）虚证

1）气虚便秘

症见：虽有便意而临厕努挣乏力，大便并不干硬，但难于排出，汗出短气，便后乏力，面色㿠白，肢倦懒言，舌淡嫩，苔白，脉弱。

治法：益气润肠。

方药推荐：黄芪汤（《金匮翼》）加减。

药物：黄芪、火麻仁、白蜜、陈皮加减。

2）阴虚便秘

症见：大便干结如羊屎状，形体消瘦，可见颧红，潮热盗汗，五心烦热，眩晕耳鸣，口干目涩，舌红少苔，脉细数。

治法：滋阴润肠通便。

方药推荐：增液汤（《温病条辨》）加味。

药物：生地黄、玄参、麦冬、生何首乌、火麻仁、白蜜加减。

3. 焦虑抑郁　肌萎缩侧索硬化症作为一种慢性进展性神经系统变性疾病，患者在疾病的进展过程中常合并有焦虑、抑郁的情绪，西医主要通过心理咨询及辅助使用一些抗焦虑抑郁的药物进行治疗，中医学则认为此类患者舒畅肝气、顺畅气机为治疗之要。

（1）肝气郁结

症见：精神抑郁，情绪不宁，善太息，胸胁胀痛，痛无定处，脘闷嗳气，腹胀纳呆，或呕吐，大便失常，女子月事不行，苔薄腻，脉弦。

治法：疏肝理气解郁。

方药推荐：柴胡疏肝散（《景岳全书》）加减。

药物：柴胡、枳壳、香附、陈皮、川茯苓、芍药、甘草加减。

（2）气郁化火

症见：性情急躁易怒，胸闷胁胀，口干而苦，或嘈杂吞酸，大便秘结，或头痛，目赤，耳鸣，舌质红，苔黄，脉弦数。

治法：清肝泻火，解郁疏肝。

方药推荐：丹栀逍遥散（《内科摘要》）加减。

药物：白术、柴胡、当归、茯苓、芍药、牡丹皮、山栀子、甘草、生姜、薄荷加减。

（3）心脾两虚

症见：多思善虑，心悸胆怯，少寐健忘，面色不华，头晕神疲，食欲不振，舌质淡，脉细弱。

治法：健脾养心，益气补血。

方药：归脾汤（《医学六要·治法汇》）加减。

药物：人参、黄芪、白术、当归、远志、酸枣仁、茯神、龙眼肉、木香、炙甘草加减。

4. 睡眠障碍 临床研究发现超过 1/2 的肌萎缩侧索硬化症患者存在睡眠障碍，主要表现为失眠、睡眠中断、睡眠周期腿动指数增高。中医治疗"不寐"历史悠长，病位主要在心，与肝、脾、肾密切相关。心、肝、胆、脾、肾脏腑功能失调，阴阳气血失和，心神失养而发病。

（1）心火亢盛

症见：不寐，心烦，口干，舌燥，口舌生疮，小便短赤，舌尖红，苔薄黄，脉数有力或细数。

治法：清心泻火，宁心安神。

方药推荐：朱砂安神丸（《内伤伤辨惑论》）加减。

药物：朱砂、黄连、生地黄、当归、炙甘草加减。

（2）肝郁化火

症见：不寐，平素急躁易怒，多梦易惊醒，伴头晕、头胀、目赤口苦、便秘，舌红，苔黄，脉弦数。

治法：清肝泻火，镇静安神。

方药推荐：龙胆泻肝汤（《医方集解》）加减。

药物：龙胆草、黄芩、栀子、泽泻、木通、车前子、当归、生地黄、柴胡、甘草加减。

（3）阴虚火旺

症见：心烦不寐，多梦易惊兼心悸，健忘，头晕耳鸣，腰膝酸软，梦遗，五心烦热，舌红，脉细数。

治法：滋阴降火，交通心肾，安神。

方药推荐：黄连阿胶汤（《伤寒论》）加减。

方药：黄连、黄芩、阿胶滋、鸡子黄、白芍加减。

（4）心脾两虚

症见：难以入寐，寐则多梦易醒，心悸健忘，肢倦神疲，头晕，腹胀，便溏，面色少华，舌淡苔白，脉细弱。

治法：补益心脾，养血安神。

方药推荐：归脾丸（《医学六要·治法汇》）加减。

药物：人参、黄芪、白术、当归、远志、酸枣仁、茯神、龙眼肉、木香、炙甘草加减。

第三节　中西医结合治疗肌萎缩侧索硬化症的展望

中西医结合治疗肌萎缩侧索硬化症的前提是准确的疾病诊断。"西医辨病，中医辨证"是对中西医疾病诊断思路的高度概括。在临床实践中如何将中医诊断、西医诊断更加精准，又个体化的有效结合起来对于治疗的有效性具有非常重要的意义。目前西医治疗、中医治疗肌萎缩侧索硬化症均有非常大的局限性，临床疗效也存在有限性。肌萎缩侧索硬化症经美国 FDA 批准的临床用药有限，且只能用于延缓病情进展，而无法从根本上逆转和治愈肌萎缩侧索硬化症，很多临床研究正在开展，但未得到确切有效安全的临床疗效，研究治疗遇到了瓶颈。中医药治疗肌萎缩侧索硬化症虽然历史悠久，很多治疗手段运用于临床实践，但缺乏大样本、多中心、随机双盲对照研究，没有高级别的循证医学依据，限制了中医药治疗走向世界。因此探寻更加有效的中西医结合治疗肌萎缩侧索硬化症的方法是目前肌萎缩侧索硬化症研究的重要任务。基于中西医结合诊断和治疗肌萎缩侧索硬化症的现状，在未来的临床与研究中，需要在以下几个方面进行探索、实践和总结，以期获得进一步的进展和突破。

一、肌萎缩侧索硬化症西医临床诊断与中医辨证诊断的联系及其对中西医结合治疗的指导

由于肌萎缩侧索硬化症临床表现和病因的复杂性，以及对神经系统进行病理检查的难度，目前西医对肌萎缩侧索硬化症的诊断主要是结合症状、体征及疾病发展的"临床诊断"和依据肌电图特异性表现的"电生理诊断"。这与中医通过"望、闻、问、切"得到主要症状、症候要素而进行审证辨病有相似之处。而两者的差别在于，西医理论是通过现代神经病学解剖基础、神经病学病理生理机制来认识肌萎缩侧索硬化症的临床症状，中医辨证诊断的理论基础则是阴阳、五行、脏腑、情志、气血等中医传统理论对人的机体状态的概括认识，进一步从理论认识和循证依据方面，结合中医和西医对肌萎缩侧索硬化症疾病过程和机体病理状态的认识，有助于系统地指导中西医结合临床治疗，以及在中西医结合理论指导下，探索和创制新的中西医结合治疗肌萎缩侧索硬化症的方案。

二、进一步揭示肌萎缩侧索硬化症中医证型的病理和病理生理机制

中医传统理论和临床实践是关注患者的症状表现，提取证候要素，归纳临证特点，并在此基础上进行扶正祛邪，损有余，而补不足，以达到阴阳平衡机体平和的正常状态。而现代医学则更多地建立在对疾病认识的病理机制的基础上，从分子学、基因学角度研究肌萎缩侧索硬化症的发病机制，并开发临床治疗用药，以干预疾病的发展，达到治疗效果。

两者虽是 2 个独立的认知体系，但在某些方面也是可以融合应用的。现有一些研究已

试图运用现代神经生物学研究方法来对中医药治疗肌萎缩侧索硬化症的临床实践进行进一步的分子机制探索，并取得了一定的成果。相信，在未来进一步结合现代神经生物学、分子学、基因学理论和技术，更加深入地研究中医药理论和临床实践中的治疗作用机制，将更有助于深入发掘中医药的治疗优势，创造新的中西医结合治疗方法，以取得更好的临床治疗效果。

三、中医多种治疗方法与西医治疗的联合应用

传统中医治疗历史悠久，方法多样，除中药方剂、中成药以外，还包括针灸、推拿等多种治疗方法。而西医治疗肌萎缩侧索硬化症目前仍以为数不多的口服药剂及针剂为主。未来，进一步研究联合多种中西医治疗手段的综合干预方案，将有望进一步提高肌萎缩侧索硬化症的临床疗效。

小　　结

肌萎缩侧索硬化症是一种具有快速致死性的神经系统疾病，很多治疗方法被运用于临床尝试着改善患者的生存质量，但至今为止仍无有效的延长患者生存期的治疗策略。对于目前的治疗现状，我们认为采用中西医结合治疗的方法，融合西医诊疗的全面、客观的循证医学数据及中医辨证论治思维，将多种疗效确切的西药联合多样化治疗的中医针药技术，使现代医学和传统医学互补，对肌萎缩侧索硬化症患者做出全面、客观、规范又个体化的诊疗方案，协同作用，使治疗效果优于单纯西药治疗，值得临床推广。

（韩　燕　陆玲丹　田好雨）

参 考 文 献

扁鹊，2006.《难经》. 中华医典. 长沙：湖南电子音像出版社.

陈歧，2006.《医学传灯》. 中华医典. 长沙：湖南电子音像出版社.

陈士铎，2006.《辨证录》. 中华医典. 长沙：湖南电子音像出版社.

陈廷儒，2006.《医案》. 中华医典. 长沙：湖南电子音像出版社.

方隅，2006.《医林绳墨》. 中华医典. 长沙：湖南电子音像出版社.

何梦瑶，2006.《医碥》. 中华医典. 长沙：湖南电子音像出版社.

皇甫中，2006.《明医指掌》. 中华医典. 长沙：湖南电子音像出版社.

李杲，2006.《脾胃论》. 中华医典. 长沙：湖南电子音像出版社.

李用粹，2006.《证治汇补》. 中华医典. 长沙：湖南电子音像出版社.

孟斌，田靖，2017. "通督温阳"法针刺治疗肌萎缩侧索硬化症临床观察. 上海针灸杂志，36（2）：134-137.

秦景明，秦皇士，2006.《症因脉治》. 中华医典. 长沙：湖南电子音像出版社.

宋玥波，芮一峰，韩奕，等，2020. 240 例肌萎缩侧索硬化症的中医病位与伦敦分期的相关性研究. 世界中医药，15(19)：2988-2994.

孙志宏，2006.《简明医彀》. 中华医典. 长沙：湖南电子音像出版社.

唐容川，2006.《血证论》. 中华医典. 长沙：湖南电子音像出版社.

王冰，2006.《灵枢·九宫八风》. 中华医典. 长沙：湖南电子音像出版社.

王冰，2006.《素问·气交变大论》. 中华医典. 长沙：湖南电子音像出版社.

王冰，2006.《素问·生气通天论》. 中华医典. 长沙：湖南电子音像出版社.

王冰，2006.《素问·痿论》. 中华医典. 长沙：湖南电子音像出版社.

王秉衡，2006. 《笔记杂录》. 中华医典. 长沙：湖南电子音像出版社.

王明哲，龚帆，张静思，等，2022. 不同临床分型与分期的肌萎缩侧索硬化症患者中医证候特征研究. 上海中医药大学学报，36（2）：9-12，19.

吴谦，2006. 《杂病心法要诀》. 中华医典. 长沙：湖南电子音像出版社.

叶天士，2006. 《叶选医衡》. 中华医典. 长沙：湖南电子音像出版社.

张从正，2006. 《儒门事亲》. 中华医典. 长沙：湖南电子音像出版社.

张璐，2006. 《张氏医通》. 中华医典. 长沙：湖南电子音像出版社.

张锡纯，2006. 《医学衷中参西录》. 中华医典. 长沙：湖南电子音像出版社.

章虚谷，2006. 《灵素节注类编》. 中华医典. 长沙：湖南电子音像出版社.

朱丹溪，2006. 《丹溪手镜》. 中华医典. 长沙：湖南电子音像出版社.

朱丹溪，2006. 《丹溪心法》. 中华医典. 长沙：湖南电子音像出版社.

第十四章　肌萎缩侧索硬化症的针灸治疗

中医针灸作为一种非药物疗法，在改善肢体运动功能方面具有一定的优势。许多临床证据表明，针灸治疗肌萎缩侧索硬化症可获得较好的效果，而其作用机制仍需不断深入研究。本章介绍针灸治疗肌萎缩侧索硬化症的经穴理论、治疗原则及常用针灸方案、相关指标评价情况，探讨影响针灸疗效的主要技术因素及注意事项。在此基础上，对古今临床针灸治疗肌萎缩侧索硬化症的诊疗思路与方案进行概要分析，总结近年来针灸治疗肌萎缩侧索硬化症的循证医学证据，为临床更合理、有效地推广应用针灸防治肌萎缩侧索硬化症提供依据，改善患者的运动功能，提高生活质量。

第一节　针灸治疗肌萎缩侧索硬化症的经穴理论基础

一、针灸治疗肌萎缩侧索硬化症的经络理论基础

肌萎缩侧索硬化症是一组上、下运动神经元均累及的病变，以肌无力、肌肉萎缩为主症，临床常见的首发症状为一侧或双侧手指活动笨拙、无力，双手可呈"鹰爪"样肌肉萎缩，逐步累及前臂、上臂、肩胛带、躯干、颈部和咽喉等肌群。肌萎缩侧索硬化症根据其主症表现，多归属中医学"痿病"范畴，疾病后期四肢不用，亦有"痿厥"之称，本病晚期合并出现吞咽功能障碍、构音障碍等延髓麻痹症状时，亦属"喑痱"范畴。

痿病的病位在筋脉、肌肉，根本源于五脏虚损，现代医学认为与脊髓、脑密切相关。痿病的病机首见于《黄帝内经》，《素问·痿论》认为"肺热叶焦"为主要病机，肺燥失于输精于五脏，则五体失养，肢体痿软。《灵枢·经脉》云："肺手太阴之脉，起于中焦"，土为金之母，肺伤则子盗母气，使脾胃受损，运化乏力，气血生化乏源，则四肢、肌肉无气以禀，痿病作矣。《医门法律》言："肝主筋，肝病则筋失所养，加以夙有筋患，不觉忽然而痿矣"。《丹溪心法》认为本病可采用"泻南方，补北方"之补肾清热的治疗方法。《临证指南医案·痿》总结本病为"肝、肾、肺、胃四经之病"。

经络学说认为"经络所通，主治所及"，与本病相关的十四经脉有足阳明经、足太阳经、足少阳经、手阳明经、足太阴经、足少阴经、手太阴经、足厥阴经、督脉、任脉。《黄帝内经》提出了"治痿独取阳明"的基本治疗原则，是以"阳明者，五脏六腑之海，主润宗筋，宗筋主束骨而利机关也"。同时手阳明经"循臂上廉，入肘外廉，上臑外前廉，上肩，出髃骨之前廉"，与上肢肘关节、肩关节运动相关，本病常见上肢肌无力及肌萎缩，尤以大肠经所过之肌肉丰厚处萎缩最明显。且肺与大肠相表里，针刺大肠经，兼泄肺热宣肺气。肌萎缩侧索硬化症属运动系统疾病，根据"阳主动，阴主静"的理论，阳部肌肉在运动功能中发挥主要作用，足三阳经循行从头走足，联系脑，行程较长，循经支配下肢运动的主要骨骼肌群。足太阴之脉"连舌本，散舌下"；足少阴之脉"循喉咙，挟舌本"，

贯行舌根，脾肾二脉均循行于舌；任脉为"阴脉之海"，"上关元，至咽喉，上颐，循面入目"，主舌体瘫软、发声及吞咽困难等症。手太阴经和足厥阴经分别循行上、下肢阴面，人体运动除了需要阳部肌肉收缩舒展，还需要阴部肌肉的拮抗，从而达到阴阳平衡。督脉为"阳脉之海"，主干行于背部正中，经脊里而属于脑，与脑和脊髓均有密切联系，控制肢体的外周神经均由脊髓发出。通调督脉可促进脑和脊髓的形态结构和功能修复，重建脑髓-督脉（脊髓）-脏腑经脉气血功能活动调控系统，使气血、津液、精髓输布正常，以濡养皮肉筋脉骨节。

1. 经筋理论 《素问·痿论》言："宗筋，主束骨而利机关也"，可知痿病乃筋之病。"脉引筋气"，筋肉受经络气血的濡养、渗灌，受经脉的支配。经筋由筋肉组成，能连接骨骼，对关节屈伸和肢体运动起作用。经筋分布于外周，不入脏腑。分起、结、聚、布，连属关节，一般从四肢末端上达头面躯干，称"起"，数筋结于一处则称"聚"，散布成片则称"布"，"结"多为骨骼和重要的部位。经筋的分布部位大致与十二经脉外行部分相类，阳经之筋分布于肢体外侧，阴经之筋分布于肢体内侧，治疗本病可按部位取穴。

2. 特定穴理论 十二原出自《灵枢·九针十二原》，认为五脏有病，反应于各原穴。具体指肺之原，太渊；心之原，大陵；肝之原，太冲；肾之原，太溪；脾之原，太白。

3. 根结理论 首见于《灵枢·根结》，"根"和"结"指经脉之气起始和归结的部位。具体而言，"根"指四肢末端的"井穴"，"结"指头面、胸、腹部位和器官。根结理论说明经气活动的上下联系，强调四肢腧穴对于头身的重要作用，是针灸治疗脑系疾病的理论基础之一。《灵枢·根结》以足六经举论，称足太阳根于至阴，结于目；足阳明根于厉兑，结于鼻咽；足少阳根于窍阴，结于耳；足太阴根于隐白，结于胃；足少阴根于涌泉，结于舌下；足厥阴根于大敦，结于胸。

4. 标本理论 出自《灵枢·卫气》，"标"和"本"指十二经脉之气集中和弥散的部位。具体以四肢部为"本"，以头面躯干部为"标"，说明经脉上下相互关联和本末关系，是针灸治疗痿病远端配穴的理论基础。例如，足太阳经本为跗阳，标为睛明；足少阳经本为足窍阴，标为听会；足阳明经本为厉兑，标为人迎、地仓；足太阴经本为三阴交，标为脾俞、廉泉；足少阴经本为交信，标为肾俞、廉泉；足厥阴经本为中封，标为肝俞；手阳明经本为曲池、臂臑，标为扶突；手太阴经本为太渊，标为中府。

5. 四海理论 出自《灵枢·海论》，分别指脑为髓海、膻中为气之海、胃为水谷之海、冲脉为十二经之海（又称血海）。四海是人体气血营卫产生、分化和汇聚的4个重要部位。

6. 气街理论 出自《灵枢·卫气》，分头、胸、腹、胫四街，说明了经络的横向联系。四海与气街具有其一致性，脑为髓海与头气街相通，膻中为气海与胸气街相通，胃为水谷之海与腹气街相通，冲脉为血海与腹气街和胫气街相通。四海和四气街，与全身气血、津液、精神密切相关。

2014年北京中医药大学辛随成教授研究团队，运用循证医学的方法，对1975～2011年我国发表的针灸治疗肌萎缩侧索硬化症的文献进行整理及分析。研究表明，针灸治疗肌萎缩侧索硬化症的临床文献中，常用的经脉为大肠经、胃经、膀胱经、督脉、胆经、任脉。针刺常用穴（按照使用频数排序）有合谷、曲池、足三里、肩髃、阳陵泉、大椎、手三里、三阴交、夹脊、风池、廉泉、肾俞、髀关、丰隆、解溪、绝骨、肝俞、太溪、太冲、环跳，总频次为 184 次，占 57.14%。高频穴位合谷、曲池和足三里均为阳明经腧穴。本病取穴多取四肢部的穴位，尤其是下肢的腧穴，多取足阳明经穴及膀胱经穴。

二、针灸治疗肌萎缩侧索硬化症的腧穴

（一）肌萎缩侧索硬化症的临床腧穴选择原则

腧穴是针灸处方的基础，腧穴的选择是否恰当，处方组成是否合理，直接关系到针灸的治疗效果。配穴的原则是在中医基础理论的指导下，以脏腑经络、标本根结、气街四海等理论为依据，结合腧穴的功能及特异性而进行严密组合。做到有法有方、配穴精炼、酌情加减、灵活多变。肌萎缩侧索硬化症的发生发展涉及多个脏腑，不同患者的症状和病情特点不同，"各补其荥而通其俞，调其虚实，和其逆顺"（《素问·痿论》），临床根据循经、分部和辨证原则进行取穴治疗。

1. 近部取穴原则 体现"腧穴所在，主治所在"，根据本病的主症特点，多取四肢部的腧穴，以四肢阳面穴为多，常取腿阳面足三里、阳陵泉、风市、环跳、悬钟、委中；臂阳面曲池、肩髃、手三里、外关；足阳面昆仑、丘墟；手阳面合谷。

2. 远部取穴原则 体现"经脉所过，主治所及"，即"病在上者下取之，病在下者高取之，病在头者取之足，病在腰者取之腘"（《灵枢·终始》）及"四总穴歌"之"肚腹三里留，腰背委中求，头项寻列缺，面口合谷收"（《乾坤生意》）都属于远部取穴。

3. 辨证取穴原则 根据疾病的证候特点，分析病因病机而辨证选取穴位的方法。例如，可根据辨证所属的脏腑，取相应的背俞穴。

4. 特定穴的使用 特定穴能调理脏腑经气，交通多经，以五输穴、交会穴、原穴、络穴、郄穴等使用较多，尤以五输穴为重。因"荥输治外经，合治内府"（《灵枢·邪气藏府病形》），五输穴是十二经经气由小到大、由浅入深的特定穴，与脏腑功能关系最为密切，其中又以合穴为治疗痿病的主穴。交会穴是多经经气交会之处，既能治本经病，还能兼治所交之经病，起到一穴多用的作用。原穴在腕踝关节处，是脏腑原气所留止之地，能反应五脏疾病。络穴既能治本经络脉虚实的病症，还能治相表里经脉的病症。郄穴是经气深聚之处，阴经郄穴与经脉血分相关，多治血证。特定穴对于调理本病多脏虚衰有较好的治疗作用。

《针灸治疗学》指出，痿病的主穴为肩髃、曲池、合谷、髀关、足三里、阳陵泉、三阴交、夹脊穴，并在辨证论治的基础上加减取穴。

（1）肺热津伤证：发热多汗，热退后突然出现肢体软弱无力，心烦口渴，小便短黄。舌红，苔黄，脉细数。配鱼际、尺泽。

（2）湿热浸淫证：肢体逐渐痿软无力，以下肢为重，或麻木而微肿，或自觉足胫有热感，小便赤。舌红，苔黄腻，脉滑数。配阴陵泉、中极。

（3）脾胃虚弱证：肢体逐渐痿软无力，食少纳呆，腹胀便溏，面色㿠白，神疲乏力。舌淡或有齿印，苔腻，脉细无力。配脾俞、胃俞。

（4）肝肾亏虚证：起病缓慢或下肢痿软无力日久，腰脊酸软，不能久立，或伴眩晕耳鸣，无力行走，腿胫肌肉萎缩严重。舌红，苔少，脉沉细。配肝俞、肾俞。

（5）脉络瘀阻证：四肢痿弱，肌肉瘦削，手足麻木不仁，四肢青筋显露。舌质暗淡或瘀点。配膈俞、血海。

（二）痿病的临床选穴规律分析

上海中医药大学刘立公教授应用已建立的针灸古籍中腧穴主治的计算机检索系统和中国现代针灸信息数据库分析针刺治疗痿病的选穴规律频次，结果显示，纳入符合标准的古代针灸文献共222条，合671穴次；现代针灸文献31篇，合467穴次。共涉及12条经脉，常用部位由多到少依次为腿阳、臂阳、头面、手背、足背、腿阴、足阴、臂阴。腧穴归经中，古代文献使用频次最多（173次）的为胆经腧穴，现代文献使用频次最多（163次）的为大肠经腧穴。古今均取督脉穴，现代选取三焦经、脾经穴，如外关、肩髃；古代比现代更重视远道取穴，即多用手、足阳面穴，现代选取四肢阴面穴，如三阴交、阴陵泉、血海、太冲等。古今使用频次较多的腧穴见表14-1。

表14-1　古今治疗痿病的常用腧穴

序号	腧穴	所属经络	使用频次（次）
1	曲池	手阳明大肠经	50
2	肩髃	手阳明大肠经	41
3	足三里	足阳明胃经	36
4	合谷	手阳明大肠经	32
5	阳陵泉	足少阳胆经	31
6	风市	足少阳胆经	26
7	昆仑	足太阳膀胱经	25
8	手三里	手阳明大肠经	23
9	环跳	足少阳胆经	22
10	百会	督脉	22
11	悬钟	足少阳胆经	21
12	列缺	手太阴肺经	19
13	阳辅	足少阳胆经	16

（三）常用阳明经穴治疗痿病的临床应用

《灵枢·根结》云："太阳为开，阳明为阖，少阳为枢……阖折则气所止息而痿疾起矣，故痿疾者，取之阳明"。阳明为多气多血之经，故阳明充盛，气血充足，筋脉得以濡养，则筋脉柔软，关节滑利，运动灵活，因而"刺阳明出气血"（《灵枢·九针》），即针刺阳明可补益气血，气血充足，筋脉得养，痿病则缓。

手阳明大肠经共20个穴位，其中14个穴位分布在手部及上肢背面桡侧，6个穴位分布于肩、颈和面部，主治头面、五官和咽喉等部位的疾病、神志病、热病及经脉循行部位的其他所生之病。

足阳明胃经共45个穴位，其中8个穴位分布在头面部，22个穴位分布于胸腹部，15

个穴位在下肢外侧前缘，主治消化道疾病、胸部及膝髌等经脉循行部位的疼痛、热病、神志病等。

以下介绍部分阳明经穴的定位取穴、针刺手法、主治功能及针灸临床应用等情况。

1. 曲池 出自《灵枢·本输》，别名阳泽、鬼腿，为手阳明大肠经之合穴（五行属土）。位于肘横纹外侧端，屈肘定位，在尺泽与肱骨外上髁连线的中点处取穴。该穴处于桡侧腕长伸肌起始部，肱桡肌的桡侧，下有桡返动脉的分支，布有前臂背侧皮神经，内侧深层为桡神经本干。主治半身不遂、肩痛、臂弱无力、肘臂挛急或迟缓等。直刺 1.0～2.5 寸，深刺可透至少海穴，局部酸胀可向上放射至肩部或向下放散至手指。本穴是清热要穴，也是十三鬼穴之一，治疗癫狂病。现代研究观察，针刺曲池能提高血氧饱和度，针刺曲池、阳陵泉可使脑血流量增加、脑血管阻力降低。

2. 肩髃 出自《灵枢·经脉》，别名扁骨、髃骨。臂外展，位于肩峰前下方凹陷处。该穴在三角肌上部中央，浅层布有锁骨上外侧神经、臂外侧上皮神经，深层有旋肱后动、静脉和腋神经分支。主治上肢不遂、肩痛不举等，直刺 0.8～1.5 寸。本穴属手阳明大肠经穴，亦是本经与阳跷脉交会穴。现代研究发现，针刺肩髃能改善动脉弹性，增加肢体血液循环，使血管流通性增加，从而有助于恢复上肢的运动功能。

3. 足三里 出自《灵枢·本输》，位于小腿前外侧，犊鼻穴下 3 寸，距胫骨前缘一横指（中指）。本穴是足阳明胃经的合穴，也是特定穴之胃下合穴。本穴浅层布有腓肠外侧皮神经，深层有胫前动、静脉的分支。主治消化系统疾病、膝痛、下肢痿痹等。直刺 1.0～2.0 寸。临床配冲阳、仆参、复溜、飞扬、完骨，可补益肝肾、濡润宗筋，治足痿失履不收。现代研究显示，本穴能提高补体 C_3 和多不饱和脂肪酸值，还能使血中裂解素、调理素及白细胞吞噬指数显著增加，从而增强机体免疫力。

4. 合谷 出自《灵枢·本输》，别名虎口、合骨，为手阳明大肠经原穴。位于手背，第一、二掌骨间，当第二掌骨桡侧的中点处。该穴浅层布有桡神经浅支、手背静脉网桡侧部及第一掌骨动脉及静脉的分支，深层布有尺神经深支的分支。主治大肠经循行部位的疼痛、麻木、冰冷、发热、瘫痪等。直刺 0.5～0.8 寸。现代此穴常用于针刺麻醉术，具有一定的镇痛效果；且电针合谷可明显减轻细胞性水肿及线粒体肿胀程度，同时可恢复部分脑皮质灌流量。

5. 手三里 出自《针灸甲乙经》，属手阳明大肠经。位于前臂背面桡侧，当阳溪与曲池连线上，肘横纹下 2 寸。该穴浅层布有前臂外侧皮神经、前臂后皮神经。深层有桡侧返动、静脉分支及桡神经深支。主治肩臂麻痛、上肢不遂等。直刺 0.8～1.2 寸。现代研究发现多数肩周炎患者的患侧手三里穴处有明显的压痛，具有诊断及治疗意义。

第二节　肌萎缩侧索硬化症的针灸治疗原则及常用方法

一、肌萎缩侧索硬化症的针灸治疗原则

肌萎缩侧索硬化症属神经元疾病中最常见的一类表型，归属中医学"痿病"范畴，临床以肢体筋脉迟缓，软弱无力，日久因不能随意运动而致肌肉萎缩，以下肢痿弱多见，又

称"痿躄"。痿病的发生常与感受外邪、饮食不节、跌打损伤、久病房劳、药物损伤等因素有关。本病病位在筋脉、肌肉，根于五脏虚损。病机实证多为筋脉肌肉受损，气血运行受阻；虚证多为气血阴精亏耗，筋脉肌肉失养。基本治疗以调和气血、濡养筋肉为主。现代研究认为，肌萎缩侧索硬化症是一种神经系统变性疾病，病因尚未明确，主要累及脊髓、脑干和大脑皮质等运动神经元。生存期通常为3～5年。早期临床表现多样，确定上、下运动神经元受累范围是诊断的关键步骤，根据患者的症状体征，通常将受累范围分为脑干、颈段、胸段和腰骶段4个区域。尽管目前仍是一种无法治愈的疾病，针灸等非药物疗法可以在一定程度上改善患者的生活质量，应早期诊断、早期治疗，尽可能延长生存期。针灸治疗肌萎缩侧索硬化症在调和气血、濡养筋肉的核心治法基础上，加以调节整体脏腑功能，并根据受累的解剖范围，选取相应的局部穴位（如头穴、背俞穴、夹脊穴等）及针灸方法。

二、针灸治疗肌萎缩侧索硬化症的常用方法

（一）毫针刺法

毫针是古代"九针"之一，其针体微细，具有较高的强度和韧性，针体挺直滑利，是古今临床应用最广的一种针具。毫针刺法指利用毫针针具，通过一定的针刺手法刺激机体的穴位，以疏通经络、调节脏腑，达到扶正祛邪、治疗疾病的目的。针刺可刺激肢体深部的肌肉、神经、血管等组织，不但可改善肢体局部的运动和感觉功能，而且能将刺激的信息传递到大脑中枢相应的沟回区域，促进血液循环，改善患者的生活质量。毫针刺法选取穴位范围可包括头颈部穴（百会、风池、大椎、夹脊穴等）和背俞穴（脾俞、胃俞、肝俞、肾俞、膈俞等），针对不同证型、个体体质差异等情况进行针刺调治。

元代《卫生宝鉴》记载了应用"云岐子大结经法"治疗痿病，现代又称接气通经法，即依次刺十二经井穴，包括从阳引阴和从阴引阳两种方法。"从阳引阴"是从足太阳膀胱经井穴开始，按经脉流注顺序，针至手太阳小肠经井穴结束，即依次针刺至阴、涌泉、中冲、关冲、足窍阴、大敦、少商、商阳、厉兑、隐白、少冲、少泽。"从阴引阳"是从手太阴肺经井穴开始，针至足厥阴肝经井穴结束，即依次针刺少商、商阳、隐白、少冲、少泽、至阴、涌泉、中冲、关冲、厉兑、足窍阴、大敦。由于本病表现为全身性的症状，全身十二经络依次首尾相接，气血成为周流不息的大循环，阴阳经之间的交接点即为各经的井穴。依次刺激这些井穴，能增强全身经络大循环中气血的运行功能，接通十二经气，从而达到调和阴阳的目的。

王乐亭教授用十二透刺法治疗本病，即肩髃透臂臑、腋缝透胛缝、曲池透少海、外关透内关、合谷透劳宫、阳池透大陵、环跳透风池、阳关透曲泉、阳陵泉透阴陵泉、绝骨透三阴交、丘墟透申脉、太冲透涌泉。透刺针感较强，适用于久病关节拘挛者。

吴国凤采用烧山火手法治疗，常选以下4组穴位：①百会、脾俞、肾俞、命门、太溪；②膻中、关元、气海、三阴交；③大椎、曲池、外关、合谷、足三里；④风池、手三里、内关、阳陵泉、太冲。操作时每次选1组穴，在患侧所选穴位皮肤消毒，毫针刺入穴位1.5～2寸，待有针感后将针迅速退至"天部"（即皮肉之间），针身向内紧按慢提并逆时针捻转9次，一连行针3遍，再迅速进入"人部"（即肉内）、"地部"（即筋骨之间），采

用同样手法各操作 3 遍，即完成 1 次手法操作，留针 10min，再如法进行第 2 次、第 3 次手法操作。待局部浅表血管充盈，自觉发热时缓慢出针，然后用梅花针在局部轻叩致皮肤微出血，并施以按摩即可。第 1 个月每日 1 次，以后隔日 1 次，20 次为 1 个疗程。烧山火手法强调分"天部"、"人部"和"地部"紧按慢提，《针灸大成》谓之"能除寒，三进一退热涌涌"。开始浅刺以驱逐浅表邪气而使体表血气流通，后深刺以引导阴分之邪外泄，最后深入到筋骨之间以通导谷气，产生较强针感，以达补益之效。在疏导、流通的基础上发挥补益之功效，实为"通"补，是理法全面、配合合理的综合补法。

许阳取患者大椎、肺俞、胃俞、肝俞及肾俞作为主穴，上肢无力配合谷、肩井、曲池；下肢无力配解溪、髀关、足三里、梁丘。操作时先于大椎穴针刺，得气后沿左右两侧夹脊穴各行针 3 次，于两侧背俞穴行刺激性较强的手法后留针，配穴要求得气之后、针感沿上肢或下肢传递到远端，以有放电感为宜。留针 30min，每隔 10min 行针 1 次，每日 1 次，7 日为 1 个疗程。治疗 3 个疗程后，取得一定疗效，说明针刺可改善患者躯体活动，提高四肢肌力。

俞雁彤根据现代神经学说，采用神经干刺激疗法，抬肩困难者，刺腋神经点（腋后纹头上 1 寸，肩贞处）；伸肘困难，刺桡神经点（肩峰至肱骨外上髁连线中下 1/3 交接处）；前臂旋前、示指或中指屈曲不利、拇指对掌无力，刺正中神经点（肘横纹与腕横纹中点之连线中点）；屈腕无力、小鱼际萎缩，刺尺神经点（肱骨内上髁与尺骨鹰嘴之间，小海处）；股神经点（腹股沟韧带中点外下方，动脉搏动处的外下方）；腓总神经点（腓骨头后上方）；腓深神经点（足三里）等。针刺以有放射感为度，避免提插捻转。

（二）皮肤针刺法

皮肤针刺法是在古代"半刺"、"浮刺"和"毛刺"的基础上发展而来，主要刺激的是十二皮部，通过皮肤针叩刺，可以调节脏腑经络功能，促进机体恢复正常。皮肤针外形似小锤状，长度为 15～19cm，一端附有莲蓬状的针盘，下边散嵌着不锈钢短针。根据针的数目多少不同，分别称为梅花针（五支针）、七星针（七支针）、罗汉针（十八支针）。操作时，皮肤常规消毒，针尖对准叩刺部位，使用手腕之力，将针尖垂直叩打在皮肤上，并立刻弹起，反复进行。滚针也属于皮肤针的一种，操作时更为方便。刺激强度，根据患者体质、病情、年龄、叩打部位的不同，有弱、中、强三种。弱刺激时，用较轻腕力叩刺，局部皮肤略见潮红，适用于头面五官等肌肉浅薄处；强刺激时，用较重腕力叩打，局部皮肤可见隐隐出血，适用于肌肉丰厚处；中刺激，介于弱刺激和强刺激之间，局部皮肤潮红，但无渗血，患者稍觉疼痛，适用于多数患者。

根据《针灸治疗学》（第十版）"痿病"章节有关的皮肤针治疗，主要选取肺俞、脾俞、胃俞、膈俞和手、足阳明经脉循经叩刺。反复叩刺上述腧穴和部位至皮肤潮红或微出血，隔日 1 次，采用中、强刺激。

（三）电针疗法

电针疗法是指针刺得气后，接电针仪以微量低频脉冲电流持续刺激穴位的一种治疗方法。电针是古代针刺与现代电子技术相结合的产物，可提高毫针的治疗效果，起到镇痛、促进循环、改善肌肉张力的作用。主要的输出波形有密波、疏密波、断续波、连续波。电针可节省大量的人力，对神经的作用尤强，故常用于本病的治疗。治疗时，可予以针刺得气后在肌肉无力处选2～3组接电针仪，用断续波中强度刺激，刺激量宜逐渐加强，以患肢出现规律性收缩为佳，每次20～30min。

（四）灸法

灸法古称灸焫，是用艾绒或其他药物放置在体表的穴位上烧灼、温熨，借灸火的温和热力及药物的作用刺激，达到补气之功，可增强人体自身调节机制，又可加强血液循环。临床常用艾叶，其味苦、辛，性温、热，经过加工，制成细软的艾绒，便于搓捏成大小不等的艾炷，易于燃烧，气味芳香，能穿透皮肤，直达深部，又便于采集，价格低廉。常用化脓灸、"太乙神针"灸、艾炷灸、温针灸等治疗痿病。

化脓灸就是用黄豆大或枣核大的艾炷直接放在穴位上施灸，局部组织经烫伤后，产生无菌性化脓现象，能改善体质，增强机体抵抗力，从而起到治疗和保健作用。古人认为灸疮破溃，犹如"开门驱贼，贼则易出"（《外台秘要》），因此治疗本病，常灸足三里和绝骨穴，并使灸疮持续化脓。

"太乙神针"灸法，是在穴位上铺数层布或纸，点燃加有中药的艾条，将其按在布或纸上。郭朝印取百会、天窗、风池、肩髃、曲池、足三里、太冲、合谷、风府等穴，治疗久病或有明显肢体痉挛现象，采用中药艾条灸熨穴处，以局部发热或肢体柔软舒适为度。该药条含端阳艾、硫黄、雄黄、全蝎、白花蛇、白芷、乳香、没药、麝香、川乌、草乌等19味中药。

根据《针灸治疗学》（第十版）"痿病"章节，取神阙、中脘、关元、气海、足三里，每次选2～3穴，重灸。临床常用温针灸治疗，是针刺与艾灸相结合的一种方法，适用于既需要针刺留针，又需施灸的疾病。海派中医朱汝功先生治疗下肢痿病选取足三里、阳陵泉、曲泉、悬钟、复溜、丘墟、解溪、太冲、中封、三阴交、仆参、阴市、风市、环跳、白环俞、肾俞，并轮流使用温针；下肢痿病选取大椎、肩髃、肩髎、尺泽、曲池、合谷、列缺、阳池、中渚、腕骨，并轮流使用温针；朱氏认为痿病初期若有热象，脉见急数，舌苔黄腻或质绛，不可使用温针，待热去而脉见缓弱者，才可用。赵立杰等运用温针灸观察肌萎缩侧索硬化症的疗效，主要取阳明经腧穴，其中上肢选肩髃、手三里、合谷，下肢取足三里、上巨虚、解溪、血海、三阴交，配合关元、气海，背部选肝俞、脾俞、肾俞进行温针灸，每穴灸2壮，每日1次，10次为1个疗程，隔日进行下一个疗程，3～6个疗程后取得良好效果。

（五）其他针灸疗法

除上述常规针灸治疗外，临床还应用穴位注射、头针、耳针、穴位埋线等方法治疗。根据《针灸治疗学》（第十版）"痿病"章节，取肩髃、曲池、合谷、足三里、阳陵泉、三阴交穴，每次选2～3穴，用黄芪注射液或维生素B_1或维生素B_{12}注射液，常规穴位注射，通过针刺与药物结合的方法，发挥综合效能，以提高疗效。陈霄等采用穴位注射综合治疗，用黄芪注射液注射双侧内关、足三里，进针后提插捻转至得气，嘱患者做快速吞咽动作，同时快速注入 1ml 药液，注射结束后局部适量按压，两组穴位交替使用，每日 1 次，10 次为 1 个疗程，同时配合艾灸综合疗法，取得良好效果。

郑路采用体针、穴位注射结合穴位埋线疗法治疗 20 例伴四肢麻木、手足痿软患者，针刺常规取穴，穴位注射取曲池、合谷、肩髃、足三里、三阴交、血海、梁丘、八风、八邪、太冲，用维生素 B_{12} 和当归注射液，每次选 3～5 穴，注射 0.5～1ml，隔日 1 次，10 次为 1 个疗程；穴位埋线取关元、气海、脾俞、肝俞，配以肾俞、胃俞及病变侵犯相应节段的华佗夹脊穴，每次取主穴 1～2 穴、配穴 1～2 穴，用 0 号羊肠线埋线，1 个月后重复 1 次，每获良效。

亦有案例报道，在常规治疗基础上，运用头皮针结合耳针综合疗法治疗 1 例 60 岁男性中晚期患者，头针取双侧运动区上 1/5、舞蹈震颤控制区（位于运动区平行前移）、运用区（包括 3 线，即从顶骨结节向乳突中部引一直线和与该线夹角为 40° 的前后 2 线，各长 3cm）、足运感区（感觉区上点后 1cm 处旁开前后正中线 1cm，向前引 3cm 长的平行线），针刺得气后快速行针 2min，留针 45min，每周治疗 1 次；耳针取口、气管、神门、耳中穴，左右交替持续刺激，每次治疗后患者在语言、肢体感觉、行走及呼吸功能方面均有明显改善。

第三节　针灸治疗肌萎缩侧索硬化症的临床相关评价指标

一、功能评估

1. 改良 Norris 量表　由 40 项内容组成，从球部功能、上肢、下肢及躯干方面评估患者功能，对肢体功能评估较全面，包括精细动作、颈项无力、腱反射和病理征的评价，从而观察病情变化。

2. 修订版肌萎缩侧索硬化症功能评分量表（amyotrophic lateral sclerosis functional rating scale-revised，ALSFRS-R）　由 5 个部分组成，包括延髓和呼吸功能、2 个上肢功能（用餐具和穿衣）、2 个下肢功能（行走和爬楼梯）及 2 个其他功能（写字和翻身），可以反映疾病的进展，具有较好的信度和效度。

3. 用力肺活量（forced vital capacity，FVC）　是检测肺功能的指标，可用于判断早期发现呼吸肌无力患者，是肌萎缩侧索硬化症膈肌功能障碍的敏感指标，可判断患者有无早期通气障碍。

4. 肌萎缩侧索硬化症自我评估问卷（amyotrophic lateral sclerosis assessment questionnaire-40，ALSAQ-40）　包括身体运动能力、饮食能力、社会交往能力和情绪反应，用于患者自我评价生活质量，便于随访。

以上 4 个功能评估相关量表常用于针刺治疗肌萎缩侧索硬化症的疗效评价。

二、神经电生理检测

神经电生理检查可以确认临床受累区域为下运动神经元的病变，同芯针肌电图检查常用于肌萎缩侧索硬化症的诊断。肌电图可以证实进行性失神经和慢性失神经的表现。若发现某一区域存在下运动神经元受累，其诊断价值与临床发现肌无力、肌肉萎缩价值相同。

在诊断肌萎缩侧索硬化症时，分别进行 4 个区域的测定，脑干区选择一块肌肉，如舌肌、胸锁乳突肌、面肌或咬肌；胸段选 T_6 水平以下的脊旁肌或腹直肌；颈段和腰骶段，至少测定不同神经根和不同周围神经支配的 2 块肌肉。电生理检查结果应结合临床进行分析。

第四节　影响针灸治疗肌萎缩侧索硬化症的主要技术因素

"用针之服，必有法则"（《灵枢·官能》），在针灸治疗肌萎缩侧索硬化症的过程中，由于针灸处方、针刺手法、治疗时间的不同，因而产生的疗效也有所不同，这是影响针灸治疗的主要技术因素。"凡刺之真，必先治神……经气已至，慎守勿失"（《素问·宝命全形论》），古人认为，治神守气更是针灸治病的基本原则。

一、针灸配穴处方

目前治疗肌萎缩侧索硬化症，仍以对症治疗为主。早期针灸干预能有效改善生活质量，延长生存期。但在针灸处方中，腧穴有主次之分，施术时也应有先后之别。首先，在针灸治疗痿病中，手足阳明经腧穴的选取至关重要，是治疗的主穴。实验观察，电针足三里穴可显著减少肌萎缩侧索硬化症模型脊髓小胶质细胞计数，降低脑干和脊髓中肿瘤坏死因子-α（tumor necrosis factor-α，TNF-α）的表达，减少神经元细胞消亡，改善运动功能。同时，电针足三里还能降低模型肺组织中促炎性细胞因子 TNF-α 和白细胞介素 6（interleukin 6，IL-6）的水平，增加磷酸化丝氨酸/苏氨酸激酶（phosphorylation serine/threonine kinase，p-AKT）和磷酸化细胞外调节蛋白激酶（phospho-extracellular regulated protein kinase，p-ERK）的表达。说明电针足阳明胃经的足三里穴，能提高中枢神经系统和呼吸系统的抗炎作用。其次，根据疾病的进展及所出现的症状进行辨证，确定相关的配穴。如于书庄治疗本病偏气虚证，针刺中脘、气海、足三里、内关、三阴交、百会、人中，并于气海加灸法；虚火证，针刺双侧曲池、阳陵泉。杨廉德治疗本病之肝肾阴虚者，针太冲、太溪；痰涎壅盛者，补太白、泻丰隆。宋正廉治疗上肢瘫针华佗夹脊穴 $C_5 \sim C_6$ 和 $T_1 \sim T_2$，下肢瘫针 $T_{11} \sim T_{12}$ 和 $L_1 \sim L_4$。

二、针刺手法

掌握针刺的补泻手法，是针灸治病的关键。常用的补泻法包括徐疾补泻法、提插补泻法、捻转补泻法、迎随补泻法、呼吸补泻法、开阖补泻法、平补平泻法和热补凉泻法。

20 世纪 80 年代石学敏院士率先提出了"针刺手法量学"理论，对针刺作用力方向、频率、施术时间、针刺间隔时间等众多手法要素进行了科学界定。提出了捻转手法的四大要素。①捻转补泻手法与作用力方向的关系：以任、督二脉为中心，左右两侧捻转时作用力的方向，向心者为补，离心者为泻。任督二脉腧穴，采用迎随补泻、呼吸补泻或平补平泻法。②捻转补泻手法与作用力大小的关系：捻转时，小幅度、高频率，频率为 120 次/分以上者，为补法；捻转时，大幅度、低频率，频率在 50~60 次/分者，为泻法。③实施捻转手法所持续时间的最佳参数为 1~3min。④实施捻转手法后其治疗作用持续时间的最佳参数为 6h。

此外，针刺深浅不同，治疗作用也有区别。临床操作时，要因人、因病、因时、因针刺部位的不同而灵活掌握针刺的深浅。"春气在毫毛，夏气在皮肤，秋气在分肉，冬气在筋骨，刺此病者，各以其时为齐。故刺肥人者，以秋冬之齐，刺瘦人者，以春夏为之齐……久病者，邪气入深，刺此病者，深内而久留之……脉实者，深刺之……脉虚者，浅刺之"（《灵枢·终始》）。"春夏瘦而刺浅，秋冬肥而刺深"（《针经指南·标幽赋》）。"肌肉厚实处则可深，浅薄处则宜浅"（《针灸聚英》）。

痿病患者以五脏虚损为本，针刺时，以补手足阳明经腧穴为主，根据虚实灵活应用灸法、泻法。如脾胃虚弱、肝肾亏虚证，可灸脾俞、胃俞、肝俞、肾俞；脉络瘀阻，可泻血海；湿热浸淫可泻阴陵泉、中极。

三、治 疗 时 间

把握治疗时间，也是针刺疗效的重要因素，主要包括选择适宜的治疗时间、掌握好留针施灸时间、制定疗程时间和间歇时间等几个方面。

选择适宜的治疗时间对有些病证能够更好地发挥治疗作用。根据子午流注理论，把一日 24 小时分为十二时辰，对应十二经络，并与人体脏腑气血运行互相结合，当某一条经络达到气血最旺盛时，治疗效果最好。由于痿病多选阳明经穴，足阳明胃经于辰时（上午 7～9 点）气血最旺盛，此时针刺效果较好。

留针时间也是针灸处方中的重要内容。目前临床治疗肌萎缩侧索硬化症的留针时间一般为 30min，有关留针时间长短及最佳方案暂未有系统的阐述与研究。有研究发现，头针治疗时不同留针时间对于改善肢体运动功能的影响不同，留针 8h 配合运动疗法治疗效果优于留针 30min。但若肢体痉挛明显者，痉挛局部不适合留针，可略施行针手法后即出针。

有关本病的针灸治疗时间，仍缺乏统一规范的方案。疗程时间取决于患者病情的进展速度，间歇时间也由不同针灸方法而定。一般每个疗程之间应间隔 3～5 日，如此可以避免因连续刺激后机体产生的耐针性，使兴奋性降低而影响疗效。若施行化脓灸，其间隔时间也应适当延长。表 14-2 简要罗列近年常用针灸方案的疗程情况。

表 14-2　常用针灸方案治疗肌萎缩侧索硬化症疗程情况汇总表

治疗方式	治疗时间	文献类型	文献来源
太乙神针灸法	3 个月	临床研究	钱百成等. 吉林中医药, 2020.
电针疗法	4 周	动物实验	苏苏等. 徐州医科大学学报, 2019.
电针+穴注	1 个月	个案报道	胡蓉. 河南中医, 2013.
体针+化脓灸	90 日	临床研究	翁国盛. 福建中医药, 2010.
体针疗法	30 日	临床研究	许阳. 实用中医药杂志, 2006.
体针疗法	2 个月	临床研究	张大国等. 湖南中医杂志, 2004.
体针+穴注+埋线	1 个月	临床观察	郑路. 上海针灸杂志, 2004.
体针+穴注	30 日	临床研究	李小云等. 光明中医, 2017.
艾灸+穴注	10 日	临床研究	陈霄等. 中医学报, 2012.

续表

治疗方式	治疗时间	文献类型	文献来源
电针疗法	6日	动物实验	Yang EJ 等.Journal of Neuroimmunology，2010.
电针疗法	6日	动物实验	Jiang JH 等.Neurodegenerative Diseases，2011.
电针+艾灸	4周	临床研究	卫彦等.中国针灸，2018.
体针疗法	6个月	临床研究	孟斌等.上海针灸杂志，2017.
电针+穴注	1个月	临床观察	刘爱芹等.光明中医，2017.
体针+艾灸+皮肤针	14日	个案报道	宋会会等.湖南中医杂志，2017.
温针灸	6周	临床研究	李小云等.中医学报，2017.
体针疗法	8周	个案报道	郑春爱等.上海针灸杂志，2011.
温针灸	3个月	临床观察	江钢辉等.新中医，2000.
体针疗法	14日	临床观察	吴强.现代诊断与治疗，2016.
体针疗法	2个月	个案报道	李会娟.吉林中医药，2010.
体针疗法	2个月	临床观察	马巾英等.实用中医内科杂志，2007.
体针+头针+耳针	16周	个案报道	Poovadan S 等.Medical Acupuncture，2017.
体针疗法	5日	临床研究	Lee S 等.Evidence-based Complementary and Alternative Medicine，2013.
头针+耳针	6个月	个案报道	Erik K 等.Medical Acupuncture，2021.

四、针灸操作注意事项

（一）施术前的消毒

针灸施术前必须严格消毒，尤其是刺入人体的针具必须经过灭菌后才能使用。针具器械、医者手指、患者施术部位及治疗室必须严格按国家卫生健康委员会颁发的消毒灭菌技术操作规范进行。

临床上为避免交叉感染，目前普遍选用一次性消毒灭菌针灸器械，且应用时只能一针一穴，一次性针具只使用一次，不得重复使用。

在针灸操作前，医师应先用医用洗手液按照标准洗手法将手清洗干净，擦干后再用75%酒精棉球擦拭，方可持针操作。持针施术时，医者应尽量避免手指直接接触针体，如某些刺法需要触及针体时，必须用消毒干棉球作隔物，以确保针体无菌。随后，在患者需要施术的腧穴皮肤上用75%酒精棉球擦拭消毒，擦拭时应从腧穴部位的中心点向外绕圈消毒。当腧穴皮肤消毒后，要保持洁净，切忌接触污物，防止重新污染。

针灸治疗室内的消毒包括治疗台上的床垫、枕巾、毛毯、垫席等物品，要按时定期换洗晾晒，建议采用一人一用的消毒垫布、垫纸、枕巾。治疗室也应定期紫外线消毒净化，保持室内空气流通，环境卫生洁净。

（二）施术部位的宜忌

在针刺操作中，有些特殊部位需要谨慎操作。应严格掌握针刺的深度、进针的方向和角度。位于后项部腧穴，如风池、风府、哑门、脑户等，内有延髓，严禁深刺。位于胸腹和腰背部腧穴，如中府、气户、俞府、渊腋、天池、大包、期门、章门、乳根、水分、中极、横骨及背俞穴等，内有重要的脏器和神经主干，严禁深刺。位于大血管附近的腧穴，如邻近动脉的委中、箕门、气冲、曲泽、经渠、冲阳等，操作时尽量避开血管。位于头面和眼区的腧穴，如睛明、承泣、四白、攒竹、球后等，在针刺操作时避免大幅度提插捻转。

在艾灸操作中，有些特殊部位的腧穴需禁灸或慎灸，如人迎、委中深部有重要血管，妊娠期女性的腰骶部和下腹部腧穴等。另外，有些部位的腧穴，如颜面部、睾丸、乳头、大血管、关节处等不宜用直接灸。

（三）患者体质的宜忌

人的体质有强弱、肥瘦、老幼之不同，体质的类型也各有不同，针刺时必须区别对待，《灵枢·逆顺肥瘦》指出不同体质的患者进行针刺的原则。对强壮者可用较强的刺法，可多针，留针时间较长；对瘦弱者则用较轻的刺法，宜少针，留针时间较短。关于施灸的标准，亦应结合体质条件掌握。初病、体质强壮者，艾炷宜大，壮数宜多；久病、体质虚弱者及妇女，艾炷宜小，壮数宜少。此外，妊娠期女性，尤其有习惯性流产史者，应慎用针刺。

（四）特殊情况的宜忌

在临床上如遇空腹、过饱、极度疲劳、醉酒、暴怒、惊恐等特殊情况，不宜立即针灸，必须待其恢复常态后再行施术。《素问·刺禁论》曰："无刺大醉，令人气乱；无刺大怒，令人气逆；无刺大劳人，无刺新饱人，无刺大饥人，无刺大渴人，无刺大惊人"。《灵枢·终始》也曰："新内勿刺"，"已醉勿刺"，"新怒勿刺"，"新劳勿刺"，"已饱勿刺"，"已饥勿刺"，否则易引起"脉乱气散，逆其营卫，经气不次"，造成"失气"。

（五）特殊情况的处理

1. 晕针　患者若出现冷汗、头晕、面色苍白、烦躁、恶心呕吐时，应迅速起针，使其舒展平卧，可松解衣领和衣带，并饮用适量糖水，消除患者紧张的情绪，休息片刻即可缓解。

2. 出血　针刺起针后，应用消毒干棉球按压操作部位，头面部及大血管附近的腧穴需适当延长按压时间，直至血止。若因内出血青紫瘀斑较明显，应先冷敷以防继续出血，24h后再热敷，使局部瘀血消散。凝血功能异常者应尤为注意。

3. 断针　嘱患者不要紧张，避免活动，以防断针陷入深层。若针体残端显露，可用手指或镊子取出；若断端与皮肤表面相平，可用手指挤压针孔两旁，使断针暴露体外，再用镊子取出；若断针完全没入皮内，定位后手术取出。

4. 水疱　艾灸操作过量时局部可出现水疱。水疱较小者，可覆上消毒纱布以防擦破表皮，多可自然吸收；水疱较大，可用消毒无菌的毫针刺破水疱排出水液，或用无菌注射器抽出水液，并覆上消毒纱布，以防感染。

5. 灸疮　直接灸操作后，在灸疮化脓期间，疮面局部勿用手搔，要注意保护痂皮，保持清洁，防止感染；若灸疮脓液呈黄绿色或有渗血现象，可外用抗菌消炎药膏涂敷。

第五节　针灸治疗肌萎缩侧索硬化症的古今临床概要

一、古代临床取穴及针灸思路概要

（一）循经取穴特点

1. 多取足三阳经穴　古代最重视胆经穴，胆既为六腑之一，又属奇恒之腑，可调节脏腑气机，胆经循行于肢体外侧，与运动关系最为密切，与现代取穴不同的是，古代又取肩井、阳辅、足临泣；其次，常用胃经穴，又取上巨虚、冲阳；膀胱经穴用申脉。

2. 取督脉穴　督脉循行于头部正中，经过脑、脊髓，与本病关系密切。除百会外，古人常用风府，以通关利窍。

3. 取手阳明经穴　古今均取曲池、肩髃、合谷、手三里，古代还取阳溪，主"狂言嘻笑大见鬼，热病烦心，目风赤野有翳，喉痹，肘臂不举"（《铜人腧穴针灸图经》）。

（二）分布取穴特点

1. 多取四肢阳面穴　古人更重视手、足阳面穴及远道取穴。除现代常用穴外，古代在腿阳面，还取阳辅、上巨虚；臂阳面，取肩井；足阳面，取申脉、足临泣、冲阳；手阳面，取中渚、阳溪、腕骨、阳谷。《针经指南》载：申脉主"手足不遂"。此外，古代还取奇经八脉中的阳经穴，并上下配伍，如《针灸集书·八法穴治病歌》治疗"喉痹牙疼并项强，足疼臂冷与痛瘫"，可"先刺临泣后内关"。

2. 取头面部穴　头部常用百会，面部取承浆，颈部取风池、风府。针刺颈部穴可刺及颅底的神经、血管，深及延髓、脊髓，从而影响大脑及其皮质。

3. 取腹背部穴　多取关元、肾俞，且常用灸法，以温阳补肾、益气养血。

（三）辨证取穴特点

在辨证取穴方面，古代均取四肢阳面关节部与肌肉丰厚处穴位，但对于与寒、痰、湿、虚相关者，古代还有以下倾向。

1. 与寒相关　取头部、小腹部及背俞穴，主要因头部穴可升阳，小腹部穴可壮肾阳，背俞穴可补足太阳及诸脏腑之阳。

2. 与痰相关　取中脘、膻中穴，因气会膻中，腑会中脘，二穴相配可调畅气机，升清降浊，助脾化痰。

3. 与湿相关　取病变局部穴，以化解该部之湿邪。

4. 与虚相关　为补脾、胃、肾之不足，取胃经之上、下巨虚，胸腹部穴中脘、膻中、气海、丹田，及下背部肾俞穴，并可加灸法。

（四）痿病取穴

通过查阅古代针灸医籍，发现记载治疗痿病、痿躄、痿厥、痹痿、骨痿等病证的经穴有 50 余个，如髀枢（环跳）、髀关、冲阳、承筋、大包、大杼、大陵、大都、地仓、肺俞、风市、飞扬、丰隆、复溜、跗阳、伏兔、浮白、光明、合谷、京骨、肩髃、绝骨、昆仑、劳宫、厉兑、仆参、偏历、气冲、丘墟、曲泉、曲池、然谷、人迎、三阴交、上巨虚、商阳、水沟、太渊、太溪、听宫、太白、太冲、天井、外关、外丘、完骨、委阳、下巨虚、膝眼、阳辅、阳溪、阴谷、涌泉、鱼际、支沟、中封、中渎、足三里、支正等。

（五）针灸方法特点

1. 重灸以温阳　《外台秘要》载："三阴交……灸三壮……治疗……脾病者身重若饥足痿不欲行善瘛脚下痛"，"丘墟……灸三壮……主……痿厥寒足腕不收躄坐不能起"，"外丘……灸三壮……主……肤痛痿痹"，"浮白……灸三壮……主……足缓不收痿不能行"。《西方子明堂灸经》提出："承筋……灸三壮……主……脚痿"，"听宫……灸三壮……主骨痿"，"昆仑……灸十壮……主脚痿"。《扁鹊神应针灸玉龙经》曰："肩髃相对主痿留，壮数灸之宜推求"。《灸法秘传》中专论痿证治疗，"总当先灸足三里，甚则灸三阴（即三阴交）"。《扁鹊心书》取肾俞"灸二三百壮"，"灸关元五百壮"。

2. 针刺以调气　《医学纲目》具体阐述了《黄帝内经·素问》中"各补其荣（荥）而通其俞"的治法。"荥"和"俞"分别为五输穴的荥穴和输穴，补即致其气，通则行其气。"肺热叶焦……生痿躄……补其荣鱼际，通其俞太渊……心热生脉痿……补其荣劳宫，通其俞太陵（大陵）……肝热生筋痿……补其荣行间，通其俞太冲……肾热生骨痿……补其荣然谷，通其俞太溪……脾热生肉痿……补其荣大都，通其俞太白"。古代医家治痿，以针刺局部取穴，适当兼顾脾胃以调气。

二、现代临床取穴及针灸思路概要

不同医家对于肌萎缩侧索硬化症的认识不同，临床取穴及针灸思路各不相同，目前尚未形成统一的针灸临床诊治共识，以下罗列部分现代医者的学术思想和临床应用，详细如下。

（一）"醒脑开窍"针法治疗肌萎缩侧索硬化症

石学敏院士基于"脑为元神之府"理论，以及"百病始生，皆源于神，凡刺之法，必先治神"的整体观念，提出了"醒神、调神、安神"的学术思想。本病病位在脑与脊髓，与脑神失司密切相关，治疗宜以治神为主，辅以调整经筋。

在选穴配方上大胆创新，创立"醒脑开窍"针刺法为基础方，以内关、水沟、风池、完骨、天柱为基础穴。其中，内关、水沟能改善脑循环以开窍启闭、宁心安神；风池、完骨、天柱可改善椎-基底动脉供血，降低外周阻力，以健脑养神。此法能有效提高本病病灶侧的神经细胞活性，恢复其传导和反射功能，促进损伤部位自动调节机制的恢复。本病病位不仅在脑还在脊髓，调神的同时还应配合针刺大椎及夹脊穴。大椎为督脉及手足三阳之会，连接上下统帅一身之阳；夹脊穴内夹督脉，外贯膀胱经，针刺可疏通脊背经气，能直接刺激脊神经根，调节局部代谢，促进脑脊液循环，加快神经功能恢复。诸穴合用，效如桴鼓。

本病表现为肌肉萎缩等症状，属经筋受累，石院士认为久病多虚，肝肾阴血内耗，肝藏血主筋，肾藏精主骨，肝肾精血亏虚、筋骨失养，发为痿痹，证属肝肾亏虚，应以整体治疗为主。取筋会阳陵泉配肝俞、髓会悬钟配肾俞，以滋补肝肾，足三里滋补后天，血海以调补气血；临床操作时配合独创经筋刺法，即取受累肢体的阳明经筋，采取排刺及一针多向透刺等经筋刺法以宁宗筋。此针法可有效调整萎缩肌群经筋的生理功能，促进局部经气运行及血液循环以舒筋活筋，促进肌肉萎缩的恢复，有效改善其运动功能。诸穴相配，标本兼顾，相得益彰。

治疗时重视针刺手法量化，在运用本法调神时，内关直刺 0.5～1.0 寸，行提插捻转泻法 1min；水沟向鼻中隔方向斜刺 0.3～0.5 寸，行雀啄泻法至眼球湿润为度；风池、完骨、天柱针向对侧眼角进针 1.5～2 寸，行捻转补法 1min；夹脊穴针向棘突方向进针 1～1.5 寸，行捻转泻法 1min，以轻刺激神经根为度；6h 后对患者第二次施术可达到最佳的疗效。

（二）从督脉论治肌萎缩侧索硬化症

程永德认为督脉是独立于脏腑正经的奇经，对水谷精微的分布也有调节作用。肌萎缩侧索硬化症病变主要侵犯脊髓前角细胞、下位脑干运动神经核及大脑运动皮质锥体细胞。由于脊髓侧索退行性病变，脊髓萎缩变小，前角细胞及延髓桥脑神经运动核变性破坏，肌肉显示失神经支配萎缩。据此病理学，可将其归属中医学"督脉病"范畴。督脉为阳脉之海，贯脊而行，总督诸经。不经过督脉调节，脏腑气血便不能通过正经而营养四肢，假如督脉逐步阻滞，调节作用便逐渐受限，四肢肌肉则因脏腑气血营养受限而逐现枯萎，督脉痹塞，调节废止，四肢乃至全身肌肉便完全萎缩。"从督治痿"既突破了"独取阳明"的框架，又包涵"脾主肌肉"的内容。针刺治疗取主穴风府、大椎、夹脊穴，配肌萎缩部位远近经穴。分组轮流针刺。每日或隔日针刺 1 组。大椎、风府要缓慢深刺，夹脊穴宜间椎轮番取用，针深达横突间隙。

孟斌采用"通督温阳"针刺法，通过刺激督脉穴位，一方面调整脏腑气血，加强正经对督脉的濡养。另一方面通过鼓舞阳气、剔除督脉痰、湿、瘀、毒等病理产物，恢复督脉对正经经筋营养的调节。通过疏通督脉、激发阳气，达到治病求本的目的，最终通过调节督脉改善萎缩肌肉。针刺取督脉穴腰俞、腰阳关、命门、脊中、中枢、筋缩、至阳、灵台、神道、身柱、陶道、大椎、百会、神庭。腰阳关、命门直刺 1.0～1.5 寸；百会斜刺进针，向前神聪方向快速刺入帽状腱膜下层 0.5～1.0 寸；神庭斜刺进针，向印堂方向快速刺入 0.3～0.5 寸；余穴稍向上斜刺 0.8～1.0 寸；各穴针刺得气后小幅度捻转针法 1min，留针 30min，每日 1 次。"通督温阳"针刺法可有效地控制肌萎缩侧索硬化症的发展，控制肌肉的进行性萎缩，起到延缓疾病发展的目的。

（三）从脾胃论治肌萎缩侧索硬化症

韩碧英教授认为本病前期即有脾胃功能失调的端倪，可有长期大便黏滞不爽、气味重浊、口苦、口臭等表现。脾胃乃后天之本，消行水谷之气，以养五脏六腑及躯干四肢。"脾伤"则运化无力，津停成痰，痹阻经脉；日久则酿湿生热，耗伤津液，甚则湿热下注肾水，伤及肾阴，阴虚火旺，更灼铄肺金，重伤脾土，终致恶性循环；再者津亏日久便致血瘀，脉络失畅，病程缠绵难愈。针刺治疗以调理中焦气机、健运脾胃为关键，佐以补益肺肾，注意清热护阴，从而实四肢，利机关。健运脾胃的取穴分前后面：①正面取中脘、章门、上脘（任脉与足阳明经交会穴）、下脘（任脉与足太阴经交会穴）及足三里（胃下合穴）；配合期门疏肝健脾，天枢宽肠理气，水分化湿醒脾。②背面取五脏背俞穴，以养五脏精气，实皮脉筋骨肉；取魂门、意舍以畅情志；热象重者，加手足阳明之荥穴、三焦俞及胃俞以泄热。韩教授认为以延髓麻痹为主要病变，累及肺、肾，治以降气平喘，适时补益肺肾，故取双侧俞府、彧中、膻中、大椎、人迎；取中府、云门、尺泽、孔最、太渊，以宣肃肺气；重者局部取扶突、气舍、缺盆，以调畅气机。以肢体无力萎软为主要表现，取穴以调理髓海督脉及病变经筋局部取穴为主。取筋缩、脊中、命门、腰阳关、腰俞、长强，操作时长强用补法，以强督益髓；并取任脉与冲脉交会穴阴交、足少阳与带脉交会之五枢、维道，以约束诸经。

高智颖教授强调从脾胃、肝肾论治本病，重视补养气血、健运脾胃、调补肝肾、强壮筋骨，认为治疗应结合应用阳明经取穴、俞募配穴及华佗夹脊穴，并重视灸法、穴位注射等特色疗法。临证治疗时上肢取肩髃、曲池、手三里、合谷，下肢取髀关、梁丘、足三里、上巨虚、下巨虚、解溪；根据辨证分型，选取脾俞、胃俞、肝俞、肾俞、章门、中脘、期门、京门配穴；并运用华佗夹脊穴，以升阳益气、生血活血，使气血恢复常态，肌肉筋骨得以濡养。高教授尤其重视灸法的使用，可益气养血、温经通络、调和阴阳；同时配合穴位注射，采用腺苷钴胺注射，中西结合营养神经，促进药物吸收，提高临床疗效。

房繄恭教授认为本病病在脾胃，治疗以"四肢当中取"为法。①选取任脉穴中脘、气海、关元。任脉为"阴脉之海"，"为经脉之海，血气之行，外循经络，内荣脏腑"（《诸病源候论·妇人杂病诸候》）。正常生理情况下，冲任二脉向全身经络脏腑输送气血，补充精微，以维持脏腑、经络的生命活动；痿病乃"元气败伤则精虚不能灌溉，血虚不能营养者"（《景岳全书·痿论》），故取任脉之穴起补益阴津、调节气血之用。三穴起补中健脾、培元固脱之用。②本病是见肌肉无力甚至萎缩之症，治疗的关键在于脾胃的运行，因脾属中土，且脾主四肢肌肉，故四肢当中取。脾经与胃经互为表里，故中取亦可理解为取脾胃经之肩髃、曲池、合谷、梁丘、足三里、阴陵泉、三阴交、血海，并配合电针疏通经络。脾经与胃经一为左，一为右，左升右降，升降相合，两经穴位配合应用，为表里经配穴针灸法，是一种复式循经取穴法，在配用穴位时以肘膝以下穴位及某些特定穴相配，则效果更佳。

第六节　针灸治疗肌萎缩侧索硬化症的循证医学研究

一、基于循证医学的针灸研究证据范畴

循证医学自1992年被提出以来，被引入中国并传播推广已有30年，已成为现代医学的重要指引。循证医学通过系统收集临床医学各领域（病因、诊断、预防、治疗、康复和预后等方面）开展的研究，进行全面的综合分析和评价，为临床医疗科研及医疗卫生决策提供可控的科学依据。循证医学的3个基本原则包括综合最佳证据，评价证据可信度及考虑个体患者的困境、价值和偏好。在研究方法上，循证医学与中医思想存在相似之处，体现了"整体观念"及"以人为本"的观点和理念，也为针灸临床科学研究提供有力的证据

支持，进一步促进中医针灸的国际化。

基于循证医学证据评价体系，根据针灸学的发展现状和特点，天津中医药大学郭义教授提出"分层证据评分法"，将针灸研究证据分成 3 个层次：古代文献证据、现代文献证据、现代专家经验证据。根据各层次分级以权重系数计算综合指数，将各层次证据组合成证据体进行评价，据最后得分推荐针灸方案。现代研究证据应用 GRADE 体系分级，体现了循证医学与中医针灸领域的结合与创新。

随着医学大数据时代的来临，真实世界研究的模式提供了证据多元化的基础。作为临床试验证据之外的补充证据，增加了证据应用的外推性，使证据的转化效率得以提高，丰富了针灸临床研究领域。

二、针灸治疗肌萎缩侧索硬化症的医学证据研究

针灸治疗肌萎缩侧索硬化症的临床证据主要来自系统性评价、病例对照研究、个案报道、经验总结等，临床使用的方法学质量普遍较低，高论证强度的研究较少，尚缺乏大样本、多中心的随机对照试验。样本量的不足可降低检验效能；同时，大多数研究采用临床疗效作为效果对比，主观性较强，导致研究结果信度有限，且未进行长期的随访，无法判断针灸治疗的远期疗效。因此，现有综述仅将针灸作为补充替代疗法的一部分进行疗效评价，尚无独立发表的有关针灸治疗肌萎缩侧索硬化症的系统综述。

Bedlack 等 2015 年发表的系统综述罗列了针灸治疗的评价，文中纳入 2 篇动物实验、2 篇病例报告和 1 篇前期临床研究，临床试验样本量为 18 例肌萎缩侧索硬化症早期患者，通过每日 2 次电针治疗，连续 5 日，观察发现针灸治疗可改善患者血氧饱和度和脉搏。由于缺乏盲法及有效的预后指标，证据等级较低。

Cai 等 2019 年发表的叙述性综述阐明动物模型提示电针有助于增强中枢神经系统和呼吸系统的抗炎作用，尤其在疾病早期干预，有助于改善精神状况，纠正气虚症状。

因此，在临床开展大样本、高质量的针灸治疗肌萎缩侧索硬化症的临床随机对照研究，有利于进一步论证针灸的疗效。

小　结

针灸疗法作为中医非药物疗法，在改善肌萎缩侧索硬化症患者肌无力、肌萎缩等方面具有一定的临床疗效，尤其在疾病早期干预，有助于改善生活质量，延缓疾病进展。针灸治疗的主要经穴理论基础在于调节阳明经、调和气血、濡养筋肉，临床取穴以肩髃、曲池、合谷、髀关、足三里、阳陵泉、三阴交、夹脊穴等为主穴，采用毫针刺法、皮肤针刺法、电针疗法、灸法、穴位注射等方案干预，临床疗效评估指标包括功能评估、患者报告的结局量表和神经电生理检测等。在针灸治疗的临床研究中，应注意考虑针灸配穴处方、针刺手法、治疗时间等因素对临床疗效的影响，目前针灸治疗的临床疗效有待大样本、多中心、高质量研究的进一步论证。

（陆征宇　徐　佳）

参 考 文 献

陈霄，张国强，张敏，2012. 中西医综合治疗肌萎缩侧索硬化症临床研究. 中医学报，27（9）：1214-1215.

程永德，1998. 从督脉论治肌萎缩侧索硬化症46例. 上海针灸杂志，17（5）：43.

刘立公，黄琴峰，胡冬裴，2020. 针灸临证古今通论. 北京：人民卫生出版社.

刘晓敏，李爱东，胡俊，2017. 针灸治疗肌萎缩侧索硬化症临床研究现状. 亚太传统医药，13（5）：73-75.

孟斌，田靖，2017. "通督温阳"法针刺治疗肌萎缩侧索硬化症临床观察. 上海针灸杂志，36（2）：134-137.

石学敏，2015. 石学敏针灸全集. 北京：科学出版社：5.

王荟清，辛随成，2014. 肌萎缩侧索硬化症的现代针灸文献整理及分析. 新疆中医药，32（3）：28-32.

吴国凤，任飞，张硕，2000. 烧山火手法治疗进行性脊肌萎缩症和肌萎缩性侧索硬化症15例. 中国针灸，20（7）：400.

吴雪，杨佃会，房繁恭，2014. "四肢当中取"治则治疗肌萎缩性侧索硬化. 吉林中医药，34（1）：59-60.

肖靓宜，陈玉香，高智颖，2021. 高智颖运用针灸疗法治疗运动神经元病经验. 湖南中医杂志，37（3）：23-25.

许阳，2006. 针刺治疗运动神经元病25例. 实用中医药杂志，22（4）：258.

叶永铭，林驰，田楠. 2013. 韩碧英教授治疗运动神经元病经验介绍. 上海针灸杂志，32（9）：704-705.

郑芳芳，郑爱军，池名，等，2021. 曲池穴的临床应用概述. 医学论坛，3（9）：62-63.

中华医学会神经病学分会肌电图与临床神经电生理学组，2012. 中国肌萎缩侧索硬化诊断和治疗指南. 中华神经科杂志，45(7)：531-533.

周诗远，石学敏，2017. 石学敏院士针刺治疗运动神经元病经验介绍. 上海针灸杂志，36（11）：1372-1375.

Bedlack RS，Joyce N，Carter GT，et al，2015. Complementary and alternative therapies in amyotrophic lateral sclerosis. Neurol Clin，33（4）：909-936.

Cai M，Yang EJ，2019. Complementary and alternative medicine for treating amyotrophic lateral sclerosis：a narrative review. Integr Med Res，8（4）：234-239.

Koda EK，2021. Acupuncture for managing amyotrophic lateral sclerosis. Med Acupunct，33（1）：103-106.

Xu J，Lu Z，Zhang H，et al，2022. Analysis on acupoint selection and combination for amyotrophic lateral sclerosis treated with acupuncture based on data mining. Evid-Based Compl Alt，2022：6541600.

第十五章　肌萎缩侧索硬化症的非药物替代治疗

目前，肌萎缩侧索硬化症的治疗手段主要包括药物治疗和非药物治疗，药物治疗以利鲁唑和依达拉奉为主，虽然无法有效阻止疾病进展，但早期的临床研究结果表明，这两种药物能够一定程度地延缓病程。然而，其在实际临床应用中疗效有限，并且疗效在近期的临床试验中存在争议。此外，在多项临床前研究中有显著增益的药物在Ⅱ、Ⅲ期临床研究中也都未能达到主要终点，皆以失败告终。因此，寻求全新的、有效的治疗方法对肌萎缩侧索硬化症而言刻不容缓。由于缺乏有效的药物治疗方案，非药物替代疗法在延缓疾病进程和改善患者生活质量方面的作用得到了重视，当前肌萎缩侧索硬化症的非药物治疗主要有呼吸支持、营养管理、运动疗法、经颅磁刺激、作业疗法、言语疗法、音乐疗法、心理疗法及脑机接口应用。本章旨在总结九类非药物治疗方法及其作用机制和治疗效果等。在缺乏有效的药物治疗方案的情况下，非药物治疗可能是延长肌萎缩侧索硬化症患者生存期和提高患者生活质量的有效措施。

第一节　呼　吸　支　持

随着疾病不断进展，多数肌萎缩侧索硬化症患者在疾病末期出现延髓受累，表现为饮水呛咳、吞咽困难等症状，并逐渐累及呼吸肌，出现进行性呼吸困难，因通气不足处于低氧状态，同时体内二氧化碳潴留导致电解质紊乱，影响神经细胞代谢，加速神经元丢失，并最终死于呼吸衰竭。因此，定期监测呼吸功能变化并及早予以呼吸支持治疗是肌萎缩侧索硬化症综合治疗的重要环节。早在 2006 年，就有多项研究结果表明无创通气能够改善非严重球部损伤患者的生活质量并为其带来生存益处。2015 年，澳大利亚团队发布的一项队列研究（共纳入 929 名受试者）结果表明，无创通气治疗可将肌萎缩侧索硬化症患者总体生存期延长 13 个月，其中，球部起病患者受益更为明显，生存期可延长达 19 个月。当前，肌萎缩侧索硬化症临床治疗仍缺乏有效手段，在此情况下，尽早对出现呼吸功能缺陷的患者进行无创通气治疗对延缓疾病进展而言十分关键。《中国肌萎缩侧索硬化诊断和治疗指南（2012）》指出，当患者出现端坐呼吸、鼻吸气压<40cmH$_2$O、最大吸气压力<60cmH$_2$O、夜间血氧饱和度降低或用力肺活量（FVC）<70%等指标的其中一项时，即可开始进行无创通气。当患者出现咳嗽、咳痰无力时，应使用吸痰器等帮助清除呼吸道分泌物，降低肺部感染风险。然而，当呼吸肌无力加重，无创通气无法缓解呼吸困难，同时伴随气道分泌物无法有效排出时，应考虑及时行气管切开进行有创通气。有数据表明，60 岁以下的患者行气管切开进行有创通气后，中位生存期明显增加，但考虑到长期有创通气将影响患者沟通能力，降低生活质量，增加护理成本及难度，因此，在治疗之前应与患者家属进行充分沟通并达成共识。

除机械通气外，美国 FDA 于 2011 年批准体外膈肌起搏用于治疗肌萎缩侧索硬化症呼吸衰竭。膈肌起搏是通过对膈肌进行功能性电刺激，使其规律收缩，帮助恢复患者呼吸功能以改善通气作用。然而，2014年在英国结束的一项随机对照试验结果却提示膈肌起搏治疗可能对肌萎缩侧索硬化症患者有害。在该项研究中，37名受试者在同时接受无创通气和膈肌起搏治疗后，生存期较单独接受无创通气的受试者减少了11.5个月，并且在治疗过程中，治疗相关不良事件明显增加。随后，法国的一项多中心临床研究结果得到了相似的结论，证实膈肌起搏治疗与多数患者生存期缩短相关，因此，多数研究者认为膈肌起搏治疗不应作为肌萎缩侧索硬化症患者呼吸治疗的常规方法。

第二节 营养管理

有研究发现，40%～50%的肌萎缩侧索硬化症患者机体存在高代谢现象，表现为能量消耗显著增加，因此多数患者在疾病早期即出现明显的体重下降。而目前的研究结果普遍表明肌萎缩侧索硬化症疾病进展速度和预后与患者营养状态及体重、体重指数（BMI）等指标呈负相关，营养障碍会导致患者病程及生存期显著缩短。当患者随着疾病进展出现吞咽困难、肢体无力、肌肉萎缩加重现象后，患者进食量减少，能量摄入不足，营养状况进一步恶化。因此，从疾病早期开始对肌萎缩侧索硬化症患者进行营养状态监测及干预以降低营养不良发生风险是改善患者预后的重要策略。《中国肌萎缩侧索硬化诊断和治疗指南》指出，应尽早均衡患者饮食，当患者出现吞咽困难时，鼓励采用高蛋白、高热量饮食以确保能量摄入，同时还可增加含抗氧化和抗炎物质的食物摄入，如维生素E、n-3多不饱和脂肪酸和类胡萝卜素等。韩国的一项调查结果显示，植物纤维摄入量与肌萎缩侧索硬化症预后呈正相关。植物纤维摄入量高的患者疾病进展速度慢，并且平均生存时间更长。除此之外，植物纤维摄入量与患者脑脊液促炎因子IL-1、IL-6和单核细胞趋化蛋白-1的水平呈负相关。因此，在均衡患者饮食过程中，可适当增加植物纤维摄入量。

因吞咽障碍而影响进食的患者，可选择采用胃造瘘术建立长期营养通道，维持机体营养状态。美国神经病学学会、欧洲神经科学学会联合会与我国指南皆指出当患者出现明显的吞咽困难、体重降低现象或存在呛咳、误吸风险时，应尽早行胃造瘘术。然而，指南中关于行胃造瘘术的时间及方式的选择多来源于专家在长期临床经验中达成的共识，缺乏高质量的临床证据。为解决这一问题，2010年开始在欧洲进行的一项大型队列研究探究了不同胃造瘘术（经皮内镜胃造瘘术、经口影像引导胃造瘘术、经皮透视下胃造瘘术）及胃造瘘术开始时间对患者预后的影响。在此研究中，研究人员发现3种胃造瘘术的手术风险无明显差异，胃造瘘术后的死亡率与患者确诊后体重下降比例相关，而非手术方式。然而研究人员发现，接受经口影像引导胃造瘘术的患者术后呼吸功能障碍明显加重，而接受经皮透视下胃造瘘术的患者术后胃造瘘管相关并发症的发生率显著增加，基于此结果，研究人员认为对于呼吸功能正常的患者而言，经皮内镜胃造瘘术可能是最佳的胃造瘘方法。更重要的是，该研究还发现，体重下降少于10%的患者接受胃造瘘术后的生存期获益较下降超过10%的患者明显增加，表明疾病早期行胃造瘘术可帮助加强肌萎缩侧索硬化症患者营养管理并改善预后。

第三节　运动疗法

因运动具有促进神经营养因子生成、缓解神经炎症反应、减少氧化应激损伤等积极作用，现已被推荐作为非药物替代疗法用于多种神经退行性疾病的治疗，以改善患者运动功能，提高患者生活质量并延缓疾病进展。尽管有队列研究结果提示职业运动员肌萎缩侧索硬化症的患病率增加，但多数研究结果未能证实运动是肌萎缩侧索硬化症的风险因素，这些研究结果间的差异可能与运动频率与运动强度存在差异有关。在肌萎缩侧索硬化症动物模型的研究中发现，中等强度的运动训练（如跑步、游泳等）可通过下调凋亡相关蛋白的表达、缓解 BDNF-TrkB 信号通路受损改善神经系统微环境，减少运动神经元变性丢失。当前适用于肌萎缩侧索硬化症患者的运动训练方式主要包括有氧运动、抗阻训练、灵活性训练和平衡训练等，其用于延缓运动功能下降、维持肌力和关节活动及平衡能力。

多项研究结果表明，每周 3 次，每次 30 分钟的低到中等强度的抗阻训练可明显提高患者肌力。而中等强度的有氧运动可明显改善患者肌肉痉挛现象，延缓运动功能减退，同时降低患者跌倒风险。在这些研究中，患者通常无器械辅助或采用功率自行车进行训练，然而对运动障碍程度较高的患者而言，这些运动方式风险较高，因此有研究采用了能够降低下肢负荷，充分保障安全性的卧式步行及减重平板步行的方式使患者接受有氧训练，结果发现每周 3 次，每次 30 分钟，减重 40%的减重平板步行训练对改善患者运动功能、增强耐力有益。除此之外，有研究在抗阻训练联合有氧运动的研究中也观察到了延缓运动功能减退的积极作用，因此，尽早开始并坚持适度的运动有助于改善肌萎缩侧索硬化症患者运动功能并提高生活质量。目前，暂无可靠的临床数据表明何种运动方式及频率可使多数肌萎缩侧索硬化症患者获得最大功能益处，运动疗法暂无统一方案。因肌萎缩侧索硬化症患者运动功能障碍存在较大差异，因此根据患者运动障碍程度制订个体化运动方案，在确保安全的前提下，有针对性地对患者进行运动干预或许能使肌萎缩侧索硬化症患者获得更多益处。

第四节　经颅磁刺激

经颅磁刺激作为非侵入性干预技术的一种，通过脉冲磁场引起反向感应电流产生，使神经元膜电位发生改变，感应电流强度超过神经组织阈值时，可诱导神经元发生去极化，产生兴奋性动作电位，从而调节脑内神经电活动和代谢反应。多数临床试验表明，经颅磁刺激对治疗如帕金森病、癫痫、肌张力障碍、抑郁症和精神分裂症等神经系统疾病具有有益作用。在经颅磁刺激基础上，具有连续可调重复刺激的经颅磁刺激出现，重复经颅磁刺激通过改变刺激频率影响大脑皮质功能。刺激发生频率等于或小于每秒 1 次（1Hz）时，为低频重复经颅磁刺激，研究表明，低频重复经颅磁刺激可降低神经细胞兴奋性，抑制皮质活动。当持续刺激时间达 30 分钟及以上时，可降低谷氨酸诱导的兴奋性毒性作用，对肌萎缩侧索硬化症患者产生益处。而刺激发生频率等于或大于每秒 5 次（5Hz）时，则为高频重复经颅磁刺激，与低频相反，高频重复经颅磁刺激可增强大脑皮质的兴奋性，并促进脑源性神经营养因子增加，促使其发挥神经保护作用。在 Lazzaro 等进行的一项双盲对照研究中，20 例确诊肌萎缩侧索硬化症患者被随机分配到重复经颅磁刺激（50Hz，3 个脉冲）和安慰剂刺激对照组，并在每月接受连续 5 天的运动皮质重复磁刺激治疗，持续 6 个月。在治疗期间，两组患者的病情都不断加重，而接受重复经颅磁刺激的患者整体病情进展速度较对照组出现明显的减缓。为进一步探究长期治疗能否增加重复经颅磁刺激的治疗效果，研究人员将治疗时间延长至 1 年，发现磁刺激治疗组患者的肌萎缩侧索硬化症功能评分量表（amyotrophic lateral sclerosis functional rating scale-revised，ALSFRS-R）平均得分从研究开始时的 32.0 分下降到 12 个月时的 23.1 分，而安慰剂刺激对照组患者 ALSFRS-R 平均得分从 31.3 分下降到 21.2 分，该结果无显著差异。除此之外，其他次要结局指标也无明显差异。研究人员认为，相比初次研究，第 2 次研究未观察到显著疗效与其治疗时机选择有关。初次研究中，纳入患者的 ALSFRS-R 平均得分约为 38 分，而第 2 次研究约为 31 分，这表明重复经颅磁刺激的治疗效果或许在患病早期阶段更为明显。而 Zanette 等的研究则检测了频率为 5Hz 的重复经颅磁刺激的治疗效果。结果显示接受经颅磁刺激治疗的患者生活质量、最大自主等长收缩和等速平均功率的检测结果有明显提升，而 ALSFRS-R 评分和肌力评分等与对照组无明显差异，表明 2 周的重复经颅磁刺激可以改善肌萎缩侧索硬化症患者的运动表现和生活质量。而当停止治疗 2 周后，上述改善效应消失。尽管在之前的研究中，重复经颅磁刺激治疗在小患者群体中显现了一定的改善效应，但因纳入受试者人数较少，导致目前的研究结果缺乏代表性。未来仍需开展更大规模的临床试验，评估在不同频率、强度和持续时间的作用下，重复经颅磁刺激治疗对不同阶段尤其是早期阶段肌萎缩侧索硬化症患者的治疗效果。

第五节 作业疗法

随着疾病的不断进展，运动功能损伤加剧，肌萎缩侧索硬化症患者对他人依赖明显增加，因此逐步感到无法进行独立生活，对生活失去控制。而作业疗法作为康复治疗方法的一种，旨在通过作业性活动和训练帮助患者提高基本自理能力及生活质量。这些活动利用游戏、运动等实现对脑和肌肉的训练，包括基本的日常活动（如进食、穿衣、洗澡、如厕、移动等）和更复杂的日常活动（如家务活动等），以帮助改善肢体协调控制能力。在此过程中，作业治疗师可根据患者的实际情况推荐其利用各种辅助器具，帮助补偿功能不足并辅助完成劳动和生活作业。

使用辅助设备也是作业治疗的一种常见干预手段，用于满足维持独立性的目标。在实际治疗过程中，治疗师应根据每名患者的上下肢力量、痉挛程度、步态模式和能量需求制订练习方案。日常生活中，为肌萎缩侧索硬化症患者提供并训练穿衣技巧或通过使用更高的桌子或托盘帮助其减轻重力作用可方便患者进行自主更衣和进食。同时，因手部握力受限，可通过增加进食工具、书写工具及其他日常工具的手柄直径改善其握持功能，有研究推荐握把直径在 33mm 左右最为合适。而准备长柄鞋拔、长柄海绵、纽扣钩、淋浴座椅、三合一盥洗器等则可明显改善肢体功能缺陷患者的自理能力和日常活动。另外，在运动方面，可使用滚轮助行器或轮椅帮助患者行动以减轻患者能量输出，并减少跌倒事件发生。

作为肌萎缩侧索硬化症患者的重要装备之一，轮椅一般首先推荐方便护理人员推行且便携的。避免使用对使用者上肢力量要求过高的手动轮椅。在条件允许的情况下，可通过使用电动轮椅，极大程度上方便患者出行，促使其走出家门、建立社会连接。有研究表明，电动轮椅使用者的活动水平明显高于手动轮椅使用者，并能够参与更多的社区互动。

除此之外，肌萎缩侧索硬化症患者较易出现上、下肢远端的无力，在此情况下，使用夹板和支撑工具对关节处进行支撑可改善关节乏力导致的功能受损。踝关节背伸乏力者可使用轻质（碳纤维）踝足矫形器对足踝进行支撑，预防和减少跌倒事件发生。腕部伸展无力者可应用腕夹板使手腕保持在 30°的伸展位，帮助改善伸手和抓握功能。而手和手腕出现痉挛的患者可通过每天使用 2～3 小时的静息手夹板维持肌肉长度，减少痉挛发生。除夹板外，肩带的使用可帮助缓解肩关节处肌肉无力导致的肩关节半脱位并缓解不适。到疾病后期时，患者会因球部受累而出现颈椎伸肌无力，导致其难以抬头进行日常生活，因此使用颈托对其颈部进行支撑也十分有必要。

在作业疗法中，进行必要的功能训练和日常生活训练可在帮助维持患者现有功能的基础上，使其最大限度发挥残存的功能，以改善生活能力和社会适应能力，对提高肌萎缩侧索硬化症患者生活质量具有重要意义。

第六节　言　语　疗　法

有研究表明，80%～95%的肌萎缩侧索硬化症患者随着病情进展会出现不同程度的构音障碍。而相比四肢起病的患者，球部起病的肌萎缩侧索硬化症患者，在明确诊断和开始言语干预治疗之前，语言能力即出现明显恶化。在确诊后，球部起病患者的语速和语音清晰度也明显差于四肢起病的患者。肌萎缩侧索硬化症患者构音障碍的发生与腭咽、喉、口唇、舌和下颌的力量和运动功能受损相关，而由此造成的语音速率下降是其语言障碍的最初表现之一。据报道，肌萎缩侧索硬化症患者在语音清晰度仍然很高的情况下，语音速率已出现明显下降。研究者通过对肌萎缩侧索硬化症患者进行随访发现，通常在第一个球部症状出现后的 18 个月患者即开始出现语音速率和清晰度降低，其中 60%的患者语言能力严重下降，使其存在社交障碍。而无法进行正常沟通，可能会引发更多的心理和社会问题，同时也会影响患者生活质量，因而需对其语言障碍进行及时干预。

有证据表明，压力和疲劳会加剧构音障碍，因此在沟通的过程中，减少环境噪声、拉进与患者间的距离有助于减轻构音障碍造成的沟通困难。对于轻度构音障碍的肌萎缩侧索硬化症患者，可通过采用言语沟通策略如减缓语速、面对面说话或使用短句和关键词进行沟通。除此之外，语言治疗训练可能对进展相对缓慢的构音障碍有改善作用。增加对口、舌、唇的练习可帮助患者增加语音清晰度，而对特定词语和句子进行重复发音可让患者重新掌握发出特定音节所需调动的面部肌肉和舌动作。随着构音障碍不断加重，也可使用手势、定位、面部表情和眼神交流等非语言策略替代交流。同时，学会使用单词表、图片或使用电子沟通设备也有助于加强肌萎缩侧索硬化症患者与外界的沟通。只有沟通对象、患者和倾听者都采取沟通策略时，才能提高患者的生活质量。

构音障碍发展至严重言语不清时，需进行辅助沟通（augmentative and alternative

communication, AAC）干预。AAC 是指通过采用能够提高沟通能力和效率的设备、系统或方式满足构音障碍患者沟通需求，表达情绪和意见，以维持语言功能。作为一种替代性沟通工具，ACC 可被分为无科技、低科技及高科技 3 类。无科技 ACC 是指无需其他设备，使用包括手势、眼神交流、面部表情或肢体语言在内的人体自然交流形式。低科技 AAC 则是通过使用非计算机设备如纸、笔、沟通书本和沟通板等补充支持语言表达。而高科技 AAC 则是指利用具有语音输出功能的设备（speech generating device，SGD）帮助沟通，目前多数 SGD 已被开发成通信应用程序，通过笔记本电脑、手机、平板电脑等智能通信设备即可访问使用，从而允许用户输入或选择输出语音信息。

Körner 等在 2012 年的一项研究表明，早期进行言语治疗对短期维持肌萎缩侧索硬化症患者语言清晰度有一定帮助，但由于语言功能渐进损伤不可避免，因此尽早使用辅助沟通设备维持患者沟通能力可有效减少抑郁和焦虑等不良情绪产生，对提高患者生活质量具有积极作用。

第七节　音　乐　疗　法

目前，临床仍缺乏能够有效阻止肌萎缩侧索硬化症进展的药物，因此采用多学科综合治疗方法维持或提高患者的生活质量仍是当前肌萎缩侧索硬化症治疗的主要策略。越来越多的研究证明，音乐可通过其旋律及节奏对人体器官产生多重刺激以调节机体多种生理反应，从而实现舒缓情绪和缓解疼痛的作用。音乐疗法是指由专业人士在制订好的音乐个体化治疗方案下，对有需要的人群进行临床音乐干预，从而达到改善身心和修复治疗的目的。因其可通过激活脑内多部位如伏隔核、杏仁核等的神经元活动促进多种神经递质释放以改善认知及睡眠，并缓解焦虑、抑郁情绪，目前其在阿尔茨海默病的预防和治疗中已得到广泛应用。

随着疾病进展，肌萎缩侧索硬化症患者可因肌肉痉挛等出现不同程度的肢体疼痛，并因球部受累而出现呼吸困难。而与物理疗法相比，音乐疗法在帮助改善运动神经元病患者身体紧张、疼痛及呼吸困难方面具有重要作用。积极的音乐刺激可促进愉悦情绪和记忆产生，并通过转移注意力的方式降低疼痛感知，帮助增加机体对疼痛的耐受性，促使身体放松。除此之外，当运动功能逐渐丧失后，肌萎缩侧索硬化症患者还可出现恐惧、抑郁、孤独等负面心理。而音乐则可通过在演奏（唱）者和听众之间建立联系，提供情感交流和共鸣，减少患者的隔离和孤独感。

近期，在 Kolomeytseva 等进行的一项以家庭为基础的音乐治疗研究中，8 名患者被招募并接受为期 16 周的研究。在此过程中，受试者需接受一系列基于音乐的呼吸、轻柔伸展、放松和唱歌练习，而音乐的选择及练习方案由专业的音乐治疗师根据患者的实际情况和需求进行个体化制订（每 2 周更换 1 次）。该项研究结果显示，个体化音乐治疗方案在早、中期肌萎缩侧索硬化症患者的治疗中安全可行，并能对其球部功能和呼吸功能的维持产生益处。在治疗期间，音乐疗法在患者最大吸气压、最大呼气压、最大呼气流量、语音和吞咽量表等 18 项球部功能和呼吸功能测量评估中表现出持续的益处。而在另一项研究中，15 名肌萎缩侧索硬化症患者在额外接受 12 个疗程（每周 3 次，每次 30 分钟）的音乐治疗后，相比接受普通康复训练的患者而言，对身体症状的感知下降，情绪更为稳定，并在生活质量评分上有显著的改善。虽然目前关于音乐疗法治疗肌萎缩侧索硬化症的研究有限，但目前的几项研究结果表明音乐疗法可以帮助肌萎缩侧索硬化症患者减轻身体症状，并在一定程度上满足其情感需求，改善孤独、抑郁等情绪，从而达到提高生活质量的目的。

第八节　心理疗法

　　肌萎缩侧索硬化症患者的运动能力和语言能力的渐进性丧失通常使其在诊断和疾病进程中面临较大的心理压力，可能会引起焦虑、抑郁等不良情绪产生。而肌萎缩侧索硬化症患者的护理人员通常会因照护负担过重而面临焦虑和抑郁的风险。有研究报道，相比其他神经退行性疾病，肌萎缩侧索硬化症患者及其护理人员在诊断阶段的焦虑得分明显偏高，表明其在此期间承担了较高水平的心理困扰，但在此期间两者生活质量、生活满意度和抑郁程度皆无明显变化。除此之外，既往研究表明，肌萎缩侧索硬化症患者生活质量通常与其生存幸福感高度相关。已有研究表明，加强对患者及其护理人员的心理状态监测并及时采用心理学方法对不良心理状态进行疏导在肌萎缩侧索硬化症的治疗中有积极作用。

　　目前，正念疗法包含以正念为核心的各种心理疗法被广泛应用于治疗和缓解焦虑、抑郁等情绪。正念是指有目的、有意识地正视、觉察当下的一切，并不对其进行判断。为了获得这种状态或改变，个体需要接受包括冥想和静坐等在内的正念训练，进而缓解压力、消除焦虑和抑郁等负面情绪，达到更平静和平衡的情绪状态。正念对身体和心理健康皆具有积极作用，有研究发现正念不仅能改善慢性病患者的生活质量，还可提高普通人的生活质量。

　　1979 年美国麻省理工学院教授 Kabat-Zinn 创立正念减压疗法以用于帮助患者应对疼痛、疾病和压力困扰。基于此，Pagnini 等以正念冥想干预为基础对原始正念减压疗法进行修改，建立了更适用于肌萎缩侧索硬化症患者的方案。此方案包含正念进食、正念呼吸、身体扫描、仁爱练习、传统瑜伽、音乐冥想及视觉化和运动想象 7 个方面的训练内容。随后，他们招募了 100 名肌萎缩侧索硬化症患者随机接受普通护理与 8 周正念减压治疗。并于开始治疗时和开始治疗后的第 2 个月、6 个月、12 个月进行焦虑、抑郁和生活质量评估。研究发现，接受正念减压治疗的患者在治疗后的第 2 个月、6 个月、12 个月时的焦虑抑郁评分明显低于对照组，并且其生活质量明显高于对照组。另外，患者的焦虑、抑郁情绪在治疗结束后随时间推移逐步增加，而生活质量并未随时间推移而降低。这表明基于冥想干预的、专门为肌萎缩侧索硬化症患者制订的正念减压疗法有利于患者生活质量和心理健康的改善。除此项研究外，Pagnini 等还纳入了 47 名肌萎缩侧索硬化症患者和 27 名护理人员进行了为期 5 周的非基于冥想的正念训练。该训练可通过手机等移动设备在线访问，治疗组需每天根据正念学习的视频和书面内容完成两项日常练习，练习时间不超过 10 分钟。该项研究结果与正念减压治疗研究的结果类似，接受正念训练的患者较对照组而言，焦虑抑郁情绪明显减少，并且生活质量明显提高，并且在治疗结束后随访的 6 个月内，正念训练组的结果始终优于对照组。尽管在这两项研究中，以正念为核心的心理疗法皆在肌萎缩侧索硬化症患者治疗中显示出积极的作用，但因样本量较小，其准确性不足。因此，增加样本量进一步对心理疗法的作用效果进行评估，有助于帮助医生、患者及其家属和护理人员进一步了解心理疗法在肌萎缩侧索硬化症治疗中的实际应用价值和效果。

第九节　脑机接口应用

当肌萎缩侧索硬化症进展到晚期阶段时，患者逐渐失去对全身肌肉的控制而无法行动，并失去交流能力。近些年来，脑机接口技术的逐步发展和应用有望帮助这类患者恢复与外界的联系。脑机接口技术是在人脑和计算机或其他电子设备之间建立信息传输通路以实现意识的传输，并通过机器学习技术，建立脑电波信号和相应动作反应之间的映射关系，最终实现意识对计算机动作的控制，整个过程可分为信号采集、信息解码分析、再编码及反馈 4 个阶段。而脑机接口对信号的采集可分为侵入式、半侵入式和非侵入式 3 种形式。相比侵入式和半侵入式系统，非侵入式系统仅需穿戴设备即可对脑电信号进行记录和解读，因此为多数肌萎缩侧索硬化症患者所接受。但由于颅骨会分散、模糊神经元发出的电磁波信号，导致采集到的脑信号衰减，因此非侵入式系统记录到的信号空间分辨率较差。而侵入式和半侵入式系统记录到的信号空间分辨率较高，但侵入手术导致的组织损伤和免疫反应可致信号衰减甚至消失。尽管多数患者表示对非侵入性信号采集方式的接受度更高，但为实现对计算机动作的精准控制，目前多数研究仍使用侵入性系统。

2016 年，Vansteensel 团队通过将 4 根电极条植入晚期肌萎缩侧索硬化症患者的硬膜下，将传输器植入左侧胸腔皮下，成功使处于闭锁状态下的患者通过脑机接口准确独立地控制计算机打字。该患者共接受了 67 次治疗，每周 2 次，每次 2 小时。在此期间，一共对此患者进行了 44 次拼写测试，正确率为 89.6%。并且患者反馈在拼写过程中所需的脑力劳动随训练时间增加而降低。在另一项研究中，Chaudhary 等在处于闭锁状态的肌萎缩侧索硬化症患者的辅助运动皮质和初级运动皮质处植入了其团队开发的听觉神经反馈系统，在此之前，患者已长期处于闭锁状态，无法通过眼球追踪或采用基于眼球运动的脑机接口技术与外界沟通，而在植入此听觉神经反馈系统后，患者能得到神经活动的听力反馈，并且在该研究团队的指导下，患者能够有意识地控制大脑神经放电频率，使反馈音的频率与目标音相匹配。脑神经放电频率在给定频率范围内的最高点和最低点的改变持续超过 250 毫秒时，表明患者在进行"是"或"否"的回答。更重要的是，患者可根据听觉反馈对神经放电率进行调整，从而选择字母形成单词和词组来与外界进行沟通。这些研究结果证实了即使处于完全闭锁状态下的晚期肌萎缩侧索硬化症患者，也可通过脑机接口技术的应用有意识地控制脑神经放电频率以选择字母并将其拼写成单词和短语表达自身诉求。遗憾的是，一段时间以后，接受听觉神经反馈系统植入的患者因植入物周围的瘢痕组织使得神经信号变模糊，同时，长期闭锁引起的认知功能减退，使其拼写能力出现下降。

当前的研究虽已初步表明脑机接口技术的发展和应用能够帮助恢复肌萎缩侧索硬化症患者与外界的沟通并帮助其表达自己的需求，但目前该系统并不完善，并且高昂的造价及复杂的培训和验证过程使得其在大规模群体中的长期有效性难以验证，因此，在临床推广使用前，还需不断对脑机接口技术进行完善，并进一步论证其临床应用的安全性及有效性，以及在大规模群体中的适用性。

（乐卫东　徐晓皎）

参 考 文 献

张凤霞，鲁银山，夏楠，等，2021. 运动训练治疗肌萎缩侧索硬化症的研究进展. 中华物理医学与康复杂志，43（7）：660-663.

中华医学会神经病学分会肌电图与临床神经电生理学组，中华医学会神经病学分会神经肌肉病学组，2012. 中国肌萎缩侧索硬化诊断和治疗指南. 中华神经科杂志，45（7）：531-533.

Apreleva Kolomeytseva A T，Brylev L，Eshghi M，et al，2022. Home-based music therapy to support bulbar and respiratory functions of persons with early and mid-stage amyotrophic lateral sclerosis-protocol and results from a feasibility study. Brain Sci, 12(4): 494.

Berlowitz D J，Howard M E，Fiore J F J，et al，2016. Identifying who will benefit from non-invasive ventilation in amyotrophic lateral sclerosis/motor neurone disease in a clinical cohort. J Neurol Neurosurg Psychiatry，87（3）：280-286.

Chaudhary U，Vlachos I，Zimmermann J B，et al，2002. Spelling interface using intracortical signals in a completely locked-in patient enabled via auditory neurofeedback training. Nat Commun，13（1）：1236.

D'Amico E，Grosso G，Nieves J W，et al，2021. Metabolic abnormalities, dietary risk factors and nutritional management in amyotrophic lateral sclerosis. Nutrients，13（7）：2273.

Di Lazzaro V，Dileone M，Pilato F，et al，2006. Repetitive transcranial magnetic stimulation for ALS. A preliminary controlled study. Neurosci Lett，408（2）：135-140.

Di Lazzaro V，Pilato F，Profice P，et al，2009. Motor cortex stimulation for ALS：a double blind placebo-controlled study. Neurosci Lett，464（1）：18-21.

DiPALS Writing Committee，DiPALS Study Group Collaborators，2015. Safety and efficacy of diaphragm pacing in patients with respiratory insufficiency due to amyotrophic lateral sclerosis(DiPALS): a multicentre, open-label, randomised controlled trial. Lancet Neurol，14（9）：883-892.

e-Bernardi-Ojuel L，Torres-Collado L，García-de-la-Hera M，2021. Occupational therapy interventions in adults with multiple sclerosis or amyotrophic lateral sclerosis：a scoping review. Int J Environ Res Public Health，18（4）：1432.

Fried-Oken M，Mooney A，Peters B，2015. Supporting communication for patients with neurodegenerative disease. NeuroRehabilitation，37（1）：69-87.

Guo J，Zhou M，Yang M，et al，2011. Repetitive transcranial magnetic stimulation for the treatment of amyotrophic lateral sclerosis or motor neuron disease. Cochrane Database Syst Rev，（9）：CD008554.

Kageyama Y，Hirata M，Yanagisawa T，et al，2014. Severely affected ALS patients have broad and high expectations for brain-machine interfaces. Amyotroph Lateral Scler Frontotemporal Degener，15（7-8）：513-519.

Körner S，Sieniawski M，Kollewe K，et al，2013. Speech therapy and communication device：impact on quality of life and mood in patients with amyotrophic lateral sclerosis. Amyotroph Lateral Scler Frontotemporal Degener，14（1）：20-25.

Lacorte E，Ferrigno L，Leoncini E，et al，2016. Physical activity, and physical activity related to sports, leisure and occupational activity as risk factors for ALS：A systematic review. Neurosci Biobehav Rev，66：61-79.

Makkonen T，Korpijaakko-Huuhka A M，Ruottinen H，et al，2016. Oral motor functions, speech and communication before a definitive diagnosis of amyotrophic lateral sclerosis. J Commun Disord，61：97-105.

Makkonen T，Ruottinen H，Puhto R，et al，2018. Speech deterioration in amyotrophic lateral sclerosis（ALS）after manifestation of bulbar symptoms. Int J Lang Commun Disord，53（2）：385-392.

Pagnini F，Di Credico C，Gatto R，et al，2014. Meditation training for people with amyotrophic lateral sclerosis and their caregivers. J Altern Complement Med，20（4）：272-275.

Pagnini F，Phillips D，Haulman A，et al，2022. An online non-meditative mindfulness intervention for people with ALS and their caregivers：a randomized controlled trial. Amyotroph Lateral Scler Frontotemporal Degener，23（1-2）：116-127.

ProGas Study Group，2015. Gastrostomy in patients with amyotrophic lateral sclerosis（ProGas）：a prospective cohort study. Lancet Neurol，14（7）：702-709.

Raglio A，Giovanazzi E，Pain D，et al，2016. Active music therapy approach in amyotrophic lateral sclerosis：a randomized-controlled trial. Int J Rehabil Res，39（4）：365-367.

Soofi A Y，Bello-Haas V D，Kho M E，et al，2018. The impact of rehabilitative interventions on quality of life：a qualitative evidence synthesis of personal experiences of individuals with amyotrophic lateral sclerosis. Qual Life Res，27（4）：845-856.

Vansteensel M J，Pels E G M，Bleichner M G，et al，2016. Fully implanted brain-computer interface in a locked-in patient with ALS.

N Engl J Med，375（21）：2060-2066.

Vignola A，Guzzo A，Calvo A，et al，2008. Anxiety undermines quality of life in ALS patients and caregivers. Eur J Neurol，15（11）：1231-1236.

Yu H，Kim S H，Noh M Y，et al，2020. Relationship between dietary eiber intake and the prognosis of amytrophic lateral sclerosis in Korea. Nutrients，12（11）：3420.

Zanette G，Forgione A，Manganotti P，et al，2008. The effect of repetitive transcranial magnetic stimulation on motor performance，fatigue and quality of life in amyotrophic lateral sclerosis. J Neurol Sci，270（1-2）：18-22.

第十六章　肌萎缩侧索硬化症的预防、养生与营养

肌萎缩侧索硬化症（amyotrophic lateral sclerosis，ALS）是一种异质性神经退行性疾病，上、下运动神经元变性为其主要病理特征。进行性肌无力和肌萎缩是肌萎缩侧索硬化症典型的运动症状，而其非运动症状主要包括认知障碍、神经行为症状、抑郁和焦虑、疼痛、睡眠障碍、疲劳、体重减轻和食欲下降及自主神经功能障碍等。肌萎缩侧索硬化症的发病率随着年龄增长而增加，多数患者诊断后生存期较短，为 2～4 年，男性多见。我国目前有超过 20 万肌萎缩侧索硬化症患者，随着我国逐渐进入老龄化社会，预计到 2040 年，该数量会大幅增加。该病多数起病隐匿，致残率和病死率高，给患者及其家庭带来巨大的痛苦及负担。

肌萎缩侧索硬化症是一种涉及多种分子机制的复杂性疾病，其病因和发病机制尚未阐明。现有的观点认为，肌萎缩侧索硬化症的发生发展是遗传因素和环境因素共同作用的结果。随着对肌萎缩侧索硬化症发病机制认识的不断深入，其治疗也取得了很大的进步。药物治疗是临床上主流的治疗方式，此外，包括基因治疗、干细胞治疗、呼吸机支持治疗、康复治疗等在内的新治疗策略不断涌现。尽管这些新策略为患者带来了新的希望，但值得注意的是，目前临床仍然缺乏安全有效的治疗方法。基于这一严峻现实，预防肌萎缩侧索硬化症发生，延缓疾病进程，提高患者生活质量，或许更有价值。

目前没有明确的方法被证实可以预防肌萎缩侧索硬化症发生，并且该病预防相关的研究仍在进行，尚无明确结论。因此，现阶段的预防策略仍遵循疾病三级预防原则。一级预防也称病因预防，主要指在肌萎缩侧索硬化症尚未发生前针对该病的致病因素或危险因素积极采取措施预防疾病发生；二级预防也称"三早"预防，即早发现、早诊断、早治疗，是疾病早期采取的预防措施，其主要目的是延缓疾病进展；三级预防也称临床预防，积极采取治疗措施，缓解疾病症状，提高生活质量，延长患者生存期。其中，因肌萎缩侧索硬化症病因及发病机制不明，通过一级预防完全阻止疾病发生是现阶段无法实现的科学任务，此外，肌萎缩侧索硬化症是遗传因素与环境因素长期作用的结果，因此该病二级预防也有一定的难度。但识别潜在的可改变的致病生活方式和因素及积极采取措施进行干预为降低肌萎缩侧索硬化症的风险提供了机会。

第一节　生活嗜好品

一、烟　草

吸烟与肌萎缩侧索硬化症之间的关系一直是科学家们关注的问题。有关吸烟与肌萎缩侧索硬化症关系的研究由来已久，但得出的结论并不一致。早期的病例对照研究结果表明，吸烟与肌萎缩侧索硬化症没有关联，但研究方法存在样本量小、吸烟行为数据不可靠及对

照选择不合适等诸多问题。这些研究方法上的不足可能会掩盖吸烟和肌萎缩侧索硬化症之间的真实联系。针对以往研究存在的问题，科学家对病例对照研究方案做了改良和优化，两项改进了研究方法的病例对照研究均表明吸烟者患肌萎缩侧索硬化症的风险增加。2003年，一项针对散发性肌萎缩侧索硬化症外源性危险因素的循证医学研究，评估了1991~2002年发表的有关研究，通过循证医学的研究方法证明吸烟可能是肌萎缩侧索硬化症的风险因素。尽管基于病例对照的研究在一定程度上证明了吸烟与肌萎缩侧索硬化症之间的关系，但该研究方法的选择偏倚和回忆偏倚是较难避免的问题，且对研究结果准确性和真实性有较大的影响。

前瞻性队列研究基本上不存在回忆偏差，并且通过适当的随访可以避免选择偏差。但由于肌萎缩侧索硬化症是一种罕见病，发病率较低，采用前瞻性队列研究分析环境因素与该病的关系需要一个巨大的队列，对人力、财力、物力的要求都很高。研究者利用跟踪调查其他慢性疾病风险因素而招募的队列，使前瞻性队列研究用于分析肌萎缩侧索硬化症风险因素成为可能。Weisskopf及其同事利用美国癌症协会的癌症预防研究队列分析吸烟与肌萎缩侧索硬化症之间的关联，该研究发现吸烟与女性肌萎缩侧索硬化症患者死亡率增加之间呈正相关，但这一现象男性中没有。笔者认为研究结果也可能受到一些混杂因素的影响，仍需进一步探讨。一项在瑞典男性建筑工人中开展的调查认为吸烟和肌萎缩侧索硬化症之间没有关联。Gallo及其同事追踪欧洲癌症和营养前瞻性调查队列发现在118名肌萎缩侧索硬化症患者中，吸烟者患肌萎缩侧索硬化症的比例是从不吸烟者的2倍，且在性别上没有显著差异。此外，吸烟年限与肌萎缩侧索硬化症之间存在明显的关系，吸烟时间的长短对肌萎缩侧索硬化症的影响大于吸烟强度，戒烟年限与患肌萎缩侧索硬化症的风险降低有关。这些结果明确支持吸烟对肌萎缩侧索硬化症发病率或死亡率的不利影响，加强了吸烟作为肌萎缩侧索硬化症发病风险因素的证据。一项包含了5个大型队列研究832名肌萎缩侧索硬化症患者的大型纵向调查发现吸烟者患肌萎缩侧索硬化症的风险高于从不吸烟者。在吸烟者中，患病的风险随着开始吸烟年龄的降低而增加，但与吸烟时间或强度无关。随后，三项以人群为基础的队列研究结果的汇总分析进一步支持了吸烟和肌萎缩侧索硬化症之间的联系。该研究探讨了吸烟强度、持续时间和戒烟年限对患肌萎缩侧索硬化症风险的独立影响。研究结果表明，短时间高强度吸烟比长时间低强度吸烟更有害，吸烟者戒烟后患肌萎缩侧索硬化症的风险明显降低。

吸烟可能通过对运动神经元的直接神经毒性作用或增加氧化应激来影响肌萎缩侧索硬化症的发生发展。香烟烟雾含有铅和其他重金属，研究发现，吸烟者体内有毒元素的浓度明显高于非吸烟者。部分病例对照研究表明，重金属和其他化学物质接触与肌萎缩侧索硬化症的发展之间存在正相关关系。在最近的一项大型病例对照研究中，暴露于农业化学品与肌萎缩侧索硬化症的高发病率显著相关。在限制使用有机氯农药之前，香烟烟雾被发现是双对氯苯基三氯乙烷和相关化合物的一个重要接触源。虽然自20世纪70年代初以来，烟草中有机氯农药的浓度急剧下降，但香烟烟雾可能仍然是直接损伤运动神经元的农业化学物质的暴露源。香烟烟雾也可能通过诱导氧化应激影响肌萎缩侧索硬化症发展。香烟烟雾中的化学物质会产生自由基和脂质过氧化物，研究发现，吸烟者血液中脂质过氧化物水平更高。对氧磷酶是一种有助于减轻氧化应激损害的酶，香烟烟雾会抑制对氧磷酶。此外，体外和转基因动物研究证明血管内皮生长因子对运动神经元存活有保护作用，低血管内皮生长因子水平与更高的肌萎缩侧索硬化症风险相关，而香烟烟雾被发现可以抑制血管内皮生长因子信号通路。

总体来讲，吸烟与肌萎缩侧索硬化症的相关性研究没有一致的结论，仍需进一步研究寻找更强有力的证据。此外，烟草有害成分对肌萎缩侧索硬化症的生理病理变化的影响也有待更深入的探讨。但鉴于吸烟可能导致其他诸多公认的不良后果，建议避免吸烟或戒烟。

二、咖　啡

咖啡是世界上最受欢迎的饮料之一，咖啡因是咖啡的重要成分。19世纪早期，德国化学家Friedlieb Ferdinand Runge第一次分离出咖啡因，随后咖啡因作为药物治疗的应用才慢慢开始。此后，人们对咖啡因和咖啡消费医疗效果的兴趣迅速增加。关于咖啡对肌萎缩侧索硬化症益处和风险的争议仍然存在。一项以意大利新诊断的肌萎缩侧索硬化症患者为研究对象的病例对照研究发现咖啡摄入和肌萎缩侧索硬化症风险之间呈负相关。随后，一项包括545例肌萎缩侧索硬化症死亡病例的8项前瞻性队列研究的汇总分析发现习惯性咖啡或咖啡因摄入与肌萎缩侧索硬化症死亡风险之间没有统计学意义上的显著关联。最近的一项多中心横断面研究探讨了咖啡的摄入时间和量与肌萎缩侧索硬化症进展之间的关系，该研究结果不支持咖啡摄入与肌萎缩侧索硬化症进展有关。虽然目前关于咖啡与肌萎缩侧索硬化症发生发展的相关性尚无明确的结论，但部分研究认为咖啡具有促进健康的潜力。咖啡的健康促进特性通常归功于其丰富的植物化学成分，包括咖啡因、绿原酸、咖啡酸、羟基氢醌等。一些临床前研究结果表明，咖啡中的多种植物化学成分可能通过多种机制在肌萎缩侧索硬化症中发挥重要的调节作用。

咖啡因具有抗氧化特性，可以减缓与衰老和神经退行性疾病风险相关的氧化应激损伤。体外实验发现咖啡因可以增强非酶抗氧化系统，降低自由基生成的基础水平，并降低超氧化物歧化酶和过氧化氢酶等酶的活性。体内研究结果表明，咖啡因可以使老年大鼠大脑中增加的活性氧和活性氮水平正常化。此外，肌萎缩侧索硬化症动物模型的研究发现，咖啡能显著提高雄性SOD1 G93A小鼠的抗氧化酶能力，从而改善其运动能力。临床前研究发现甲基黄嘌呤咖啡因可以抑制DNA损伤反应，调节DNA损伤后的细胞增殖和凋亡。绿原酸是一种重要的生物活性膳食多酚，是生咖啡的主要成分。据报道，绿原酸或其代谢物可穿过血脑屏障，发挥神经保护作用。绿原酸具有高抗氧化活性，在最近的研究中，咖啡绿原酸及其衍生物和某些咖啡因代谢物被证明可显著减少自由基损伤，抑制过氧化氢诱导的抗凋亡蛋白下调。

总之，尽管流行病学研究发现咖啡与阿尔茨海默病和帕金森病等其他神经系统疾病之间存在负相关，但目前多数研究并不支持咖啡或咖啡因摄入与肌萎缩侧索硬化症死亡风险之间的关联。鉴于咖啡及其生物活性物质在其他疾病中的神经保护作用，并不建议在膳食指导中将咖啡和咖啡因作为风险因素，同时考虑到过量摄入咖啡因会导致焦虑、头痛、恶心和不安等不良反应，也不建议患者以治疗为目的大量使用。

三、茶

与咖啡一样，目前尚缺乏有力证据支持茶的摄入量和持续摄入时间与肌萎缩侧索硬化症的患病风险及疾病发展有关。但有临床前研究数据证明茶中所含的多种生物活性物质具有神经保护作用。茶多酚是茶叶中多酚类化合物的统称，由于加工方式不同，不同类型的茶含有的多酚类型各不相同。茶叶经过加工后，根据发酵程度分为未发酵茶（绿茶、白茶）、半发酵茶（乌龙茶）、全发酵茶（红茶）和后发酵茶（黑茶）。未发酵茶含有较多的儿茶素，而完全发酵茶和后发酵茶含有较多的茶黄素和茶红素。儿茶素及其衍生物是未发酵茶中的主要茶多酚，占总茶多酚含量的 60%～80%。茶树中的儿茶素类化合物主要包括儿茶素、表儿茶素、没食子儿茶素、表没食子儿茶素、儿茶素没食子酸酯、表儿茶素没食子酸酯、没食子儿茶素没食子酸酯及表没食子儿茶素没食子酸酯（epigallocatechin gallate，EGCG）8 种单体，其中 EGCG 是主要的儿茶素。研究表明，EGCG 有强大的抗氧化活性，可以穿过血脑屏障发挥神经保护作用。在 ALS 细胞模型中，EGCG 已被证明可以保护运动神经元细胞免受氧化应激和线粒体损伤。EGCG 还对小胶质细胞和星形胶质细胞具有抗氧化和抗炎作用。一项分子对接研究发现 EGCG 有减少突变 SOD1 聚集的潜力，体外研究结果证实了 EGCG 对 apo-SOD1 聚集的抑制作用。此外有研究表明，EGCG 的加入诱导了 TDP-43 的寡聚化，并抑制其降解为有毒的易聚集片段。在肌萎缩侧索硬化症动物模型中，口服补充 EGCG 可显著延迟 SOD1 G93A 小鼠的发病时间，改善其运动功能并延长寿命。茶氨酸是茶叶特有的氨基酸，可以通过亮氨酸转运系统穿过血脑屏障。谷氨酸是中枢神经系统中的兴奋性氨基酸，细胞外谷氨酸水平增加可能会诱导大量钙离子内流，并增强活性氧形成，最终导致神经元细胞死亡。茶氨酸在化学结构上与谷氨酸相似，可以竞争谷氨酸的结合位点，通过抑制谷氨酸受体发挥神经保护作用。茶氨酸在正常细胞中降解为谷氨酸，增加细胞内谷氨酰胺和谷胱甘肽的浓度，从而减轻氧化损伤。此外，有研究发现茶氨酸可以调节神经元中细胞外谷氨酰胺的浓度，在神经退行性疾病中发挥神经保护作用。红茶主要含有大量的茶黄素，其占多酚含量的 60%～70%。体内外研究结果表明，茶黄素具有显著的抗氧化和抗细胞凋亡的能力。

四、酒

目前关于探讨饮酒和肌萎缩侧索硬化症关系的流行病学研究并未得出一致的结论。一篇包含了 1 项队列研究和 7 项病例对照研究的荟萃分析表明，饮酒者患肌萎缩侧索硬化症的风险降低，表明饮酒对肌萎缩侧索硬化症可能有保护作用。然而在这些研究中，只有一项研究探讨了酒精摄入和肌萎缩侧索硬化症之间的剂量反应关系，所以这一结论仍需进一步探讨。另一项探讨关于吸烟、饮酒和肌萎缩侧索硬化症之间关系的基于人群的研究发现既往饮酒者和当前饮酒者患肌萎缩侧索硬化症的风险较低，酒精摄入与患肌萎缩侧索硬化症的风险呈负相关。随后发表的另一项病例对照研究也得出了类似的结论，即摄入更多的酒精可以预防肌萎缩侧索硬化症。一项在爱尔兰、荷兰和意大利进行的基于国际人群的病例对照研究重点研究了酒精消费和肌萎缩侧索硬化症风险之间的关系。研究结果发现，饮酒与肌萎缩侧索硬化症风险没有显著关联。根据地区对饮酒的队列进行分层分析后显示来自荷兰的饮酒者患肌萎缩侧索硬化症的可能性较低，而来自意大利南部的饮酒者患肌萎缩侧索硬化症的风险增加。该研究认为，酒精暴露对不同人群影响的差异可能与饮酒的种类有关。与烈酒相比，啤酒和葡萄酒中含有更多种类的酚类化合物，如槲皮素、杨梅素、儿茶素、单宁、花青素、白藜芦醇和阿魏酸等，这些化合物与预防或延缓氧化应激和炎症有关。

现有的流行病学研究证据表明，饮酒可能会降低肌萎缩侧索硬化症的风险，饮酒对肌萎缩侧索硬化症具有保护作用，或者酒精摄入和肌萎缩侧索硬化症风险之间没有显著的联系。这些结果可以间接表明饮酒不会促进肌萎缩侧索硬化症发展，酒精摄入可能对肌萎缩侧索硬化症的保护作用较弱。综上所述，饮酒和肌萎缩侧索硬化症之间的关系是一个需要进一步探索的领域，在未来的研究中需要使用不同的途径和方法，并考虑不同的酒精摄入模式和酒精饮料的类型来更好地确定饮酒在肌萎缩侧索硬化症发生发展中的作用。

第二节　营养与饮食

肌萎缩侧索硬化症患者出现吞咽困难、焦虑抑郁、认知障碍、自我进食和做饭困难、高代谢状态、呼吸功能不全和进餐疲劳等症状会增加营养不良的风险。研究表明，发生营养不良的肌萎缩侧索硬化症患者运动症状进展更快、生存时间缩短、死亡风险更高。营养不良对患者的预后和生活质量产生负面影响，因此肌萎缩侧索硬化症患者的营养评估和营养管理至关重要。

一、肌萎缩侧索硬化症患者营养评估的时机与要求

在首次确诊时建议对肌萎缩侧索硬化症患者进行完整的营养评估。在随访期间应定期进行营养状况评估，以便发现早期营养不良并制订治疗计划。

二、肌萎缩侧索硬化症患者营养评估的内容及方法

中医通过望、闻、问、切评价患者的营养状况。西医则通过临床检查、人体测量、实验室检查，结合膳食调查及多项综合评价方法等手段评价患者的营养状况，监测营养治疗的疗效。目前尚无特异性针对肌萎缩侧索硬化症患者开发的营养评价方法，但是常见的营养评价方法仍然适用。通过以下几个方面可以评估患者的营养状况：临床病史、人体测量、生化指标、人体组成测量、营养评估量表、膳食调查等。

（一）临床病史

通过询问患者是否有吞咽困难、四肢无力、体重下降、食欲减退、焦虑/抑郁等影响患者进食的临床症状，寻找营养不良的可能原因。

（二）人体测量

人体测量包括体重、体重指数、三头肌皮褶厚度、上臂围和上臂肌围，其中体重和体

重指数是肌萎缩侧索硬化症患者营养状态评估中最常用的指标。

体重是最简单、直接且操作方便的营养评价指标。体重测量操作简单，但易受进食、排泄、衣物重量、测量时间等因素的影响，因此建议在晨起空腹，大小便后，穿着轻薄衣物，赤足站在体重秤上测量体重，以尽量排除干扰因素。一般情况下，体重较正常水平下降 5%～10%可能表明营养状况不佳。

体重指数是体重千克数除以身高米数平方得出的数值，也是判断肌萎缩侧索硬化症患者是否存在营养不良的重要指标。

（三）生化指标

在评估肌萎缩侧索硬化症患者的营养状况时，部分血清标志物可以反映患者的营养状态。用于评估肌萎缩侧索硬化症患者营养不良的血清标志物包括血清白蛋白、前白蛋白、视黄醇结合蛋白及肌酐身高指数、血浆氨基酸谱测定、免疫功能测定、氮平衡等。其中，血清白蛋白水平与内脏蛋白质存储有关，持续低蛋白血症被认为是营养不良的可靠指标。前白蛋白水平与机体蛋白质合成密切相关，是评估营养状况、监测营养支持效果常用的指标之一。视黄醇结合蛋白半衰期为 12～16 小时，是监测蛋白质急性变化的敏感指标。肌酐身高指数是观察肌蛋白消耗的生化指标。先测受试者 24 小时尿中肌酐排出量，再根据与身高相应的理想体重及肌酐系数计算理想排泄量。肌酐身高指数（%）=实际排泄量/理想排泄量×100。肌酐身高指数已被证明与肌萎缩侧索硬化症患者肌肉耗竭的程度相关，可作为疾病进展和生存的标志物。

（四）人体组成测量

人体成分分析是采用各种不同器械检查对人体组成成分进行分析，从而了解人体组成成分变化的方法。目前常用的是双能 X 射线吸收法和生物电阻抗分析法。双能 X 射线吸收法利用身体不同组织对 X 线吸收率不同的原理测定人体组成成分，尤其是体内脂肪含量。其准确性和敏感性高，可重复性强，是测定人体组成成分尤其是脂肪含量的准确可靠的手段，也是人体成分分析的金标准。生物电阻抗分析法根据机体脂肪组织与非脂肪组织电阻抗性不同的特点，借助放置在人体体表的电极向人体施加一个微小的交流测量电流，从监测电极上提取人体阻抗信息，从而进行人体脂肪含量的测定。生物电阻抗分析法安全无创，操作简单，结果准确，成本较低，是目前推荐使用的人体成分分析方法。

（五）营养评估量表

目前缺乏针对肌萎缩侧索硬化症患者的营养评估量表，常规量表也适用于肌萎缩侧索硬化症患者。

（六）膳食调查

一般采用 24 小时回顾法连续调查 3～7 天，取平均值，并与膳食营养素参考摄入量比较，以判断患者膳食入量状况。

三、与肌萎缩侧索硬化症患者预后有关的指标

营养状况是肌萎缩侧索硬化症患者预后的影响因素。研究发现，在疾病首次确诊时和随访期间两个不同时期检测到的一些与患者营养状况有关的指标与患者的死亡风险有关。

（一）体重和体重指数

研究表明，首次确诊时和随访期间监测到的体重和体重指数的变化均与死亡风险相关。研究发现，首次确诊时体重较病前体重下降 5% 的患者，死亡风险增加 14%～30%。首次确诊时患者的体重指数也与生存期相关，体重指数每降低 $1kg/m^2$，死亡风险就增加 9%～23%。而在随访期间，患者体重下降 5%，死亡风险增加 34%。若在治疗过程中采用了胃造瘘术后体重下降超过 20%，则死亡风险显著增加。此外，在随访期间，患者的体重指数每下降 $1 kg/m^2$，死亡风险增加 24%，体重指数下降 2.5 kg/m^2 以上的患者，生存时间较短，相反，体重指数每增加 $1kg/m^2$，死亡风险降低 14%。

（二）相位角

相位角（phase angle，PA）是生物电阻抗分析法中用于诊断营养不良和临床预后的重要参数，也是评估临床结果或疾病进展的重要工具，甚至可能优于人体测量指标。有研究发现，在肌萎缩侧索硬化症疾病确诊和治疗随访期间较低的 PA 值是预后不良的因素。随访期间，PA 和去脂体重下降与生存期缩短显著相关。

（三）血清白蛋白

一项包含 712 名肌萎缩侧索硬化症患者的队列研究发现，在确诊时患者的血清白蛋白水平与结局显著相关，且具有剂量效应，随着血清白蛋白水平升高，生存期也延长。

（四）血脂

不同的研究团队评估了患者确诊时血脂水平与肌萎缩侧索硬化症结局的相关性，研究结果表明，低密度脂蛋白胆固醇与高密度脂蛋白胆固醇的比值降低会使肌萎缩侧索硬化症患者死亡风险增加。而另两项研究也表明，较高的低密度脂蛋白胆固醇与高密度脂蛋白胆固醇的比值可降低死亡风险。此外，有多项研究结果表明确诊时总胆固醇、低密度脂蛋白胆固醇和甘油三酯水平高与较好的存活率相关。

四、肌萎缩侧索硬化症患者的饮食

近几十年来，大量的流行病学观察强调了健康饮食与中枢神经系统疾病发病风险降低之间的联系。研究发现，合理的饮食可能在肌萎缩侧索硬化症的预防中发挥积极作用，在肌萎缩侧索硬化症患者的治疗和护理中其也是一个不可忽视的重要因素。饮食治疗是目前肌萎缩侧索硬化症的辅助治疗方法之一，饮食调整有利于提高患者的生活质量。此外，更好的饮食教育和相关研究不仅有利于疾病康复，而且有助于预防疾病，提高生活质量。

（一）肌萎缩侧索硬化症的饮食基本原则

肌萎缩侧索硬化症的营养治疗旨在满足疾病发展的所有阶段患者的营养需求，一旦怀疑或诊断肌萎缩侧索硬化症，建议尽早开始营养管理。一般来说，具有营养全面、高热量、高蛋白、正常脂质、高纤维、供水充足、方便吞咽等特点的饮食是肌萎缩侧索硬化症患者较为理想的饮食。由于患者的临床症状、疾病进展、治疗方案和身体素质等方面具有个体差异，营养管理应遵循个体化原则，通过多学科团队协作，针对患者个体化需求进行营养评估和管理。

（二）肌萎缩侧索硬化症患者的能量需求

确定肌萎缩侧索硬化症患者的能量需求需要估计他们的总能量消耗，包括静息能量消耗、食物特殊动力效应和体力活动。检测静息能量消耗的金标准是间接测热法，但间接测热法在临床工作中不易操作，因此在临床工作中静息能量消耗可以采用能量代谢测定系统或 Harris-Benedict 公式计算。由于肌萎缩侧索硬化症患者的能量消耗无法在临床工作中准确计算，对于可以自主呼吸的肌萎缩侧索硬化症者应根据体力活动预估能量需求，参考值约为 30kcal/kg 体重，并建议使用经过校正因子调整的 Harris-Benedict 公式评估营养需求，然后根据体重和身体成分的变化调整摄入量。针对无创通气的肌萎缩侧索硬化症患者，该指南建议其能量摄入参考值为 25～30kcal/kg 体重，或使用 Harris-Benedict 公式评估营养需求，并根据体重变化和临床情况进行调整。

（三）科学合理安排膳食结构

1. 蛋白质　目前对肌萎缩侧索硬化症患者的蛋白摄入量暂无特殊的要求，建议根据患者的身体状况结合膳食指南摄入足量的蛋白质，提高优质蛋白的比例。鱼、禽、蛋类、瘦肉、大豆及豆制品、奶及奶制品和坚果是蛋白质的主要来源。

2. 脂肪　肌萎缩侧索硬化症患者可以正常进食时，采用均衡饮食。脂肪摄入总量应占总能量的 20%～30%，且以不饱和脂肪酸为主，尽量减少饱和脂肪酸和反式脂肪酸的摄入。当患者出现吞咽困难时，建议高脂饮食以增加饮食的能量密度。

3. 糖类　是机体主要的供能物质，糖类的总量和种类对餐后血糖水平和血糖指数有不同的影响。建议用全谷、杂豆等升糖指数低的糖类代替精白米、精面等升糖指数高的糖类。

4. 膳食纤维　根据患者的年龄和性别，建议每天摄入 25～38g 膳食纤维。膳食纤维包含可溶性纤维和不可溶性纤维两种，前者主要存在于水果、燕麦、大麦和豆类中，后者存在于小麦、黑麦和其他谷类中。为确保获得足够的膳食纤维，可以多食用含有膳食纤维的果蔬和谷类，若通过食物无法获得足够的膳食纤维，则按需加入纤维补充剂。

5. 水　如患者能正常进食，则应主动饮水，少量多次。当出现吞咽困难时，必须将液体增稠，以降低误吸风险，同时应考虑患者的需水量。水果泥、蔬菜泥和果汁等高液体含量的食物易于吞咽和消化且有助于补水。

6. 维生素　同型半胱氨酸参与自由基的形成及细胞质钙累积、线粒体功能障碍、凋亡通路激活和兴奋性氨基酸介导的损伤，这些病理途径与肌萎缩侧索硬化症有关。临床研究发现，肌萎缩侧索硬化症患者的血浆和脑脊液中同型半胱氨酸水平高于健康对照组，同型半胱氨酸可能参与其病理生理过程，可能与疾病进展有关。叶酸和维生素 B$_{12}$ 被认为可以降低同型半胱氨酸的水平，补充叶酸和维生素 B$_{12}$ 可能对肌萎缩侧索硬化症有益。于肌萎缩侧索硬化症动物模型发病前补充维生素 C 可以延缓瘫痪进展。有证据表明，活动能力受损导致阳光照射不足使得肌萎缩侧索硬化症患者缺乏维生素 D 的风险增加。流行病学研究发现，维生素 E 的摄入可能会降低患肌萎缩侧索硬化症的风险。动物实验表明，维生素 E 可以延缓肌萎缩侧索硬化症的发病，但不会影响生存率。然而在随机临床试验中发现维生素 E 补充剂对肌萎缩侧索硬化症患者无效。综上所述，一些临床前研究的结果提示了维生素补充剂对肌萎缩侧索硬化症的有益作用，但目前缺乏强有力的临床数据支持相关观点。同时考虑到过量补充维生素可能导致不良反应，建议能够正常进食的肌萎缩侧索硬化症患者多食用富含维生素的食物，从食物中摄入维生素。若患者出现维生素缺乏，则根据医嘱按需补充。不建议患者盲目大量食用维生素补充剂。

五、其他的饮食模式

（一）高热量饮食

据报道肌萎缩侧索硬化症患者摄入的热量比推荐的低 15%～16%。由于营养不足和体重下降会对疾病产生负面影响，因此建议肌萎缩侧索硬化症患者摄入的热量应超过其每天计算所需的热量。此外，当患者出现吞咽困难时高热量食物在保证患者能量和营养需求的同时可以减少摄入食物的总体积，从而减少用餐时间和降低误吸风险。高热量饮食包括高脂饮食和高糖类饮食。流行病学研究显示，高脂饮食是肌萎缩侧索硬化症的积极预后因素，高脂饮食可以降低肌萎缩侧索硬化症发病风险，并可能延迟疾病发作。目前已有的研究表明，高脂饮食对吞咽或进食有困难而难以满足其营养需求的肌萎缩侧索硬化症患者有益。此外，有临床研究表明接受经皮内镜胃造瘘术治疗的患者在饮食中注重补充健康胆固醇，其可能有利于延长患者的生存期。高糖类饮食是另一种高热量饮食。有一项研究比较了高脂饮食和高糖类饮食对肌萎缩侧索硬化症进展的影响。这项研究发现，肌萎缩侧索硬化症患者按照预估能量需求的 174% 进食高脂饮食，患者体重不增加，而且出现了胃肠道方面的不良反应。而进食高糖类饮食的肌萎缩侧索硬化症患者体重增加明显。鉴于体重增加对疾病进展的有益作用，笔者认为高糖类饮食可能比高脂饮食对肌萎缩侧索硬化症患者更有益，也更安全。但这项研究样本量较小，仍需要更大样本量的研究进一步验证。除此之外，还有一些问题有待进一步探讨：高脂饮食仅是高热量摄入具有保护作用，还是特定的脂类发挥作用？高脂饮食和高糖类饮食对肌萎缩侧索硬化症患者带来益处的同时，是否带来其他的健康问题，如何权衡利弊？

（二）生酮饮食

生酮饮食是一种高脂肪，极低糖类，适量蛋白质和其他营养物质的饮食模式。其能量来源为每天摄取脂肪含量占总热量的 67%～80%，糖类、蛋白质加起来不超过 33%，但是糖类摄入的占比少于 5%，脂肪成为主要的能量来源。目前生酮饮食主要用于儿童耐药性癫痫患者。临床前研究发现生酮饮食可以改善大脑能量产生，降低兴奋性毒性，减少神经炎症，改善氧化应激。已有的研究表明，这些机制影响神经退行性疾病的发生和发展，因此它被应用于神经退行性疾病。*SOD1* 基因是发现最早的肌萎缩侧索硬化症致病基因，也是家族性肌萎缩侧索硬化症最重要的致病基因。当 *SOD1* 突变存在时，电子传递链的复合物 I 活性下降，ATP 产生减少，从而导致线粒体功能损伤和能量代谢异常。临床前研究发现生酮饮食可以改善线粒体功能和能量代谢，降低运动神经元变性的进展速度，并减缓疾病进展的速度。总体来讲，生酮饮食具有治疗肌萎缩侧索硬化症的合理机制，临床前研究也取得一定成果，但仍缺乏可靠的临床数据。此外，鉴于在以往不同适应证的试验中，大多数生酮饮食患者报道的不良事件，建议肌萎缩侧索硬化症患者向医生和营养师咨询，结合患者自身情况进行合适的选择。

（三）地中海饮食

地中海饮食是很受现代营养学推荐的一种饮食模式，源自环地中海地区及国家。地中海饮食富含水果、蔬菜、全谷物、豆类、坚果和种子，以橄榄油为单不饱和脂肪的重要来源，允许饮用少至中量葡萄酒。此外地中海饮食中通常还包含适量的鱼类、禽类和乳制品，几乎不含红肉。在所有可以遵循的现有饮食模式中，地中海饮食可能是抗氧化剂最丰富的。地中海饮食包含丰富多样的食材，其中橄榄油含有大量天然多酚，这些物质具有较强的抗氧化性和自由基清除能力，可以抑制氧化应激损伤。临床前研究和临床研究也发现多酚可能在调节神经生长因子和脑源性神经营养因子等神经营养因子水平方面发挥作用，这表明多酚可以通过增强刺激神经元生长、增殖、存活和分化的神经营养因子的作用来实现神经保护作用。地中海饮食包含可溶性或低分子量抗氧化剂，如维生素 C 和维生素 E、酚类化合物和类胡萝卜素，以及其他大分子抗氧化剂。研究发现，这些抗氧化剂结合适当的体育锻炼可以增加机体的抗氧化能力，因此地中海饮食对治疗和预防氧化应激损伤有很大益处，可能是预防和治疗肌萎缩侧索硬化症的潜在方法。总体来讲，地中海饮食非常健康，烹饪操作简单，是一种适合长期坚持的饮食模式。

综上所述，饮食可能参与了肌萎缩侧索硬化症的发生发展。体内外研究表明，摄入足够的特定营养素或食物对肌萎缩侧索硬化症有显著的临床益处。此外，为促进健康人们设计了各种膳食营养干预措施，这些方法可用于维持营养平衡，并有望减缓疾病进展。总体来说，饮食干预具有成本较低和无创的优势，可能为预防和治疗肌萎缩侧索硬化症开辟新的途径。

六、肌萎缩侧索硬化症患者饮食常见问题及应对

随着病情进展，肌萎缩侧索硬化症患者会出现进行性肌无力和肌萎缩、吞咽困难、食欲缺乏等临床症状，这些症状可能会影响患者正常进食，导致膳食摄入量减少，患者出现营养不良的风险增加。因此，在日常的护理中，应密切关注相关症状，积极采取相关措施。

（一）吞咽障碍

多达 30% 的肌萎缩侧索硬化症患者在诊断时出现吞咽障碍，几乎所有肌萎缩侧索硬化症患者都会随着疾病进展出现吞咽困难。吞咽障碍是肌萎缩侧索硬化症患者出现营养不良的重要因素。

具体对策如下。

1. 定期随访　建议在确诊和随访期间对所有肌萎缩侧索硬化症患者进行吞咽障碍筛查。根据患者的临床体征和进展决定随访的频率，一般来说，建议 3 个月 1 次。

2. 改变食物和液体的质地和稠度　根据患者咀嚼能力和吞咽困难的程度调整固体食物的质地，将食物切成小块或者粒状，或者进软食和半流食。适当增加液体食物的稠度以防止误吸。无法吞咽时应用鼻胃管或胃造瘘管给予流食。

3. 调整进食的姿势　正确的进食姿势有助于吞咽。一般情况下进食的正确姿势为坐姿，患者身体略微前倾，背部自然伸直，餐桌位置和高度适宜，确保患者能看清食物且方便使用餐具。建议患者在身体状况允许的情况下尽可能采用坐位进食。随着病情进展，若患者需要卧床进食，进食时需抬高床背或用枕头、靠垫辅助患者直起上半身，使患者尽量呈端坐位或半坐卧位，避免平躺。

（二）食欲减退

有研究发现，部分肌萎缩侧索硬化症患者在发病后食欲明显下降，且随疾病进展，症状进一步加重，患者出现进食不足、热量摄入减少、营养不良和体重减轻，可能加速病情进展。具体对策如下。

（1）了解患者的口味，针对患者的饮食喜好准备饮食，但同时要注意健康饮食，营养均衡。

（2）准备热量密度较高的食物，少吃多餐，保证热量摄入。

（3）必要时给予药物治疗

（三）肌无力和肌萎缩

肌无力和肌萎缩是肌萎缩侧索硬化症常见的临床症状，会影响患者保持正常进食的能力。具体对策如下。

（1）上肢无力和灵活性下降但能独立进食的患者，可采取措施辅助患者进食，如提供护手架、移动手臂支架等仪器辅助进食，使用木制的盘子、碗和杯子等。

（2）食物的温度应适中，防止烫伤。

（四）肌萎缩侧索硬化症患者进食的其他建议

1. 多与患者及家属沟通，共同决策　随着疾病进展，患者临床症状加重，无法独立进食，需要家属照顾。多与患者交流，鼓励患者参与到自己的饮食管理中来，有利于患者理解各种营养决策的益处和风险，从而提高依从性。此外，从一开始就让家属参与决策可能有助于他们准备好应对照顾患者进食过程中的问题，减少误吸等风险发生。患者、家属及治疗团队的充分沟通有利于为患者制订最佳营养决策，并保证计划落实。

2. 进餐环境应明亮安静，照顾者应有耐心，不催促　随着肌萎缩侧索硬化症的发展，患者肌肉组织的去神经化会扩散到最初症状的区域之外，从而影响身体的其他区域，最终影响患者独立进食能力。随着残疾程度的增加，患者独立完成一餐所需的时间增加。当肌萎缩侧索硬化症患者需要依赖照顾者协助进食时，部分患者为了避免增加照顾者的负担而提前停止进食，导致食物摄入量不足。因此，建议为患者提供安静明亮的就餐环境，进餐过程中照顾者不催促打扰进食比较慢的患者。

七、肌萎缩侧索硬化症患者肠内营养支持

肠内营养支持是指经肠道补充热量、蛋白质、电解质、维生素、矿物质、微量元素和液体。肠内营养包括经口营养和管饲营养，此处重点介绍管饲营养。管饲营养指通过管道将营养物质输注到患者胃肠内以达到肠内营养支持的目的。管饲营养的原则为满足患者的营养需求的同时兼顾安全性和舒适性。管饲营养有鼻饲管和经皮导管两种途径，前者适合需要短期肠内营养支持的患者，后者适用于需要中长期肠内营养支持的患者。

营养是肌萎缩侧索硬化症的一个重要问题，因为体重减轻、营养不良和脱水可能会加重临床症状，并影响生存率。体重减轻是预后不良的标志，保持患者的体重可能会延长生存期。肌萎缩侧索硬化症是一种进展迅速的疾病，因此抓住一切可能的机会评估患者的进食能力、吞咽和营养以防止体重减轻是非常重要的。研究发现，如果肌萎缩侧索硬化症患者在体重显著下降之前接受肠内营养干预，则可以使良好的营养状态维持更长时间，并降低死亡率。目前的观点认为肠内营养对肌萎缩侧索硬化症患者的生存益处取决于疾病症状和疾病进展速度。当出现明显吞咽困难，营养需求无法通过经口进食得到满足，或者出现营养不良、体重下降、脱水和呛咳误吸风险时，考虑对肌萎缩侧索硬化症患者进行胃造瘘术以提供肠内营养支持。

目前一些指南和专家共识建议使用胃造瘘术为患有严重吞咽困难的肌萎缩侧索硬化症患者提供长期肠内营养支持。但关于实施胃造瘘术的最佳时机尚无统一的共识，综合评估患者的吞咽困难、进餐时间、体重减轻、呼吸功能、窒息风险和患者意愿有助于决定胃造瘘术时间。临床研究数据表明，在体重严重下降和呼吸功能严重受损之前早期放置胃造瘘管，患者受益更明显。此外，放置胃造瘘管可能对患者的生活方式、生活质量及心理健康有影响，因此建议应在权衡了手术的风险和益处后，结合患者的意愿，与患者共同决定是否实施手术。经皮内镜胃造瘘术是中长期肠内营养支持最合适和最常用的途径，也是肌萎缩侧索硬化症患者首选的方式。患者进行经皮内镜胃造瘘术后，应在医生和营养师的指导下，结合患者的个人情况科学进行营养成分的搭配。同时应重视对患者及其家属的相关教育，主要包括指导患者和家属正确进行管饲，以及造瘘管和造瘘口的清洁和护理等。

第三节　合　理　运　动

锻炼和肌萎缩侧索硬化症之间的联系一直存在争议。早期的流行病学研究表明，剧烈运动与高强度的体力活动与肌萎缩侧索硬化症发病率增加有关。剧烈运动可能会放大兴奋

毒性效应，导致运动神经元钙负荷增加，最终导致运动神经元死亡。研究发现，肌萎缩侧索硬化症患者的肌肉出现氧化代谢功能障碍和脂质过氧化作用增强。而剧烈运动会增加自由基产生，可能加重损伤。基于此，早期人们普遍认为运动可能会加速肌萎缩侧索硬化症恶化，建议患者避免运动，以减少过度疲劳造成的肌肉损伤。随后，有新的流行病学研究提出相反的观点。Lacorte 等在 2016 年对 26 项研究进行了系统综述，评估了体力活动作为肌萎缩侧索硬化症风险因素的作用。Lacorte 认为没有足够的证据支持身体活动是肌萎缩侧索硬化症的风险因素。最近的一项研究结果表明参与频繁且剧烈的休闲体育活动是肌萎缩侧索硬化症的一个危险因素，但低强度、不频繁的休闲体育活动与肌萎缩侧索硬化症的发生没有因果关系。

运动训练作为一种非药物治疗方法，一般可以改善肌肉力量和心血管功能，它对生活质量也有积极的影响。据报道，经过一段时间的运动干预后，肌萎缩侧索硬化症患者的肌萎缩侧索硬化症功能评定量表评分、肌肉力量和生活质量均有所改善。一项最新的系统综述和荟萃分析评价了运动训练对肌萎缩侧索硬化症患者的功能评分、呼吸功能、疲劳、疼痛、总体生活质量、上下肢力量及摄氧量峰值的影响。结果表明，在运动干预结束时和 6 个月后的随访中，肌萎缩侧索硬化症患者的功能评分、摄氧量峰值和总体生活质量与对照组相比存在显著的统计学差异。

肌萎缩侧索硬化症患者运动训练的安全性和有效性可能与运动强度有关。目前缺乏针对肌萎缩侧索硬化症患者运动强度的指导方案。已有的研究表明，轻度至中等强度的运动可以改善身体功能，减缓疾病进展，似乎是肌萎缩侧索硬化症最有利的运动模式。由于患者的临床症状、身体状况、伴发疾病等情况各有差异，每位患者运动强度的评判也应该个体化。尽管轻度至中等强度的运动很难量化，但常识告诉我们，如果在日常锻炼中感到有持续产生的、严重的或长时间的延迟性肌肉酸痛，那运动就太剧烈了。此外，运动后疲劳持续时间不应超过 5～15 分钟。在运动训练中注意相关症状，有助于患者及时调整运动强度，避免患者进行剧烈运动。有研究认为，与运动相关的长时间疲劳应被认为是对整体功能和行动能力的损害，因此建议在定期随访期间应包括对运动后疼痛和疲劳的评估，并根据个人情况调整运动强度、频率和时间。

在为肌萎缩侧索硬化症患者提供运动训练相关的建议时，运动形式也是备受关注的问题。研究发现，有氧训练、抗阻训练、肌肉耐力训练、拉伸运动等多种运动模式对肌萎缩侧索硬化症患者均有益。有研究证明，运动可以维持自由基产生和自由基清除系统之间的平衡。耐力训练通过增加抗氧化酶的能力，减少急性运动后的氧化应激，并增强骨骼肌线粒体的功能，定期运动训练可能缓解肌萎缩侧索硬化症患者线粒体功能障碍诱导的能量不足。拉伸运动是肌萎缩侧索硬化症患者治疗肌肉痉挛的一线疗法。对于肌萎缩侧索硬化症患者来说，在家做拉伸运动是安全且合适的。建议根据患者的情况由经验丰富的治疗师设计拉伸运动项目，若患者无法独立进行拉伸运动，可以由护理人员协助练习。有氧运动有助于保持心肺健康。由于没有任何明显的禁忌证，推荐肌萎缩侧索硬化症患者进行有氧运动训练。有氧运动不仅对患者的运动症状有好处，还可能对情绪、心理健康、食欲和睡眠产生有益的影响。在运动形式的选择上，研究发现，肌萎缩侧索硬化症患者不仅受益于单一运动形式，多种运动模式组合的运动计划似乎更有益。一项随机对照研究结果表明，有氧运动、力量训练和拉伸运动相结合的综合训练计划在维持肌萎缩侧索硬化症患者的呼吸功能、活动能力和幸福感方面明显优于单独拉伸运动。

总体来讲，体力活动是否为肌萎缩侧索硬化症发病的风险因素尚无明确结论，仍需进一步研究。而关于体力活动对疾病进展影响的研究较少，基于目前的证据，很难确定肌萎缩侧索硬化症患者的运动训练是否安全可行。需要进一步的研究来评估运动方案的类型及不同频率、强度、时长的锻炼对肌萎缩侧索硬化症患者的影响，为肌萎缩侧索硬化症患者建立最佳类型和剂量的运动训练方案。

小　结

肌萎缩侧索硬化症是最常见的运动神经元病，该病致死率和致残率高，为家庭、社会和国家都带了沉重的负担。该病的发病机制尚未阐明，迄今为止，也没有治愈肌萎缩侧索硬化症的方法，因此防止其进展是十分必要的。肌萎缩侧索硬化症的发生发展是基因和环境因素共同作用的结果，目前的临床研究和临床前研究结果表明改变可控的环境因素，如改变生活方式、进行健康饮食或合理运动，可能会改善肌萎缩侧索硬化症患者的病情。此外，仍需要高质量的研究进一步加深对疾病的相关认识，科学全面指导这些策略，有利于肌萎缩侧索硬化症的预防和治疗。

（乐卫东　徐晓兰）

参 考 文 献

郭永强，李森，张海鸿，等，2017. 肌萎缩侧索硬化发病机制的研究进展. 中国康复理论与实践，23：685-689.

中华医学会神经病学分会肌萎缩侧索硬化症协作组，2022. 肌萎缩侧索硬化诊断和治疗中国专家共识 2022. 中华神经科杂志，55（6）：581-588.

Brooks B R, Miller R G, Swash M, et al, 2000. El Escorial revisited: revised criteria for the diagnosis of amyotrophic lateral sclerosis. Amyotroph Lateral Scler Other Motor Neuron Disord, 1（5）：293-299.

Chen Y P, Yu S H, Wei Q Q, et al, 2022. Role of genetics in amyotrophic lateral sclerosis: a large cohort study in Chinese mainland population. J Med Genet, 59（9）：840-849.

Chiò A, Calvo A, Moglia C, et al, 2011. Phenotypic heterogeneity of amyotrophic lateral sclerosis: a population based study. J Neurol Neurosurg Psychiatry, 82（7）：740-746.

Chiò A, Hammond E R, Mora G, et al, 2015. Development and evaluation of a clinical staging system for amyotrophic lateral sclerosis. J Neurol Neurosurg Psychiatry, 86（1）：38-44.

Cox P A, Banack S A, Murch S J, et al, 2005. Diverse taxa of cyanobacteria produce beta-N-methylamino-L-alanine, a neurotoxic amino acid. PNAS, 102（14）：5074-5078.

Dunlop R A, Guillemin G J, 2019. The cyanotoxin and non-protein amino acid beta-methylamino-L-alanine（L-BMAA）in the food chain: incorporation into proteins and its impact on human health. Neurotox Res, 36（3）：602-611.

Franz C K, Joshi D, Daley E L, et al, 2019. Impact of traumatic brain injury on amyotrophic lateral sclerosis: from bedside to bench. J Neurophysiol, 122（3）：1174-1185.

Gargiulo-Monachelli G M, Janota F, Bettini M, et al, 2012. Regional spread pattern predicts survival in patients with sporadic amyotrophic lateral sclerosis. Eur J Neurol, 19（6）：834-841.

Jeon Y M, Kwon Y, Lee S, et al, 2021. Vitamin B_{12} reduces TDP-43 toxicity by alleviating oxidative stress and mitochondrial dysfunction. Antioxidants（Basel），11（1）：82.

Ji J, Sundquist J, Sundquist K, 2016. Association of alcohol use disorders with amyotrophic lateral sclerosis: a Swedish national cohort study. Eur J Neurol，23（2）：270-275.

Kiernan M C，Vucic S，Cheah B C，et al，2011. Amyotrophic lateral sclerosis. Lancet，377（9769）：942-955.

Lehky T，Grunseich C，2021. Juvenile amyotrophic lateral sclerosis：a review. Genes，12（12）：1935.

Lu C H，Allen K，Oei F，et al，2016. Systemic inflammatory response and neuromuscular involvement in amyotrophic lateral sclerosis. Neurol Neuroimmunol Neuroinflamm，3（4）：e244.

Masrori P，Van Damme P，2020. Amyotrophic lateral sclerosis：a clinical review. Eur J Neurol，27（10）：1918-1929.

Mattsson P，Lönnstedt I，Nygren I, et al，2012. Physical fitness, but not muscle strength, is a risk factor for death in amyotrophic lateral sclerosis at an early age. J Neurol Neurosurg Psychiatry，83（4）：390-394.

Meng E，Yu S，Dou J，et al，2016. Association between alcohol consumption and amyotrophic lateral sclerosis：a meta-analysis of five observational studies. Neurol Sci，37（8）：1203-1208.

Peng J，Pan J，Mo J，et al，2022. MPO/HOCl facilitates apoptosis and ferroptosis in the SOD1（G93A）motor neuron of amyotrophic lateral sclerosis. Oxid Med Cell Longev，2022：8217663.

Proudfoot M，Jones A，Talbot K，et al，2016. The ALSFRS as an outcome measure in therapeutic trials and its relationship to symptom onset. Amyotroph Lateral Scler Frontotemporal Degener，17（5-6）：414-425.

Prudencio M，Hart P J，Borchelt D R，et al，2009. Variation in aggregation propensities among ALS-associated variants of SOD1：correlation to human disease. Hum Mol Genet，18（17）：3217-3226.

Ravits J M，La Spada A R，2009. ALS motor phenotype heterogeneity, focality, and spread：deconstructing motor neuron degeneration. Neurology，73（10）：805-811.

Ravits J，Paul P，Jorg C，2007. Focality of upper and lower motor neuron degeneration at the clinical onset of ALS. Neurology，68（19）：1571-1575.

Salehi M，Nikkhah M，Ghasemi A，et al，2015. Mitochondrial membrane disruption by aggregation products of ALS-causing superoxide dismutase-1 mutants. Int J Biol Macromol，75：290-297.

Shefner J M，Al-Chalabi A，Baker M R，et al，2020. A proposal for new diagnostic criteria for ALS. Clin Neurophysiol，131（8）：1975-1978.

Tesauro M，Bruschi M，Filippini T, et al，2021. Metal（loid）s role in the pathogenesis of amyotrophic lateral sclerosis：Environmental, epidemiological，and genetic data. Environ Res，192：110292.

Xu Z，Chen S，Li X, et al，2006. Neuroprotective effects of（-）-epigallocatechin-3-gallate in a transgenic mouse model of amyotrophic lateral sclerosis. Neurochem Res，31（10）：1263-1269.

Zhang J，Liu Y，Liu X, et al，2018. Dynamic changes of CX3CL1/CX3CR1 axis during microglial activation and motor neuron loss in the spinal cord of ALS mouse model. Transl Neurodegener，7：35.

Zhang X，Chen S，Li L, et al，2008. Folic acid protects motor neurons against the increased homocysteine, inflammation and apoptosis in SOD1 G93A transgenic mice. Neuropharmacology，54（7）：1112-1119.

第十七章　肌萎缩侧索硬化症的康复管理和治疗

肌萎缩侧索硬化症（amyotrophic lateral sclerosis，ALS）是一种慢性、进行性加重的神经系统变性疾病，临床表现为进行性加重的骨骼肌无力、萎缩及肌束颤动、延髓麻痹和锥体束征。大部分患者在诊断后 3～5 年因呼吸衰竭、肺部感染、压疮等并发症而死亡。利鲁唑和依达拉奉是国际上批准用于治疗 ALS 的两种药物，但利鲁唑仅能延缓部分患者机械通气的时间（呼吸机的使用和气管造口），并不能有效改善患者肌力降低、肌束震颤、呼吸功能等症状；而依达拉奉仅对 ALS 早期患者可能具有部分延缓疾病进展的作用。在缺乏有效治疗手段的情况下，ALS 患者的管理目标主要是改善各种功能障碍、提高生活质量及延长生存期。

近年来，ALS 的康复治疗及多学科管理日益受到重视。ALS 多学科治疗团队（multidisciplinary team，MDT）是一个包括神经科医师、康复科医师、物理治疗师、作业治疗师、言语治疗师、呼吸治疗师、辅具治疗师、营养科医师、心理科医师、专业护士及社会工作者的团队。多学科管理能够提高 ALS 患者对利鲁唑、无创通气（non-invasive ventilation，NIV）及辅助设备的依从性，延长生存时间，减少并发症，提高生活质量。康复医学可在 ALS 的全程管理及症状性治疗中发挥重要作用。在 ALS 病程的不同阶段，患者所面临的功能障碍有所不同，可表现为肢体无力、肌肉萎缩、肌肉痉挛、吞咽与言语功能障碍等运动症状，以及疲劳、疼痛、睡眠障碍、情绪障碍等非运动症状，因症状的多样化和异质化，需要分阶段开展康复评定，根据患者的不同症状和需求，提供个体化的全面康复治疗方案。另外，尽早康复治疗介入能够帮助患者发挥尚存的功能，提高活动的参与度和积极性，提高日常生活能力，减少对家属及照顾者的依赖性，减少或延缓并发症发生。

本章参考国内外相关研究、指南和文献，结合笔者长期的临床实践经验，以世界卫生组织《国际功能、残疾和健康分类》（international classification of functioning，disability and health，ICF）的框架为指导，分别从运动症状和非运动症状两个方面，介绍 ALS 相关功能障碍的康复评定和康复治疗方法，以推动 ALS 康复技术的普及和发展，更好地提高患者生活质量。

第一节　肌萎缩侧索硬化症的康复概述

一、主 要 症 状

（一）运动症状

1. 运动障碍　75%～80% 的 ALS 患者以肢体症状起病，主要表现为四肢肌无力、肌肉萎缩、广泛肌束颤动、肌肉痉挛及运动不协调。随着疾病进展，运动功能受损明显限制了患者的社会参与。

2. 构音障碍　随着疾病进展，几乎所有患者均会出现构音障碍，出现言语低沉、含糊、声音嘶哑，甚至无法通过口语完成日常交流。

3. 吞咽障碍　85%的患者存在不同程度的吞咽障碍，常见症状包括频繁气短、进食呛咳、频繁清嗓、感觉食物卡在咽喉等，可导致患者体重下降甚至营养不良。

4. 呼吸障碍　是支配呼吸肌的运动神经元受累导致膈肌和肋间肌萎缩、无力，进而肺通气不足所致，其中膈肌无力是关键环节。呼吸功能不全主要表现为极度疲劳、食欲减退、注意力不集中、活动后呼吸困难、端坐呼吸、焦虑、夜间睡眠不安或易醒、晨起头痛、日间嗜睡等。

（二）非运动症状

1. 心理障碍　10%～44%的患者存在焦虑、抑郁、失眠、疲乏、绝望、情绪不稳等，常贯穿整个病程，其严重程度与患者的生活质量明显相关。自杀意念在患有抑郁症的 ALS 患者中常见，在确诊后的第一年自杀风险最高，随着诊断后的时间延长，自杀风险逐渐降低。

2. 认知障碍　约50%的患者可出现不同程度的认知障碍，以执行功能损害为主，有些表现为失语症、人格及社会行为改变，有欣快、冷漠、脱抑制及强迫行为等表现，也可出现记忆力下降。

3. 睡眠障碍　约50%的 ALS 患者存在失眠问题，主要表现为入睡困难、睡眠效率低、频繁觉醒及继发日间嗜睡等，也可表现为不宁腿综合征、阻塞性睡眠呼吸暂停、快速眼动（REM）期睡眠行为紊乱等。

4. 疼痛　20%～80%的患者存在不同类型、不同部位的疼痛，包括自发性疼痛（灼痛与刺痛等）、阵发性跳痛和诱发性疼痛，表现为触痛、痛觉过敏、感觉残留等。肌肉痉挛诱发的疼痛在 ALS 患者中最常见，发生率为25%～63%，表现为腹肌、腓肠肌及肢体远端肌肉强直收缩，持续时间短，与运动及皮肤低温有关，伴随疼痛症状。另外，关节挛缩和结构改变、关节周围肌肉痉挛和关节僵硬也易导致疼痛，最常见的部位是颈部和肩部，约占所有关节疼痛的40%。

5. 疲乏　30%～40%的患者出现严重疲乏，主要表现为运动无力、全身疲劳、缺乏耐力、易困倦和警觉性降低，主要由肌肉劳累引起，通过休息可部分缓解。疲乏患者更容易抑郁。

二、对日常生活活动及生活质量的影响

ALS 是一种致死性、不可逆疾病，患者的运动症状及非运动症状都会严重影响患者的日常生活活动能力，最终无法行走，卧病在床；无法进食，通过胃管或胃造瘘补充营养；呼吸无力，依赖呼吸机辅助通气；无法言语，无法与人交流。即使到晚期，患者仍神志清楚，但生活质量严重下降，并且会出现压疮、肺部感染、关节挛缩等多种并发症。症状严重程度、并发症发生、康复干预措施、辅助技术与环境支持程度等均会直接影响生活质量，照护情况、宗教信仰、社会支持程度等因素也会对患者的生活质量造成影响。

三、康复治疗的意义及原则

（一）意义

ALS 康复治疗的意义在于通过适度的有目的训练或活动，改善神经缺损症状，提高日常生活活动能力；预防肌肉萎缩、关节僵硬、关节挛缩、压疮等并发症；发挥患者尚存功能，提高活动的参与度和积极性，提高生活质量，减少对家属及照顾者的依赖性，保有生命的尊严与价值。

（二）原则

ALS 的康复治疗应遵循以下原则。

1. 尽早开始　康复治疗应在 ALS 诊断后立即开始，在患者尚保留一定的运动功能时进行。

2. 主动参与　通过宣传教育，提高患者对康复重要性的认识，充分发挥患者的主观能动性。

3. 全面康复　针对功能障碍的特点和程度，应用物理治疗、作业治疗、言语治疗、假肢矫形器、康复护理、传统中医康复等综合治疗措施，进行科学系统的康复；同时强调认知、心理、职业和社会等方面的康复。

4. 循序渐进　康复治疗应循序渐进，不宜过急和过量，防止患者疲劳。同时，应动态评估患者情况，及时修订康复计划，以取得良好效果。

5. 持之以恒　康复治疗是一个需要持续进行的过程，制订家庭及社区康复计划和方案，对患者及其家属进行康复教育，必要时进行相关的居家改造；在社区进行相关的持续巩固性康复训练，以提高患者的适应能力，从而回归家庭和社会。

四、ICF 框架下的肌萎缩侧索硬化症康复流程

在病史询问和体格检查基础上，根据修订版 El Escorial 诊断标准，明确诊断为"确诊"或"拟诊"或"实验室支持拟诊"ALS；然后在《国际功能、残疾和健康分类》（ICF）框架下，进行 ALS 功能障碍分析、评定和康复（图 17-1）。

ICF 分类系统将功能状况分为 3 个维度，即身体结构与功能、个体完成任务或动作的能力和参与家庭及社会活动的能力。ICF 认为，功能障碍和疾病是健康状况和环境因素相互作用的结果，继而导致活动功能受限或参与局限。举例来讲，同一 ALS 患者在不同的环境下（如室内或室外）活动功能可能会有差别；即使是疾病和功能障碍严重程度相同的 ALS 患者，由于个人因素（如害怕跌倒等）或环境因素（如通道狭窄、地面不平、上下车等）的影响，在自然环境中的表现能力可能会显著不同。

ALS 患者的运动症状和非运动症状会造成一系列不同严重程度的功能障碍。在实施康复治疗前，应首先对患者的各种功能障碍进行全面评定，目的是确定患者功能障碍的类型、严重程度和原因，以便制订客观和个体化的康复目标及计划，进行有针对性的精准康复治疗。

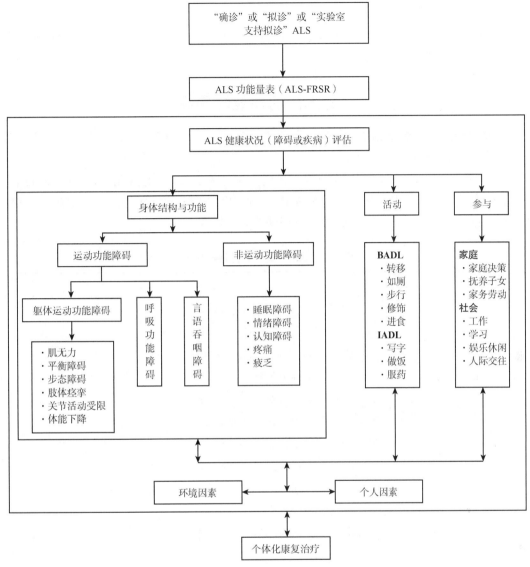

图 17-1　基于 ICF 分类的 ALS 康复流程

BADL. 基础性日常生活活动；IADL. 工具性日常生活活动

第二节　肌萎缩侧索硬化症的康复评估

一、疾病严重程度评定

　　修订的肌萎缩侧索硬化症功能评分量表（amyotrophic lateral sclerosis functional rating scale-revised，ALSFRS-R）在 ALS 严重程度量表（amyotrophic lateral sclerosis severity scale，ALSSS）和统一的帕金森病评分量表（unified parkinson's disease rating scale，UPDRS）基础上设计，增加了更多的运动功能评分项目。ALS 功能评分量表对延髓功能（言语、流涎、吞咽）、上肢肌力（书写、餐具使用、穿衣和洗漱）、躯干功能（床上翻身和调整被褥）、下肢肌力（行走、爬楼梯）、呼吸功能（呼吸困难、端坐呼吸、呼吸功能不全）共 12 个项目进行评估（见表 4-1）。每项从功能完全丧失到正常评为 0~4 分，总分 48 分，分值越低表明神经功能受损越重。

二、躯体运动功能障碍评定

运动功能评定主要包括肌力评定、肌张力评定、关节活动度评定、手功能评估、平衡功能评定、步态分析。

肌力评定（muscle test，MT）中最常用的方法是徒手肌力评定（manual muscle test，MMT）。常采用 Lovett 分级法将肌力分为 0~5 级。更细的评级如改良的英国医学研究理事会（Medical Research Council，MRC）分级法（表 17-1）。

表 17-1　MRC 徒手肌力评定标准

MRC 分级	评定标准
5	抗重力及最大阻力完成关节全范围内活动
5–	抗重力及最大阻力完成关节 50%~100% 全范围活动
4+	抗重力及接近最大阻力完成全范围内活动
4	抗重力及中等阻力完成全范围内活动
4–	抗重力及中等阻力完成关节 50%~100% 全范围活动
3+	抗重力及最小阻力完成全范围内活动
3	抗重力完成全范围内活动
3–	抗重力完成关节 50%~100% 全范围内活动
2+	抗重力完成关节＜50% 全范围内活动，非抗重力可全范围内活动
2	非抗重力完成全范围内活动
2–	非抗重力完成关节 50%~100% 全范围内活动
1	可触摸肌肉收缩，但无关节活动
0	无肌肉收缩

肌肉耐力可通过等速肌力评定设备进行评估，或在规定时间内对完成任务的能力进行评估，如采用 6 分钟步行试验测试患者步行时下肢肌肉耐力。

目前常用改良 Ashworth 量表（modified Ashworth scale，MAS）进行肌张力评定（muscular tension）（表 17-2）。

表 17-2　改良 Ashworth 量表（MAS）

分级	分级评定标准
0	肌张力不增加，被动活动患侧肢体在整个范围内均无阻力
1	肌张力轻微增加，被动关节活动时，在终末出现阻力或突然卡住，然后阻力消失或仅有极小阻力
1+	肌张力轻度增加，被动关节活动到一半后出现阻力或卡住，如继续被动活动关节则始终有小阻力

续表

分级	分级评定标准
2	肌张力明显增加，做被动关节活动时，大部分范围内均有肌张力增加，但仍可容易地活动受累的关节
3	肌张力显著增加，做被动关节活动时全范围内有困难
4	肌张力高度增加，关节僵直于某一位置，不能活动

三、关节活动度评定

关节活动度（range of motion，ROM）是指关节运动时所通过的运动弧。ROM 评定旨在确定活动受限的关节部位和程度，指导选择治疗方法及评价疗效。评定方法包括目测法、量角器（包括电子测角器）测量、二维或三维运动分析系统等。以量角器进行肩关节前屈测量为例，正常关节活动度为 0°~170°，患者取坐位或仰卧位（肱骨处于中立位）。量角器的轴心对准肱骨侧面肩峰，固定臂与躯干（腋中线）平行，移动臂与肱骨纵轴平行，上肢沿冠状轴在矢状面向前上方运动，轴心会同样进行移动，可在患者主动活动末端再次进行测量，记录主动关节活动度，加压被动活动，记录被动关节活动度，避免躯干伸展和肩关节外展等代偿动作（图 17-2）。

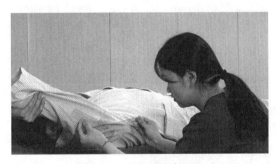

图 17-2　关节活动度评定

四、手功能评估

通过手功能评测工具能客观、准确地判断手功能障碍的性质、部位及严重程度，评定结果是为 ALS 患者制订手功能康复治疗训练计划的重要依据。

（一）普渡钉板测试

普渡钉板测试（Purdue pegboard test，PPT）用于评估单手或双手的协调性，是用于评估手部精细动作协调性的标准化评估装置，也包括评估指间关节和掌指关节的运动能力和灵活性 （图 17-3）。

操作说明：

1. 测试顺序和时间　右手（30 秒）→左手（30 秒）→双手（30 秒）→右手+左手+双手（这其实不是一个实际的测试，它是前 3 项测试数字的总和）→组装（60 秒）。

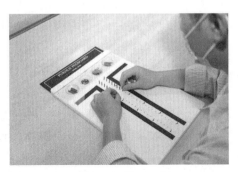

图 17-3　普渡钉板测试

2. 测试内容　在普渡钉板上完成测试，左边和右边各有 25 个相同的针钉，共 50 个，右手测试时，右边有 20 个针钉套，左侧有 40 个针钉垫，左手测试则相反。

测试结果记录见表 17-3。

表 17-3　普渡钉板测试结果记录表

	第 1 次（完成个数）	第 2 次（完成个数）	第 3 次（完成个数）	平均值（完成个数）
右手				
左手				
双手				
右手+左手+双手				
组装				

（二）九孔柱测试

九孔柱测试（nine hole peg test，9HPT）是一种测试手指和手功能灵活性的测试（图 17-4）。器具：一块九孔插板，九根柱子，秒表 1 块。

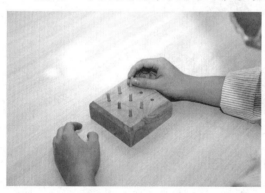

方法：测试者取坐位，要求测试者尽可能快地从桌子上捡起柱子放置到插孔内，每次 1 根，先利手后患手，用时越少，表明手的灵活性越好。这个测试具备很好的效度、信度及敏感性。

注意事项：在测试前将装有小柱的容器置于受试手；为防止操作时器具滑动，在器具下垫一块橡皮布或毛巾；从拿起第一根柱到拔出最后一根小柱放回容器为止，记录每次操作的时间；除用利手先操作一次外，每

图 17-4　九孔柱测试

只手仅操作一次，先测利手，然后调换器具位置后再测非利手，分别计时。

五、平衡功能评定

平衡（balance）是指身体保持某种姿势及在运动或受到外力作用下自动调整并维持姿势的能力，包括静态平衡（一级平衡）、自动动态平衡（二级平衡）和他动动态平衡（三级平衡）。平衡评定的方法包括非仪器评定法和仪器评定法。

（一）量表法

信度和效度较好的量表有 Berg 平衡量表、起立–行走计时测试（time-up and go，TUG）等。患者回归家庭、社会，参与日常生活，需评估患者的平衡信心及对跌倒的担心程度。

临床与科研中也常使用活动平衡信心量表（activity balance confidence，ABC）和国际跌倒风险量表（falls efficacy scale international，FES-I），每种量表各包括16种特定环境任务，自行评分。

（二）仪器评定法

仪器评定法是利用高精度传感器和电子计算机技术定量评定平衡能力的方法，可通过系统控制和分离各种感觉信息的输入评定躯体感受、视觉、前庭系统等因素对平衡及姿势控制的作用与影响，进行跌倒风险评估。临床常用的评定仪器有 Balance Master（图 17-5）、Prokin 等。

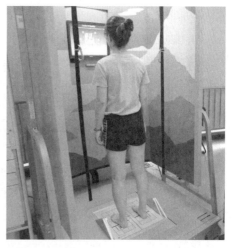

图 17-5　平衡功能测定（Balance Master）

六、步态分析

步态分析是对步行时运动功能的系统分析，通过对步行的每个环节及步行周期的每个阶段进行详细的观察和评定，了解患者的步行能力，判断步态异常的性质及程度，分析异常原因，观察疗效等。

（一）步行周期

人在行走时，从一侧足跟着地到该侧足跟再次着地所用的时间为一个步行周期。每一个步行周期分为支撑相和摆动相两个阶段。支撑相，为足底与地面接触的时间；摆动相，指支撑腿离开地面向前摆动的阶段。美国加州 Rancho Los Amigos（RLA）康复医院的步态分析实验室提出将支撑相分解为 5 个分期，摆动相分解为 3 个分期（图 17-6）。

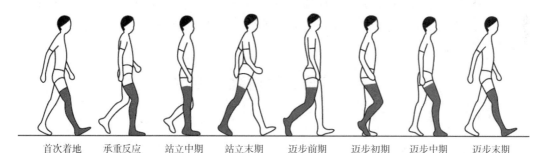

首次着地　　承重反应　　站立中期　　站立末期　　迈步前期　　迈步初期　　迈步中期　　迈步末期

图 17-6　矢状面观察步态周期各时相身体的位置

1. 首次着地（initial contact） 即支撑相的起始点，指足跟或足底的其他部位接触地面的瞬间。

2. 承重反应（loading response） 指足跟着地后至足底与地面全面接触瞬间的一段时间，即一侧足跟着地后至对侧下肢足趾离地时（0～15%步行周期），为双支撑期。

3. 站立中期（mid-stance） 指从对侧下肢离地至躯干位于该侧（支撑）腿正上方时

（15%～40%步行周期）。

4. 站立末期（terminal stance） 为单腿支撑期，指从支撑腿足跟离地时到对侧下肢足跟着地（40%～50%步行周期）。

5. 迈步前期（pre-swing） 指从对侧下肢足跟着地到支撑腿足趾离地之前的一段时间（50%～60%步行周期），为第 2 个双支撑期。

6. 迈步初期（initial swing） 从支撑腿离地至该腿膝关节达到最大屈曲时（60%～70%步行周期）。

7. 迈步中期（mid-swing） 从膝关节最大屈曲摆动到小腿与地面垂直时（70%～85%步行周期）。

8. 迈步末期（terminal swing） 指与地面垂直的小腿向前摆动至该侧足跟再次着地之前（85%～100%步行周期）。

（二）步态分析方法

1. 定性分析 临床中常用的步态检查方法，通常采用目测观察步态，观察包括前面、侧面和后面，识别异常步态的特征，明确诱发步态异常的因素。

2. 定量分析 借助于专用设备对步态进行生物力学和运动学分析，为制订治疗计划、评定治疗效果提供量化指标。①时空参数分析：时空参数指与时间和距离相关的参数，是临床常用的客观指标。步态的时间测量指与步态相关的时间事件，如步频、步速、时相比等。步态的距离测量包括步长、跨步长、步宽、足偏角及行走距离的测量。目前多采用由足底开关、视频系统、压力感受器组成的步行垫等分析系统测定。②运动学分析：研究人体节段和关节在运动中的位置、角度、速度和加速度。步态的运动学分析是一种描述性定量分析，所得结果反映了被检查者的步态特征。运动学测量技术包括直接测量（电子关节角度计）和成像测量技术（红外摄像技术、数字视频技术）。③动力学分析：在步态分析中进行有关力的分析，如地反力、关节力矩、人体重心、肌肉活动等分析，常采用三维测力系统进行测量，该系统由测力平台、信号放大器和计算机数据采集及处理装置三部分构成。

七、言语、吞咽功能评定

（一）构音障碍的评定

1. 构音障碍评定法

（1）构音器官的评估：通过构音器官的形态和粗大运动检查确定构音器官是否存在结构异常和运动障碍。具体检查范围包括肺（呼吸情况）、喉、面部、口部肌肉、硬腭、腭咽机制、下颌、反射。在观察安静状态下构音器官的同时，通过指示和模仿，使其做粗大运动并对以下方面做出评价：部位、形态、程度、性质、运动速度、运动范围、运动的力、运动的精确性和圆滑性。

（2）构音检查：是以普通话语音为标准音结合构音类似运动对患者的各个言语水平及其异常的运动障碍进行系统评价。以普通话语音为标准音，由 50 个单音节词组成，包含了

21个声母、13个常用韵母和4个声调。考察患者的音位习得情况、音位对比情况和构音清晰度。检查范围包括会话、单词检查及音节复述检查、文章水平检查、构音类似运动检查。记录前面的检查结果并进行分析。

2. Frenchay 构音障碍评估（Frenchay dysarthria assessment，FDA）　Frenchay 构音障碍评估是 Enderby 等根据以前发表的研究特别是 Darley 等的研究设计的，于1983年首次发表，2008年修订并出版了第2版 Frenchay 构音障碍评估（FDA-2）。FDA-2 包括7个版块，即反射、呼吸、唇、软腭、喉、舌和可懂度。此外 FDA-2 包括8个影响因素：听力、视力、牙齿、语言、情绪、姿势、速率（每分钟字数）和感觉。Frenchay 构音障碍评估比 Darley 等的行为描述更详细，评估者无需特殊培训，测试简短，易于使用，测试结果易于沟通，是目前国际上使用最广泛的针对构音障碍的评估量表。

3. 影响沟通的其他因素

（1）姿势和整体舒适度：身体的舒适度可能会影响沟通的有效性。合适的姿势能够减少异常的音调，方便患者使用沟通设备，并优化呼吸功能。若患者的姿势不佳，则需要付出更多的精力去维持坐姿。

（2）病理性哭和笑：是 ALS 患者的常见问题。病理性哭和笑会影响患者沟通交流和参与社交活动的能力。

（二）吞咽障碍的评定

1. 吞咽障碍筛查

（1）洼田饮水试验：先让患者单次喝下2~3茶匙水，如无问题，再让患者像平常一样喝下30ml水，然后观察和记录饮水时间、有无呛咳、饮水状况等，并记录患者是否会出现下列情况，如啜饮、含饮、水从嘴唇流出、边吃边要勉强接着喝、小心翼翼地喝、呛咳等，并对其进行分级及判断（表17-4）。

表17-4　洼田饮水试验评价方法及结果判断

评价方法	结果判断
Ⅰ级：可一次喝完，无呛咳	
Ⅱ级：分两次以上喝完，无呛咳	正常：Ⅰ级，5秒内完成
Ⅲ级：能一次喝完，但有呛咳	可疑：Ⅰ级，5秒内完成；Ⅱ级
Ⅳ级：分两次或以上喝完，有呛咳	异常：Ⅲ级；Ⅳ级；Ⅴ级
Ⅴ级：常常呛住，难以全部喝完	

（2）进食评估问卷调查工具-10（eating assessment tool-10，EAT-10）：是由 Belafsky 等于2008年编制的吞咽障碍筛查工具，目前国内已有中文版，并做过信度和效度检验。该量表有助于识别误吸的征兆和隐性误吸及异常吞咽的体征，其与饮水试验合用可提高筛查试验的敏感性和特异性。EAT-10 有10项吞咽障碍相关问题，每项评分分为4个等级，0分为无障碍，4分为严重障碍；如果每项评分超过3分，则可能在吞咽的效率和安全方面存在问题。

（3）反复唾液吞咽测试（repetitive saliva swallowing test，RSST）：是一种评定吞咽反

射能否诱导吞咽功能的方法。其内容如下：被检查者原则上应采用坐姿，卧床时采取放松体位。检查者将手指放在患者的喉结及舌骨处，让其尽量快速反复吞咽，喉结和舌骨随着吞咽运动，越过手指，向前上方移动再复位，确认这种上下运动，下降时刻即为吞咽完成时刻。观察在 30 秒内患者吞咽的次数和喉部活动度。健康成人在 30 秒内至少完成 5～8 次，若少于 3 次，则提示需要做进一步检查。如果患者口腔干燥无法吞咽，可在舌面上注入约 1ml 水后再让其吞咽。65 岁以上患者 30 秒内完成 3 次即可。

2. 吞咽器官功能评估

（1）口颜面功能评估：直接观察，观察唇结构及黏膜有无破损，唇沟和颊沟是否正常，硬腭（高度和宽度）的结构，软腭和悬雍垂的体积，腭、舌咽弓的完整性，舌的外形及表面是否干燥、结痂，牙齿及口腔分泌物状况等。

唇、颊部的运动：静止状态唇的位置，有无流涎，露齿时口角收缩的运动、闭唇鼓腮、交替重复发"u"和"i"音、观察会话时唇的动作。咬肌是否有萎缩，是否有力。

颌的运动：静止状态下颌的位置，言语和咀嚼时颌的位置，张口时颞颌关节活动度是否正常，是否能抗阻力运动。

舌的运动：静止状态下舌的位置，观察伸舌运动、舌抬高运动、舌向双侧的运动、舌的交替运动、言语时舌的运动及抗阻运动。舌的敏感程度，是否过度敏感及感觉消失，舌肌是否有萎缩，是否有震颤。

软腭的运动：发"a"音观察软腭的抬升、言语时是否有鼻腔漏气。软腭上抬较差的患者刺激腭弓是否可上抬。

（2）吞咽反射评估：包括咽反射、呕吐反射、咳嗽反射等。反射检查主要涉及舌咽神经、迷走神经所支配的反射活动。

（3）喉功能评估：包括在持续发元音"a"时或谈话过程中，观察发音的音高、音量、语言的协调性。在进行空吞咽动作时检查喉上抬幅度。

（4）进食状态评估：是在患者进食时，通过观察和测试直接评估患者的吞咽功能，包括进食姿势、对食物的认知、放入口中的位置、一口量、进食吞咽时间、呼气情况、食物选择、分泌物情况、口服药物评估、吞咽代偿方式等。

3. 仪器评估

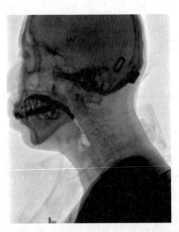

图 17-7　电视荧光吞咽造影检查

（1）电视荧光吞咽造影检查（video fluoroscopic swallowing study，VFSS）：是在 X 线透视下，针对口、咽、喉、食管的吞咽运动所进行的造影检查，是目前公认的吞咽障碍检查的"金标准"。该方法可对整个吞咽过程进行详细的评估和分析，可通过观察侧位及正位成像对吞咽的不同阶段（包括口腔准备期、口腔期、咽期、食管期）的情况进行评估，也能对舌、软腭、咽喉的解剖结构和食团的运送过程进行观察（图 17-7）。

（2）软式喉内镜吞咽功能评估（fiberoptic endoscopic evaluation of swallowing，FEES）：该方法不仅能够直接观察鼻、鼻咽、口咽、下咽和喉部的病变，而且可以在基本自然的状态下观察声道、咽喉部吞咽道的变化，以及与吞咽、发音、呼吸的关系。

4. 吞咽功能障碍分级

（1）ALS 患者吞咽障碍分级：Hillel 等提出了 ALS 患者吞咽障碍分级，见表 17-5。

表 17-5 **ALS 患者吞咽障碍分级**

吞咽功能	分级
正常进食习惯	
正常吞咽	10
轻微异常	9
早期异常	
轻度吞咽问题	8
进食时间延长或一口量小	7
食物质地改变	
软食	6
液体化食物	5
需要管饲	
管饲补充进食	4
管饲，偶尔经口进食	3
不能经口进食	
需要吸引器或药物来管理分泌物	2
分泌物误吸	1

（2）功能性经口进食量表（functional oral intake scale，FOIS）：是通过患者的进食量评估患者的进食能力，以判断患者的吞咽能力（表 17-6）。

表 17-6 **功能性经口进食量表（FOIS）**

级别	进食的食物及量
1	无任何经口进食
2	依靠胃管进食，最少量尝试经口进食食物或液体
3	依靠胃管进食，经口进食部分食物或液体
4	能完全经口进食单一质地的食物
5	完全经口进食多种质地的食物，但需要特殊制作
6	完全经口进食，不需要特殊制作，但需要避免特殊食物及液体
7	完全经口进食，无任何限制

（3）吞咽障碍严重度量表（dysphasia outcome severity scale，DOSS）：是根据进食食物的质地、种类评估患者的吞咽功能（表 17-7）。

表 17-7 **吞咽障碍严重度量表（DOSS）**

级别	食物质地、种类
7	所有情况吞咽正常
6	偶有一些不适
5	轻度吞咽困难，要远距离监督，可能要限制一种食物

续表

级别	食物质地、种类
4	轻度吞咽困难，要间隔监督，要限制一种或两种食物
3	中度吞咽困难，要完全监督，要利用吞咽技巧或限制两种或多种食物
2	中度吞咽困难，要完全监督，要完全利用吞咽技巧，偶尔可经口进食
1	重度吞咽困难，完全不可经口进食

八、心肺功能评定

对于 ALS 患者，通常采用肺功能测试（pulmonary function testing，PFT）对患者肺功能进行评估以制订治疗计划，同时测试结果也可作为疾病进展和生存预测指标。目前临床上常用的普通肺功能测试主要检查肺容积、肺通气和弥散功能。其中潮气容积、肺活量（vital capacity，VC）、通气功能等参数主要通过肺量计和（或）流量计测定，功能残气量或肺总量和弥散功能主要通过气体分析仪测定。VC、用力肺活量（forced vital capacity，FVC）和 1 秒率（FEV_1/FVC）常用于判断通气功能障碍类型及严重程度。其中 VC 和 FVC 是反映限制性通气功能障碍的指标，ALS 患者早期多表现为限制性通气功能障碍，并且 VC 和 FVC 多被作为 ALS 进展和生存的重要预测指标。在肺功能测试中，最大通气量（maximal voluntary ventilation，MVV）和用力呼气高峰流量可用于评估肺通气功能储备情况，有研究指出 MVV 对 ALS 患者呼吸功能评估存在潜在价值。

普通肺功能检测禁忌证：急性心肌梗死、心功能不全、肺大疱、气胸、认知功能障碍、痴呆或意识错乱。肺功能测试应当配备相关的急救药物和急救设备。测试前了解患者情况，排除肺功能检测的禁忌证。

1. 呼吸肌肌力测试 最大吸气压（maximal inspiratory pressure，MIP）是在残气量或功能残气量位置阻断气道，用最大力量、最快速度吸气所能产生的口腔压，反映了吸气肌的综合收缩能力。最大呼气压（maximal expiratory pressure，MEP）是在肺总量位置阻断气道，用最大力量、最快速度呼气所能产生的口腔压，反映了呼吸肌的综合呼气力量。MIP 和 MEP 可表明呼吸肌的收缩力，是目前评价呼吸肌功能状况的非创伤指标之一。其中 MIP 可以反映患者呼吸肌收缩引起的胸腔压变化，MIP＜30%预计值容易出现呼吸衰竭。

2. 心肺运动试验

（1）6 分钟步行试验（6 minute walking test，6MWT）：测量患者 6 分钟内在平坦、硬地上快速步行距离，评价了运动过程中所有系统全面完整的反应，包括肺、心血管系统、体循环、外周循环、血液、神经肌肉单元和肌肉代谢，是临床用于测定患者心肺功能的常用方法之一（表 17-8）。由于其测试所需设备简单，仅需 30m 的走廊，而不需要运动器械或对测试者进行专业培训，测试过程方便，故有较广的应用范围。有研究者认为 6MWT 可作为 ALS 患者步行能力的评估指标，也可为 ALS 患者的早期临床试验提供一种定量、简单、无创和经济的步行能力测量结果。进行 6MWT 必须排除禁忌证，绝对禁忌证包括不稳定型心绞痛或心肌梗死、心力衰竭恶化、急性深静脉血栓形成、肺栓塞、心肌炎或心内膜炎；相对禁忌证包括静息心率＞120 次/分，收缩压＞190mmHg，舒张压＞100mmHg，不受控制的动脉高压。在测试前后及测试过程中严格检测患者血压、心率、血氧饱和度、呼吸困难情况及疲劳情况。

6MWT 测试停止指标：胸痛、不能耐受的呼吸困难、下肢痉挛、走路摇晃、面色苍白；患者主动要求停止。

表 17-8　6MWT 记录表

患者姓名：_____　　患者 ID：_____

试验编号_____　　测试员 ID：_____　　日期：_____

性别：男　女　年龄：_____　　民族：_____　　身高：_____cm　　体重：_____kg

目前诊断：_____

试验前用药（剂量和时间）：_____

试验时是否需要氧气：否/是；流量：_____L/min，方式：_____

	基线	试验结束
血压	_____mmHg	_____mmHg
心率	_____	_____
呼吸困难	_____	_____（Borg 量表）
疲劳	_____	_____（Borg 量表）
血氧饱和度	_____%	_____%

试验是否提前结束？否　是；原因：_____

试验结束时的其他症状：心绞痛　头晕　臀、大腿或小腿痛

圈数：____（×60m）＋最后未完成的一圈：____m=6 分钟步行总距离：_____m

结论：步行距离：_____m　　心功能：_____级

心功能分级（按步行距离）：Ⅰ级，＜300m；Ⅱ级，300～375m；Ⅲ级，375～450m；Ⅳ级，＞450m

（2）运动心肺功能测试（cardiopulmonary exercise test，CPET）：是评估心肺耐力的最佳方式，是心血管康复风险评估的重要手段，被认为是心肺储备功能检测的"金标准"。CPET 结合标准的运动试验和气体代谢技术用于精准判定心肺储备功能，通过运动生理反应判断运动受限的病理生理机制，并有助于区分患者病因、提供预后预测价值，可同时检测运动过程中心血管系统和呼吸系统的能力，是在一定功率负荷下测定代谢指标［包括摄氧量（VO_2）、二氧化碳排出量（VCO_2）等］、通气指标及心电图变化，综合反映机体心肺运动功能。CPET 可评估患者运动耐力，进而更好地制订康复运动处方，对 ALS 患者的运动方案设计有较大指导意义。

CPET 绝对禁忌证：急性心肌梗死（2 天内）、高危不稳定型心绞痛、有症状未控制的心律失常、活动性心内膜炎、有症状的严重主动脉狭窄、失代偿的心力衰竭、急性肺栓塞、急性心肌炎或心包炎、急性主动脉夹层、急性非心源性疾病、存在安全隐患的残疾人。

（3）Borg 量表：在运动心肺功能测试过程中通常会对患者进行疲劳度测定，一般使用 Borg 量表进行评估（表 17-9）。Borg 量表评分由 0～10 分构成，10 分用于描述患者在极度剧烈运动情况下的呼吸努力程度，0 分用于描述患者在休息时的呼吸情况，患者在运动时被要求选择最能描述他们呼吸努力程度的等级。

表 17-9　Borg 量表

分值（分）	呼吸或疲劳程度
0	一点也不觉得呼吸困难或疲劳
0.5	非常非常轻微的呼吸困难或疲劳，几乎难以察觉
1	非常轻微的呼吸困难或疲劳
2	轻度的呼吸困难或疲劳
3	中度的呼吸困难或疲劳
4	略严重的呼吸困难或疲劳
5	严重的呼吸困难或疲劳
6~8	非常严重的呼吸困难或疲劳
9	非常非常严重的呼吸困难或疲劳
10	极度的呼吸困难或疲劳，达到极限

九、非运动功能障碍评定

（一）精神及心理功能评定

ALS 患者常存在焦虑、抑郁、失眠、疲乏、绝望、情绪不稳等负面情绪，需要尽早进行精神及心理评定，主要通过自评和他评量表进行评定。

1. 抑郁　目前常用的量表有 ALS 抑郁量表（ALS-depression-inventory，ADI-12）、贝克抑郁自评量表（Beck depression inventory，BDI）、医院焦虑抑郁量表（hospital anxiety and depression scale，HADS）、Zung 抑郁自评量表（self-rating depression scale，SDS）、患者健康问卷抑郁自评量表（PHQ-9）及汉密尔顿抑郁量表（Hamilton depression scale，HAMD）。

2. 焦虑　目前常用的量表有汉密尔顿焦虑量表（Hamilton anxiety scale，HAMA），以及焦虑自评量表如贝克焦虑量表（Beck anxiety inventory，BAI）、Zung 焦虑自评量表（self-rating anxiety scale，SAS）等。

（二）认知功能评定

ALS 患者的认知障碍多表现为执行功能障碍，也会出现人格和行为改变、记忆力下降。认知障碍的评估可分为筛查、单项评估及成套测验三部分。

1. 筛查量表　简明精神状态检查（mini-mental state examination，MMSE）和蒙特利尔认知评估（Montreal cognitive assessment，MoCA）量表是目前常用的认知障碍筛查量表。

2. 成套测验　常用的成套测验有爱丁堡 ALS 认知行为检查（Edinburgh cognitive and behavioral ALS screen，ECAS）、ALS 认知行为量表（ALS cognitive behavioral screen，ALS-CBS）、洛文斯顿认知评价量表（Loewenstein occupational therapy cognitive assessment，LOTCA）。

爱丁堡 ALS 认知行为检查是一套实用且敏感的 ALS 认知功能评价量表，涵盖执行功能、语言、记忆、视空间、社会认知等多个领域，并包含询问照护者的行为和精神障碍问卷。该量表克服了 ALS 患者运动功能受损的限制，既可以说出，也可以靠书写来完成。爱丁堡 ALS 认知行为检查中文版在尽可能保持与原版量表一致的原则下，根据中国语言及文化特点进行翻译。全套量表总计 136 分，约 20 分钟完成。

3. 单项评估　可根据患者的具体情况选择相应单项评估。单项评估包括记忆功能评估（瞬时记忆、短时记忆、长时记忆）、注意力障碍评估、执行功能评定、知觉功能评估。常用的单项评估包括 Rivermead 行为记忆测验、连线测验（trail making test，TMT）、Stroop 色词测验、划消测试、顺背数字广度测验等。

（三）睡眠障碍评定

ALS 患者的睡眠障碍主要表现为失眠、不宁腿综合征、阻塞性睡眠呼吸暂停、REM 期睡眠行为紊乱等。可以通过量表评估和多导睡眠图进行评定。

1. 睡眠相关量表评估　可选择匹兹堡睡眠质量指数(Pittsburgh sleep quality index，PSQI）、Epworth 嗜睡量表（Epworth sleeping scale，ESS）、快速眼动期睡眠行为紊乱量表（rapid-eye-movement sleep behavior disorder questionnaire，RBDQ）、睡眠呼吸暂停初筛量表（stop-bang 量表）、不宁腿综合征量表（restless legs syndrome rating scale，RLSRS）等进行评定。

2. 多导睡眠图（polysomnography，PSG）　是诊断睡眠–觉醒障碍的金标准，通过采集脑电、眼电、肌电、心电、呼吸、血氧饱和度、体动等信号，使用 PSG 的配套专业软件对数据进行客观分析与处理，计算出患者的睡眠效率、睡眠潜伏期、REM 期潜伏期、入睡后清醒的时间及次数、各睡眠分期所占百分比等参数，从而准确评估患者的睡眠质量。

（四）疼痛评定

ALS 患者常存在不同类型、不同部位的疼痛。可选择简明疼痛评定量表（brief pain inventory，BPI）、简化 McGill 疼痛问卷（short-form of McGill pain questionnaire，SF-MPQ）和视觉模拟评分法（visual analogue scale/score，VAS）进行评定。

视觉模拟评分法（VAS）如下。

具体做法：在纸上面划一条 10cm 的横线，横线的一端为 0，表示无疼痛；另一端为 10，表示无法忍受的剧烈疼痛；中间部分表示不同程度的疼痛。让患者根据自我感觉在横线上划一记号，表示疼痛的程度。分值越高，疼痛程度越重（图 17-8）。

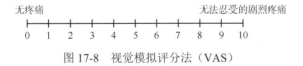

图 17-8　视觉模拟评分法（VAS）

评估标准如下。

0 分：无痛。

1~4 分：轻微疼痛（如不适、重物压迫感、钝性疼痛、炎性痛等）。

5~6 分：中度疼痛（如跳痛或痉挛、烧灼痛、挤压感或刺痛、触痛或压痛）。

7~9 分：严重疼痛（如妨碍正常活动）。

10 分：剧烈疼痛（难以忍受）。

（五）疲劳评定

ALS 患者常感觉疲劳，疲劳程度多选用疲劳严重度量表（fatigue severity scale，FSS）评定，有时也采用多维疲劳量表（multidimensional fatigue inventory，MFI）-20 评定。

FSS 是应用最为广泛的疲劳量表之一，主要由 9 个问题组成，每个问题分为 1～7 分 7 个等级，1 分为非常不同意，7 分为非常同意，将每一项得分相加得到总分，一般认为总分低于 36 分时可能不存在疲劳感，得分越高，疲劳程度越大（表 17-10）。

表 17-10 疲劳严重度量表（FSS）

项目	非常不同意————非常同意						
1. 当我感到疲劳时，我就什么事都不想做了	1	2	3	4	5	6	7
2. 锻炼让我感到疲劳	1	2	3	4	5	6	7
3. 我很容易疲劳	1	2	3	4	5	6	7
4. 疲劳影响我的体能	1	2	3	4	5	6	7
5. 疲劳带来频繁的不适	1	2	3	4	5	6	7
6. 疲劳使我不能保持体能	1	2	3	4	5	6	7
7. 疲劳影响我从事某些工作	1	2	3	4	5	6	7
8. 疲劳是最影响我活动能力的症状之一	1	2	3	4	5	6	7
9. 疲劳影响了我的工作、家庭、社会活动	1	2	3	4	5	6	7

MFI-20 适用于慢性疾病患者，目前主要用于肿瘤相关临床与研究中较多，该量表共包含 20 个条目，主要分为五个维度：一般疲劳、身体疲劳、脑力疲劳、活动减少和动力减退，其中每个维度包含 4 个条目（表 17-11）。

表 17-11 多维疲劳量表（MFI）-20

项目	完全不符合（0%）	有点符合（25%）	介于中间（50%）	比较符合（75%）	完全符合（100%）
*1. 我精神很好	5	4	3	2	1
2. 我感觉我的体力使我只能做少量工作	1	2	3	4	5
*3. 我感觉自己精力充沛	5	4	3	2	1
*4. 我想要做各种自己感觉好的事情	5	4	3	2	1
5. 我觉得累	1	2	3	4	5
*6. 我认为一天中我做了很多事	5	4	3	2	1
*7. 我在做事时能够集中注意力	5	4	3	2	1
*8. 根据我的身体状况，我能承担很多工作	5	4	3	2	1
9. 我害怕必须做事	1	2	3	4	5
10. 我认为我一天中做的事情太少了	1	2	3	4	5
*11. 我能够很好地集中注意力	5	4	3	2	1
*12. 我休息得很好	5	4	3	2	1
13. 我集中注意力很费劲	1	2	3	4	5
14. 我觉得自己的身体状况不好	1	2	3	4	5

续表

项目	完全不符合（0%）	有点符合（25%）	介于中间（50%）	比较符合（75%）	完全符合（100%）
*15. 我有很多想做的事	5	4	3	2	1
16. 我容易疲倦	1	2	3	4	5
17. 我做的事很少	1	2	3	4	5
18. 不想做任何事	1	2	3	4	5
19. 我很容易走神	1	2	3	4	5
*20. 我感觉我的身体状况非常好	5	4	3	2	1

*为反向评分。

十、日常生活能力评定

日常生活活动分为个人基础性日常生活活动（basic activities of daily living，BADL）和工具性日常生活活动（instrumental activities of daily living，IADL）。BADL 的评定标准化量表有 PULSES、改良 Barthel 指数、Katz 指数、修订的 Kenny 自理评定和功能独立性评定等，以下主要描述改良 Barthel 指数的评定。IADL 标准化量表有快速残疾评定量表、功能状态指数、功能活动问卷和 Frenchay 活动指数等，以下主要描述功能活动问卷的评定。

（一）改良 Barthel 指数评定

该评定简单，可信度高，灵敏度也高，是目前临床应用最广、研究最多的一种 ADL 能力评定方法，它不仅可以用来评定治疗前后的功能状况，而且可以预测治疗效果、住院时间及预后（表 17-12）。评定内容包括大便控制、小便控制、修饰、如厕、进食、床椅转移、行走、穿衣、上下楼梯、洗澡，共 10 项。根据是否需要帮助及其帮助程度判定分级及对应的得分。总分共 100 分，得分越高，独立性越强，依赖性越小。若总分达到 100 分，表示患者不需要照顾，日常生活可以自理，但并不意味着患者能独立生活，他可能不能烹饪、料理家务和与他人接触。

表 17-12　改良 Barthel 指数评定记录表

ADL 项目	完全依赖 1 级	最大帮助 2 级	中等帮助 3 级	最小帮助 4 级	完全独立 5 级
修饰	0	1	3	4	5
洗澡	0	1	3	4	5
进食	0	2	5	8	10
如厕	0	2	5	8	10
穿衣	0	2	5	8	10
大便控制	0	2	5	8	10
小便控制	0	2	5	8	10
上下楼梯	0	2	5	8	10
床椅转移	0	3	8	12	15
平地行走	0	3	8	12	15
坐轮椅*	0	1	3	4	5

*表示仅在不能行走时才评定此项。

（二）功能活动问卷

功能活动问卷（functional activities questionnaire，FAQ）是 Pfeffer 于 1982 年提出的，1984 年进行了修订。此表目前在 IADL 量表中效率最高，且所有评定项目均为 IADL 内容，故在评定 IADL 时应首选（表 17-13）。

表 17-13 功能活动问卷（FAQ）（问患者家属）

项目	评定标准			
	0 分	1 分	2 分	3 分
	正常或从未做过，但能做	困难，但可单独完成或从未做过	需要帮助	完全依赖他人
Ⅰ. 没有平衡收支的能力				
Ⅱ. 工作能力				
Ⅲ. 能否到商店买衣服、杂货和家庭用品				
Ⅳ. 有无爱好，会不会下棋和打扑克				
Ⅴ. 会不会做简单的事，如点炉子、泡茶等				
Ⅵ. 会不会准备饭菜				
Ⅶ. 是否了解最近发生的事件（时事）				
Ⅷ. 能否参加讨论和了解电视、书和杂志的内容				
Ⅸ. 能否记住约会时间、家庭节日和吃药				
Ⅹ. 能否拜访邻居、自己乘公共汽车				

注：≤5 分为正常，>5 分表示该患者在家庭和社区中不可独立。

十一、生活质量评定

日常生活质量（quality of life，QOL）评定可以为 ALS 患者临床康复干预提供依据，有利于针对性地改善患者在躯体、心理、社会、精神等方面的体验，从而提高其生活质量。

生活质量评定方法有评定法、观察法、主观报告法、症状定式检查法、标准化的量表评价法，其中标准化的量表评价法是目前广为采用的方法，即通过使用较好信度、效度和反应度的标准化量表对被测者的生活质量进行多维综合评价。临床上常用 ALS 患者自我评估问卷（amyotrophic lateral sclerosis assessment questionnaire-40，ALSAQ-40）（表 17-14）和健康调查量表 36（short form 36 health survey questionnaire，SF-36）进行生活质量评定。

（一）ALS 患者自我评估问卷（ALSAQ-40）

评估问卷由一系列描述您过去 2 周以来经历的困难组成（表 17-14）。请在最符合你自己经验或感觉处打勾。如你一点也不能行走，请在"总是/完全不能"处打勾。每个问题请打一个勾。即使一些问题看上去和别的相似或和你无关，也请您尽量回答问题。

表 17-14　ALS 患者自我评估问卷（ALSAQ-40）

	从无	很少	有时	经常	总是/完全不能
1. 短距离行走困难（如在房子周围）					
2. 行走时会摔跤					
3. 行走时会绊倒					
4. 行走时会失去平衡					
5. 行走时必须集中精力					
6. 行走使你精疲力竭					
7. 行走时腿疼					
8. 上下楼梯困难					
9. 站起来困难					
10. 从椅子上起来困难					
11. 使用臂和手困难					
12. 从床上翻身、挪动困难					
13. 拿东西困难					
14. 拿书或报纸或者翻页困难					
15. 书写困难					
16. 在房子周围做事困难					
17. 自己进食困难					
18. 梳头或刷牙困难					
19. 穿衣服困难					
20. 用脸盆盥洗困难					
21. 吞咽困难					
22. 吃固体食物困难					
23. 喝液体困难					
24. 参加会话困难					
25. 说话别人难以理解					
26. 说话时口吃					
27. 说话必须非常慢					
28. 比过去说话少了					
29. 说话使你沮丧					
30. 说话害羞					
31. 感到孤独					
32. 感到厌烦					
33. 在公共场所窘迫					
34. 感到将来没有希望					
35. 担心成为别人的拖累					
36. 不知道为什么要活着					
37. 对生病感到愤怒					
38. 感到抑郁					
39. 担心病情将来对你的影响					
40. 感到没有自由					

（二）健康调查量表 36

SF-36 包含 36 个条目，是一个简短的调查表，旨在评估多个年龄段、不同疾病和对照人群的健康和功能状况。其包括 8 个维度：生理功能、生理职能、躯体疼痛、一般健康状况、精力、社会功能、情感职能和精神健康。8 个维度的总分为该量表的总分。该量表对变化较敏感，适用于评估治疗效果。

十二、环境的评定

环境是指环绕物、四周、外界和周围情况。ICF 的术语注解：环境因素是 ICF 的一个成分，它是指形成个体生活背景的外部或外在世界的所有方面，并对个人功能发生影响。对于 ALS 患者而言，通过进行周围环境评定，然后进行不同程度的无障碍改造，能提高他们参与社会活动的能力及生活质量。

（一）生活环境评定

生活环境是人类日常生活活动的基本环境，即日常生活活动（activities of daily living，ADL）环境。ALS 患者随着疾病进展，会出现日常生活活动能力下降。参照 ICF "活动和参与"，我们主要对七大类 17 项生活活动的环境进行评定：自己清洗和擦干身体（部分身体、全身）的环境；护理身体各部（皮肤、牙齿、毛发、指甲、趾甲）的环境；如厕（控制小便、控制大便）的环境；穿脱（衣裤、鞋袜）的环境；进食（进食、使用餐具）的环境；喝水（用杯子、用吸管）的环境；照顾个人健康（确保身体舒适、控制饮食）的环境。

（二）移动环境评定

主要评定内容有自身移动的环境、举起和搬运物体的环境、行走的环境、不同场所移动的环境、乘坐交通工具的环境。ALS 患者因运动功能减退无法正常行走，常需要借助辅助器具，因此需进行辅助器具移动的使用环境评定。

（三）交流环境评定

ALS 患者因构音障碍不同程度丧失交流能力。主要评定内容：口语交流环境；非口语交流环境，包括理解肢体语言、信号和符号及图表，理解图画和图表及照片，讲话环境，使用交流器具和技术器具如电话或手机、计算机等的环境。

（四）文体环境评定

文体是文化、娱乐和体育的简称，文体活动是 ALS 患者生活中重要的组成部分，包括游戏（如棋牌类和电子游戏等）的环境、运动环境（主要是小区文娱场所）、艺术和文化的环境、社会活动（走访亲朋好友、参加公共场所的活动）的环境。

（五）社会环境评定

社会环境包括社会体制和服务，以及政策、法规和法律。ALS患者需要得到社会多方面的支持和帮助，因此需对患者所在的社团组织及经济、社会关系和社会支持等方面进行评定。

第三节　肌萎缩侧索硬化症的康复治疗

ALS康复治疗的目的：加强自我管理和参与，最大限度延缓疾病进展，改善各种功能障碍，提高功能独立性和整体适应性，尽可能减少并发症，改善日常生活活动能力，最终改善患者的生活质量。

ALS康复治疗应因人而异，需根据ALS患者疾病严重程度及存在的各种功能障碍类型和程度，制订个体化康复目标和针对性康复治疗措施。对于早期患者，以自我管理和促进积极主动的生活方式为主，适度进行肌肉牵伸、有氧训练、抗阻训练，改善体能，提升步行能力和手功能，达到日常生活完全自理，社会参与能力不受影响。对于中期患者，以进行辅助下主动功能训练、维持或提高活动能力、预防跌倒为主，尤其是平衡、步态和上肢功能活动训练，予以必要的功能性支具，尽可能维持日常大部分生活自理，提高社会参与能力；对于晚期患者，以维持心肺等重要器官功能为主，同时避免压疮、关节挛缩和静脉血栓等并发症，及时进行床上或轮椅上的体位变换，以及辅助下的主动和被动运动训练，辅以助行器、电动轮椅和辅助沟通系统等康复工程技术以最大可能维持患者移动和交流能力。

一、运动功能康复

（一）躯体运动功能康复

随着疾病进展，ALS患者运动功能受损逐渐限制了患者的社会参与，对患者生活质量造成影响。目前研究认为，适度的中、低强度运动锻炼及辅助器械治疗对ALS患者是安全的，不仅有助于改善的患者运动障碍，而且可以延缓患者的病情进展和提高其生活质量。物理治疗师应尽可能鼓励患者参与运动治疗，根据患者的个体状况确定中、低强度运动的幅度、方式和时间，根据病情发展不断调整治疗方案。

1. 肌力训练　ALS患者通常表现为进行性加重的骨骼肌无力、萎缩。肌力训练的目的一是增加最大肌力的瞬间爆发力；二是增强肌肉的耐力。肌力强化的目的不同，训练方法也不同，可采用徒手或设备辅助等方法进行训练。设备辅助训练选择适当的阻力装置，固定体位和阻力装置，嘱患者完成相应的运动动作（图17-9）。确定肌力训练目标，选择适宜的运动强度。

（1）以增强肌力为目的：以渐进抗阻训练法为例，先测定重复10次运动的最大负荷，称为10RM值。用10RM的1/2运动强度训练，重复10次，间歇30秒；再以10RM的75%运动强度重复训练10次，间歇30秒；再进行10RM的100%运动强度重复训练，尽可能多

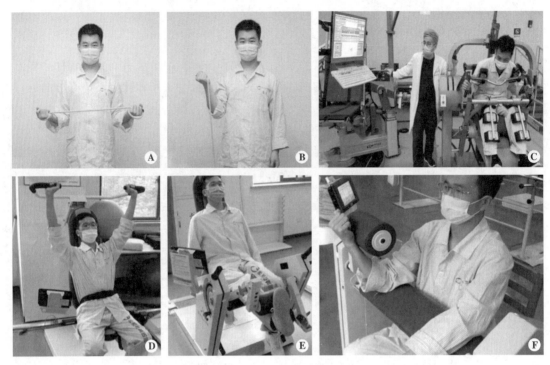

图 17-9　肌力训练

A、B. 弹力带训练；C. 等速肌力训练；D~F. 器械训练

次，2~3 周后根据患者情况适当调整 10RM 的量。训练频度：1 次/天，每周训练 3~4 次，持续数周。

（2）以发展肌肉耐力为目的：以 10RM 的 50% 量作为训练强度，每组练习 10~20 次，重复 3 组，每组间隔 1 分钟。亦可采用适宜长度、适当阻力系数的弹力带进行重复牵拉练习（图 17-9）。弹力带的一头固定于床架或其他固定物上，反复牵拉弹力带直至肌肉疲劳，1 次/天，每周练习 3~5 天。也可采用专业的等速肌力训练系统进行训练（图 17-9）。

2. 有氧运动　ALS 患者全身肌肉的耐力减退，有氧运动训练是身体大肌群的中等强度、动力性、周期性运动，持续一定时间可提高机体有氧代谢能力和全身耐力的训练方式。其可降低患者死亡风险，延长患者生存时间，提高患者生活质量。

（1）器械有氧运动

1）确定训练目标：有条件时在训练前先进行症状限制性心电运动试验，以确定患者的最大运动强度、靶运动强度（50%~75%最大运动强度）及总运动量。

2）制订运动处方：运动处方包括运动方式、运动强度、运动时间和运动频率。

运动方式：包括活动平板步行、骑车、上肢功率计运动锻炼等。

运动强度：以中、低强度为主。

确定靶强度的常用方法：代谢当量（MET）法，一般以 50%~75%最大代谢当量（METmax）为靶强度；主观用力程度计分法，大部分患者应在主观用力程度计分法 10~13 级范围内运动；心率法，一般采用 70%~75%最大心率作为靶心率。

　　运动时间：靶强度的运动时间为 15～30 分钟。

　　运动频度：一般为 3 次/周，12 周为基本疗程，但最好长期坚持。

　　（2）无器械有氧运动：运动方式有步行、游泳、有氧舞蹈、瑜伽、太极等，其余运动处方同器械有氧训练。

　　3. 痉挛管理　有些 ALS 患者会出现关节挛缩和结构改变、关节周围肌肉痉挛和关节僵硬，易导致肌肉骨骼疼痛及结构改变。因此需重视痉挛管理，改善患者生活质量。

　　（1）牵伸训练：目的是持续牵伸关节周围组织，可缓解关节肌肉痉挛，扩大、维持关节活动范围。利用徒手或机械器具提供持续或间断的外力，活动幅度超过受限的关节范围，牵伸短缩的肌肉–肌腱特别是结缔组织。其包括辅助牵伸和自我牵伸。

　　1）辅助牵伸：具体操作步骤如下。①选择患者合适的体位；②治疗师体位选择；③操作者手的固定与摆放；④牵伸的方向。肩关节、肘关节、腕关节、髋关节、踝关节被动牵伸示意图见图 17-10。

　　2）自我牵伸：在物理治疗师的专业指导下，由患者自己完成所有牵伸动作。自我牵伸可提高患者自我管理能力，保证充足的牵伸时间。肩关节后侧肌群、坐位跟腱、躯干肌群、屈髋肌群的自我牵伸示意图见图 17-11。

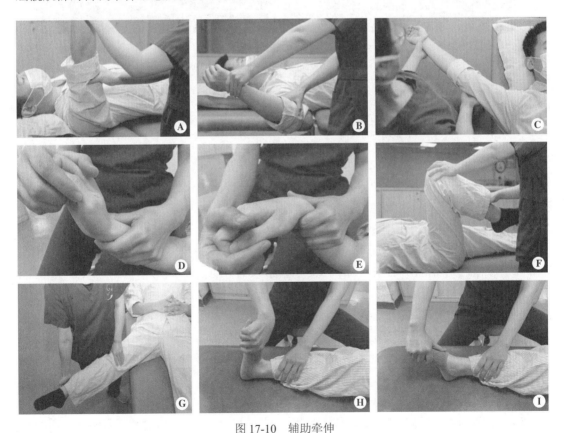

图 17-10　辅助牵伸

A. 肩部肌群牵伸；B、C. 肘部肌群牵伸；D、E. 腕部肌群牵伸；F. 髋部肌群牵伸；

G. 膝部肌群牵伸；H、I. 踝部肌群牵伸

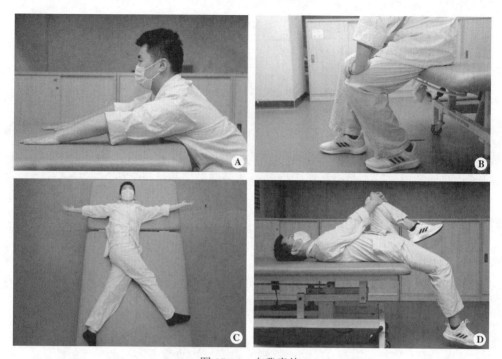

图 17-11　自我牵伸

A. 肩关节后侧肌群牵伸；B. 坐位跟腱牵伸；C. 躯干肌群牵伸；D. 屈髋肌群牵伸

（2）被动关节活动训练：通过适当的关节被动运动，可保持肌肉的生理长度和张力，保持关节的正常活动范围，是维护关节正常形态和功能不可缺少的方法之一。

1）患者取舒适、放松体位，肢体充分放松。

2）按病情确定运动顺序，由近端到远端（如肩到肘、髋到膝）的顺序有利于瘫痪肌的恢复；由远端到近端（如手到肘、足到膝）的顺序有利于促进肢体血液和淋巴回流，改善肿胀。

3）固定肢体近端，托住肢体远端，避免替代运动。

4）动作缓慢、柔和、平稳、有节律，避免冲击性运动和暴力。

5）操作在无痛范围内进行，活动范围逐渐增加，以免损伤。

6）用于增大关节活动范围的被动运动可出现酸痛或轻微的疼痛，但可耐受，不应引起肌肉明显的反射性痉挛或训练后持续疼痛。

7）从单关节开始，逐渐过渡到多关节；不仅有单方向，而且应有多方向的被动活动。

8）患者感觉功能不正常时，应在有经验的治疗师指导下完成被动运动，每一动作重复10～30次，2～3次/天。

4. 手功能训练　手部对于人们来说至关重要，是人们实现众多功能性活动的部位。手部解剖十分复杂，有很多精细的功能，如握、提、钩、捏、对指、悬垂、托举等。

随着 ALS 疾病进展，患者手部及周围肌肉萎缩，逐渐影响手部各种功能、灵活性及手部的姿势，进而使得患者难以使用手完成各种日常生活及娱乐活动。因此，对 ALS 患者进行手功能训练是十分必要的，以维持或改善手部力量、姿势及灵活性。

（1）关节活动度训练：训练用具包括橡皮泥、毛巾、纸巾、桌子、E-link 手功能训练系统等，在无器材下或借助训练器材均可完成此项主动训练（图 17-12）。

（2）肌肉力量和耐力训练：训练用具包括橡皮泥、弹力带、握力球、沙袋、网格训练圈、握力器、手指握力训练器、扭力棒等（图 17-13）。

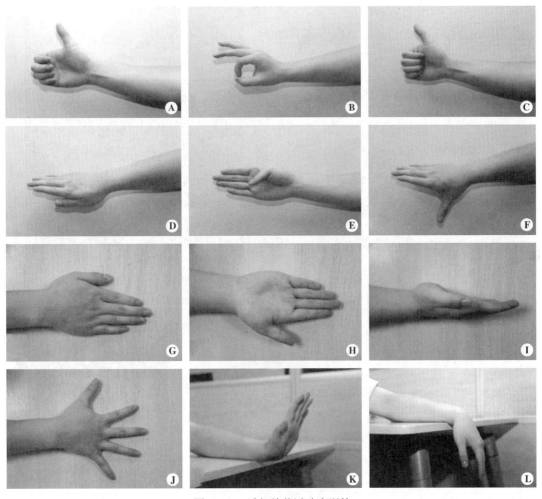

图 17-12　手部关节活动度训练

A. 钩状抓握；B. 对指；C. 柱状抓握；D. 拇指内收；E. 拇指屈曲；F. 拇指外展；G. 手指内收；H. 前臂旋后；I. 前臂旋前；J. 手指外展；K. 手腕伸展；L. 手腕屈曲

（3）手部灵活性训练：训练活动有转笔、写字、拧螺丝、抛接乒乓球或网球、计算机打字、弹奏乐器、绘画、折纸等，可根据患者手功能情况和兴趣爱好选择活动（图 17-14）。

（4）感觉功能训练：ALS 患者随着疾病进展，肌肉萎缩逐渐加重，手部功能出现障碍，使用减少，在中后期可以随运动训练一起进行一些感觉训练。

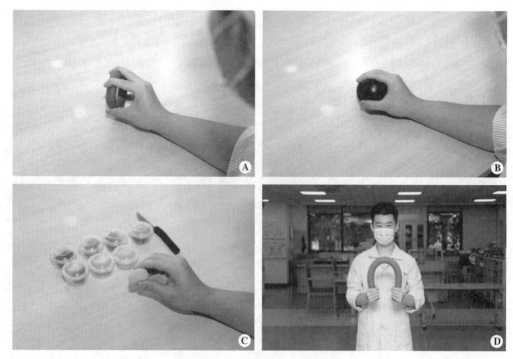

图 17-13　手部肌肉力量训练

A. 四角训练器；B. 握力球；C. 橡皮泥；D. 扭力棒

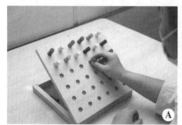 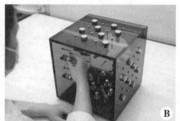 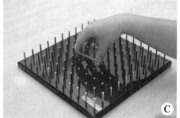

图 17-14　手部灵活性训练

A. 插板训练；B. 拧螺丝；C. 伸指训练

（5）功能性作业活动训练：应鼓励患者多参与日常生活活动和娱乐活动，这些活动有助于维持和提高手功能和技能。日常生活活动：穿脱衣物、鞋袜，使用筷子，烹饪，打扫卫生等；手工制作类活动：编织、木工、园艺等；娱乐性活动：打牌、下棋、写字、打球等。

（6）手部支具佩戴：为了预防和维持手部姿势和功能，为 ALS 患者制作和适配手部支具，也是很重要的辅助干预措施，如休息位、功能位支具及腕关节固定支具、拇指支具等（图 17-15）。

5. 平衡训练　ALS 患者因肌力减退、运动协调受损而出现平衡障碍、跌倒风险增高，因此平衡训练能激发姿势反射，加强前庭器官的稳定性，从而改善平衡功能。平衡的好坏能直接或间接地影响患者身体控制和日后的生活自理能力。

（1）无器械平衡训练

1）坐位平衡训练：①静态平衡（一级平衡）训练，在无外力和身体移动的前提下保持

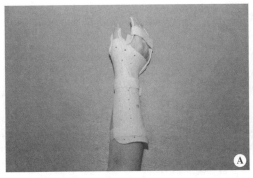
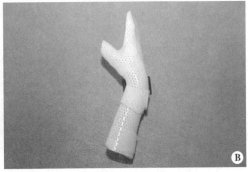

图 17-15　手部支具

A. 功能位支具；B. 腕部支具

坐姿稳定，可增加姿势矫正镜的视觉反馈，如不断减小坐位支撑面，由大支撑面逐渐到小支撑面，增加难度，提高坐位静态平衡（图 17-16）。②自动态平衡（二级平衡）训练，患者独立完成身体重心转移，躯干屈曲、伸展、左右倾斜及旋转运动，并保持坐位平衡，如用球诱导患者进行躯干的屈伸、旋转等，并维持身体平衡（图 17-17）。③他动态平衡（三级平衡）训练，患者抵抗外力保持身体平衡，如抛接球训练，或者治疗者从不同方向破坏患者平衡诱发头部及躯干的翻正反应（图 17-18）。

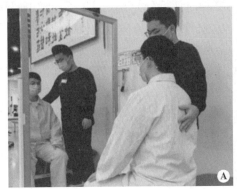
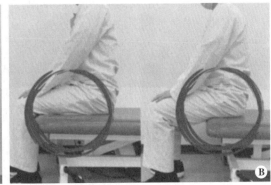

图 17-16　坐位静态平衡（一级平衡）训练

A. 视觉反馈；B. 支撑面改变

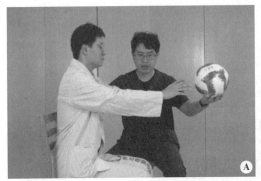
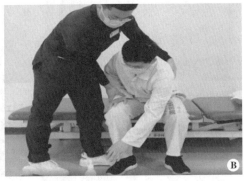

图 17-17　坐位自动态平衡（二级平衡）训练

A. 触碰球训练；B. 拾物训练

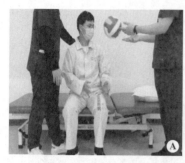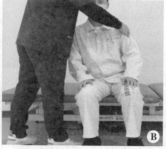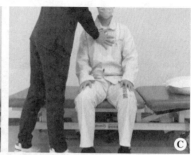

图 17-18　坐位他动态平衡（三级平衡）训练

A. 抛接球训练；B、C. 外力干扰下平衡训练

　　2）立位平衡训练：①静态平衡（一级平衡）训练，在无外力和身体移动的前提下保持站立稳定，可增加姿势矫正镜的视觉反馈，开始时两足分开站立，逐步缩小两足间距，以减小支撑面，增加难度（图 17-19）。②自动态平衡（二级平衡）训练，患者在站立姿势下独立完成身体重心转移、躯干屈曲、伸展、左右倾斜及旋转运动，并保持平衡。开始时治疗师双手固定患者髋部协助完成重心转移和躯体活动，逐步过渡到患者独立完成动作（图 17-20）。③他动态平衡（三级平衡）训练，在站立姿势下抵抗外力并保持身体平衡，如立位抛接球训练（图 17-21）。患者可以借助于平衡板或在站立位完成作业训练等。④踝调节训练，患者自我进行小范围向前、向后、向侧方的摆动时保持身体直立，且不屈髋、屈膝；分别在睁眼和闭眼时患侧下肢单腿平地站立 30 秒；睁眼和闭眼时一侧下肢单腿枕头上站立；也可采用患侧下肢单腿站立时健侧下肢晃动的方法（先屈曲、伸展，后外展、内收；逐渐增加晃动的速度和范围）。⑤髋调节训练，单腿站立平衡；单腿站立同时头部旋转；单腿站立同时上肢完成矢状面、额面和水平面运动；单腿站立，上肢、头部和眼同时运动；单腿站立，躯干向对侧屈曲和旋转（同侧手够及同侧内踝）；单腿站立，躯干向同侧伸展和旋转（同侧手向前方、侧方和头后部及物）等。同时从稳定支持面渐进至不稳定支持面，以增加练习难度。还可以采用踝矫形器限制踝的运动。如需加大难度，可采取在窄条上站立，足跟/足趾站立或改良的单腿站立等，应用髋策略稳定的各种平衡训练练习。

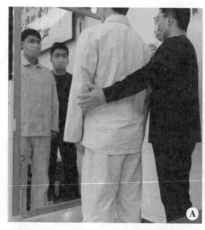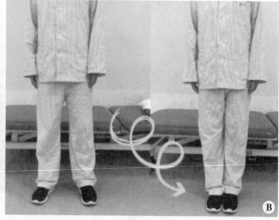

图 17-19　立位静态平衡（一级平衡）训练

A. 视觉反馈；B. 改变支撑面

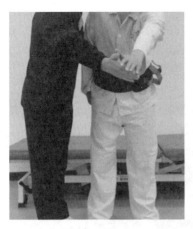
图 17-20　立位自动态平衡（二级平衡）训练

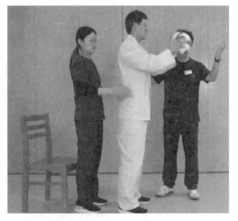
图 17-21　立位他动态平衡（三级平衡）训练

（2）简易设备平衡训练

1）硬地板–软垫训练：患者先坐于硬板床或站于硬地板上，逐渐增加不同软硬程度的软垫改变支持面，如薄地毯、薄枕头或沙发垫等（图 17-22）。

2）平衡板训练：治疗师与患者均立于平衡板上，治疗师双足缓慢地摇动平衡板，双手调整患者的立位姿势，诱发患者头部及躯干向中线的调正反应及一侧上肢外展的调正反应。

3）球、棒或滚筒训练：治疗师与患者面对面站立抓握体操棒，患者先用健侧下肢支撑体重，患足置于球或滚筒上，治疗师用足将球或滚筒前后滚动，患者下肢随着滚动完成下肢的屈伸运动；随后患侧下肢站立，健足踏于球上完成类似动作（图 17-22）。

（3）仪器平衡训练：患者站于平衡仪平台上，按平衡仪屏幕上各种图形或游戏要求完成重心的调整（图 17-23）。游戏或图形的设计可根据患者的年龄、平衡水平、兴趣爱好等进行调整。

6. 步行训练　ALS 患者因心肺耐力下降、肢体无力及肌肉萎缩、痉挛等导致步行障碍，因此步行训练是以矫正异常步态，促进步行转移能力的恢复，提高步行耐力、改善患者生活质量为目的的训练方法之一。

（1）跑步机训练：通过跑步机设定患者合适的步速，进行步态矫正、步行耐力训练，亦可增加机器人辅助进行步行功能训练（图 17-24）。

（2）步行技巧训练：不同任务难度的步行训练及双重任务的步行训练，增强患者的步行技巧及稳定性（图 17-24）。

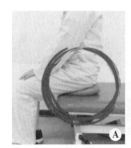
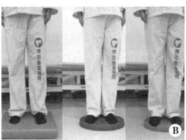
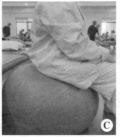
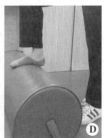

图 17-22　简易设备平衡训练

A. 坐位软垫训练；B. 立位软垫训练；C. 坐球训练；D. 滚筒训练

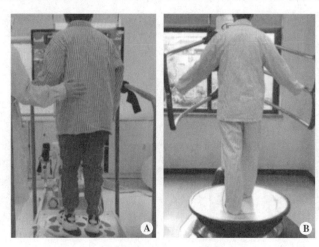

图 17-23　仪器平衡训练

A. bobo-Pro 平衡训练仪；B. 椭圆仪平衡训练仪

（3）功能性电刺激（FES）步行训练：部分患者出现足下垂，呈现跨阈步态，可进行功能性电刺激（FES）步行训练，通过足底的压力感应，在患者迈步相时辅助踝背屈，完成迈步相的足廓清（图 17-24）。

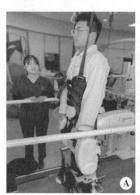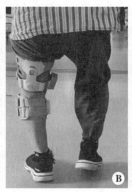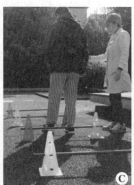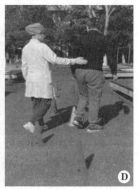

图 17-24　步行训练

A. 机器人辅助步行训练；B. 功能性电刺激步行训练；C、D. 跨障碍步行训练

7. 物理因子治疗

（1）温热作用：蜡疗、熏蒸、中药熏洗、磁热疗法等。

（2）水疗：具有缓解疼痛、调节肌张力、减轻痉挛、提高舒适度、缓解疲劳等作用。ALS 患者因行动能力下降、肢体痉挛、关节僵硬疼痛，可以进行水疗，利用水的热效应、浮力、水压、黏滞性阻力与机械效应来改善身体功能。同一治疗期间，根据需要可以进行多种形式的水疗，如一般性水中运动治疗（水中肌力训练、水中关节活动度训练、水中平衡训练和水中步行训练等）、水中有氧训练、浸浴治疗等（图 17-25）。可用浮袖、浮条与助泳板等协助游泳。推荐的治疗参数：水温 33～38℃（运动成分多的项目水温偏低，浸浴成分多的项目水温偏高），每次 20～40 分钟，每周 2～5 次，每个疗程 20 次，持续 1～3 个疗程。

（二）言语吞咽功能康复

1. 构音障碍的康复治疗　ALS 患者所出现的构音障碍类型完全取决于何种运动神经元受到侵犯。下运动神经元受到侵犯会出现弛缓性构音障碍，相反地，上运动神经元受到侵犯，会出现痉挛性构音障碍。当病程发展到上、下运动神经元皆受到影响时，ALS 患者则会呈现出弛缓–痉挛混合性构音障碍。ALS 患者的构音障碍训练方法如下。

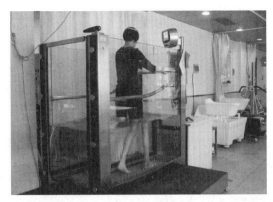

图 17-25　水中步行训练

（1）沟通策略：①说话之前先吸引对方的注意力；②缩短患者与听者之间的距离；③在光线好的地方面对面交流，光源避免出现在患者的身后，因为这样听者很难看到患者的面部表情和动作，患者的面部表情和动作可以协助听者更容易理解；④减少环境噪声，如关掉电视机、手机和收音机等；⑤间隔沟通的时间，中间可以让患者休息一会儿，避免疲劳；⑥有时可以让沟通伙伴（家人、朋友）帮助患者说话；⑦对话过程中确认患者是否理解。

（2）代偿策略：如果听者不能理解对话的内容，对于轻度构音障碍的患者，可采用以下几种策略。①说话声音再大一点；②减慢说话的速度；③说话时夸张口型；④把它写出来；⑤替代发音策略，如使用更简单的字词、重复一遍、说关键词等；⑥如果可以看到需要表达的物体，可以指给听者看；⑦用手势表示。

给医疗工作者、患者的家人和朋友的一些技巧：当听不懂时，不要简单地问"什么？"，这样患者会再一次重复整个句子。我们可以重复已经理解的意思，让他们填空。例如，患者说我中午想吃红烧肉，听者听到了"我中午想吃……"，听者可以说"你想吃什么"，而不是"你说什么"。

（3）辅助沟通系统（augmentative and alternative communication，AAC）：在患者第 1 次就诊时，治疗师需要确认患者的需求和动机。AAC 的目标是为患者提供一种与家人、朋友、医护人员沟通的方式。AAC 的评估过程是多方面的，实践指南有限。在选择 AAC 的类型时，需要考虑患者的身体情况、语言功能和认知状态。

1）低科技 AAC：具有快速、方便、便携、几乎不需要培训的优点。上肢功能较好的患者，很适合使用低科技 AAC。低科技 AAC 包括扩音器、纸笔、磁性书写板、疼痛表和身体轮廓、拼音表和数字表等，也可以是患者经常使用的需求表和清单。

2）高科技 AAC：又分为非专用（non-dedicated）AAC 沟通系统和 AAC 专用系统（dedicated），非专用 AAC 沟通系统是利用一般计算机系统安装 AAC 沟通软件来使用，如平板电脑中安装 AAC 沟通软件（图 17-26）。AAC 专用系统则是专门为 AAC 所设计的，专用系统通常会附加一些计算机功能或环境控制功能（environmental control unit，ECU）。

3）眼动仪：是一种辅助工具，基于眼球追踪技术（eye tracking），并配合相应的控制软件，模拟鼠标和键盘的功能，患者可利用眼控制计算机。对于上肢活动较差且存在语言表达障碍的 ALS 患者，可以利用眼动仪结合高科技 AAC 完成日常生活的沟通和交流（图 17-26）。

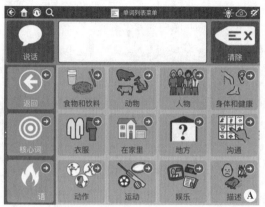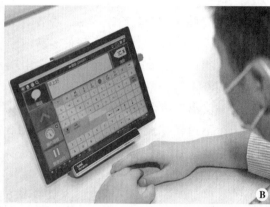

图 17-26　辅助沟通系统（AAC）

A. 非专用辅助沟通系统；B. 眼动仪结合高科技 AAC

4）语音库（voice banking）：可以通过设备合成具备患者韵律及声音特点的语音，但这一技术的实现，需要在疾病早期收集并记录大量患者的语音信息。

5）腭托：改善腭咽闭合不全，从而减少辅音产生过程中鼻音过多的问题。同时舌部和腭部的间隙减小，舌辅音的产出也有所改善。

（4）疾病晚期的沟通策略：在这个阶段，当务之急是关注患者的沟通方式和需求。包括以下内容：①日常需求清单，喜欢/不喜欢的清单；②常用的词和短语；③日常生活大纲；④舒适位置的照片，患者用是否问题回答想要的姿势；⑤各种睡姿的照片，夜间醒来，患者需要调整睡姿时可以使用；⑥患者夜间醒来可能原因列表——这个列表可以由家属、患者和工作人员一起列出，并附上是否问题，这样可以提高夜间护理人员、家人或护士的沟通速度。

2. 吞咽障碍的康复治疗　吞咽障碍治疗包括多个方面，以团队合作模式完成，医生、护士、治疗师和营养师各司其职，同时应密切配合。

（1）治疗原则：对于吞咽障碍，通常使用代偿的方法，并非进行主动运动，因为运动只会造成疲劳，加重吞咽功能障碍。帮助患者最大限度使用残余功能或尽力减缓疾病的自然发展过程，应是重中之重。

（2）进食体位和姿势调整：进食时保持舒适的姿势，这样可以减少不必要的能力消耗及疲劳程度增加，治疗师可以帮助患者调整姿势。

（3）代偿治疗

1）声门上吞咽法（supraglottic swallow）：是在吞咽前及吞咽时通过气道关闭，防止食物及液体误吸，吞咽后立即咳嗽，清除残留在声带处食物的一项呼吸道保护技术。此方法可预防误吸和加强咽喉部清除。

2）门德尔松手法（Mendelsohn maneuver）：为了增加喉部上抬的幅度与时间而设计，并借此增加环咽肌开放时间与宽度的一种气道保护法（图 17-27）。此手法可以改善整体的吞咽协调性。对 ALS 患者使用门德尔松手法时需要温和一些。

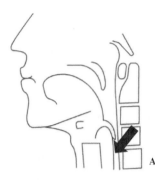
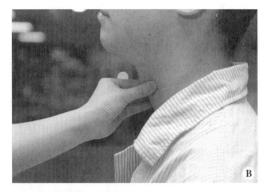

图 17-27　门德尔松手法

A. 示意图；B. 动作示范图

3）空吞咽：咽部已有食物残留，如继续进食，则残留积累增多，容易引起误咽。因此，每次进食吞咽后，应反复进行几次空吞咽，使食团全部咽下，然后再进食。其可预防误吸和加强咽喉部清除。

4）感觉刺激：早期使用温度触觉刺激通常会有所改善（可进行 6～12 个月），也可教会患者自行训练。但随着病情进展，症状逐渐恶化，感觉刺激法的效果也越来越差。

5）改变食物性状：只要喉部功能仍能适当地保护呼吸道，可逐渐降低饮食的浓度，方便患者吞咽（图 17-28）。

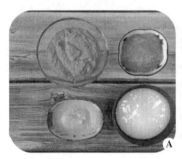
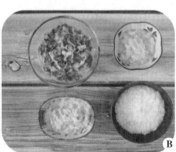
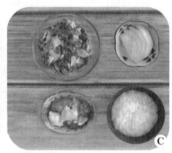

图 17-28　食物的性状

A. 细泥饮食；B. 细剁碎饮食；C. 软食

6）头部姿势的改变：①仰头姿势，是指吞咽时尽量使颈部后伸、头部后仰的吞咽姿势。仰头姿势能使口咽的解剖结构变宽，加之重力的作用，仰头吞咽时食团容易通过口腔进入咽部。有假性延髓症状或舌头运动受损的患者，在咽期功能未受损时，可采用仰头姿势。②低头姿势，是指吞咽时尽量使颈部前屈，将下颌贴近胸骨的姿势。低头姿势能使口咽的解剖结构变窄，使舌骨与喉之间的距离缩短；同时会厌软骨接近咽后壁，两者之间的距离缩小，会厌软骨与杓状软骨之间的距离也缩小，从而使气道入口变窄。低头吞咽是一项气道保护技术，对于吞咽时气道保护功能欠佳者，其能提高气道保护功能。

（4）吞咽器官运动训练：ALS 患者是否应进行运动，一直以来都是有争议的话题，目前的研究仍比较有限。唇舌肌的力量训练、shaker 训练法等常规训练方法在 ALS 患者身上应用时需要十分谨慎。适当增加口腔和咽喉肌肉的功能，但不可运动过度，以免加快肌肉退化的速度。

1）流涎的管理：患者可能会遇到口咽分泌物过多的问题，虽然分泌的唾液总量是保持不变的，但是由于吞咽的次数减少了，患者就会出现流涎的现象。可提醒患者在张口和说话前吞咽唾液，并在日常生活中增加吞咽的次数，保持口腔中不出现过多的唾液。

2）进食宣教：①进食时保持环境安静，避免患者分心，如关闭电视机、手机等；②延长咀嚼时间；③小口进食；④每口食物吞咽2~3次；⑤吞咽后检查声音音质，如有水声，可清喉，再吞咽一次；⑥患者如果进食疲劳，可建议少量多餐。

3）手术治疗：当 ALS 患者存在吞咽困难、体重下降、脱水或呛咳误吸风险时，应尽早行经皮内镜胃造瘘术（percutaneous endoscopic gastrostomy，PEG），可以保证营养摄取，稳定体重，延长生存期。建议 PEG 在用力肺活量（forced vital capacity，FVC）降至预计值50%以前尽早进行。对于拒绝或无法行 PEG 者，可采用鼻胃管进食。

（三）心肺功能康复

1. 呼吸训练

（1）呼吸肌训练：ALS 患者的呼吸功能障碍是支配呼吸肌的神经元受累，膈肌和肋间肌萎缩、无力，肺通气不足所致，故而呼吸肌无力是其关键问题。虽然目前仍缺乏足够的证据证明呼吸训练对 ALS 患者 FVC 等肺功能指标有影响，但有研究表明，呼吸肌训练能够改善 ALS 患者的呼吸功能和呼吸强度。呼吸肌训练旨在提高吸气肌或呼气肌收缩力、耐力或速度，呼吸肌训练可增强患者通气功能。可使用阈值负荷训练器（图 17-29）进行呼吸肌训练，由于 ALS 患者可能存在唇部无力情况，可在训练器咬嘴上连接一个吸附型的橡胶口器。根据 ALS 患者情况，一般每周选择 5 天进行训练，每天 1 次，每次约 20 分钟，每重复 5 次可以休息。吸气肌主要涉及低强度重复收缩，故而训练策略强调加强吸气肌耐力，通常采用自主过度通气法或采用阈值负荷训练装置进行抗阻训练。呼气肌训练时可采取中等强度耐力训练，若 ALS 患者最大呼气压力（MEP）<40cmH$_2$O，可采用阻力负荷为 5~20cmH$_2$O 的低阻抗阈值训练器、三球呼吸训练器（图 17-29）。

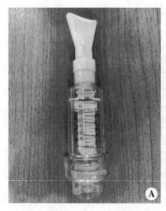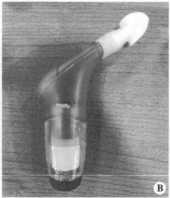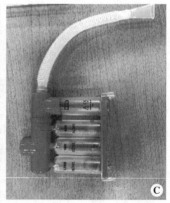

图 17-29　呼吸肌训练装置

A. 阈值负荷训练器；B. 低阻抗阈值训练器；C. 三球呼吸训练器

（2）重建呼吸模式训练：ALS患者呼吸肌肌力下降，呼吸功能减弱，可采用较为省力的呼吸模式进行有效通气。例如，通常可采用缩唇呼吸或腹式呼吸对患者进行呼吸训练。

缩唇呼吸在呼气时缩紧口唇，像吹笛子时一样，使气流缓慢均匀地从两唇之间慢慢吹出，以增加呼气时支气管内的阻力，防止气道过早塌陷，有利于气体排出。对于ALS而言，可增加呼吸耐力、缓解呼吸困难、增加肺泡通气量。训练方法：鼻子吸气，口缩紧口唇呼气，吸气时间约为2秒，呼气时间为2~3秒，吸呼比为1∶（1~2），在训练过程中放松颈部和肩部肌肉，尽可能使呼气流速降低，呼气时间得到延长，鼻子吸气时注意口唇紧闭，免用口进行深吸气。

腹式呼吸是通过增加膈肌的活动范围以提高肺的伸缩性来增强通气量，可以减少呼吸频率和每分通气量及辅助呼吸肌的使用，进而增加潮气量和肺泡通气量，提高氧饱和度。训练方法：将患者置于合适体位（侧卧位、仰卧位或半坐卧位），膝关节弯曲使骨盆相对后倾并放松腹部肌肉。治疗师手放在患者的腹部，与脐同水平，跟随患者的呼吸模式几个周期直到与患者呼吸节奏同步。治疗师的手摆成勺状放在患者的前胸剑突处，在患者呼气末告诉患者"现在，呼吸来触碰我的手"，进而完成一个缓慢的牵伸。勺状牵伸完成后，指导患者以同样的方式吸气，"用呼吸来触碰我的手"，在每个呼气末都要给患者一个勺状牵伸。几个呼吸循环后，口头命令可以被治疗师所能听到的呼吸模式替换以促进通气。取得一定成功后，让患者注意自身的呼吸模式。例如。询问患者"吸气时是否感觉到腹部上升和肋骨向两侧扩张？"患者的手可以放在自己的腹部，治疗师的手覆于患者手上，加强呼吸模式后，治疗师的手撤出，让患者独立感觉呼吸模式，呼吸频率一般为7~8次/分最佳。

（3）气道廓清：ALS患者呼吸肌无力常导致无效咳嗽，无法将痰液有效排出。气道廓清主要利用气流或机械方法作用于气流，利于气道、支气管内的痰液排出。当ALS患者存在气道内分泌物时可采取此方法进行治疗。常见气道廓清技术包括咳嗽、主动循环呼吸技术（active cycle of breathing techniques，ACBT）、体位引流，拍背、叩击和振动，振动排痰仪及震荡呼气正压（oscillatory positive expiratory pressure，OPEP）等。

1）咳嗽：ALS患者因常存在不同程度的咳嗽功能障碍而出现痰液排出困难甚至肺部感染，有效的咳嗽训练能够帮助患者排出聚集在肺部的分泌物。有效的咳嗽动作包括4个步骤：①深吸气，已储备足够的肺容量；②短暂屏气，以使气体充分分布到肺内从而产生气管到肺泡的驱动压；③关闭声门，当气体分布达到最大范围后再紧闭声门，以进一步增强气道压力；④腹肌迅速收缩，增强胸腔压力，同时开放声门，形成由肺内冲出高速气流，使分泌物移动以排出体外。有时可采取手法、胸束带、雾化等方式协助咳嗽。

2）ACBT：作为一项标准呼吸技术，其具有灵活、可自主控制、对设备环境要求低等特点。ACBT已被证实能有效清除支气管分泌物，改善肺功能，改善氧合。其过程主要包括呼吸控制、胸廓扩张运动和用力呼气技术3个阶段，整个过程需要患者主动参与。

A. 呼吸控制（breathing control，BC）：即为放松阶段，多采用腹式呼吸的呼吸模式，因为腹式呼吸主要靠膈肌和腹肌收缩完成，可以提高每次通气量、呼吸效率，增加动脉氧分压，缓解呼吸困难症状，改善肺换气功能。其过程中嘱患者放松上胸部和肩部，经鼻吸气，鼓起腹部，然后缓慢呼气，尽可能将气体呼出，此过程持续4~6次或更多，直到患者疲劳感消除。

B. 胸廓扩张运动（thoracic expansion exercises，TEE）：主要起放松、移动分泌物的作用。嘱患者做 3～5 个深呼吸，主动深吸气，被动放松呼气，一手放在胸部，吸气时感觉胸部扩张，用鼻吸气后在吸气末屏气 3 秒，然后用口缓慢呼气。TEE 过程中深吸气后较大的肺容量增加了外周气道的气流量，同时增加了呼气时的气流量，更易松动气道分泌物。在 TEE 过程中达到高肺容量，肺泡之间的扩张力大于潮气量的扩张力时，可能有助于肺组织再扩张。吸气末屏气 3 秒有助于减少肺组织塌陷。在每一次 ACBT 过程中，完成 3 次左右的 TEE 通常被认为是适当的，随后需暂停几秒，然后再进行呼吸控制。需要注意多而深的呼吸可能会引起通气过度，导致患者疲乏，而且会使一定时间内所能完成的用力呼气次数减少。TEE 可被连续使用，也可以间以呼吸控制使用。

C. 用力呼气技术（forced expiration technique，FET）：主要起清除分泌物的作用。其由 1～2 次用力呼气（HUFF）动作组成，通过开放声门，从中等肺活量开始持续到低肺活量用力呼气，接着咳嗽或进行有效咳嗽，随后腹式呼吸，再重新开始。用力呼气动作可使低肺容积位的更多分泌物移出，当分泌物到达更大的、更近端的上气道时，在高肺容积位的用力呼气或咳嗽可以将这些分泌物清除。

ACBT 可根据每个患者气道分泌物的情况进行调整，可主动或经辅助完成。

3）体位引流：主要使患肺处于高位，其引流支气管的开口向下，促使痰液利用重力顺体位引流气管咳出，通常配合震颤、叩击和拍背等手法。

4）振动排痰装置：ALS 患者随着病情发展，后期会出现咳痰无力，有些患者长期卧床导致肺部感染，痰液较多无法咳出，仅手法排痰无法满足患者需求。振动排痰装置可代替传统的人工胸部叩击、震颤、定向挤推进行的体位引流，可将 ALS 患者滞留于肺部或较深层积液经多方位震动、挤压并定向引液，使痰液排出体外，除此以外，还可以改善肺部血液循环，松弛呼吸肌，增强呼吸肌力产生咳嗽反射。振动排痰是根据胸部物理低频振荡治疗的原理，从垂直和水平 2 个方向产生特定方向周期变化的治疗力，体表的垂直力使支气管黏膜表面黏液及代谢物变小、变松，体表的水平力可协助黏液选择性流向大支气管，从而促进呼吸道顺畅，促进痰液排出。振动排痰可结合吸痰、雾化等方式使用。

5）震荡呼气正压（oscillatory positive expiratory pressure，OPEP）：结合了震荡和呼气正压，包括一个震荡装置和一个可调节呼气阻力的呼气训练器。其主要起松动并移除气道中潴留的分泌物，减少气道塌陷，改善肺部通气的作用。震荡呼气正压装置可通过调节震荡频率和呼气压力为患者选取个性化的呼气阻力和震荡频率，其也可搭配雾化器一起使用，以更好排除分泌物。常见装置有 Acapella、Flutter、Aerobika 振荡呼气正压治疗系统等。

2. 体外膈肌起搏治疗 ALS 患者会逐渐出现呼吸肌无力、呼吸困难。膈肌是重要的呼吸肌，膈肌移动 1cm，肺通气量增加约 350ml，通过体表电极片对膈神经进行低频脉冲电刺激，使膈肌规律地收缩及舒张，膈肌移动度增加，增强肌肉厚度，继而延缓 FVC 下降，但目前仍缺乏有力的临床证据证明膈肌起搏对 ALS 患者的有效性，其临床应用价值仍需进一步探索。

3. 无创通气（non-invasive ventilation，NIV） 能够为存在低通气症状的 ALS 患者提供有效的通气支持，延长其生存期。应尽早识别 ALS 患者呼吸肌无力的早期表现，定期监测肺功能,当患者出现端坐呼吸,或当FVC<70%,或用力吸气鼻内压(sniff nasal pressure,SNP)<40cmH$_2$O,或最大吸气压力(maximal inspiratory pressure,MIP)<60cmH$_2$O,或夜间氧饱和度降低时,应考虑使用双相气道正压通气(bi-level positive airway pressure,BIPAP)辅助呼吸。

4. 有创机械通气(invasive mechanical ventilation,IMV) 当ALS病情进展,无创通气不能维持血氧饱和度>90%,二氧化碳分压<50mmHg,或口腔及气道分泌物过多无法排出时,可以选择有创机械通气辅助呼吸。

二、非运动功能康复

(一)心理康复

ALS患者在最初获知诊断和病情逐渐进展、身体功能日渐衰退时,心理上大概会经历四期的变化,即休克-恐惧期、否认-怀疑期、愤怒-沮丧期和接受-适应期。有些抑郁的ALS患者甚至失去了对生活的信心而出现自杀、自伤等,患者家属也承受着巨大的心理压力。医务人员和照护者应早期正确识别患者的情绪问题,及时进行心理干预,将有助于减轻患者的痛苦感受、社会功能损害和照护者的负担,提高患者的依从性,改善患者和照护者的生活质量,并预防各种并发症。

1. 一般心理问题干预 治疗对象为症状较轻,尚未达到焦虑、抑郁障碍诊断标准的ALS患者。

(1)采用家庭或团体的形式开展面向ALS患者及其家属的心理健康宣教,帮助其建立对疾病的正确认识、提高社会支持水平。

(2)对患者及其家属予以支持性心理治疗,善于倾听患者的诉说,帮助其疏泄不良情绪,并给予适当的安慰,积极互动建立安全、温暖、信任的医患关系,使之感受到被理解、被支持和被接纳。国外亦有研究指出社会支持水平越好的患者产生焦虑与抑郁的概率相对越低,而患者情绪状态越好,其照料者/家属的焦虑水平越低。

(3)指导患者及其家属学习使用呼吸放松训练、音乐疗法、冥想疗法、瑜伽等放松疗法缓解心理压力,调适负面情绪。

2. 精神障碍的联合干预 治疗对象为诊断为焦虑、抑郁障碍的ALS患者。

(1)焦虑、抑郁症状较严重,伴有严重失眠、精神痛苦及严重影响躯体疾病治疗或康复时,经由精神科医师会诊后合理使用抗抑郁、抗焦虑药物并协同心理治疗的联合干预方案能够有效帮助患者改善生活质量。

(2)对于不同病程、不同特点的ALS患者,应制订有针对性的心理治疗方案,对于语言交流功能受限轻微的患者,可进行认知行为治疗(cognitive behavior therapy,CBT)。通过改变患者非适应性思维和行为模式来减少情绪和行为失调。对于语言功能严重受损的患者,相较于认知行为治疗而言,对语言功能需求较低的心理治疗方法如催眠、冥想可能更为合适。

(3)生物反馈、重复经颅磁刺激等无创物理治疗方法也是改善抑郁、焦虑情绪的有效手段,操作简单,且患者易于接受,为ALS患者精神障碍的联合干预方案揭示了更多可能性。

3. 危机干预 治疗对象为自杀患者、自杀企图者及存在严重心理创伤的 ALS 患者。

危机干预六步法由吉利兰特和詹姆斯于 1997 年提出，共有确定问题、保证当事人安全、给予支持、提出并验证可变通的应对方式、制订计划、得到承诺六个步骤。强调干预的时间紧迫性和干预的效果，需要尽可能地在短时间内帮助患者恢复平衡的心理状态，肯定患者已采用的有效应对策略，寻找社会支持，以及明确治疗目标。同时危机干预还需要启动社会支持系统，ALS 患者的危机干预应由包括精神科医师在内的医护人员及患者亲友共同参与，必要时家属需对患者进行 24 小时监护。危机干预结束后做好随访工作，加强对家属的健康宣教，指导其掌握自杀意念的早期识别方法，防范患者的过激行为。

4. 安宁疗护 治疗对象为终末期的 ALS 患者及其家属。

安宁疗护又称临终关怀，考虑到民众的接受程度，2017 年经过专家讨论达成共识，由国家卫计委将其更名为安宁疗护。安宁疗护是由医疗照护人员和志愿者为终末期患者及其家属提供的包括生理、心理、社会和精神支持的全方位照护。安宁疗护主要由症状控制、舒适照护、心理支持及人文关怀三部分内容组成。心理支持及人文关怀要求开展心理、社会等多维度评估，做好医患沟通，帮助患者和家属应对情绪反应。尊重患者的权利，做好死亡教育、生命回顾、哀伤辅导、公共服务链接等服务，鼓励患者和家属参与服务计划，引导患者保持顺应的态度度过生命终期，促进患者舒适、安详、有尊严地离世，并使家属的身心健康得以维护。

（二）认知康复

1. 执行功能障碍的治疗方法 ALS 患者最常见的认知障碍是执行功能障碍。执行功能涉及目标、计划、策略、自我调节、自我教导、问题解决、推理演绎等高度复杂的认知处理过程。治疗师应根据执行功能障碍的严重性和对功能的影响程度制订适合的个人计划。

（1）执行功能障碍的一般康复方法：①重复训练以改进行为，训练过程中应注意休息，避免出现疲劳症状；②给患者提供从基本到复杂的有等级的任务，让患者逐渐进步；③充分利用仍保存的技能或功能补偿已损伤的功能；④改变患者的生活环境、社会或工作角色，或个人的资源；⑤使每天的活动尽可能变为常规的（如每天中午 12：00 吃午饭，周二购物等）；⑥指导患者调整自己的节奏，以保证有充足的额外时间以避免感觉匆忙；⑦康复训练不要超过患者能够承受的限度。

（2）执行功能障碍可能会导致患者很难同时做几件事情（多任务）或一次性处理大量信息。因此需要适当减少患者的"认知负担"，与其让患者考虑多因素的复杂问题，不如让问题简单一些，尽量让患者一次只处理一个问题。例如，患者在语言理解上有困难，用简单的术语表达问题就很重要。

（3）自发解决问题的能力可能也会随着执行功能障碍加重而降低，因此帮助患者解决问题，为他们提供可选择的选项是很重要的。例如，患者对未来的治疗或生活方式选择困难时，可以给予可选择的选项。

（4）开放性作业训练：需要患者具有启动、制订目标、追踪时间、做出选择及确定优先和排序的能力。因此，设计和选择开放性作业是执行功能障碍康复训练的有效手段。用于思维与执行功能障碍康复训练内容包括类概念训练、序列思维训练、推理训练、问题解决训练、组织和计划、时间分配、追踪训练、决策训练等。

2. 记忆障碍的治疗方法　ALS 患者随着认知障碍程度加重，也可能会出现其他认知域受累，部分 ALS 患者可能会出现记忆功能损害。

（1）PQRST 练习法：该法的名称借用了心电图波形的英文缩写，为的是方便治疗师记住该法的练习程序。给患者一篇短文，按下列程序进行练习：①P（preview），浏览阅读材料的大概内容；②Q（question），向患者提问；③R（read），患者仔细阅读；④S（state），患者复述阅读内容；⑤T（test），通过回答问题检查患者是否理解并记住了有关信息。这样，让患者通过反复阅读、理解、回答问题来促进记忆。

（2）外在记忆辅助（external memory aid）：是利用身体外在辅助物品或提示来帮助记忆障碍者的方法，外辅助是一类代偿技术，通过提示，将由记忆障碍给日常生活带来的不便减少到最低限度，对于功能性记忆障碍者，其是最有用的策略。常用的辅助工具：①储存类工具，如手机备忘录、笔记本、录音机、时间安排表等；②提示类工具，如报时手表、定时器、闹钟、日历等。

（3）调整环境（environment adaptations）：主要是为了减轻记忆负担，通过环境重建满足他们日常生活需求。例如，简化环境，物品放置井井有条，突出要记住的物品。将重要的物品如手机、钱包、钥匙放在室内显眼固定的地方。再如，家用电器安全，为常用的家用电器提供隔一段时间可自动关闭的装置，避免记忆障碍者使用时带来的危险。

3. 其他治疗　药物治疗、基因治疗、干细胞疗法和认知储备等治疗均有望改善患者认知功能。

（三）睡眠康复

应根据 ALS 患者睡眠障碍的原因和类型进行有针对性的、个体化的治疗。

1. 失眠　ALS 患者由于躯体不适与疼痛、焦虑、抑郁等原因常出现失眠，应给予患者正确的睡眠卫生教育，纠正不良的睡眠觉醒认知，进行放松训练，必要时可联合药物治疗以改善失眠症状。

（1）放松疗法：通过渐进性肌肉放松、冥想和腹式呼吸训练，可减少紧张，抑制兴奋，降低警醒水平，诱导睡眠发生。放松训练的初期应在专业人员指导下进行，环境要求整洁、安静，患者接受放松训练后应坚持每天练习 2～3 次。

（2）刺激控制疗法：①只在有睡意时才上床；②如果卧床 20 分钟不能入睡，应起床离开卧室，可从事一些简单活动，等有睡意时再返回卧室睡觉；③不要在床上做与睡眠无关的活动，如进食、看电视、听收音机及思考复杂问题等；④不管何时入睡，应保持规律的起床时间；⑤避免日间小睡。

（3）失眠认知行为治疗（cognitive behavioral therapy for insomnia，CBT-I）：能够有效纠正失眠患者错误的睡眠认知与不恰当的行为因素，有利于消除心理和生理性高觉醒，增强入睡驱动，重建正确的睡眠觉醒认知模式，持续改善失眠患者的临床症状。主要内容：①保持合理的睡眠期望，不要将所有的问题都归咎于失眠；②保持自然入睡，避免过度主观的入睡意图（强行要求自己入睡）；③不要过分关注睡眠，不因为一晚没睡好就产生挫败感，培养对失眠影响的耐受性。

（4）其他：物理康复治疗如光照疗法、经颅磁刺激、生物反馈治疗、经颅微电流刺激疗法等，以及饮食疗法、芳香疗法、按摩等，均可作为补充治疗 ALS 睡眠障碍的方式。

2. 夜间睡眠呼吸暂停　ALS 患者随着呼吸肌无力进行性加重，会出现夜间呼吸功能障碍导致睡眠呼吸暂停发生，而日间立位时无呼吸困难症状，可在夜间行无创辅助通气治疗缓解低氧血症，改善"憋气"症状，减少夜间睡眠觉醒时间及次数。

（四）疼痛康复

ALS 的疼痛主要表现为肌肉强直痉挛、关节挛缩、关节僵硬等引起的肌肉骨骼疼痛，也有少部分表现为神经痛或其他类型的疼痛。疼痛治疗的目标是减轻疼痛强度，尽可能预防其转变为慢性疼痛。因此，需要根据不同的原因、不同的疼痛类型，采用个体化的治疗措施以缓解疼痛。治疗包括药物治疗和非药物治疗。

1. 药物治疗　大多数患者的疼痛都可用非甾体抗炎药治疗，严重者可给予阿片类药物治疗。对于神经痛，也可给予抗癫痫药物治疗。痉挛引起的疼痛可用肌肉松弛剂治疗，若口服无效，也可鞘内注射巴氯芬改善疼痛。痉挛引起的疼痛用奎宁或美西律可能有效。

2. 物理治疗　牵伸训练、被动关节活动等运动疗法有助于缓解痉挛，扩大关节活动范围，减轻疼痛。日常生活中也可以进行家庭性辅助伸展、小范围的活动锻炼、佩戴矫形器等辅具来帮助减轻或消除肌肉僵硬和痉挛，维持肌肉长度，减缓关节肌腱的挛缩。物理因子治疗如水疗（33～38℃）、热疗、冷冻、超声、电刺激等也有助于改善痉挛和疼痛。

（五）疲劳康复

ALS 患者的疲劳主要表现为体力降低、缺乏耐力、易困倦等，是长期存在的一种非运动症状，可能由中枢性或外周性原因共同导致。莫达非尼可能是一种有用的药物。已有研究表明，服用莫达非尼可显著降低 ALS 患者的疲乏严重程度，且增加患者耐力。不良反应包括头痛、恶心和头晕。

康复治疗方面，水疗可以减轻 ALS 患者的疲劳，需选用适宜的水温（35～37℃），以用水的阻力加强肌肉力量，又能温和地增加全身血液循环。患者可以通过在水中行走（水深需小于 120cm），增强协调、平衡能力，改善下肢血液循环，还可以在水中进行脚踏车训练，提高下肢肌力，而且水的压力可以提供保护作用，患者不易发生疼痛。中等强度的抗阻训练和有氧训练可能在一定程度上改善疲劳，休息并不一定对疲劳有缓解作用。通过作业治疗中的能量节约技术，可使患者以较小的能量消耗完成必要的日常生活活动和工作。对于呼吸肌无力的患者，姑息治疗措施如无创性通气和高频振荡通气也可以减轻疲劳。

三、日常生活能力和参与能力康复

ALS 患者从早期逐渐出现肌肉萎缩，心肺功能下降；到中期，患者功能下降逐渐影响患者的日常生活参与，自理、工作、娱乐活动会出现不同程度的参与障碍；在疾病后期，患者长期处于卧位或轮椅坐位，基础日常生活参与受限，如转移、如厕、进食、穿衣、修饰、交流等。作业治疗师需要综合考虑患者感觉、运动、认知、环境、心理等因素，通过作业治疗，帮助患者参与每天的日常生活活动、生产性活动和休闲娱乐活动，改善患者的日常生活能力和参与能力。

（一）作业治疗在肌萎缩侧索硬化症患者中的应用

作业治疗在ALS患者中的应用包括5个方面：第一，通过能量节约技术有效帮助患者选择日常活动和环境，在活动间隙合理休息；第二，通过日常生活能力训练，使患者能够更好地参与日常活动，提高生活自理能力；第三，通过团体治疗缓解患者的情绪和心理；第四，通过支具制作和佩戴，帮助患者预防肌腱挛缩等并发症；第五，通过辅助技术和环境改造更有效地帮助患者利用环境，参与活动。

（二）作业疗法在肌萎缩侧索硬化症患者中的具体实施

1. 能量节约技术　在治疗干预方面，首先在疾病早期，能量节约技术的使用对患者十分重要。要向患者和家属讲解能量节约技术的原则和目的，将原则具体实践到患者生活中。具体实施原则如下：①选择对患者来说最有意义的活动并先后排序；②将不重要的活动排除或交由他人完成；③在活动与活动之间或一个活动中合理休息；④重新安排活动和环境，使得获取任务物品更容易；⑤意识到每天你有多少能量可以消耗；⑥及时休息；⑦如果今天完成所有活动，使得你明日依然疲惫，请减少活动数量。

2. 日常生活活动训练　随着躯体功能减退，患者在参与自理活动方面也存在很大障碍。作业治疗师通过日常活动训练帮助患者学习日常生活技巧，必要时会根据功能障碍选择、制作和使用辅助器具，以提高他们的日常活动能力。例如，如何在手功能减退的情况下完成系纽扣；上肢肌力减退下如何进食、穿脱衣物；下肢肌力减退时，如何完成转移、如厕；如何驱动轮椅等。

3. 团体治疗（group therapy）　是指聚集两个或以上的有共同目标的群体，通过相互支持和交流，定义自己或被定义为团体的一员，分享并参与共同的兴趣及任务，相互影响，彼此依赖，在团体活动中获得治疗效益，追求达成共同的目标，满足其对安全、同伴、归属感、支持和友谊需求的一种小组治疗性活动。长期处于疾病中的ALS患者常会存在很多心理问题，如焦虑，抑郁等。

团体治疗根据不同治疗内容常包括手工制作小组、运动小组、轮椅训练小组、日常生活训练小组、烹饪小组、娱乐小组等，治疗内容灵活多变，患者能够在团体治疗中得到快乐、支持和归属感。除此之外，团体治疗通常有一定的原则和步骤，一般分为介绍、活动、分享、处理、概化、应用、总结七个步骤，患者通过团体治疗，能够将在团体活动中获得的能力应用于日常生活中。

4. 支具的制作和佩戴　在疾病的发展过程中，ALS患者会出现各种各样的并发症，所以作业治疗的实践中，支具的选择、制作和佩戴也很重要。例如，对于肩关节半脱位的患者，使用肩托；使用休息位和功能位的支具预防手指肌腱挛缩；长腿支具支持患者站立和步行；颈部和头部支具维持姿势等。

5. 辅助技术与环境改造

（1）辅助技术：随着病情进展，ALS 患者会出现不同程度的功能障碍，导致日常生活活动能力受限，但是辅助技术能够更有效帮助患者使用环境，参与活动。

1）日常生活辅助器具：针对参与日常生活障碍的患者，作业治疗师根据不同功能和活动可以选择或设计不同的辅具，使得患者更容易、更方便完成想要完成的活动，如穿衣物的纽扣器、穿袜器、进食的改造勺子和筷子、洗漱时的辅助浴刷、刷牙器、拾物器、转移板、安全把手等（图 17-30）。

2）移动辅助器具：对于步行、转移存在障碍的患者，作业治疗师根据肌力减退的情况和患者意愿，选择适合功能的辅具帮助患者。使用辅助器具不意味着放弃，而是更容易保持移动安全和独立。最常使用的移动器具包括拐杖（单拐、双拐、四角拐）、步行器、步行推车、电动推车及轮椅。

针对单侧肢体肌力减退的患者，可选用不同拐杖；对于双上肢肌力较好，下肢肌力减退或平衡功能减退的患者，可选用步行器或推车；针对中后期 ALS 患者，轮椅配备是非常必要的，治疗师会先评估患者的坐宽、坐深、坐高、躯体功能等各方面情况，进一步选择手动轮椅（照顾型轮椅或自主驱动轮椅）或电动轮椅及合适的坐垫。

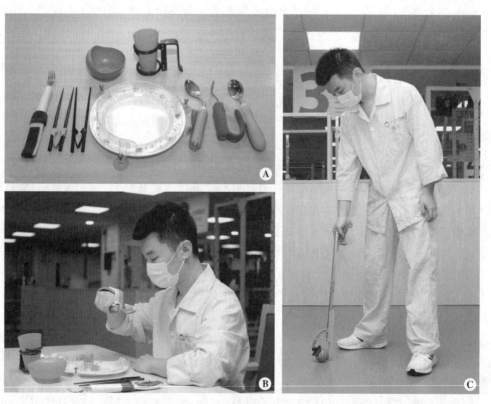

图 17-30　日常生活辅具
A. 进食辅具；B. 进食训练；C. 拾物器

3）智能科技辅助：随着科技发展，近几年越来越多的智能生活产品出现，一些智能家居的选择和配备也能够为 ALS 患者生活带来便利，如智能马桶、智能窗帘、电子晾衣架等。

（2）环境改造

1）居家环境改造：一个安全、舒适的居住环境包括室内、社区内、周边环境，一个安全、通行无阻的居家环境需要符合无障碍设计，可以使 ALS 患者节约能量，更独立地参与日常生活。改造环境可以从比较简单、便宜的项目入手（如一个便携式坡道），逐渐上升到比较复杂和昂贵的项目（如一个完整的家居改造项目）。

厨房环境：将台子高度降低或升高以适应患者身高，以满足患者立位或坐位烹饪；煮食物时将所有食物放到铁丝篮中，煮熟后只需要将篮子取出即可。

物理环境和预防跌倒：在雨天，穿防滑的鞋子；在公共建筑中，尽可能避免抛光、光亮的地面；要保持房间整洁，尤其是地板；保持地板表面无异物，注意房间之间的差异，特别是楼层和门槛的差异；考虑在楼梯两侧设置栏杆或扶手等（图 17-31）。

使患者更容易在家中通行：坡道通常是一种经济有效的方式，可以建造可折叠的或永久性的，消除家庭门口的通行障碍，台阶、门槛或小的楼梯旁都需要安装（图 17-31）。

房中的过道应该被加宽，使得轮椅能够轻松通过。室内通道净通行宽度不应小于 1.2m；室外通道小于 1.50m；平开门、推拉门、折叠门开启后的通行净宽度不宜小于 90cm。

对于肌力减退的患者，杠杆式门把手比圆形把手更容易使用（图 17-31）。有些地板承受不住电动椅的重量，所以地板的材料和厚度需要衡量，可与承包商合作，需要咨询至少 3 个承包商以确定方案的合理化和预算。

一个从地板到天花板的张力杆可以用在任何适合的地方，并为坐、站、下床等提供支持。各种各样的支撑栏杆都是可用的，很多可以移动到不同的地方（图 17-31），可以附着用于床、浴缸、桌子等。抓握把手可以安装在任何需要的地方，通常见于浴室、卫生间等，它有不同的形状、尺寸选择。

住宅型的倾斜平台升降机可以承载坐在轮椅上的患者上楼梯或在楼梯两侧安装扶手。

在浴缸旁安装转移板、洗澡椅和洗澡转移椅，帮助患者更容易、更安全地转移入浴缸洗浴。在淋浴间安装防滑垫、洗澡椅及扶手。在马桶旁安装 L 形扶手或安装可升降便椅或选用智能马桶，具备便后清洗和烘干功能（图 17-31）。

2）公共环境改造：主要包括对城市道路和建筑物进行改造。前者主要是对城市道路上缘石坡道坡度、轮椅坡道和梯道、人行横道、标志牌等改造；后者主要是对公共建筑和居住建筑改造。其均应符合《城市道路和建筑物无障碍设计规范》。

3）交流环境改造：言语功能受限者常用的辅助产品有文字沟通板、图片沟通卡、语言沟通板、电子助讲器及智能化辅助沟通产品等。

4）文体环境改造：提高 ALS 的科普宣传，提高大众对 ALS 患者的理解、尊重和支持，使得患者有同等机会参与各种活动。肢体功能障碍的人文体环境改造包括文体活动场地和娱乐场所内活动的建筑无障碍，以及提供文体活动的辅助产品，如保龄球架、篮球轮椅、竞速轮椅等。

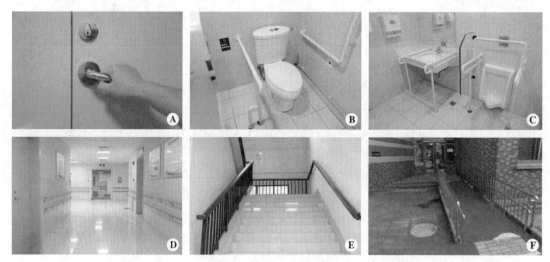

图 17-31　居家环境改造
A. C 形把手；B、C. 无障碍卫生间；D. 走廊；E. 楼梯；F. 坡道

5）社会环境改造：2018 年国家卫生健康委员会、科技部、国家中医药管理局等五部门联合发布了第一批罕见病目录，ALS 被纳入罕见病。近几年国家出台了越来越多的政策支持，不断推进罕见病诊疗服务体系建设，以逐渐解决 ALS 患者看病贵、看病难的问题。用于治疗 ALS 的利鲁唑、依达拉奉氯化钠注射液均已纳入国家医保目录。关于家庭护理中的辅具问题，目前上海、北京、福建、陕西等地都建立了残疾人辅助器具服务补贴制度。ALS 患者可以先了解本地残疾人辅助器具的补贴政策，再根据自身情况，提出补贴申请，以获取辅助器具适配服务。中国医师协会"融化渐冻的心"社会服务项目建立了 ALS 的救助体系，开通了全国 ALS 患者援助热线和微信服务号、ALS 官方网站，发布了中国 ALS 就诊地图，让患者方便、及时、就近地找到权威专家，并且获得了许多爱心企业的捐助。

随着国家的关注和政策出台，相信将来会有更多针对 ALS 患者的支持政策出台，进一步提升 ALS 患者的保障水平。

四、新型康复治疗技术

（一）经颅磁刺激

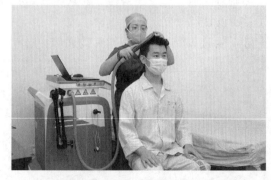

图 17-32　重复经颅磁刺激（rTMS）治疗

重复经颅磁刺激（repeated transcranial magnetic stimulation，rTMS）是一种利用时变磁场产生感应电流，作用于大脑皮质，从而改变皮质神经细胞动作电位，影响脑内代谢和神经电活动的生物刺激技术（图 17-32）。谷氨酸介导的兴奋性毒性被认为是 ALS 的主要发病机制之一。rTMS 可选择性刺激与大脑皮质平行的神经元，主要是中间神经元和皮质运动神经元树突，调节大脑运动皮质谷氨

酸能神经环路。

Zanette 等对 10 例确诊的 ALS 患者进行了随机、安慰剂对照研究，他们认为低频刺激可降低皮质兴奋性，高频刺激有神经保护作用，采用 5Hz 频率则可两者兼顾，研究发现，5Hz rTMS 能使 ALS 患者肌肉收缩功能和生活质量明显改善。但这一疗效在治疗 2 周时最明显，治疗停止后疗效逐渐减退。持续 θ 爆发式脉冲刺激（continuous theta burst stimulation，cTBS）是一种新的磁刺激模式，研究表明，cTBS 可降低运动皮质的兴奋性，并可使其疗效维持较长时间，同时可以减慢肌力衰退，延缓疾病进展，尤其在治疗第 6 个月结束时，效果最明显。

ALS 患者对 rTMS 的耐受性良好，适当参数的 rTMS 是安全的，但 rTMS 治疗 ALS 也有其潜在的不良反应，近年来有研究表明，1Hz 的低频 rTMS 能增加刺激半球运动皮质的脑血流，并使刺激对侧运动皮质运动诱发电位波幅增加，这种半球间平衡失调一定程度上可通过调节 rTMS 刺激强度和序列数目加以控制，但其效果尚需进行进一步研究。高频高强度 rTMS 则容易引发癫痫和躁狂。总之，rTMs 治疗 ALS 患者的临床研究结果让人看到了希望，但目前相关研究尚少，尚需严格设计的多中心、大样本、双盲、安慰剂对照的临床试验等证实 rTMS 对 ALS 的疗效，明确其有效持续时间及最适刺激参数，有待研究者做进一步探讨。

（二）脑机接口技术

在 ALS 晚期，患者失去所有类型的残余运动控制，包括眼睛注视和重要的自主运动，如呼吸和延髓功能，导致完全不动状态，感觉表达功能受阻，通过脑机接口系统（brain computer interface，BCI）让完全丧失自主肌肉控制的患者实现了对外语言交流，患者甚至闭着眼睛也可以进行，从而改善他们的生活质量。

BCI 主要通过收集诱发脑电信号（EEG）完成信号采集。受试者接收特定刺激后，大脑发生模式化 EEG 响应，产生诱发脑电。视觉、听觉、视听觉、触觉事件可诱发包括非匹配负波（mismatch negativity，MMN），稳态视觉诱发电位（steady state visual evoked potential，SSVEP），稳态体感诱发电位（steady-state SEP，SSSEP），听觉诱发电位（auditory evoked potential，AEP）等诱发电位，从而实现对脑反应性的判定及对外部设备的控制。BCI 信号采集方式分为侵入式和非侵入式：侵入式电极信号质量明显优于头皮电极，但为有创操作，且存在感染风险；非入侵式技术则无损伤，易于操作，是 BCI 的主要信号采集方法，但其信号易受肌肉运动及外部设备干扰，信噪比低（图 17-33）。

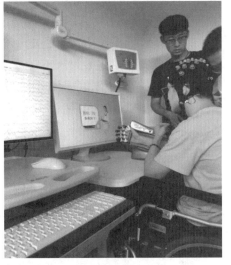

图 17-33　非侵入式脑机接口

基于脑电图（electroencephalogram，EEG）功能性磁共振成像（functional magnetic resonance imaging，fMRI）功能性近红外光谱技术（functional near-infrared spectroscopy， fNIRS）等非入侵技术的 BCI 在神经解码、运动功能输出等领域已经取得了长足的进步与发展，BCI 已经可以将大脑语音区域中的神经元活动直接解码为单词，然后将其发送并显示在计算机上，或者会被算法翻译并发送到发声设备帮助患者发出声音，因此 BCI 在构建可靠的沟通渠道方面有着巨大潜力。基于 EEG 的 BCI 是研究最多的非侵入性 BCI 系统，用于为 ALS 患者建立通信，因为它们可以方便地在患者的床边使用。基于 fNIRS 的 BCI 方案可为晚期 ALS 患者提供一个实时拼写系统，为失去眼睛注视控制的 ALS 患者带来优势。

BCI 技术目前存在的一些问题，如脑电信号的信噪比低、解码复杂、患者训练困难等还有待解决。随着技术的不断升级，BCI 的安全性、适用性和可靠性将会进一步提高，并在 ALS 治疗领域发挥更大的作用。

小　　结

ALS 是一种进行性加重的、主要累及运动神经元的神经系统变性疾病。其好发于中老年人，随着人口老龄化加剧，ALS 对人类健康的危害性将越来越大。目前尚无特效治疗。因此，目前 ALS 管理的目标主要是改善各种功能障碍、提高患者的生活质量及延长其生存期。不同类型的 ALS 及病程的不同阶段，患者所面临的功能障碍有所不同，症状的多样化和异质化需要多学科治疗团队进行综合评估，根据患者的不同症状和需求，提供个体化、全面化的康复治疗方案，从而提高患者的生活质量。尽早地介入康复治疗能够帮助发挥患者尚存的功能，让患者继续保有生命的尊严与价值，提高患者活动的参与度和积极性，提高患者的日常生活能力，减少对家属及照顾者的依赖性，减少或延缓并发症的发生，提高患者的生活质量。为了科学、规范地进行康复治疗，我们以《国际功能、残疾和健康分类》（ICF）的框架为指导，分别从运动症状和非运动症状两个方面，总结了 ALS 功能障碍的康复评定和康复治疗方法，以期推动 ALS 康复的普及和发展，更好地提高患者生活质量。由于目前仍缺乏 ALS 康复治疗相关的有力证据，未来仍需要进行大样本、高质量的临床试验，以 ALS 多学科治疗中心为依托，为 ALS 寻找更全面的现代康复方案及研究方向。但我们也看到，随着新型康复治疗技术（如脑机接口、TMS 等）的不断发展，越来越多的治疗思路及方法相继涌现，为改善 ALS 患者的功能障碍提供了更多可能。

（靳令经　兰丹梅）

参 考 文 献

陈立典, 2018. 认知功能障碍康复学. 北京: 科学出版社: 172-174, 211-214.

程燕飞, 杨璐, 李晓光, 2020. 肌萎缩侧索硬化症的非运动性症状. 西安交通大学学报（医学版）, 41（6）: 807-815.

窦祖林, 2017. 吞咽障碍评估与治疗. 2 版. 北京: 人民卫生出版社: 121-130, 466-468.

雷雨, 黄啸, 2020. 肌萎缩侧索硬化症的运动疗法研究进展. 中国康复医学杂志, 35（2）: 238-243.

杨璇, 巫嘉陵, 2020. 肌萎缩侧索硬化症的康复研究现况. 中华物理医学与康复杂志, 7（42）: 660-664.

中华医学会神经病学分会肌电图与临床神经电生理学组, 中华医学会神经病学分会神经肌肉病学组, 2012. 中国肌萎缩侧索硬化诊断和治疗指南. 中华神经科杂志, 7（45）: 531-533.

Chaudhary U, Vlachos I, Zimmermann J B, et al, 2022. Spelling interface using intracortical signals in a completely locked-in patient enabled via auditory neurofeedback training. Nat Commun, 13（1）: 1236.

Dal Bello-Haas V, Florence J M, 2013. Therapeutic exercise for people with amyotrophic lateral sclerosis or motor neuron disease. Cochrane Database Syst Rev, （5）: CD005229.

de Almeida F E O, do Carmo Santana A K, de Carvalho F O, 2021. Multidisciplinary care in Amyotrophic Lateral Sclerosis: a systematic review and meta-analysis. Neurol Sci, 42（3）: 911-923.

De-Bernardi-Ojuel L, Torres-Collado L, Garcia-de-la-Hera M, 2021. Occupational Therapy Interventions in Adults with Multiple Sclerosis or Amyotrophic Lateral Sclerosis: A Scoping Review. Int J Environ Res Public Health, 18（4）: 1432.

Hanson E K, Yorkston K M, Britton D, 2011. Dysarthria in Amyotrophic Lateral Sclerosis: A Systematic Review of Characteristics, Speech Treatment, and Augmentative and Alternative Communication Options[J]. Journal of Medical Speech - Language Pathology, 19（3）: 12-30.

Hobson EV, McDermott CJ, 2016. Supportive and symptomatic management of amyotrophic lateral sclerosis. Nat Rev Neurol, 12（9）: 526-538.

Hochberg L R, Bacher D, Jarosiewicz B, et al, 2012. Reach and grasp by people with tetraplegia using a neurally controlled robotic arm. Nature, 485（7398）: 372-375.

Jenkins T M, Hollinger H, McDermott C J, 2014. The evidence for symptomatic treatments in amyotrophic lateral sclerosis. Curr Opin Neurol, 27（5）: 524-531.

Kalron A, Mahameed I, Weiss I, et al, 2021. Effects of a 12-week combined aerobic and strength training program in ambulatory patients with amyotrophic lateral sclerosis: a randomized controlled trial. J Neurol, 268（5）: 1857-1866.

Lazovic M, Nikolic D, Boyer F C, et al, 2022. Evidence-based position paper on Physical and Rehabilitation Medicine practice for people with amyotrophic lateral sclerosis. Eur J Phys Rehabil Med, 58（2）: 271-279.

Lunetta C, Lizio A, Sansone V A, C et al, 2015. Strictly monitored exercise programs reduce motor deterioration in ALS: preliminary results of a randomized controlled trial. J Neurol, 263（1）: 52-60.

Matuz T, Birbaumer N, Hautzinger M, et al, 2010. Coping with amyotrophic lateral sclerosis: an integrative view. J Neurol Neurosurg Psychiatry, 81（8）: 893-898.

Meng L, Li X, Li C, et al, 2020. Effects of exercise in patients with amyotrophic lateral sclerosis: a systematic review and meta-analysis. Am J Phys Med Rehabil, 99（9）: 801-810.

Ortega-Hombrados L, Molina-Torres G, Galan-Mercant A, et al, 2021. Systematic Review of Therapeutic Physical Exercise in Patients with Amyotrophic Lateral Sclerosis over Time. Int J Environ Res Public Health, 18（3）: 1074.

Paganoni S, Karam C, Joyce N, et al, 2015. Comprehensive rehabilitative care across the spectrum of amyotrophic lateral sclerosis. NeuroRehabilitation, 37（1）: 53-68.

Palmieri A, Kleinbub J R, Calvo V, et al, 2012. Efficacy of hypnosis-based treatment in amyotrophic lateral sclerosis: a pilot study. Front Psychol, 3: 465.

Palovcak M, Mancinelli J M, Elman L B, et al, 2007. Diagnostic and therapeutic methods in the management of dysphagia in the ALS population: issues in efficacy for the out-patient setting. NeuroRehabilitation, 22（6）: 417-423.

Plowman E K, Tabor-Gray L, Rosado K M, et al, 2019. Impact of expiratory strength training in amyotrophic lateral sclerosis: Results of a randomized, sham-controlled trial. Muscle Nerve, 59（1）: 40-46.

Su C L, Tam K W, Fang T P, et al, 2021. Effects of pulmonary rehabilitation program on amyotrophic lateral sclerosis: A meta-analysis of randomized controlled trials. NeuroRehabilitation, 48（3）: 255-265.

Tomik B, Guiloff R J, 2010. Dysarthria in amyotrophic lateral sclerosis: A review. Amyotroph Lateral Scler, 11（1-2）: 4-15.

Vanage S M, Gilbertson K K, Mathiowetz V, 2003. Effects of an energy conservation course on fatigue impact for persons with progressive multiple sclerosis. Am J Occup Ther, 57（3）: 315-323.

Zanette G, Forgione A, Manganotti P, et al, 2008. The effect of repetitive transcranial magnetic stimulation on motor performance, fatigue and quality of life in amyotrophic lateral sclerosis. J Neurol Sci, 270（1-2）: 18-22.

Zucchi E, Vinceti M, Malagoli C, et al, 2019. High-frequency motor rehabilitation in amyotrophic lateral sclerosis: a randomized clinical trial. Ann Clin Transl Neurol, 6（5）: 893-901.

附录　肌萎缩侧索硬化症患者的护理：药物、营养和呼吸疗法

美国神经病学学会（AAN）质量标准委员会报告

肌萎缩侧索硬化症（ALS）是一种以脊髓、脑干和运动皮质运动神经元进行性丧失为特征的神经退行性疾病。目前造成这种疾病的原因还不清楚。ALS 是一种无法治愈的疾病，但是有一些治疗方法可帮助患者减缓病情发展并改善生活质量。1999 年，美国神经病学学会（AAN）发表了一项治疗 ALS 患者的循证实践参数[1]。在此之后，又出现了一些重要的新研究，包括一项无创通气治疗 ALS 的随机对照试验[2]。虽然现如今只有利鲁唑在临床治疗中显示出适度的疗效，并获得了美国食品药品监督管理局的批准，但目前 ALS 的对症治疗已取得了一些新的进展。本次修订更新了关于利鲁唑的实践意见，并针对 ALS 患者护理的其他管理问题的解决提出了建议。

本实践指南介绍了利鲁唑、锂盐、营养和呼吸护理等治疗方法在 ALS 患者中的应用。

一、分析过程说明

检索 1998 年至 2007 年 9 月发表在 OVID、MEDLINE EMBASE、CINAHL、科学引文索引、BIOETHICSLINE、IPAB、OVID 现刊目次、MEDLINE-ProQuest、EIFL 和 INVEST 等数据库的文章，使用"AND"将 ALS、卢·格里克病和运动神经元病等词与以下关键词结合：呼吸、呼吸衰竭、呼吸功能不全、营养、肠内营养、营养不良、体重减轻、胃造瘘、临床试验、机械充气–排气、高频胸壁振荡、Vest、Bipap、气管造瘘通气、吞咽困难、机械通气、无创通气、低通气、支气管分泌物、睡眠呼吸障碍、呼吸叠加。本实践指南对检索到的文章摘要进行回顾，并完整地审查了 142 篇文章。用于对文章进行分类的诊断和治疗分类方案在 *Neurology* 的附录中进行了总结。治疗推荐依据附录所述的证据等级提出。

二、证 据 分 析

（一）药物治疗

1. 利鲁唑　利鲁唑被批准用于减缓 ALS 的疾病进展，1997 年 AAN 针对利鲁唑的应用发表了实践意见[3]。该实践意见推荐利鲁唑 50mg 每日 2 次用于延长部分患者［诊断或可能 ALS，病程小于 5 年，用力肺活量（forced vital capacity，FVC）＞60%，同时无需气管切开术］的生存期（A 级推荐）。专家认为，对于症状大于 5 年或可能 ALS，FVC＜60%，并且气管切开术仅用于预防误吸的患者而言，利鲁唑治疗或许具有潜在益处。自 1997 年以来，已经有另外 2 项临床对照试验（Ⅰ类研究）被发表[4,5]，关于利鲁唑应用的所有可用证据都已被总结回顾[6]。根据 4 项Ⅰ类试验的结果，利鲁唑在减缓疾病进展方面有适度的有益作用

（可延长生存期 2～3 个月）。其中有 11 名患者通过利鲁唑治疗将死亡时间推迟至 12 个月后。另外 5 项利用大型数据库进行长达 5～10 年的队列研究结果同样表明，利鲁唑治疗可能与生存期延长相关，这些研究显示利鲁唑治疗后 ALS 患者平均生存期分别延长了 6 个月（Ⅱ类研究）[7]、10 个月（Ⅲ类研究）[8]、12 个月（Ⅲ类研究）[9]、14 个月（Ⅲ类研究）[10] 甚至 21 个月（Ⅲ类研究）[11]。与临床试验相比，这些队列研究的随访时间更长，但偏倚更大。10 余年的患者使用经验初步证实，利鲁唑的临床应用是比较安全的，但其价格高，并有疲劳和恶心等不良反应。

2. 碳酸锂　一项碳酸锂治疗 ALS 的试验比较了利鲁唑和碳酸锂联用（$n=16$）及利鲁唑单独治疗（$n=28$）的疗效（Ⅲ类研究）[12]。研究结果表明，接受碳酸锂治疗的患者死亡率较低，疾病进展较慢。但该研究存在的样本量小、盲法不完善及其他一些实验设计方面的问题需要被关注。

（二）营养管理

在 ALS 进展过程中，影响营养摄入的因素隐匿发展并逐步恶化。随着这些因素进展，患者可出现窒息、误吸、体重减轻和脱水等情况。吞咽困难是 ALS 患者的常见症状，是吞咽功能障碍的初步证据。通过改变食物的稠度和使用营养补充剂可维持经口营养摄入。但最终，可能还是需要经皮内镜下胃造口术（percutaneous endoscopic gastrostomy，PEG）或类似的设备［如影像下插入胃造口（radiologically inserted gastrostomy，RIG）］作为营养补充的替代途径。另外，需向患者强调，PEG 不会完全取代经口喂养，但提供了一种方便的给药、给液和稳定体重的方法[13]。

1. PEG　在 9 项研究中，共有 469 例 ALS 患者通过 PEG 接受肠内营养[14-22]。7 项Ⅲ类研究以患者作为自身对照，发现 PEG 治疗 2～24 个月后，患者体重保持稳定或轻度增加[14-16, 18, 19, 21, 22]。在 2 项以 PEG 拒绝者为对照的Ⅱ类研究中，PEG 组患者体重稳定，对照组体重持续下降（$P=0.03$）[17, 20]。但目前没有研究提示 ALS 应用 PEG 治疗的适应证。当 FVC＜50%时，PEG 置入的风险增加（Ⅲ类研究）[14]。PEG 置入的风险包括喉痉挛、局部感染、胃出血、由于技术困难而未能置入，以及呼吸暂停诱发的死亡[20, 23]。

2 项Ⅱ类和 7 项Ⅲ类研究比较了接受 PEG 治疗的患者（$n=585$）和未接受 PEG 治疗的患者（$n=1619$）的生存率。一项Ⅲ类研究通过多因素分析发现与对照组相比，接受 PEG 治疗的患者具有生存优势（$P=0.02$），而在单因素分析中则没有观察到此现象（$P=0.09$）[16]。意大利一项Ⅲ类研究通过多因素分析同样发现接受 PEG 治疗的患者生存率较经口营养摄入的患者提高（3.89 倍，$P=0.0004$）[24]。2 项Ⅱ类研究表明，与拒绝接受 PEG 的患者相比，PEG 组患者的生存期延长[17, 20]。Shaw 等在将 PEG 患者与接受鼻胃管喂养的对照组进行比较时，发现了类似的结果（$P=0.03$）（Ⅲ类研究）[25]。然而，4 项Ⅲ类研究未能发现 PEG 对生存有显著好处[19, 21, 23, 26]，除一项阴性研究外，其他所有研究均将无需接受 PEG 治疗的患者作为对照组[26]。而有阳性发现的研究则使用了拒绝 PEG 治疗的患者作为对照（Ⅱ类研究）[17, 20]，或使用风险模型和基于预测生存因素的多变量分析方法（统计上控制混杂因素）（Ⅲ类研究）。另外，没有证据表明 PEG 会对患者生活质量产生影响[16, 24]。

2. 维生素和营养补充剂　超过 79%的 ALS（Ⅲ类研究）患者补充高剂量的维生素、矿

物质和其他营养品 [27]。而目前仅针对肌酸和维生素 E 开展过临床试验进行疗效研究。

（1）肌酸：10g/d 和 5g/d 的肌酸并没有延长 ALS 患者的生存率或延缓患者功能减退速度（Ⅰ类研究）[28, 29]。

（2）维生素 E：两项研究未能发现维生素 E 与利鲁唑联合应用的益处。Desnuelle 等用维生素 E（每天 1000mg）和等量对照药物分别对 144 名参与者进行治疗 [30]。维生素 E 治疗未能减缓患者功能恶化的速度（Ⅰ类研究）；但是延缓了 ALS 向更严重状态的发展（$P=0.045$）。另一项研究表明，每天服用 5000mg 维生素 E 和利鲁唑与只服用利鲁唑相比，生存率和功能预后没有改变（Ⅰ类研究）[31]。

3. 呼吸管理　多数 ALS 患者死于呼吸衰竭，因此对 ALS 患者进行呼吸功能不全的诊断和治疗至关重要。目前已出版的呼吸护理指南是由临床经验、专家意见和观察性研究总结而来 [1, 32, 33]。虽然许多问题仍未得到解答，但最近有几项对照研究为指导管理提供了证据。

（1）呼吸功能不全诊断：FVC 是 ALS 患者最常用的呼吸测量方法 [34]，它是一个有效的生存预测指标（Ⅲ类研究）[35]。FVC 可能不敏感，因为 20 例 FVC＞70%的患者中 13 例患者的最大吸气压（MIP）＜–60cmH$_2$O（Ⅲ类研究）[36]。

与 FVC 或 MIP（Ⅲ级）相比，1 分钟内的夜间血氧饱和度小于 90%对于发现夜间低通气更敏感 [36]。FVC 与夜间低通气和低氧饱和症状相关性较差（Ⅲ类研究）[37]。夜间血氧测定情况与生存期相关（平均氧饱和度＜93mmHg 与 7 个月的平均生存期相关，而平均氧饱和度＞93mmHg 与 18 个月的平均生存期相关）（Ⅳ类研究）[38]。仰卧位 FVC，虽然较难测定，但可能比直立位 FVC 更能预测膈肌无力。FVC 与跨膈压（Pdi）密切相关，仰卧位 FVC 低于 75%能够有效预测 Pdi 异常降低（Ⅲ类研究）[39]。此外，直立位和仰卧位 FVC 的差异与端坐呼吸相关（Ⅲ类研究）[40]。

最大吸鼻跨膈压（Sniff transdiaphragmatic pressure，Sniff Pdi）用于检测高碳酸血症（耳垂血二氧化碳分压＞6kPa）的敏感度为 90%，特异度为 87%（Ⅲ类研究）[e1]。鼻吸气压（sniff nasal pressure，SNP）的预测能力强于 FVC 或最大吸气压（maximal inspiratory pressure，MIP）。Sniff Pdi 和预测 SNP 百分比均与多导睡眠图上的呼吸暂停/低呼吸指数相关。没有检查对球部无力患者的呼吸功能有预测作用。SNP＜40cmH$_2$O 与夜间低氧血症相关（Ⅲ类研究）[e2]。当 SNP 小于 30cmH$_2$O 时，中位生存时间约为 3 个月。此外，SNP 在 ALS 后期的记录比 FVC 或 MIP 更可靠。

碳酸氢盐升高和低血清氯化物与呼吸系统症状相关，并在 5 个月内预测 8/10 例患者的死亡（Ⅲ类研究）[e3]。Bach 等的研究结果显示 [e4]，当患者白天 SpO$_2$＜95%并且不能通过无创通气（non invasive ventilation，NIV）纠正时，气管切开或死亡极有可能在 2 个月内发生（Ⅲ类研究）。咳嗽呼气峰值流量（peak cough expiratory flow，PCEF）仍然是使用最广泛的咳嗽疗效衡量指标。平均 PCEF 高于 337L/min 的患者在 18 个月时生存的概率明显更大（Ⅲ类研究）[e5]。

（2）NIV：在一项随机对照研究中，进行 NIV 的患者平均生存期可获益 205 天（Ⅰ类研究）[2]。当患者出现端坐呼吸伴 MIP＜–60cmH$_2$O 或有症状的高碳酸血症时开始进行 NIV。对于球部功能较差的患者，并未观察到生存率的提高。而早期进行 NIV 干预（当夜间血氧测定每小时呼吸暂停或低通气事件大于 15 次）使患者的平均生存时间延长了 11 个月，在球部功能较差的患者中也有一些有益的效果（Ⅲ类研究）[e6]。每天接受 NIV 治疗多于 4 小时的患者比少于 4 小时的患者生存时间延长了 7 个月（Ⅲ类研究）[e7]。此外，NIV 治疗后患者 FVC 下降更慢（治疗前 2.2%/个月，治疗后 1.1%/个月）（Ⅰ/Ⅲ类研究）[2]，并且每天接受 NIV 治疗大于 4 小时的患者 FVC 下降更慢（Ⅲ类研究）[e7]。在 NIV 耐受患者中其生存受益为 20 个月，而在 NIV 不耐受患者中为 5 个月（Ⅲ类研究）[e8]。

在 4 项Ⅲ类研究中，NIV 对生活质量有正向影响[36, e9-e11]。NIV 治疗后，患者的精力、活力[e9, e10]、呼吸短促、白天嗜睡、抑郁、注意力不集中、睡眠质量和身体疲劳的改善持续了 10 个月或更长时间[e11]。在一项Ⅲ类研究中，2 例接受 NIV 治疗的患者生活质量改善持续时间延长至基线的 75% 以上[2]。接受 NIV 与有创通气（tracheostomy invasive ventilation, TIV）治疗患者的生活质量无差异（Ⅲ类研究）[e12]。大多数接受 NIV（94%）或 TIV（81%）治疗的患者会再次选择通气。然而，接受 TIV 治疗的患者的照护者评定自己的生活质量低于患者。另一组 7 例接受 TIV 治疗的患者根据 SF-12 将他们的总体健康状况评为良好，没有患者后悔自己的决定（Ⅲ类研究）[e13-e17]。

（3）气道分泌物清除：呼气肌无力可导致无效咳嗽，使上呼吸道分泌物残留引起肺部感染。PCEF 大于 160L/min 是中央气道分泌物清除的最低要求[e18]，当 PCEF 低于 270L/min 时[e19]，临床医生建议使用辅助设备帮助清除分泌物（Ⅲ类研究）。机械性吸-呼气技术（mechanical insufflation/exsufflation, MIE）可使健康对照组的 PCEF 增加 17%，使球部受累患者的 PCEF 增加 26%，非球部受累患者的 PCEF 增加 28%（Ⅲ类研究）[e20]。经气管造口管和充气袖带的 MIE 比普通吸痰更有效（Ⅲ类研究）[e21]，同时可改善血氧饱和度、吸气峰值压、平均气道压力和呼吸功能，患者反映应用 MIE 更舒适和有效。

高频胸壁振荡（high frequency chest wall oscillation, HFCWO）是一种气道分泌物清除的替代方法，对肺囊性纤维化患者有效[e22, e23]。9 例 ALS 患者的 HFCWO 研究显示其对 FVC 下降速度或生存期没有改善（Ⅲ类研究）[e24]。在一项有 46 名患者参与的对照研究中，使用 HFCWO 的患者呼吸困难和疲劳减轻，但夜间咳嗽加重（Ⅲ类研究）[e25]。

三、治 疗 推 荐

（1）利鲁唑对适度减缓 ALS 疾病进展是安全有效的（4 项Ⅰ类研究），应被用于减缓 ALS 患者的疾病进展（A 级推荐）。

（2）碳酸锂治疗 ALS 的有效性证据不充分（1 项Ⅲ类研究）。目前还没有足够的数据支持或驳斥碳酸锂治疗 ALS（U 级推荐）。

（3）通过 PEG 进行肠内营养可能有效维持 ALS 患者体重或体重指数（2 项Ⅱ类研究，7 项Ⅲ类研究）。对于因吞咽困难而影响食物摄入的 ALS 患者，应考虑通过 PEG 肠内营养来稳定体重（B 级推荐）。尽管当 FVC 高于预测值的 50% 时，吞咽困难患者置入 PEG 的风险降低，但目前还没有关于 ALS 患者 PEG 置入时机的研究（1 项Ⅲ类研究）[14]。没有足够的证据支持或反驳 ALS 患者接受 PEG 置入的具体时机（U 级推荐）[14]。采用适当对照或多变量分析的研究表明，PEG 可能有效延长 ALS 患者的生存期，但没有足够的数据量化其生存优势（2 项 II 类研究）。PEG 可以延长 ALS 患者的生存期（B 级推荐）。没有足够的数据支持或反驳 PEG 能够提高 ALS 患者生活质量（U 级推荐）。

（4）肌酸，每天 5～10g 的剂量，被证实对减缓 ALS 的进展速度或提高生存率无效（2 项 I 类研究）。维生素 E（5000mg/d）联合利鲁唑可能对改善生存或功能预后无效（1 项 I 类研究）。维生素 E（1000mg/d）联合利鲁唑在减缓 ALS 从较轻状态向更严重的状态进展方面略有效果，但在其他方面无效（1 项 I 类研究）。肌酸（5～10g/d）因不能有效减缓疾病进展而不应该被用于治疗 ALS（A 级推荐）。高剂量维生素 E 不应该被用于治疗 ALS（B 级推荐），而低剂量维生素 E 疗效尚不确切，因而不推荐（U 级推荐）。

（5）夜间血氧测定和 MIP 在检测早期呼吸功能不全方面可能比直立位 FVC 更有效（2 项 III 类研究）。仰卧位 FVC 在检测膈肌无力方面可能比直立位 FVC 更有效，并且与夜间通气不足症状的相关性更好（2 项 III 类研究）。Sniff Pdi 和 SNP 可能有效地检测高碳酸血症和夜间低氧血症（2 项 III 类研究）。夜间血氧测定可用于检测通气不足（C 级推荐）。除了直立位 FVC 外，仰卧位 FVC 和 MIP 在常规呼吸监测中可能被认为是有用的（C 级推荐）。SNP 被认为或许可以检测高碳酸血症和夜间低氧血症（C 级推荐）。

（6）NIV 可能在延长生存期方面有效（1 项 I 类研究，3 项 III 类研究），并在减缓 FVC 下降速度方面有效（1 项 I 类研究，1 项 III 类研究）。应考虑采用 NIV 治疗 ALS 患者的呼吸功能不全，以延长生存期和减缓 FVC 下降速度（B 级推荐）。NIV 可能有效提高出现呼吸功能不全症状的 ALS 患者的生活质量（5 项 III 类研究）。TIV 可能有益于维持 ALS 患者的生活质量，但给他们的照护者带来更大的负担（2 项 III 类研究）。NIV 可提高患有呼吸功能不全的 ALS 患者的生活质量（C 级推荐）。对于需要长期呼吸支持的 ALS 患者，可以考虑使用 TIV 维持生活质量（C 级推荐）。

（7）MIE 可能对清除咳嗽呼气峰流量降低的 ALS 患者的上呼吸道分泌物有效，尽管其临床意义尚不清楚（4 项 III 类研究）。HFCWO 用于辅助气道分泌物管理尚未得到证实（2 项 III 类研究结果相互矛盾）。MIE 可用于清除 ALS 患者的分泌物，尤其是在急性胸部感染期间（C 级推荐）。没有足够的数据支持或反驳 HFCWO 用于清除 ALS 患者气道分泌物（U 级推荐）。

四、临 床 环 境

这篇基于证据的实践指南表明，当前对于 ALS 新疗法的评估已取得了一些新的进展。更多高质量临床研究报道了 NIV 和 PEG 在 ALS 治疗中的实际应用价值，使得 NIV 和 PEG 的治疗推荐等级有所提升。

为 ALS 患者的治疗管理发布一个循证实践参数是一方面，而跟踪实践过程中的依从性并明确循证指南的发布是否改变了结果则是另一方面。ALS 患者 CARE 数据库的开发，是希望针对新的、有效的治疗方法为 ALS 患者提供标准，并跟踪结果，以提高护理水平 [e26]。ALS CARE 项目已获得的数据显示，许多疗法（尤其是 PEG 和 NIV）自有实践参数以来，多年来并未得到充分应用。这些发现表明，随着时间的推移，循证实践参数可能会被更广泛地接受并改变实践。然而，一些能够改善患者生存时间和生活质量的治疗方法一直未得到充分利用，这对临床医生继续提高 ALS 患者的护理标准提出了挑战。

（徐晓皎 译）

参 考 文 献

1. Miller RG，Rosenberg JA，Gelinas DF，et al. Practice parameter：the care of the patient with amyotrophic lateral sclerosis（an evidence-based review）：report of the Quality Standards Subcommittee of the American Academy of Neurology：ALS Practice Parameters Task Force. Neurology，1999，52：1311-1323.

2. Bourke SC，Tomlinson M，Williams TL，et al. Effects of non-invasive ventilation on survival and quality of life in patients with amyotrophic lateral sclerosis：a randomised controlled trial. Lancet Neurol，2006，5：140-147.

3. Practice advisory on the treatment of amyotrophic lateral sclerosis with riluzole：report of the Quality Standards Subcommittee of the American Academy of Neurology. Neurology，1997，49：657-659.

4. Bensimon G，Lacomblez L，Delumeau JC，et al. A study of riluzole in the treatment of advanced stage or elderly patients with amyotrophic lateral sclerosis. J Neurol，2002，249：609-615.

5. Yanagisawa N，Tashiro K，Tohgi H，et al. Efficacy and safety of riluzole in patients with amyotrophic lateral sclerosis：double-blind placebo-controlled study in Japan. Igakuno Ayumi，1997，182：851-866.

6. Miller RG，Mitchell JD，Lyon M，et al. Riluzole for amyotrophic lateral sclerosis（ALS）/motor neuron disease（MND）. Cochrane Database Syst Rev，2007，CD001447.

7. Meininger V，Bensimon G，Bradley WR，et al. Efficacy and safety of xaliproden in amyotrophic lateral sclerosis：results of two phase Ⅲ trials. Amyotroph Lateral Scler Other Motor Neuron Disord，2004，5：107-117.

8. Mitchell JD，O'Brien MR，Joshi M. Audit of outcomes in motor neuron disease（MND）patients treated with riluzole. Amyotroph Lateral Scler，2006，7：67-71.

9. Traynor BJ，Alexander M，Corr B，et al. Riluzole and prognosis in ALS：Findings of the Irish ALS register over a five year study period（1996-2000）. Amyotroph Lateral Scler Other Motor Neuron Disord，2001，2（suppl 2）：43-44. Abstract.

10. Brooks BR，Belden DS，Roelke K，et al. Survival in non-riluzole treated amyotrophic lateral sclerosis（ALS）：motor neuron disease（MND）patients with onset before and since 1996 is identical：a clinic-based epidemiological study. Amyotroph Lateral Scler Other Motor Neuron Disord，2001，2：60-61. Abstract.

11. Turner MR，Bakker M，Sham P，et al. The King's Database 1999-2000：an analysis of the effect on survival of interventions in amyotrophic lateral sclerosis. Amyotroph Lateral Scler Other Motor Neuron Disord，2001，2：43. Abstract.

12. Fornai F，Longone P，Cafaro L，et al. Lithium delays progression of amyotrophic lateral sclerosis. Proc Natl Acad Sci USA，2008，105：2052-2057.

13. Loser C，Aschl G，Hebuterne X，et al. ESPEN guidelines on artificial enteral nutrition-percutaneous endoscopic gastrostomy（PEG）. Clin Nutr，2005，24：848-861.

14. Kasarskis EJ，Scarlata D，Hill R，et al. A retrospective study of percutaneous endoscopic gastrostomy in ALS patients during the BDNF and CNTF trials. J Neurol Sci，1999，169：118-125.

15. Chio A，Cucatto A，Terreni A，et al. Percutaneous endoscopic gastrostomy in amyotrophic lateral sclerosis：Effects on nutritional status and survival. Neurol，1998，50（suppl 4）：AB30. Abstract.

16. Chio A，Finocchiaro E，Meineri P，Bottacchi E，Schiffer D. Safety and factors related to survival after percutaneous endoscopic gastrostomy in ALS：ALS Percutaneous Endoscopic Gastrostomy Study Group. Neurology，1999，53：1123-1125.

17. Del Piano M，Occhipinti P，Orsello M，et al. Percutaneous endoscopic gastrostomy（PEG）reduces complications and improves survival in amyotrophic lateral sclerosis（ALS）. Gastrointest Endosc，1999，49：AB192. Abstract.

18. Desport JC，Mabrouk T，Bouillet P，et al. Complications and survival following radiologically and endoscopically-guided gastrostomy in patients with amyotrophic lateral sclerosis. Amyotroph Lateral Scler Other Motor Neuron Disord，2005，6：88-93.

19. Desport JC，Preux PM，Truong CT，et al. Nutritional assessment and survival in ALS patients. Amyotroph Lateral Scler Other Motor Neuron Disord，2000，1：91-96.

20. Mazzini L，Corra T，Zaccala M，et al. Percutaneous endoscopic gastrostomy and enteral nutrition in amyotrophic lateral sclerosis. J

Neurol, 1995, 242: 695-698.

21. Mitsumoto H, Davidson M, Moore D, et al. Percutaneous endoscopic gastrostomy (PEG) in patients with ALS and bulbar dysfunction. Amyotroph Lateral Scler Other Motor Neuron Disord, 2003, 4: 177-185.

22. Rozier A, Ruskone Fourmestraux A, Rosenbaum A, et al. [Role of percutaneous endoscopic gastrostomy in amyotrophic lateral sclerosis] [in French]. Rev Neurol, 1991, 147: 174-176.

23. Mathus-Vliegen LM, Louwerse LS, Merkus MP, et al. Percutaneous endoscopic gastrostomy in patients with amyotrophic lateral sclerosis and impaired pulmonary function. Gastrointest Endosc, 1994, 40: 463-469.

24. Chio A, Mora G, Leone M, et al. Early symptom progression rate is related to ALS outcome: a prospective population-based study. Neurology, 2002, 59: 99-103.

25. Shaw AS, Ampong MA, Rio A, et al. Survival of patients with ALS following institution of enteral feeding is related to pre-procedure oximetry: a retrospective review of 98 patients in a single centre. Amyotroph Lateral Scler, 2006, 7: 16-21.

26. Forbes RB, Colville S, Swingler RJ. Frequency, timing and outcome of gastrostomy tubes for amyotrophic lateral sclerosis/motor neurone disease: a record linkage study from the Scottish Motor Neurone Disease Register. J Neurol, 2004, 251: 813-817.

27. Bradley WG, Anderson F, Gowda N, et al. Changes in the management of ALS since the publication of the AAN ALS practice parameter 1999. Amyotroph Lateral Scler Other Motor Neuron Disord, 2004, 5: 240-244.

28. Groeneveld GJ, Veldink JH, van der Tweel I, et al. A randomized sequential trial of creatine in amyotrophic lateral sclerosis. Ann Neurol, 2003, 53: 437-445.

29. Shefner JM, Cudkowicz ME, Schoenfeld D, et al. A clinical trial of creatine in ALS. Neurology, 2004, 63: 1656-1661.

30. Desnuelle C, Dib M, Garrel C, et al. A double-blind, placebo-controlled randomized clinical trial of alpha-tocopherol (vitamin E) in the treatment of amyotrophic lateral sclerosis: ALS Riluzole-Tocopherol Study Group. Amyotroph Lateral Scler Other Motor Neuron Disord, 2001, 2: 9-18.

31. Graf M, Ecker D, Horowski R, et al. High dose vitamin E therapy in amyotrophic lateral sclerosis as add-on therapy to riluzole: results of a placebo-controlled double-blind study. J Neural Transm, 2005, 112: 649-660.

32. Heffernan C, Jenkinson C, Holmes T, et al. Management of respiration in MND/ALS patients: an evidence based review. Amyotroph Lateral Scler, 2006, 7: 5-15.

33. Lechtzin N, Rothstein J, Clawson L, et al. Amyotrophic lateral sclerosis: evaluation and treatment of respiratory impairment. Amyotroph Lateral Scler Other Motor Neuron Disord, 2002, 3: 5-13.

34. Melo J, Homma A, Iturriaga E, et al. Pulmonary evaluation and prevalence of non-invasive ventilation in patients with amyotrophic lateral sclerosis: a multicenter survey and proposal of a pulmonary protocol. J Neurol Sci, 1999, 169: 114-117.

35. Czaplinski A, Yen AA, Appel SH. Forced vital capacity (FVC) as an indicator of survival and disease progression in an ALS clinic population. J Neurol Neurosurg Psychiatry, 2006, 77: 390-392.

36. Jackson CE, Rosenfeld J, Moore DH, et al. A preliminary evaluation of a prospective study of pulmonary function studies and symptoms of hypoventilation in ALS/MND patients. J Neurol Sci, 2001, 191: 75-78.

37. Elman LB, Siderowf AD, McCluskey LF. Nocturnal oximetry: utility in the respiratory management of amyotrophic lateral sclerosis. Am J Phys Med Rehabil, 2003, 82: 866-870.

38. Velasco R, Salachas F, Munerati E, et al. [Nocturnal oximetry in patients with amyotrophic lateral sclerosis: role in predicting survival] [in French]. Rev Neurol, 2002, 158: 575-578.

39. Lechtzin N, Wiener CM, Shade DM, et al. Spirometry in the supine position improves the detection of diaphragmatic weakness in patients with amyotrophic lateral sclerosis. Chest, 2002, 121: 436-442.

40. Varrato J, Siderowf A, Damiano P, et al. Postural change of forced vital capacity predicts some respiratory symptoms in ALS. Neurology, 2001, 57: 357-359.

e1. Lyall RA, Donaldson N, Polkey MI, Leigh PN, Moxham J. Respiratory muscle strength and ventilatory failure in amyotrophic lateral sclerosis. Brain, 2001, 124: 2000-2013.

e2. Morgan RK, McNally S, Alexander M, Conroy R, Hardiman O, Costello RW. Use of Sniff nasal-inspiratory force to predict survival in amyotrophic lateral sclerosis. Am J Respir Crit Care Med, 2005, 171: 269-274.

e3. Hadjikoutis S, Wiles CM. Venous serum chloride and bicarbonate measurements in the evaluation of respiratory function in motor neuron disease. Qjm, 2001, 94: 491-495.

e4. Bach JR，Bianchi C，Aufiero E. Oximetry and indications for tracheotomy for amyotrophic lateral sclerosis. Chest，2004，126：1502-1507.

e5. Chaudri MB，Liu C，Hubbard R，Jefferson D，Kinnear WJ. Relationship between supramaximal flow during cough and mortality in motor neurone disease. Eur Respir J，2002，19：434-438.

e6. Pinto A，de Carvalho M，Evangelista T，Lopes A，Sales-Luis L. Nocturnal pulse oximetry：a new approach to establish the appropriate time for non-invasive ventilation in ALS patients. Amyotroph Lateral Scler Other Motor Neuron Disord，2003，4：31-35.

e7. Kleopa KA，Sherman M，Neal B，Romano GJ，Heiman-Patterson T. Bipap improves survival and rate of pulmonary function decline in patients with ALS. J Neurol Sci，1999，164：82-88.

e8. Aboussouan LS，Khan SU，Banerjee M，Arroliga AC，Mitsumoto H. Objective measures of the efficacy of noninvasive positive-pressure ventilation in amyotrophic lateral sclerosis. Muscle Nerve，2001，24：403-409.

e9. Bourke SC，Bullock RE，Williams TL，Shaw PJ，Gibson GJ. Noninvasive ventilation in ALS：indications and effect on quality of life. Neurology，2003，61：171-177.

e10. Lyall RA，Donaldson N，Fleming T，et al. A prospective study of quality of life in ALS patients treated with noninvasive ventilation. Neurology，2001，57：153-156.

e11. Butz M，Wollinsky KH，Wiedemuth-Catrinescu U，et al. Longitudinal effects of noninvasive positive-pressure ventilation in patients with amyotrophic lateral sclerosis. Am J Phys Med Rehabil，2003，82：597-604.

e12. Kaub-Wittemer D，Steinbuchel N，Wasner M，Laier-Groeneveld G，Borasio GD. Quality of life and psychosocial issues in ventilated patients with amyotrophic lateral sclerosis and their caregivers. J Pain Symptom Manage，2003，26：890-896.

e13. Gelinas DF，O'Connor P，Miller RG. Quality of life for ventilator-dependent ALS patients and their caregivers. J Neurol Sci，1998，160（Suppl 1）：S134-136.

e14. Aboussouan LS，Khan SU，Meeker DP，Stelmach K，Mitsumoto H. Effect of noninvasive positive-pressure ventilation on survival in amyotrophic lateral sclerosis. Ann Intern Med，1997，127：450-453.

e15. Olney RK，Murphy J，Forshew D，et al. The effects of executive and behavioral dysfunction on the course of ALS. Neurology，2005，65：1774-1777.

e16. Gruis KL，Brown DL，Schoennemann A，Zebarah VA，Feldman EL. Predictors of noninvasive ventilation tolerance in patients with amyotrophic lateral sclerosis. Muscle Nerve，2005，32：808-811.

e17. Jackson CE，Lovitt S，Gowda N，Anderson F，Miller RG. Factors correlated with NPPV use in ALS. Amyotroph Lateral Scler，2006，7：80-85.

e18. Bach JR. Amyotrophic lateral sclerosis：predictors for prolongation of life by noninvasive respiratory aids. Arch Phys Med Rehabil，1995，76：828-832.

e19. Tzeng AC，Bach JR. Prevention of pulmonary morbidity for patients with neuromuscular disease. Chest，2000，118：1390-1396.

e20. Mustfa N，Aiello M，Lyall RA，et al. Cough augmentation in amyotrophic lateral sclerosis. Neurology，2003，61：1285-1287.

e21. Sancho J，Servera E，Vergara P，Marin J. Mechanical insufflation-exsufflation vs. tracheal suctioning via tracheostomy tubes for patients with amyotrophic lateral sclerosis：a pilot study. Am J Phys Med Rehabil，2003，82：750-753.

e22. Arens R，Gozal D，Omlin KJ，et al. Comparison of high frequency chest compression and conventional chest physiotherapy in hospitalized patients with cystic fibrosis. Am J Respir Crit Care Med，1994，150：1154-1157.

e23. Warwick WJ，Hansen LG. The long-term effect of high-frequency chest compression therapy on pulmonary complications of cystic fibrosis. Pediatr Pulmonol，1991，11：265-271.

e24. Chaisson KM，Walsh S，Simmons Z，Vender RL. A clinical pilot study：high frequency chest wall oscillation airway clearance in patients with amyotrophic lateral sclerosis. Amyotroph Lateral Scler，2006，7：107-111.

e25. Lange DJ，Lechtzin N，Davey C，et al. High-frequency chest wall oscillation in ALS：an exploratory randomized，controlled trial. Neurology，2006，67：991-997.

e26. Miller RG，Anderson F，Neelam G，Wei Hea. The ALS Patient CARE Program-Northern American Patient CARE Database. In：Mitsumoto H，Przedborski，S.，Gordon，P. H.，ed. Amyotrophic Lateral Sclerosis：Taylor & Francis Group，2006，633-648.

缩 略 词 表

缩略词	英文全称	中文全称
^{18}F-FDG	^{18}F-fluoro-α-D-glucose	氟-18-脱氧葡萄糖
6MWT	6 minute walking test	6 分钟步行试验
9HPT	Nine hole peg test	九孔柱测试
AAC	Augmentative and Alternative Communication	辅助沟通系统
AAV	Adeno-associated virus	腺相关病毒
ABC	Activity balance confidence	活动平衡信心量表
ACBT	Active cycle of breathing techniques	主动循环呼吸技术
AD	Axial diffusivity	轴向扩散率
Ala	Alanine	丙氨酸
ALDH	Aldehyde dehydrogenase	乙醛脱氢酶
ALS	Amyotrophic lateral sclerosis	肌萎缩侧索硬化症
ALSAQ	Amyotrophic lateral sclerosis assessment questionnaire	ALS 患者自我评估问卷
ALS-CBS	ALS cognitive behavioral screen	ALS 认知行为量表
ALSFRS-R	ALS functional rating scale-revise	ALS 功能评分量表
ALS-PDC	ALS-parkinsonism dementia complex	肌萎缩侧索硬化症–帕金森综合征–痴呆复合体
ALSSS	Amyotrophic lateral sclerosis severity scale	ALS 严重程度量表
AMPA	A-amino-3-hydroxy-5-methyl-4-isoxazolepropionic	α-氨基-3-羟基-5-甲基-4-异噁唑丙氨酸
AMPK	AMP-activated protein kinase	AMP 依赖的蛋白激酶
ASC	Adipose-derived stem cell	脂肪来源的干细胞
Atg	Autophagy-related protein	自噬相关蛋白
ATP	Adenosine triphosphate	三磷酸腺苷
BADL	Basic activities of daily living	基础性日常生活活动
BAI	Beck anxiety inventory	贝克焦虑量表
BBB	Blood-brain barrier	血脑屏障
BC	Breathing control	呼吸控制
BCI	Brain computer interface	脑机接口系统
BDI	Beck depression inventory	贝克抑郁自评量表
BDNF	Brain-derived neurotrophic factor	脑源性神经营养因子
BIPAP	Bi-level positive airway pressure	双水平正压通气
BMI	Body mass index	体重指数
BPI	Brief pain inventory	简明疼痛评定量表
BTX	Botulinum toxin	肉毒毒素

续表

缩略词	英文全称	中文全称
C.elegans	Caenorhabditis elegans	秀丽隐杆线虫
C9orf72	Chromosome 9 open reading frame 72	9 号染色体开放阅读框 72
CBD	Cannabidiol	大麻酚
CDDD	Cumulative defined daily dose	累积限定日剂量
CDM	Canine degenerative myelopathy	犬退行性脊髓病
CMAP	Compound muscle action potential	复合肌肉动作电位
CMCT	Central motor conduction time	中枢运动传导时间
CMT	Charcot-Marie-Tooth disease	腓骨肌萎缩症
CPET	Cardiopulmonary exercise test	运动心肺功能测试
CRD	Complex repetitive discharge	复杂重复放电
CSM	Cervical spondylotic myelopathy	脊髓型颈椎病
CSP	Cortical stimulation silent period	皮质静息期
DNA	Deoxyribonucleic acid	脱氧核糖核酸
DOSS	Dysphasia outcome severity scale	吞咽障碍严重度量表
DRP	Dipeptide repeat protein	二肽重复蛋白
DTI	Diffusion tensor imaging	弥散张量成像
EAAT2	Excitatory amino acid transporter 2	兴奋性氨基酸转运体 2
EAT-10	Eating assessment tool-10	进食评估问卷调查工具-10
ECAS	Edinburgh cognitive and behavioral ALS screen	爱丁堡 ALS 认知行为检查
ECU	Environmental control unit	环境控制功能
EGCG	Epigallocatechin gallate	表没食子儿茶素没食子酸酯
EIM	Electrical impedance myography	电阻抗肌电图
EMG	Electromyogram	肌电图
ESC	Embryonic stem cell	胚胎干细胞
ESS	Epworth sleeping scale	Epworth 嗜睡量表
FA	Fractional anisotropy	部分各向异性
FALS	Familial amyotrophic lateral sclerosis	家族性肌萎缩侧索硬化症
FAQ	Functional activities questionnaire	功能活动问卷
FAS	Flail arm syndrome	连枷臂综合征
FDA	Frenchay dysarthria assessment	Frenchay 构音障碍评估
FEES	Fiberoptic endoscopic evaluation of swallowing	软式喉内镜吞咽功能评估
FES-I	Falls efficacy scale international	国际跌倒风险量表
FET	Forced expiration technique	用力呼气技术
FLS	Flail leg syndrome	连枷腿综合征
FOIS	Functional oral intake scale	功能性经口进食量表

续表

缩略词	英文全称	中文全称
FTD	Frontotemporal dementia	额颞叶痴呆
FUS	Fused in sarcoma	肉瘤融合蛋白
FVC	Forced vital capacity	用力肺活量
GABA	γ-aminobutyric acid	γ-氨基丁酸
GDNF	Glial cell derived neurotrophic factor	胶质细胞源性神经营养因子
Gly	Glycine	甘氨酸
GSK-3β	Glycogen synthase kinase-3β	糖原合成酶激酶-3β
HAMA	Hamilton anxiety scale	汉密尔顿焦虑量表
HAMD	Hamilton depression scale	汉密尔顿抑郁量表
HD	Hirayama disease	平山病
HIV	Human immunodeficiency virus	人类免疫缺陷病毒
HSP	Hereditary spastic paraplegia	遗传性痉挛性截瘫
IA	Ibotenic acid	鹅膏氨酸
IADL	Instrumental activities of daily living	工具性日常生活活动
ICD	International classification of diseases	国际疾病分类
IFCN	International Federation of Clinical Neurophysiology	国际临床神经生理学联盟
IL-6	Interleukin 6	白细胞介素 6
IMV	Invasive mechanical ventilation	有创机械通气
iNOS	Inducible nitric oxide synthase	诱导性一氧化氮合成酶
iPSC	Induced pluripotent stem cells	诱导多能干细胞
KA	Kainic acid	红藻氨酸
KD	Kennedy disease	肯尼迪病
LAMP1	Lysosomal-associated membrane protein 1	溶酶体相关膜蛋白 1
L-BMAA	β-N-methylamino-L-alanine	β-N-甲氨基-L-丙氨酸
LC3	Microtubule-associated protein 1A/1B-light chain 3	微管相关蛋白 1A/1b 轻链 3
LMN	Lower motor neuron	下运动神经元
LOTCA	Loewenstein occupational therapy cognitive assessment	洛文斯顿认知评价量表
LPO	Lipid peroxide	脂质过氧化物
LRRK2	Leucine-rich repeat kinase 2	富亮氨酸重复激酶 2
MAM	Methylazoxymethanol	甲基偶氮甲醇
MD	Mean diffusivity	平均扩散系数
MDT	Multidisciplinary team	多学科治疗团队
MFI	Multidimensional fatigue inventory	多维疲劳量表
MIP	Maximal inspiratory pressure	最大吸气压力
MITOS	Milano-Torino staging system	米兰都灵 ALS 分期系统

缩略词	英文全称	中文全称
MMN	Multifocal motor neuropathy	多灶性运动神经病
MMSE	Mini-mental state examination	简明精神状态检查
MMT	Manual muscle test	徒手肌力评定
MoCA	Montreal cognitive assessment	蒙特利尔认知评估
MPO	Myeloperoxidase	髓过氧化物酶
MRI	Magnetic resonance imaging	磁共振成像
MSC	Mesenchyma stem cell	间充质干细胞
mSOD1	Mutant SOD1	突变 SOD1
MT	Motor threshold	运动阈值
MT	Muscle test	肌力评定
mTOR	Mammalian target of rapamycin	哺乳动物雷帕霉素靶蛋白
mTORC1	Mechanistic target of rapamycin complex 1	雷帕霉素复合物 1 的机制靶点
MUNE	Motor unit number estimation	运动单位数目估计
MUNIX	Motor unit number index	运动单位数量指数
MUSIX	Motor unit size index	运动单位大小的指数
NCS	Nerve conduction study	神经传导检查
NEMG	Needle electromyography	同芯针肌电图
NHP	Non-human primate	非人灵长类
NI	Neurophysiological index	神经生理指数
NIPPV	Noninvasive positive pressure ventilation	无创正压通气
NIV	Non-invasive ventilation	无创通气
NMDA	*N*-methyl-D-aspartate	*N*-甲基-D-天冬氨酸
NSC	Neural stem cell	神经干细胞
p62	Nucleoprotein 62	核蛋白 62
PA	Phase angle	相位角
p-AKT	Phosphorylation serine/threonine kinase	磷酸化丝氨酸/苏氨酸激酶
PBP	Progressive bulbar palsy	进行性延髓麻痹
PE	Phosphatidyl ethanolamine	磷脂酰乙醇胺
PEG	Percutaneous endoscopic gastrostomy	胃造瘘术
p-ERK	Phospho-extracellular regulated protein kinases	磷酸化细胞外调节蛋白激酶
PET	Positron emission tomography	正电子发射体层成像
PFT	Pulmonary function testing	肺功能测试
PI	Phosphatidylinositol	磷脂酰肌醇
PI3K	Phosphoinositide 3-kinase	磷脂酰肌醇 3-激酶
PI3P	Phosphatidylinositol-3-phosphate	磷脂酰肌醇 3-磷酸
PIKK	Phosphatidy-linositol kinase-related kinase	磷脂酰肌醇激酶相关激酶

续表

缩略词	英文全称	中文全称
PLS	Primary lateral sclerosis	原发性侧索硬化
PMA	Progressive muscle atrophy	进行性肌肉萎缩
PON1	Paraoxonase-1	对氧磷酶 1
PPS	Post-poliomyelitis syndrome	脊髓灰质炎后综合征
PPT	Purdue pegboard test	普渡钉板测试
PSG	Polysomnography	多导睡眠图
PSQI	Pittsburgh sleep quality index	匹兹堡睡眠质量指数
QA	Quisqualic acid	使君子氨酸
QOL	Quality of life	生活质量
Rab7	Ras-related protein 7	Ras 相关蛋白 7
RBDQ	Rapid-eye-movement sleep behavior disorder questionnaire	快速眼动期睡眠行为紊乱量表
RD	Radial diffusivity	径向扩散率
RLSRS	Restless legs syndrome rating scale	不宁腿综合征量表
RNA	Ribonucleic acid	核糖核酸
RNS	Repetitive nerve stimulation	重复神经刺激
ROM	Range of motion	关节活动度
ROS	Reactive oxygen species	活性氧
RSST	Repetitive saliva swallowing test	反复唾液吞咽测试
SALS	Sporadic amyotrophic lateral sclerosis	散发性肌萎缩侧索硬化症
SBM	Surface-based morphometry	基于表面的形态学测量法
SICI	Short interval intracortical inhibition	短间隔皮质内抑制
SMA	Spinal muscular atrophy	脊髓性肌萎缩
SMRI	Structural magnetic resonance imaging	结构磁共振成像
SNP	Sniff nasal pressure	用力吸气鼻内压
SOD1	Cu/Zn superoxide dismutase	超氧化物歧化酶-1
syn- I	Synapsin I	突触蛋白 I
TARDBP	Trans active response DNA binding protein	反式激活反应-DNA 结合蛋白
tB HQ	Tert-butyl hydroquinone	丁基对苯二酚
TBI	Traumatic brain injury	创伤性脑损伤
TDP-43	TAR DNA binding protein 43	反式激活反应-DNA 结合蛋白 43
TEE	Thoracic expansion exercises	胸廓扩张运动
TFEB	Transcription factor EB	转录因子 EB
THC	Tetrahydrocannabinol	四氢大麻酚
TMS	Transcranial magnetic stimulation	经颅磁刺激
TNF-α	Tumor necrosis factor α	肿瘤坏死因子-α
TOS	Thoracic outlet syndrome	胸廓出口综合征

续表

缩略词	英文全称	中文全称
TPP	Thiamine pyrophosphate	焦磷酸硫铵
UBQLN2	Ubiquitin 2	泛素样蛋白 2
ULK1	Unc-51-like kinase 1	unc-51 样激酶 1
UMN-D ALS	Pyramidal phenotype or predominant upper motor neuron ALS	锥体束征型 ALS
UPDRS	Unified parkinson's disease rating scale	统一的帕金森病评分量表
VAPB	VAMP-associated protein type B	VAMP 相关蛋白 B 型基因
VAS	Visual analogue scale/score	视觉模拟评分法
VBM	Voxel-based morphometry	基于体素的形态学测量法
VEGF	Vascular endothelial growth factor	血管内皮生长因子
VFSS	Video fluoroscopic swallowing study	电视荧光吞咽造影检查
VPA	Valproic acid	丙戊酸
WFN	World Federation of Neurology	世界神经病学联盟